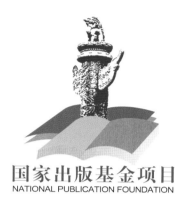

国家出版基金项目
NATIONAL PUBLICATION FOUNDATION

中华民族基因组多态现象研究

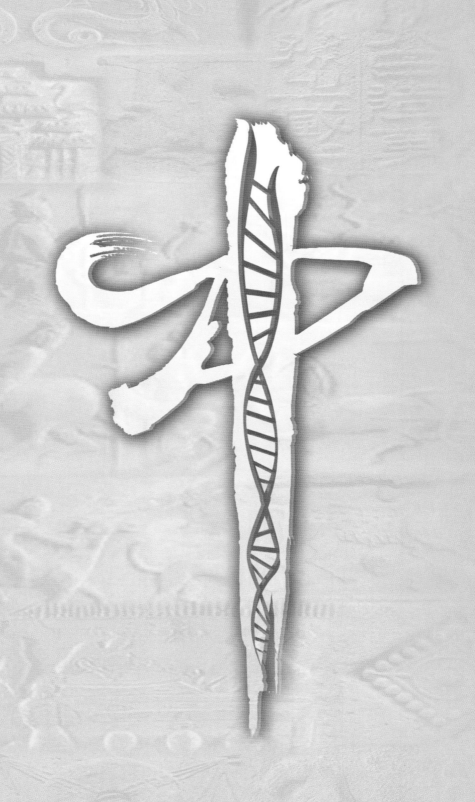

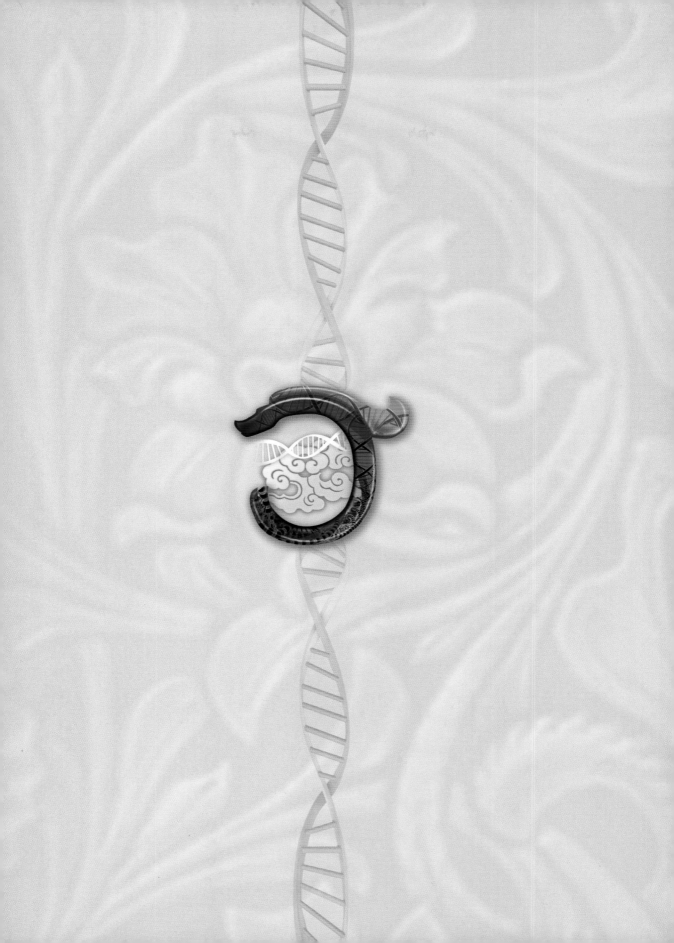

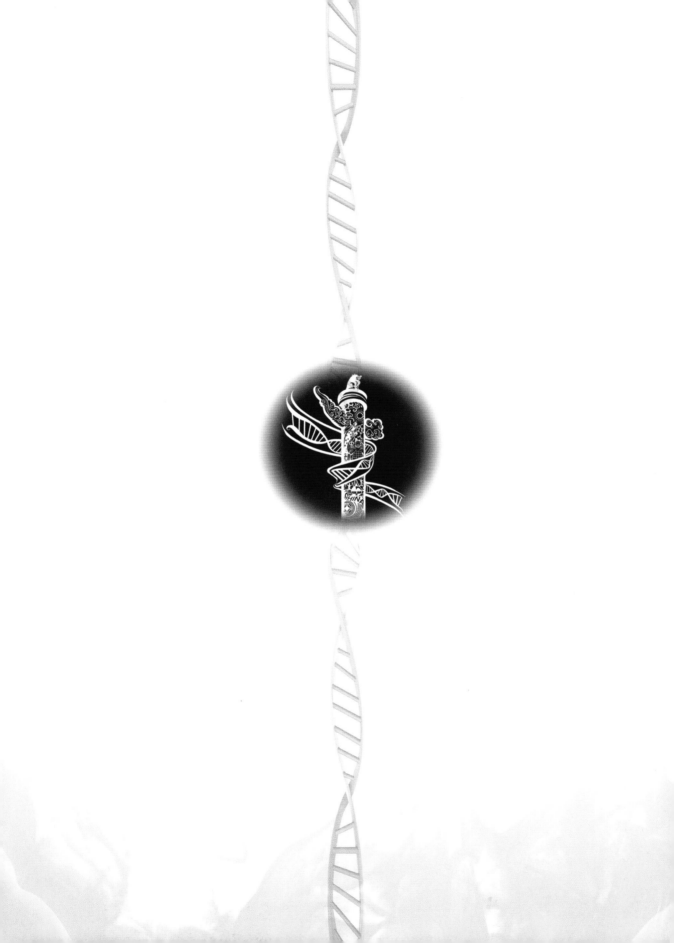

国家出版基金项目
NATIONAL PUBLICATION FOUNDATION

"十二五"国家重点出版规划

中华民族基因组
多态现象研究

成瘾基因组学

丛书总主编　李生斌　梁德生

本 卷 主 编　李生斌

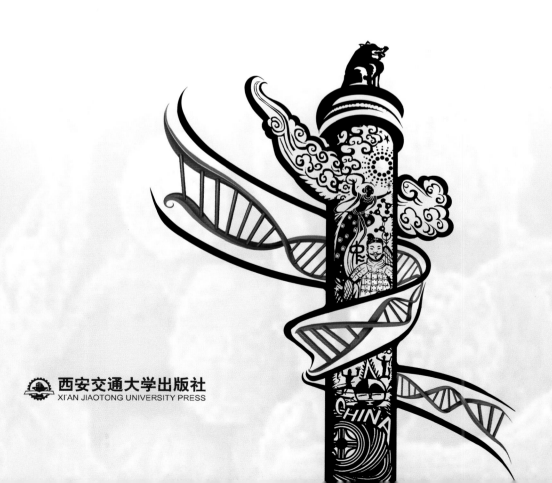

西安交通大学出版社
XI'AN JIAOTONG UNIVERSITY PRESS

图书在版编目（CIP）数据

成瘾基因组学/李生斌主编. —西安：西安交通
大学出版社，2015.10
（中华民族基因组多态现象研究/李生斌，梁德生总主编）
ISBN 978-7-5605-8043-2

Ⅰ．①成… Ⅱ．①李… Ⅲ.①药瘾-人类基因-基因组-研究-中国
Ⅳ.①R969.3 ②R394

中国版本图书馆CIP数据核字(2015)第254457号

书　　　名	成瘾基因组学
丛书总主编	李生斌　梁德生
本 卷 主 编	李生斌
责 任 编 辑	王银存　吴　杰　田　滢

出 版 发 行	西安交通大学出版社
	（西安市兴庆南路10号　　邮政编码710049）
网　　　址	http://www.xjtupress.com
电　　　话	(029)82668357　82667874(发行中心)
	(029)82668315(总编办)
传　　　真	(029)82668280
印　　　刷	中煤地西安地图制印有限公司

开　　　本	787mm×1092mm　1/16　印张 31.5　字数 786千字
版 次 印 次	2016年6月第1版　　2016年6月第1次印刷
书　　　号	ISBN 978-7-5605-8043-2/R·106
定　　　价	380.00元

订购热线：(029)82665248　(029)82665249
投稿热线：(029)82665546

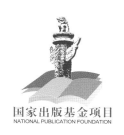

中华民族基因组多态现象研究

编撰委员会

顾　问
杨焕明　夏家辉　贺　林　樊代明
李昌钰　刘　耀　丛　斌

主任委员
李生斌

副主任委员
梁德生　于　军　赖江华　邬玲仟　魏曙光

丛书总主编
李生斌　梁德生

丛书执行主编
李生斌

丛书总审
杨焕明　夏家辉　樊代明　李昌钰
贺　林　刘　耀　丛　斌　闫剑群

丛书编者
（按姓氏笔画排列）

于 军	万立华	马丽霞	马瑞玉	王 剑
王江峰	邓林贝	叶 健	丛 斌	巩五虎
吕卫刚	朱永生	伍新尧	邬玲仟	刘 沁
刘 静	刘 耀	刘梦莹	刘新社	闫剑群
许冰莹	孙 斌	孙宏斌	贠克明	严 恺
杜 宏	李 卓	李 波	李 莉	李 晔
李 涛	李帅成	李生斌	李秀萍	李昌钰
李晓忠	李浩贤	杨 爽	杨 璞	杨焕明
吴元明	余 兵	沈亦平	张 月	张 林
张 锐	张玉荣	张幼芳	张杨慧	张秀清
张保华	张洪波	张淑杰	陈 腾	陈荣誉
苟建重	范 歆	林彭思远	欧 拉	罗 莉
罗小梅	罗仕玉	罗静思	周 秦	郑 辉
郑海波	官方霖	郝好英	胡 兰	胡 亮
胡华莹	胡珺洁	钟秋连	贺 林	袁海明
夏家辉	顾珊智	党永辉	徐 明	高利生
高树辉	郭 婧	郭佑民	郭若兰	席 惠
通木尔	黄景峰	黄燕茹	梅利斌	曹英西
常家祯	阎春霞	盖 楠	梁德生	彭 洁
彭 莹	董 妍	韩 卫	曾兰兰	曾晓峰
赖 跃	赖江华	谭 虎	谭 博	樊代明
薛晋杰	魏贤达	魏曙光		

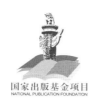

国家出版基金项目
NATIONAL PUBLICATION FOUNDATION

成瘾基因组学
编撰委员会

主　编
李生斌

副主编
朱永生　魏曙光　朱　峰　党永辉

主　审
徐　明

编　者
（按姓氏笔画排列）

马丽霞　王云鹏　田卫平　朱　杰　朱　峰　朱永生
孙瑞芳　李生斌　张　喆　陈　波　陈　腾　陈丽萍
党永辉　赖江华　魏曙光

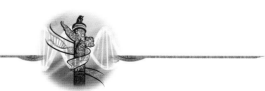

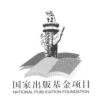

国家出版基金项目
NATIONAL PUBLICATION FOUNDATION

丛书总策划

（按姓氏笔画排列）

王强虎　吴　杰　魏曙光

丛书编辑

吴　杰　赵文娟　王银存　田　滢　王　坤

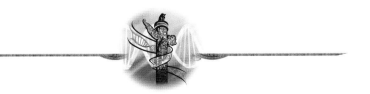

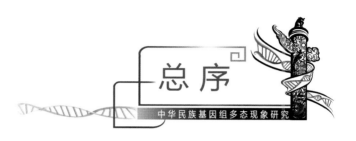
总 序

中华民族基因组多态现象研究

　　个体基因组之间的多态和变异现象，从基因水平上揭示了群体、个体之间差异的本质。基因组多态现象（genomic variation），或称DNA多态性（DNA polymorphisms），是指在一个生物群体基因组中，经常同时存在两种或两种以上的等位基因（allele）或基因型（genotype），且每种类型的变异频率都较高，不能由重复突变来维持。一般认为，基因组DNA序列中某些特定位点的变异频率超过1%的则称为多态性或者多态现象，这些变异频率大于1%的序列或者片段就被称为DNA多态性位点（polymorphic locus）；其余变异频率低于1%的被称为突变，这些序列或者片段就被称为突变位点（mutant locus）。

　　基因组多态性的本质，就是在生物进化过程中，各种原因引起染色体DNA的核苷酸排列顺序发生了改变，即产生了基因水平上DNA片段大小和DNA序列在个体间的差异，一般发生在基因序列中的非编码区。DNA多态性主要有片段长度多态性和序列多态性两大类，前者指等位基因间片段长度差异，后者指等位基因间的碱基序列差异。

2001年，由美国、英国、德国、日本、法国和中国共同参与的国际人类基因组计划（Human Genome Project，HGP）完成，我们有幸参加了人类基因组计划的中国1%任务。HGP的完成，推动了创新生物技术的发展，为生命科学揭开了崭新的篇章，产生了巨大的经济效益和社会效益；为国际跨领域合作创造了"共有、共为、共享"精神财富；让科学家首次从一个基因、一个蛋白、一种标记、一种功能的单一研究，转变成为使用基因组科学，全面地、系统地、从分子到整体功能地揭示生命奥秘、探索医疗应用、服务司法实践。

HGP告诉我们，人类基因组包含了24条双链DNA分子（1～22号常染色体DNA与X、Y性染色体DNA），共由大约31.6亿个碱基对组成，基因数目约为3万～3.5万个（不是先前估计的10万个基因），这些编码基因的DNA序列占到人类基因组的2%，大部分非编码基因的序列占到98%(之前人们认为这些非编码基因序列是垃圾DNA)。完整了解全基因组编码基因序列和非编码基因序列的结构变异现象，有助于理解基因的表达调控，细胞的产生、分化，个体发育机制，以及生物的进化；有助于发掘各种疾病的生物标记，例如各种遗传病、肿瘤、出生缺陷、代谢紊乱等的诊断与防治；有助于个体识别、健康预测、个体化医疗、精准医学的新技术创建，例如各种个体基因组分型、亲缘鉴定、种族溯源、系谱分析、游离DNA分型等；有助于了解人与人之间只有0.1%的序列差异，就是这0.1%的序列差异，决定了人与人之间对疾病的易感性、对药物和环境因素的反应性不同。

长期以来，科学家们一直聚焦于人类基因组中2%编码序列的变异与功能，由此开辟了表达谱、外显子组、蛋白组、代谢组、功能组等新兴研究，并在生命、健康、医学、进化、遗传、制药、预防等领域取得了前所未有的巨大成就，引领着自然科学、社会科学领域诸如哲学、数学、化学、物理等基础科学的快速发展。但对于占人类基因组98%的非编码序列的变异与功能却知之甚少。通过国际人类基因组计划（HGP）、国际千人基因组计划、单倍体型图计划（HapMap）、人类基因组多样性计划（HGDP）和中国人群基因组多态性结构研究，科学家们开始意识到，人类基因组存在着多种可遗传的变异方式，即基因组存在多种形式的个体和种群差异，这种差异性的揭示，开辟了人类针对个体特征、群体遗传结构和复杂疾病致病机制研究的新时代，使目前绘制一张几乎覆盖全人类的基因组遗传变异图谱，包括所有的在人群中出现频率不低于1%的变异，以及那些出现频率还不到0.5%的位于基因之内的变异，构建世界上最大的人类基因组变异的目录成为可能。人类基因组的非编码区蕴藏着每个人的个体特征，记录着人类共同的历史演变，同一种遗传标记在不同的种族、民族和地区的人群中其多态性分布存在着差异，因此有必要对我国不同民族和地区的群体多态性分布进行调查，以获得详细可靠的群体遗传学资料。这些资料是法医分子遗传学个体识别及亲子鉴定概率计算中不可缺少的基础性科学依据。但遗憾的是，上述研究计划并未涵盖世界上所有人群，也无法使我们系统地认识中华民族群体遗传多态性结构特征和变异规律，因此，中华民族群体的基因组多态性特征和变异规律的研究只能由国人自己来完成。对中华民族遗传资源的研究、开发与利用，是一项具有重大意义而又异常艰辛的工作。这项工作可以为阐明中华民族的起源、演化和发展提供积极的启示；也将为研究遗传因素在疾病的发生、发展过程中所扮演的角色以及其在法医学领域的应用提供极具价值的参考；同时为我们从DNA分子水平上详细分析中华民族群体基因组多态性结构特征和变异规律提供科学依据。

"中华民族基因组多态现象研究"丛书聚焦非编码序列的变异与功能，研究这些中立区域的DNA在人类个体识别、人类群体溯源、人类起源进化及疾病药物效应的个体差异，帮助我们从新的角度学习和理解我们的基因组，发现和开发大有希望的组学生物标记（bio-marker）或优化已知的生物标记及其检测方法，例如开发新的血液/组织相关的生物标记，基因/网络/通路相关的生物标记用于疾病检测和个体诊断。

"中华民族基因组多态现象研究"丛书分为5卷，系统介绍了中华民族的人文、地理与历史演变，剖析人文历史与地理环境对群体基因组多态性遗传结构与变异的影响作用；从遗传学（分子人类学）角度阐明中华民族不同群体的遗传结构和变异规律；论述中华民族健康与疾病基因型、单倍型和临床表型的相互关系；介绍了中华民族群体遗传多态性数据在法医学中的应用。

《中华民族遗传结构与亲缘关系》论述了中华民族遗传变异与亲缘关系的系统理论，并采用大量的数据列表和图表，运用基因组学和生物信息学成果，具体、形象地阐明了中华民族的起源、迁徙以及民族之间在遗传特征上的区别和联系，以此勾勒出中华民族遗传结构的总体轮廓。希望中华民族遗传变异与亲缘关系研究可以为民族学、社会学、人类学以及生命科学领域的创新发展提供一定的思路和启示。

《法医基因组学》综合运用基因组学、生物信息学、计算机科学和数学等多方面知识与方法，阐明和理解大量的基因组数据、信息所包含的法医学意义，并应用于解决法医学研究和司法鉴定相关的各种问题。法医基因组学（forensic genomics）研究使得法医DNA分析技术的发展日新月异，获得广泛的应用，并推动人类遗传学、生物医学、动物学、考古学等其他学科的进步。在实际案例中，法医基因组学不仅可以用DNA遗传标记开展个体识别和亲权鉴定，而且可以有效利用全基因组数据。比如lobSTR分析技术，它能够剖析全基因组STRs，为个体识别和个体医疗开辟了新的途径，还能为生物群体进化、重塑生物群体的演绎历史，以及认识人类健康与疾病提供新的视角。

《成瘾基因组学》系统探索了精神活性物质长期反复作用对中脑腹侧被盖区-伏隔核多巴胺神经元功能的重塑作用及分子机制，采用包括基因组学、分子生物学、组织学和行为学的理论与技术，从不同角度来梳理、整理、提炼成瘾的理论研究成果和实践方法。近20年来对于成瘾机制的探索无论是从宏观到微观，还是从器官组织到分子水平都有了飞速的发展。同时，越来越多的证据提示：精神活性物质成瘾记忆诱导大脑的基因调控机制发生改变，这些数据对于系统理解成瘾记忆的分子基础和致瘾机制、预测预防易感人群以及防治成瘾复吸都具有重要的科学价值。

《基因组拷贝数变异与基因组病》所论述的基因组拷贝数变异与基因组病是临床遗传学的重要内容之一。该书围绕中华民族群体基因组多态性和生物标记，全面系统地论述了基因组拷贝数变异与基因组病、基因组拷贝数变异与临床表型的相互关系。书中的主要内容包括：基因组拷贝数变异、基因组病、遗传诊断与咨询、基因组病的临床表现与诊断标准等。

《人类单基因遗传疾病》针对60余种单基因遗传疾病，系统介绍了疾病的临床表现、遗传学机制、诊断流程和相关实验操作方法，同时对产前诊断、治疗和预后、遗传咨询也有详实的描述。书中还以典型病例的形式再现单基因遗传病患者"就诊—病史采集—临床诊断—基因诊断—基因检测报告解读—遗传咨询"等全过程，使读者身临其境，加深对单基因病的认识。

"中华民族基因组多态现象研究"丛书历时三年的辛苦采编，由中国科学院、西安交通大学、四川大学、中南大学及国外相关机构等的一线学者共同完成，是一次集体智慧的展示。本丛书是站在巨人的肩膀上，对既往人类基因组学研究的成果与结晶进行了一次系统而科学的归纳梳理。我们期盼以人类基因组研究前沿的"盛筵"，以飨读者，在人类不断探索自身的里程碑上留下浓墨重彩的一笔，也对广大读者尤其是相关研究领域的科技工作者们有所裨益。

"中华民族基因组多态现象研究"丛书的问世，要感谢国家出版基金的资助、西安交通大学出版社给予的重视和支持；感谢所有关心和帮助过本丛书的同仁，特别致谢项目实施过程中数以百计的编撰者和编辑，数以千计的实验人员和辅助人员，数以万计的样本贡献者和组织协作者，以及我们的亲人、好友的精神支持和理解，没有他们的给予，就没有今天的结果。人类基因组计划的精神贡献"共有、共为、共享"已经成为人类科学活动的楷模，成为本丛书写作的动力，对政治、经济、社会、哲学、安全等方面产生越来越重要的作用，这是我们最为推崇的科学精神。

未来，基于基因组结构和序列变化的基因组学研究无疑将成为生物学和医学的核心命题研究。基因组学技术的快速迭代和规模化使大数据挖掘、复杂信息分析等新概念、新技术变为现实，成为催生新思维、新境界和新作为的圣地。从基因组以DNA序列为研究主体到基因组生物学以生物学命题为研究主体，再到以生物谱系如哺乳动物为研究主体，这符合生物学的发展规律，生物医学研究与临床医学实践正朝着"精准化"高速发展。

当然，想要完整阐释中华民族遗传研究的脉络并非易事，尤其是面对浩如烟海的资料和快速更新的知识，限于编撰者的时间和精力，丛书中必有不尽如人意之处，且丛书中提到的一些研究正在进行中，尚未定论，争议在所难免，但这正是本丛书出版的意义。我们认为，对以往研究中的问题进行总结和分析，对正在研究、有争论的问题进行交流和讨论，必将推动本领域的科学发展，这也正是我们希望看到的。

2015年10月31日

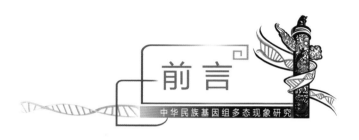

前言

中华民族基因组多态现象研究

药物成瘾是一种慢性复发性脑疾病，也是一个严重的公共健康与生物医学问题。全球有170多个国家和地区存在毒品消费问题，全球吸毒人数已超过2亿。吸毒成瘾者一朝吸毒，终身想毒，一生戒毒。探索药物成瘾机制已经成为神经精神领域热衷的前沿课题。我国国务院制定的《国家中长期科学和技术发展规划纲要（2006—2020）》把"脑科学与认知科学"列入前沿研究领域。药物成瘾的本质是一种因反复摄入药物引起的基因表达、神经元适应性和突触可塑性的长期改变，最终导致药物渴求和复吸，亦是一种病理性记忆，奇特而稳固，称其为"成瘾记忆"。"成瘾的生物学基础是什么"与"记忆如何存储和恢复"被 Science 杂志列入近25年125个最重大的科学问题。因此，从包括分子、细胞、组织、器官、系统、行为、认知等不同层次来揭示成瘾的奥秘已经是我国从事生命科学研究的科技工作者的神圣使命。

近20年来对于成瘾机制的探索无论从宏观到微观，还是从器官组织到分子水平都有了飞速的发展。在探索成瘾奥秘过程中，学习成瘾及成瘾基因组学的理论知识、掌握成瘾研究的相关技术、了解不同药物的神经生物学机制，无疑是必不可少的。同时，我们在多年的科研工作中发现许多涉足此领域的青年科学工作者及研究生入门缓慢，他们苦于无系统参考资料，都盼望有一本系统介绍成瘾生物学机制的工具书。鉴于此，我们结合多年的经验和积累，在国家

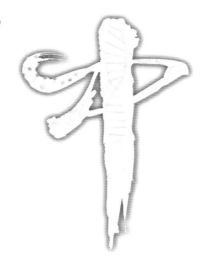

出版基金的资助下编撰出版此书，以期为广大科学工作者及研究生提供一本有价值、实用性强的参考书。

　　本书共分为十五章。第1章至第3章重点介绍成瘾、成瘾基因组学理论知识及用于探索毒品依赖分子机制研究的经典药物成瘾模型。第4章至第7章为成瘾研究相关技术，重点描述了成瘾研究分子技术、成瘾分子遗传研究及电生理技术和影像学技术在成瘾研究中的应用。第8章至第11章对涉及临床或生活中常见的阿片、可卡因、酒精和甲基苯丙胺四类成瘾性药物的神经生物学作用的研究成果与研究进展进行了系统性整合、专题性综述。第12章至第15章重点介绍了表观遗传学、冲动性行为与多巴胺系统在成瘾中的作用机制，并对成瘾治疗及其所面临的挑战和研究焦点进行了系统的阐述。本书基于成瘾基础理论、研究进展及西安交通大学法医学院的研究成果，以简明易懂的形式介绍了成瘾基因组学的基础知识。本书信息的组织采用了逐渐深入及重复与互动的方式，有助于强化读者的记忆。

　　本书具有重要的应用价值，可作为科研院所神经精神科学领域研究人员的参考书、工具书，也可作为成瘾研究工作者和研究生的应用指南，还可作为生命科学有关学科工作者的参考资料。由于脑科学、法医学和基因组学等领域的飞速发展和编者水平有限，在本书的编写内容、图片选择等方面难免存在疏漏之处，恳请同行和广大读者批评指正。

李生妮

2015年10月

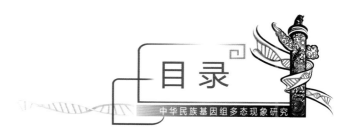

目录

中华民族基因组多态现象研究

第1章 成瘾基因组学概论

第2章 毒品成瘾的疾病特征

第3章 药物成瘾模型及多巴胺受体基因敲除小鼠的培育和生物学特性

第 4 章 成瘾研究分子技术

第 5 章 成瘾分子遗传研究

第 10 章 酒精依赖大鼠中脑边缘多巴胺系统 NR1-MAPK信号转导通路

10

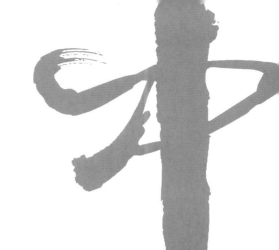

第1章　成瘾基因组学概论

1.1　成瘾相关基因组研究概论

随着神经生物学的发展，目前普遍认为成瘾性疾病，尤其是毒品成瘾，是一种慢性复发性脑疾病。成瘾不仅是一类躯体疾病，更是一种心理疾病[1]。这就是说，一直以来人们所秉持的毒品成瘾是一种人格缺陷和软弱表现的观点，将转变为从医学和心理学角度更科学地去认识成瘾问题。这一认知的转变具有重大意义，它使得针对成瘾性疾病的研究涉及基因、分子、细胞、系统到行为和认知的各个研究层次，也为成瘾患者的个体化干预提出了新的预防和治疗策略。毒品成瘾严重危害公众健康和社会公共安全，已成为全球性重大社会和司法问题，既往法医多专注于毒品体内检测鉴定，现已深入开展毒品成瘾机制和遗传基因研究。

成瘾研究是以脑研究为目的神经科学领域的一个分支，以多层次的研究分析和多学科交叉研究为特点，多种技术手段并用，多个学科思想渗透。基因组学、分子生物学、生物信息学及影像和计算机等科学技术的迅速发展，为成瘾研究提供了有力的技术支撑。核磁共振影像技术为了解大脑结构提供了直观画面，分子生物学与细胞电生理学的结合研究为阐明离子通道特性提供了有力证据。大脑可塑性概念加深了我们对神经系统适应性的了解。信号转导机制和原理几乎在神经科学的各个领域都有应用。

现代成瘾研究主要从成瘾记忆表型和易感基因、神经元组学与神经环路、脑连接分子图谱、基因与环境相互作用四个方面开展研究，筛选风险等位基因、致瘾等位基因，发现不同药物的不同成瘾表型，最终帮助制订以易感人群和成瘾人群为主体的个体化防治策略和措施。

1.1.1　成瘾的定义

成瘾（addiction）一词的概念来自于药物依赖，是指由致依赖性药物（成瘾物质）与机体相互作用，使机体产生特殊的精神和躯体状态，表现为强迫性连续不断使用药物来取得特定的身心效应或以此避免药物戒断综合征出现的状态。不断使用成瘾物质导致了机体对其耐受性增加、戒断症状和强迫性觅药行为（compulsive drug seeking behavior）出现。强迫性觅药行为是患者以冲动性行为为特征，不顾不良后果自我失去控制的一种行为。世界卫生组织（World Health Organization，WHO）和美国精神病学协会（American Psychiatric Association，APA）使用了"物质依赖"（substance dependence）而不是"药物成瘾"（drug addiction）称呼这类精神障碍。本书中，我们交替使用这两个术语。现在成瘾的内涵已经涵盖了药物（物质）成瘾和行为成瘾，本书将针对药物成瘾进行深入探讨。

此外，成瘾还涉及耐受、敏化和依赖三个概念，这三者常常被用来确定成瘾的程度和状态。耐受（tolerance）是指在反复接触成瘾物质后，会降低对毒品作用的敏感性；敏化（sensitization）正好与此相反；依赖（dependence）则是一种由于反复使用成瘾物质引起的生理状态的改变，当停止服用成瘾物质后，机体出现的各种不适症状，称为戒断症状（withdrawal symptom）。每一种状态都可在成瘾患者中出现并且能够诱导其在成瘾期间持续服用药物。

1.1.2　成瘾研究主要进展

在对实验动物模型和成瘾人群的研究中发现，相同药物和环境作用下研究对象是否成瘾及成瘾的严重程度各不相同，这提示药物成瘾记忆具有个体差异性。成瘾表型可以持续一生，渴求和复吸在戒断数十年后仍会出现，说明药物成瘾行为使大脑发生了适应性改变。越来越多的证据提示药物成瘾记忆诱导大脑的基因调控机制发生改变，这个新观点同时也为成瘾的治疗提供了一个全新的方向。我们期待深入了解在药物成瘾形成时，神经元发生什么变化，多少基因、蛋白、信号通路参加成瘾病理、生理、记忆和行为失控，以此来科学地回答长期困扰我们的首要问题：为什么有的人成瘾，有的人不会成瘾？解决了这个问题，新的防治策略就会应运而生。

1.1.2.1　成瘾是一种慢性脑病

成瘾是一种慢性复发性脑病,虽然涉及许多环境、心理和社会因素,但在本质上表现为神经生物学过程。药物进入机体,作用于中枢奖赏系统,使大脑发生可塑性改变,从而引起耐药、依赖、敏化,进而成瘾且易复吸,现已发现药物成瘾者与正常人的大脑神经元轴突存在差异(图1-1)。但药物成瘾的分子机制目前仍然不清楚。一般认为基因结构变异和分子水平的生理、生化改变,环境因素的影响共同构成了成瘾形成机制。遗传结构变异规律在成瘾中的广泛研究,其核心作用是揭示影响成瘾形成的基因的数量、位置、可能的交互作用及与相关表型的关联。越来越多的证据支持一个假说,即易感基因表观遗传调节机制直接受药物滥用的影响,而且大脑的适应性、稳定性改变是诱导成瘾表型的主要过程之一。

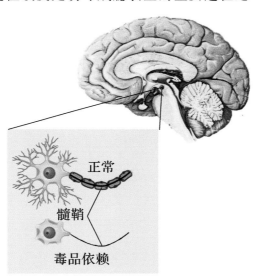

图1-1　正常人群与药物依赖人群轴突与树突的差异

药物依赖状态下树突减少,轴突脱髓鞘。

1.1.2.2　成瘾改变脑正常功能

以往的研究证实,成瘾性药物可以引起显著的神经可塑性改变及神经毒性作用[2]。近年来研究人员推测不可逆的神经结构改变可能是药物成瘾难以戒断的解剖基础。然而,上述理论一直停留在假说阶段,成瘾性药物改变相关脑区和信号通

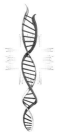

路进而改变药物滥用者行为的机制尚未完全探明。

阐明药物成瘾相关信号转导通路(如 MAPK 通路、BDNF 通路等)和关键转录因子(如 CREB、Fos 家族等)的激活是理解药物成瘾形成和发展关键所在。

随着药物成瘾相关关键脑区和神经环路研究的不断深入,研究在这些环路中发生的细胞和分子水平改变成为进一步揭示药物成瘾生物学机制的必然方向[3]。目前已经确定的药物成瘾调节分子有胞外递质和调质,胞膜受体和胞核转录因子。成瘾性药物可诱导其中一些重要蛋白质分子的表达发生改变。神经环路的网状结构及分子通路错综复杂的相互交叉决定了药物成瘾是由多细胞、多分子相互作用和协调的结果。尽管目前已发现一些可能与所有成瘾性药物相关的共同分子通路,但对它们的认识尚不完全,而且不同成瘾性药物的生物学效应不尽相同,因此探寻各种药物独特的作用特点和机制同样意义重大[4]。

不断识别在成瘾发展过程中有重要作用的分子靶点也是神经生物学领域研究的一个长期任务。现在国内尚缺乏使用多巴胺基因敲除小鼠模型结合传统药理学方法对药物成瘾形成机制的研究。多年来,我们联合数家国际知名实验室对药物成瘾机制进行了深入的研究,结果发现:多巴胺受体的激活是吗啡、苯丙胺(amphetamine,AMP)、酒精、海洛因等药物成瘾的关键调控因素[5];在药物成瘾的不同阶段,位于伏隔核(nucleus accumbens,NAc)、尾状核、前额叶皮质(prefrontal cortex,PFC)、海马(hippocampus,Hip)的不同多巴胺受体介导的 MAPK 途径会发挥不同作用[6-7];成瘾状态与正常状态下的学习和记忆过程有很大区别,其中多巴胺 D1 受体激活程度的改变可能是正常记忆向成瘾记忆过渡的重要环节[8]。

1.1.2.3　成瘾是一种环境与基因交互作用的疾病

个体对成瘾物质成瘾具有不同的易感性,其原因主要有两方面。首先是基因因素,不同个体的基因存在差异,而且现有的研究发现了多个与成瘾相关的易感性基因,成瘾易感性是由多个基因共同作用的结果。除了基因方面的原因,个体生存的社交圈、家庭环境等对成瘾的影响亦不一样,时机和环境也是影响成瘾的重要因素。

关联分析研究表明,遗传因素在药物成瘾中发挥重要作用。目前利用传统连锁分析、全基因组连锁分析、候选基因关联分析及全基因组关联分析方法,已发现多条通路、大量的多态性位点及约 1500 个基因与药物成瘾相关,其中大部分基因与用神经生物学方法所确定的基因重叠。利用遗传学方法,定位克隆成瘾相关基因,也为发现成瘾的潜在靶分子提供了另外一种手段[9]。西安交通大学卫生部法医学重点实验室利用独有的生物遗传资源,已对海洛因成瘾人群的多巴胺受体和多巴胺转运体等药物成瘾易感基因的结构特点进行了深入研究。发现多巴胺 D2 受体的 TaqIA1A1 和 A1A2 基因型与海洛因成瘾有较强的关联性,多巴胺转运体却与海洛因成瘾无明显的关联性[10]。这些结果表明,多巴胺系统相关基因是药物成瘾的关键分子,然而不同人群中多巴胺受体基因遗传结构不同,对药物的反应程度不同。将通过动物模型研究得到的结论应用于人体,还需要对易感人群关键转录因子、信号通路的基因结构特点进行深入研究。

近年来的研究表明,大脑奖赏环路相关脑区中的基因表达改变与成瘾的病理变化,以及持续存在的成瘾物质依赖有着密切联系。越来越多的证据表明,在神经元中这种稳定的基因表达改变的一个重要原因就是特定基因染色体中启动序列的表观遗传学机制发生了变化。采用成瘾模型,检测不同核团中表观遗传修饰的变化,研究组蛋白的各种共价修饰与基因表达的关系;干扰特定基因的表观遗传修饰,观察其对动物成瘾行为的影响,有望阐明成瘾记忆长期保持的机制。

药物代谢动力学也是影响药物效应的重要因素之一,不同成瘾药物具有各自特殊的代谢动力学,揭示药物代谢动力学与药物引起的行为学效应及神经化学改变之间的关系,是系统理解药物成瘾特点,以及进行司法鉴定的重要内容。

1.1.3　成瘾研究的方向和目标

聚焦成瘾人群,采用新的理论和技术重新理解药物成瘾记忆的分子基础与致病机制;发现基因-基因、基因-环境之间复杂的相互作用的表观机制;筛选风险等位基因、致瘾等位基因及成瘾特异表型,在对动物模型和成瘾患者的相关研究中相互印证:①药物成瘾的遗传基础;②药物成瘾记忆的神经生物学机制。

基于群体遗传学和组学技术队列研究综合数据,探索构建多基因遗传背景下,药物和特定基因、环境的相互作用和影响。利用生物信息学技术和数学建模方法,整合与药物成瘾记忆有关的临床、基因遗传、神经生物学等信息,构建药物成瘾记忆的分子调控网络,建立药物成瘾记忆的风险预测模型,为药物成瘾的早期诊断、早期干预和临床个体化治疗提供基础科学依据。

1.1.3.1　成瘾研究的内容

• 进行与药物成瘾相关的学习记忆研究,进行多巴胺受体等药物成瘾相关基因分子基础研究,探索脑神经递质系统在药物成瘾中的作用并阐明成瘾的机制。

• 易感人群基因组研究,以人类基因组学研究策略为基础,在我国建立标准化、遗传背景清晰的健康及成瘾患者群体及家系体系,对不同药物成瘾相关通路上的关键基因的结构特点进行系统研究,寻找药物成瘾的易感基因和遗传表型。

• 建立中药戒毒模型试验平台,建立中药戒毒效果评估体系,探索筛选戒毒中药及有效药物成分的分析技术。

• 创建常见毒品生长来源地、品系的快速检测技术及平台。

1.1.3.2　成瘾研究的方向

1. 药物成瘾的细胞和分子生物学机制

基于多年来对苯丙胺、甲基苯丙胺、海洛因、吗啡和酒精的研究基础,我们已建立了成熟的大鼠、小鼠的自主给药、敏化、条件性位置偏爱和水迷宫药物成瘾模型。综合激光共聚焦(laser confocal scanning)、免疫荧光组织化学(immunofluorescence histochemistry)、实时定量 PCR(real-time quantitative PCR)、Western 印迹(Western blot)等实验方法,对涉及动机、奖赏和学习记忆的中脑腹侧被盖区、伏隔核、纹状体、前额叶皮质、海马及杏仁核的可塑性变化进行研究,阐释不同药物在成瘾不同阶段神经可塑性发生和调控的机制,药物成瘾的神经生物学基础,反复用药导致新的突触形成(图 1-2)。

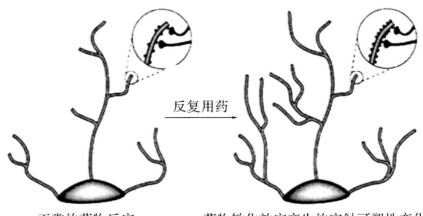

正常的药物反应　　　　　　药物敏化效应产生的突触可塑性变化

图 1-2　药物成瘾的神经生物学基础

运用多巴胺受体基因敲除小鼠模型及激动剂/拮抗剂干预方法对多巴胺系统和谷氨酸系统信号转导通路进行干预,进一步阐明药物成瘾过程中关键的生物学机制。

2. 药物成瘾与学习、记忆

利用 Morris 水迷宫、条件性恐惧记忆等行为学模型对不同毒品作用状态下空间学习记忆能力进行评测和比较,探讨不同毒品成瘾记忆机制。通过激动剂/拮抗剂干预,对中脑-边缘系统多巴胺神经通路及其投射的不同脑区和 MAPK、BDNF 和 CREB 信号转导通路进行研究,运用自主活动、戒断症状和强迫游泳等行为学方法对不同干预因子进行评测。通过对涉及核团的突触效能进行检测,对重要脑区的细胞和分子标记进行定位和定量分析,为揭示成瘾记忆机制奠定基础。

3. 药物成瘾易感人群的分子基础

选择海洛因成瘾人群样本,对药物成瘾相关的受体-配体相互作用系统、长时程增强(long-term potentiation,LTP)信号通路、MAPK 通路等相关基因遗传结构进行分析,寻找海洛因成瘾易感基因相关遗传表型,为揭示药物成瘾的分子遗传机制提供理论依据,为指导药物成瘾人群的分子生物学分类和个体化防治提供理论基础。

4. 发现成瘾易感基因

截至 2015 年,NCBI 中检索发现,100 余个基因与酒精成瘾易感性相关,900 余个基因与可卡因成瘾易感性相关,700 余个基因与尼古丁成瘾易感性相关,1200 余个基因与苯丙胺成瘾易感性有关。表 1-1 列举了部分与毒品成瘾易感性相关的基因。图 1-3～图 1-9 所示为部分与毒品成瘾相关基因在染色体上的分布情况。

表 1-1　部分与毒品成瘾相关的基因(来自 NCBI)

毒品名称	成瘾相关基因	在人的染色体的位置	在小鼠的染色体的位置
酒精	SLC6A3	Chr5	Chr13
	GABRA2	Chr4	Chr5
	CHRNA4	Chr20	Chr2
	GNAS	Chr20	Chr2
	OPRM1	Chr6	Chr10

毒品名称	成瘾相关基因	在人的染色体的位置	在小鼠的染色体的位置
酒精	*BDNF*	Chr11	Chr2
	COMT	Chr22	Chr16
	ANKK1	Chr11	Chr9
	Npy	Chr7	Chr6
	DRD2	Chr11	Chr9
	PRKACA	Chr19	Chr8
	JUN	Chr1	Chr4
	GRIN1	Chr9	Chr2
可卡因	*CARTPT*	Chr5	Chr13
	CDK5	Chr7	Chr5
	Cocia2	—	Chr15
	Cocrb14	—	Chr15
	Cocrb7	—	Chr6
	Cosz3	—	Chr15
	CES1	Chr16	—
	DRD2	Chr11	Chr9
	BDNF	Chr11	Chr2
	MAOA	ChrX	ChrX
	Th	Chr11	Chr7
	CREB1	Chr2	Chr1
海洛因	*DBH*	Chr9	Chr2
	DRD4	Chr11	Chr7
	CNR1	Chr6	Chr4
	OPRM1	Chr6	Chr1
	MC2R	Chr18	Chr2

毒品名称	成瘾相关基因	在人的染色体的位置	在小鼠的染色体的位置
尼古丁	*CHRNA4*	Chr20	Chr2
	SLC6A3	Chr5	Chr13
	CYP2A6	Chr19	—
	OPRM1	Chr6	Chr10
	CHRNB2	Chr1	Chr3
	DRD1	Chr5	Chr17
	CREB1	Chr2	Chr1
	GRIN2A	Chr16	Chr10
苯丙胺	*SLC6A3*	Chr5	Chr13
	JUN	Chr1	Chr4
	PRKCA	Chr17	Chr11
	HDAC1	Chr1	Chr4
	MAOA	ChrX	ChrX
	GNAS	Chr20	Chr2
	CREB1	Chr2	Chr1
	Camk2a	Chr5	Chr18
	CACNA1C	Chr12	Chr6
	STX1A	Chr7	Chr5
大麻	*CNR1*	Chr6	Chr4
	GABRA2	Chr4	Chr5
阿片	*DRD2*	Chr11	Chr9

第 1 章 成瘾基因组学概论

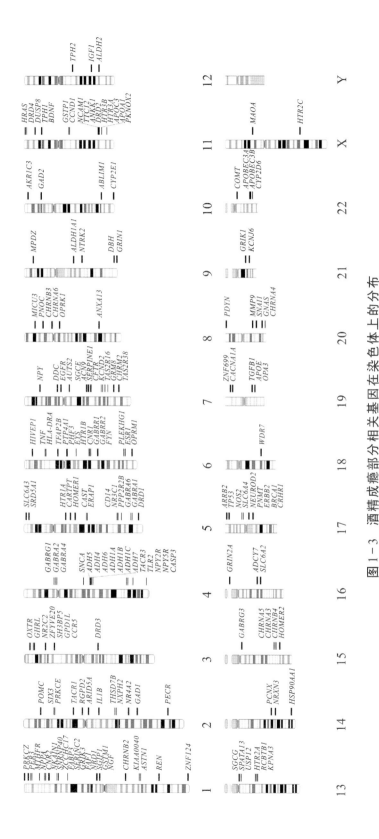

图 1-3 酒精成瘾部分相关基因在染色体上的分布

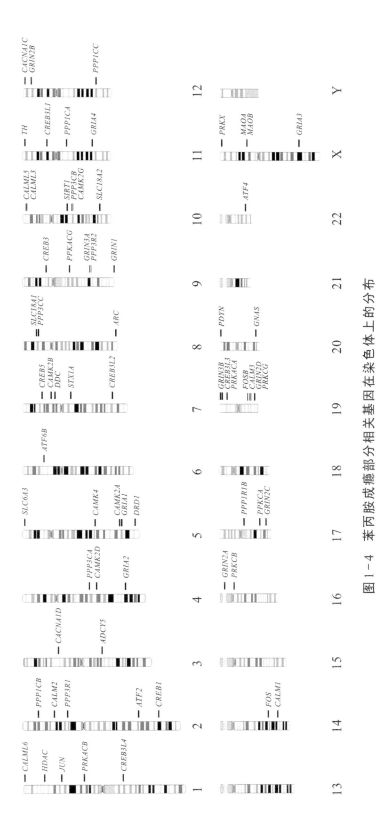

图 1-4 苯丙胺成瘾部分相关基因在染色体上的分布

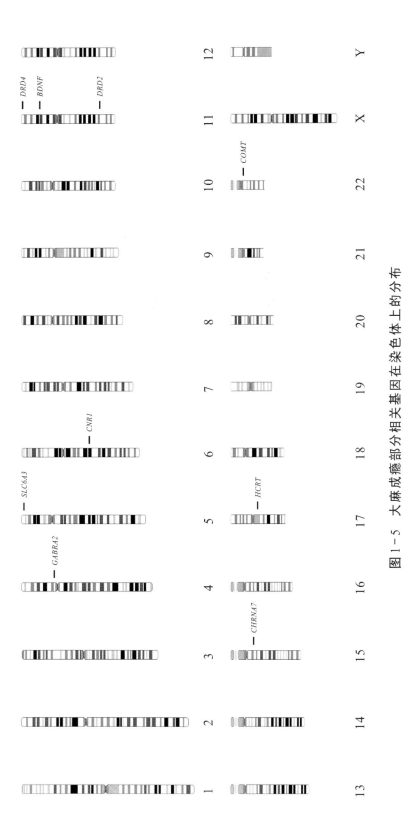

图 1-5 大麻成瘾部分相关基因在染色体上的分布

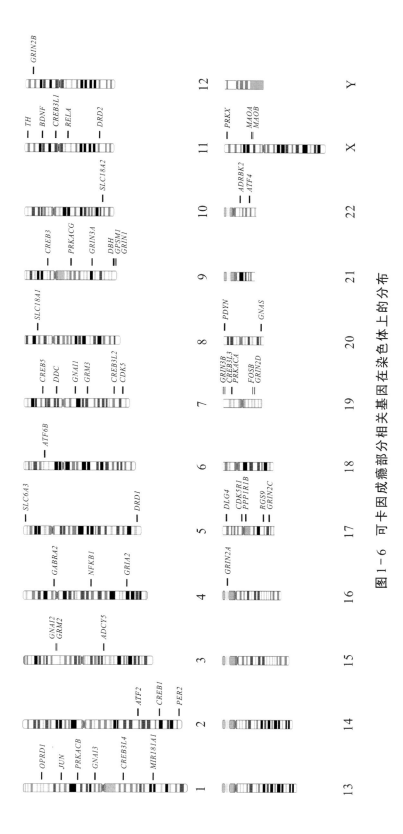

图 1-6　可卡因成瘾部分相关基因在染色体上的分布

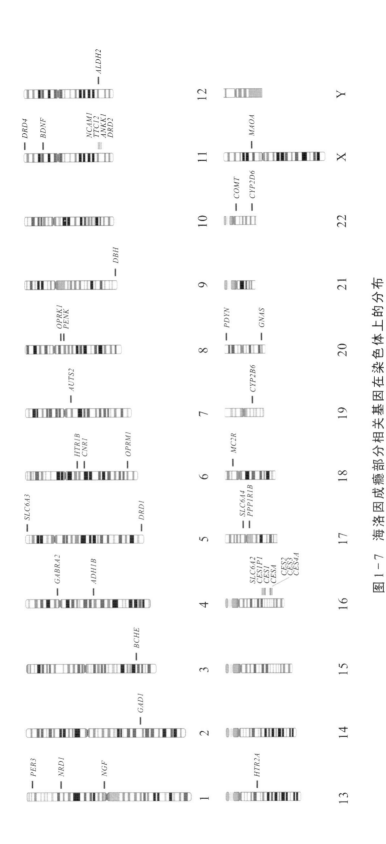

图 1-7 海洛因成瘾部分相关基因在染色体上的分布

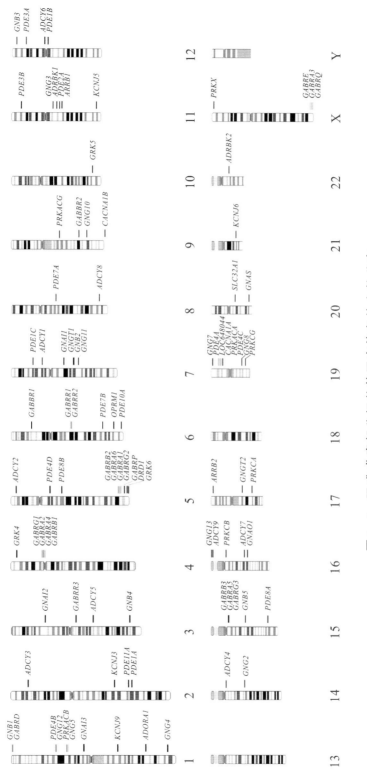

图 1 - 8　吗啡成瘾部分相关基因在染色体上的分布

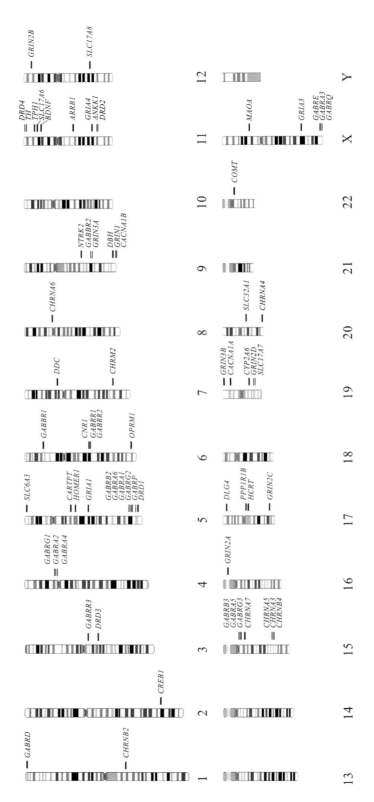

图1-9 尼古丁成瘾部分相关基因在染色体上的分布

1.1.3.3 成瘾研究的战略目标

采用多种毒品成瘾动物模型模拟成瘾的不同阶段和不同效应,并与细胞水平的突触可塑性改变、分子水平的基因表达及修饰、超微结构的形态学变化以及活体状态下的脑功能成像相结合,从不同水平和层次上观察成瘾与正常状态的异同,揭示毒品成瘾神经生物学机制。

1. "基因-表型-成瘾"的相互关系

建立一个包含 100000 例以上样本的精神活性物质成瘾、复吸、遗传资源库,将精神活性物质成瘾记忆样本以吸食种类、年龄、性别、病史、遗传背景为主进一步鉴别临床亚型,并通过基因组多态性分型和脑成像等方法鉴定精神活性物质成瘾、复吸、健康人群的特征表型。联合应用群体遗传学、全基因组学、转录组学及基因操作动物模型,发现 300~500 个精神活性物质成瘾记忆(或某些核心症状)的致病基因、易感基因及连锁等位基因。在成瘾各个阶段建立表型和基因型关系目录,为个体化预防、诊断、戒断提供依据。

2. 成瘾记忆形成的分子基础与信号通路

阐明精神活性物质长期反复作用于中脑腹侧被盖区-伏隔核多巴胺能神经元功能的重塑作用及分子机制。通过单细胞组学方法对多巴胺受体突变型小鼠及野生型小鼠的推定靶基因进行鉴别,绘制成瘾相关基因图谱。

3. 成瘾记忆维持和强化的脑分子网络

利用临床亚型、成像技术建立有明确生物学意义的脑图谱及与其相适应的验证方法体系,揭示精神活性物质成瘾记忆对脑结构和功能网络影响的本质特性,阐明神经功能改变过程中脑网络的动态变化模式,以及其在预后评估中的作用。采用相关基因分型和表达定量技术及脑功能连接组技术分析多巴胺神经元和神经环路,通过结构网络、弥散网络、功能网络形成精神活性物质成瘾多模态网络系统,采用连接组学分析建立多模态网络分析;基因多态性分析(SNP、InDel、SV、CNV、lobSTR)结合连接度组学建立精神活性物质成瘾诊断系统,在脑网络水平上发现精神活性物质成瘾记忆早期诊断、预后判断及疗效评价的影像学标志,为这些疾病的早期诊断和疗效评价等提供有效的方法和途径。

4. 基因与环境的相互作用

阐明奖赏神经通路中阿片受体、多巴胺受体及转运体等受体及其功能相关分

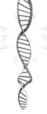

子的调控基因表达的表观遗传学机制。精神活性物质成瘾行为的认知神经内表型的表观遗传神经生物学与心理学,研究成瘾行为形成的时间特征与认知行为内表型的基因与环境的相互作用,阐明成瘾记忆的动机情绪特性与复吸行为,提高成瘾行为的早期识别与干预成功率。

1.1.4　成瘾研究的方法

以多巴胺 D1、D3 受体基因敲除小鼠模型($D1^{-/-}$、$D3^{-/-}$)及相同遗传背景的野生型小鼠(C57BL/6J×129Sv)为研究对象,研究多巴胺系统信号传导通路在苯丙胺、吗啡和酒精成瘾中的作用。

1.实验材料的选择

• 多巴胺 D1、D3 受体基因敲除小鼠($D1^{-/-}$、$D3^{-/-}$)及具有相同遗传背景的野生型小鼠(C57BL/6J×129Sv),SD 大鼠。

• 不同药物成瘾人群及相应的健康对照人群样本。

2.动物模型构建

• 自身给药(self-administration,SA)模型,反映药物的强化效应和动物的觅药行为。

• 条件性位置偏爱(conditioned place preference,CPP)模型,反映动物的觅药行为和关联性记忆能力。

• 敏化(sensitization)模型:反映联合学习基础上的毒品与毒品相关线索的巩固效应。

• Morris 水迷宫(Morris water maze):检测动物的空间学习和记忆能力,用于筛选合适的成瘾记忆模型。

3.动物实验方法

• 条件性恐惧测试(conditioned fear test):检测动物的学习和记忆能力,用于模拟条件性线索诱发复吸的过程。

• 电生理学方法:分析与成瘾形成相关脑区的突触强度和突触效能变化。

• 药理学方法:运用脑立体定位方法将所使用的干预药物直接注入目标核团,观察动物的行为学改变。

• 细胞学方法:采用激光共聚焦显微镜观察各脑区神经元细胞树突长度、树突分支个数和树突棘密度的改变;在透射式电子显微镜下观察、拍照,运用图像分析系统分析实验结果。

• 分子生物学方法:采用全基因扫描、实时定量 PCR、基因克隆、高效液相色谱分析、微测序、原位杂交等成熟的方法对动物相关脑区及药物成瘾群体的关键基因的结构、转录及表达进行检测。

• 影像学方法:研究成瘾需要观察大脑内部毒品和自然化学药品作用的区域。正电子发射断层显像描述的是大脑的切片图,其扫描的图像可以显示服用毒品给脑部带来的影响。采用 MRI 检测血流的变化也可以用于反映大脑的活动(图1-10、图1-11)。

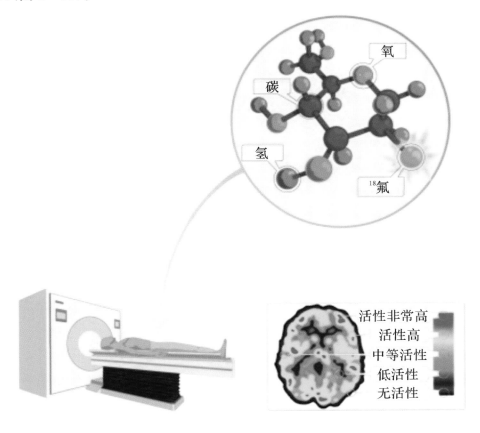

图 1-10   PET 大脑扫描

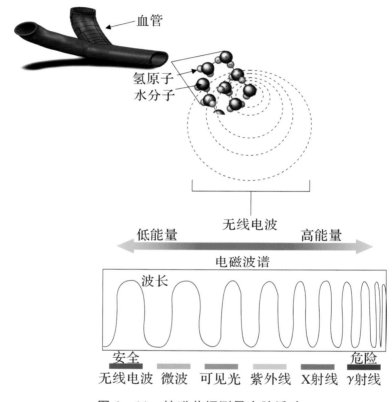

图 1－11　核磁共振测量大脑活动

1.1.5　成瘾研究的可行性分析

随着人类基因组计划和其他哺乳类动物基因组计划的完成,对帮助我们理解药物成瘾具有重大生物学意义,使寻找与毒品有关的个体易感性基因和揭示药物成瘾的靶位点(图 1－12)成为可能;通过探索人类和其他哺乳类动物有关基因序列,已经发现了部分与药物成瘾相关的候选基因和各种受体及其介导的信号转导通路(图 1－13)。

药物成瘾重要的信号转导通路和转录因子,如多巴胺 D1 受体通路及谷氨酸受体通路(N-甲基-D-天冬氨酸,NMDA)可以引发转录因子(CREB 和 c-Fos 等)的激活,最终引起可影响神经可塑性变化的目标基因表达。

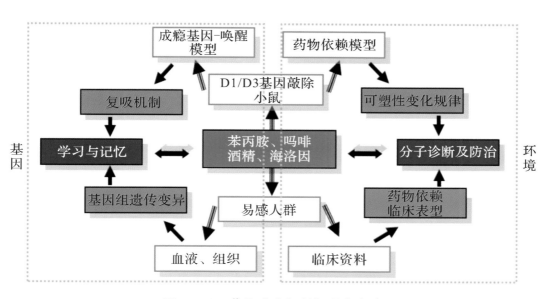

图 1 - 12 药物成瘾机制与研究方法

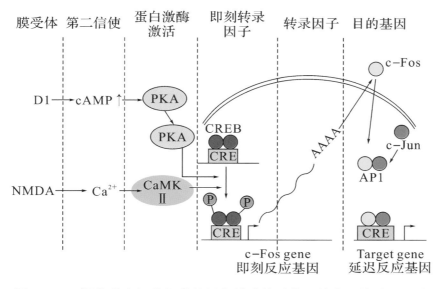

图 1 - 13 部分成瘾相关候选基因和敏感的受体及其介导的信号通路

结合多巴胺受体基因敲除小鼠和药物成瘾人群对吗啡、苯丙胺、酒精、海洛因成瘾的生物学机制,以及延胡索乙素等中药对苯丙胺成瘾的效应进行了初步探索,积累了基因表达水平检测、动物行为学评估、药物成瘾易感基因遗传结构分析的相关研究经验,得到了相应的研究结果:在药物成瘾的不同阶段,位于伏隔核、尾状核、前额叶皮质的多巴胺受体介导不同的信号转导通路和转录因子发挥了不同的作用;多巴胺 D1 受体的激活是可卡因、吗啡、苯丙胺、酒精等药物成瘾的关键所在;发现了延胡索乙素对苯丙胺成瘾的抑制效应;揭示了海洛因成瘾人群的多巴胺受体和多巴胺转运体等药物成瘾的易感基因的结构特点。

我们将深入探索药物成瘾相关的神经递质系统(多巴胺)以及其下游信号转导通路在成瘾过程中的具体机制,寻找关键的分子靶点,通过在大样本的成瘾人群中对这些靶分子的基因结构进行分子遗传学分析,找到药物成瘾的易感基因。同时基于既往研究结论,利用已确定的对药物成瘾的主要信号通路有抑制效应的药物,探索戒毒的有效性及其分子机制。

【参考文献】

[1] Camí J, Farré M. Drug addiction[J]. N Engl J Med, 2003, 349(10): 975 – 986.

[2] Niehaus J L, Cruz-Bermudez N D, Kauer J A. Plasticity of addiction: a mesolimbic dopamine short-circuit? [J]. Am J Addict, 2009, 18(4): 259 – 271.

[3] Feltenstein M W, See R E. The neurocircuitry of addiction: an overview[J]. Br J Pharmacol, 2008, 154(2): 261 – 274.

[4] Nestler E J. Is there a common molecular pathway for addiction? [J]. Nat Neurosci, 2005, 8(11): 1445 – 1449.

[5] Chen L, Xu M. Dopamine D1 and D3 receptors are differentially involved in cue-elicited cocaine seeking[J]. J Neurochem, 2010, 114(2): 530 – 541.

[6] Li T, Yan C X, Hou Y, et al. Cue-elicited drug craving represses ERK activation in mice prefrontal association cortex[J]. Neurosci Lett, 2008, 448(1): 99 – 104.

[7] Li T, Hou Y, Cao W, et al. Naloxone-precipitated withdrawal enhances ERK phosphorylation in prefrontal association cortex and accumbens nucleus of morphine-dependent mice[J]. Neurosci Lett, 2010, 468(3): 348 – 352.

[8] Xing B，Kong H，Meng X，et al. Dopamine D1 but not D3 receptor is critical for spatial learning and related signaling in the hippocampus[J]. Neuro-science，2010，169(4)：1511 - 1519.

[9] Li M D，Burmeister M. New insights into the genetics of addiction[J]. Nat Rev Genet，2009，10 (4)：225 - 231.

[10] Hou Q F，Li S B. Potential association of DRD2 and DAT1 genetic variation with heroin dependence[J]. Neurosci Lett，2009，464(2)：127 - 130.

（李生斌）

1.2 依赖性药物

药物依赖性(drug dependence)是药物与机体相互作用造成的一种精神状态，有时也包括身体状态，它表现出一种强迫的连续或定期用药行为和其他反应。目的是去感受其精神效应，或是避免由于断药所引起的不适，可以发生或不发生药物耐药性，而同一个体也可以对一种以上药物产生依赖性。世界卫生组织将药物依赖性分为精神依赖性(psychic dependence)和躯体依赖性(physical dependence)[1]。

精神依赖性又称心理依赖性，是指药物使个体产生一种心满意足的愉快感觉，定期或连续使用以保持药物所带来的舒适感或者为了避免由断药引发的不适。凡能引起令人愉快意识状态的药物均可引起精神依赖性。精神依赖性是药物作用于中枢神经系统所产生的一种特殊的精神效应(激动感、舒适感、超脱感、稳态感)，表现为个体对药物强烈的渴求和强迫性觅药行为，精神依赖性与成瘾同义。有些药物(如阿片类)能使用药者产生常人无法体验的愉悦、满足感，这种感觉非常强烈，以致用药者为了获得这种感觉而不择手段地重复用药，产生强迫性的反复用药行为。精神依赖性是导致药物滥用的主要原因。

躯体依赖性是指机体对药物产生的适应性改变，一旦停药则产生难以忍受的不适感，如兴奋、失眠、流泪、流涕、出汗、呕吐、腹泻，甚至虚脱和意识丧失等，称为停药戒断综合征(withdrawal syndrome)。该症状主要是中枢神经系统对长期使用依赖性药物所产生的一种适应状态，包括耐受性增加和停药后的戒断症状，反复的药物滥用导致机体的稳态机制重新调整，并对药物产生适应(耐受)。有些药物不存在躯体依赖或依赖较小，而主要以精神依赖为主。简单地说，麻醉药品会产生躯体依赖性,停药后会产生戒断综合征;而精神药品一般只产生精神依赖性,停药后不会产生戒断综合征。

药物依赖是一种由机体反复接触药物引起的慢性脑病,主要特点是持续性的渴求状态和强迫性的药物使用。依赖一旦形成,就有可能会持续终生。依赖性药物包括精神药品和麻醉药品。这些药品按医生的处方合理使用,就可以治疗疾病,但若使用不当会产生精神依赖和躯体依赖,甚至出现戒断症状[2]。目前,依赖性药物的滥用是一个全球性的、严重的公共问题。我国历来重视麻醉药品和精神药品的管理。1985 年我国加入联合国《经〈修正 1961 年麻醉品单一公约的议定书〉修正的 1961 年麻醉品单一公约》(以下简称为《修正的 1961 年麻醉品单一公约》)和《1971 年精神药物公约》;1987 年和 1988 年国务院分别重新制定了《麻醉药品管理办法》和《精神药品管理办法》,对这两类药物依法加强管理,采取严格审批、定点控制等多项管制措施。2005 年 7 月 26 日,国务院发布了新的《麻醉药品和精神药品管理条例》,国家食品药品监督管理局、卫生部等依据此条例陆续制定了一系列有关规定,进一步严格规定国家对麻醉药品药用原植物,以及麻醉药品和精神药品实行管制。

1.2.1　依赖性药物分类

按照国际公约(《1961 年麻醉品单一公约》和《1971 年精神药物公约》)可以将具有依赖性的药物(或物质)分为两大类:一类是麻醉药品,如海洛因、大麻和大麻脂、阿片和吗啡制剂、可卡因等;另一类是精神药物,如各种致幻剂和四氢大麻酚、中枢兴奋剂、巴比妥类药物、苯二氮䓬类药物等。此外,还有一些物质,如烟草、酒精、挥发性有机溶剂等,也具有依赖性特性,但未被列入国际公约进行管制。

1.2.1.1　麻醉药品

麻醉药品(narcotic drugs)是指对中枢神经有麻醉作用,连续使用、滥用或者不合理使用易产生躯体依赖性和精神依赖性,能成瘾癖的药品。麻醉药品正常使用有利健康,但部分麻醉药品连续滥用后易产生躯体依赖性,能成瘾癖。麻醉药品的使用和贮存应严格管理。麻醉药品并非毒品,包括阿片类、可卡因类、大麻类、合成麻醉药类及国家食品药品监督管理局指定的其他易成瘾癖的药品、药用原植物及其制剂。麻醉药品连续使用所产生的躯体依赖性的特征:①强迫性地要求连续用药,并且不择手段地去获取药品;②由于耐受性,有加大剂量的趋势;③停药后出现戒断症状,如精神烦躁不安、失眠、疼痛加剧、肌肉震颤、呕吐、腹泻、散瞳、流涕、出汗等;④对用药者本人及社会均易产生危害。麻醉药品应与麻醉剂、麻醉药相区别,如乙醚等全身麻醉药和普鲁卡因、利多卡因等局部麻醉药,它们虽然有麻醉作用,但不会成瘾。

世界各国对麻醉药品品种范围的规定各不相同。在国际上,联合国《1961年麻醉品单一公约》于1961年在纽约签订,它简化、汇总了以前制定的各项麻醉品管制条约,于1964年12月起生效,它是目前各国公认的关于管制麻醉药品的国际公约。该公约将所有被列入管制的药物都按其医疗价值和药物依赖性、特殊毒性大小分别列入四个表中进行国际管制(截止到2013年为348种),具体如下。

列入表Ⅰ的麻醉药品约100种,除阿片类(如吗啡、鸦片、蒂巴因、海洛因、哌替啶(杜冷丁)、芬太尼、美沙酮、埃托啡等)以外,还有古柯叶、可卡因、大麻等非阿片类物质,其中包括临床常用的麻醉性镇痛药(如吗啡)和不能作医疗使用的违禁毒品(如海洛因)。列入表Ⅰ管制的物质药物依赖性强,管制最为严格。

列入表Ⅱ管制的麻醉药品有可待因、乙基吗啡等,管制程度低于表Ⅰ中列出的药物。

列入表Ⅲ管制的药品为表Ⅱ药品(如可待因)的制剂,管制程度低于表Ⅱ中列出的药物。

列入表Ⅳ管制的麻醉药品是表Ⅰ中已列出的6种具有特别危险性质的毒品,这6种药品分别是海洛因(heroinum)、印度大麻(Indian hemp)和印度大麻树脂(resin of Indian hemp)、埃托啡(etorphinum)、乙酰氧戊甲吗啡(acetorphinum)、二氢去氧吗啡(desomorphinum)、酚哌丙酮(ketobemidonum)。列入表Ⅳ管制的物质只能用于科研而禁止用于医疗。

我国对现行的麻醉药品品种范围实行动态管理。对上市销售但尚未列入品种范围的药品和其他物质发生滥用,已经造成或者可能造成严重社会危害的,国家将及时把该药品和该物质列入管制范围。2007年10月11日,国家食品药品监督管理局会同公安部和卫生部公布了《麻醉药品品种目录(2007年版)》,其中共包括123种药品,自2008年1月1日起施行[2-3]。

阿片(opium)源于罂粟科植物罂粟或白花罂粟的果实。阿片类药物包括天然阿片生物碱(吗啡、可待因),半合成的阿片生物碱的衍生物(海洛因)和完全人工合成的阿片类药物(芬太尼、哌替啶等),它们都能形成药物依赖性。

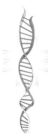

　　已长成但尚未成熟的罂粟果实,割裂其果皮后流出的乳汁其干燥物即为阿片,阿片中含有几十种生物碱,统称阿片生物碱。其中含量最高的生物碱为吗啡(morphine),可超过 10％;其他比较重要的生物碱有可待因(codeine)、那可汀(narcotine)、罂粟碱(papaverine)和蒂巴因(thebaine)。在已割取过阿片的罂粟果中,一般仍含有少量吗啡等生物碱。长期以来,阿片和罂粟果一直被作为止痛镇咳药使用,从阿片中提取出来的吗啡、可待因、罂粟碱等纯品化合物也是临床上常用的药物。因阿片类药物可以使个体产生依赖性,故属于国际麻醉药品管制品种[3]。

　　生鸦片是棕色或棕黑色的膏状物,有特殊气味,可部分溶于水成棕色溶液。生鸦片经蒸煮和发酵等处理后成为熟鸦片。药用鸦片为粉状物质,含有 10％左右的吗啡。

　　一些阿片类药物的化学结构式见图 1－14。

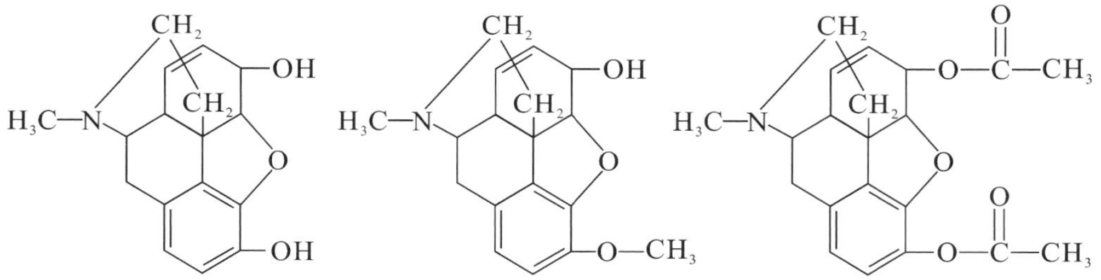

图 1－14　阿片类药物的化学结构式

　　吗啡分子中存在叔氮原子和酚羟基,可以与酸成盐,也可以和强碱成盐。药用吗啡有吗啡盐酸盐、吗啡硫酸盐和吗啡酒石酸盐。粗制吗啡中含吗啡30％～40％[4]。

　　阿片类药物可以抑制痛觉在中枢神经系统内的传导,从而达到镇痛作用。阿片类药物进入机体后竞争性地与体内阿片受体结合,产生很强的镇痛和欣快作用,并通过反馈抑制机制,使机体停止合成和释放内源性脑啡肽而不得不依赖外来阿片类药物代替脑啡肽的作用,在体内形成病状平衡态,引起机体耐受成瘾[5]。阿片类物质的成瘾症状包括渴求、焦虑、心境恶劣、打哈欠、出汗、起鸡皮疙瘩、流泪、流涕、恶心或呕吐、腹泻、痛性痉挛、肌肉疼痛、发热和失眠等。临床上,阿片类镇痛药主要包括可待因、双氢可待因、氢吗啡酮、羟考酮、美沙酮、吗啡、芬太尼、哌替啶和曲马朵等。

1.2.1.2 精神药品

精神药品(psychotropic substances)是指作用于中枢神经系统,能使之兴奋或抑制,连续使用能产生精神依赖性的药品。其精神依赖性的特征:①为追求该药产生的欣快感,从而产生连续使用某种药物的要求(但非强迫性);②没有加大剂量的趋势或这种趋势很小;③停药后不出现戒断症状;④所引起的危害主要是影响用药者本人。依据精神药品使人体产生的依赖性和危害人体健康的程度将其分为第一类精神药品和第二类精神药品,第一类精神药品比第二类精神药品更易引发精神依赖性,且毒性和成瘾性更强。

精神药品的品种范围,世界各国的规定不尽相同。由于20世纪60年代后精神活性物质不断出现,并发现一些药品发生流行性滥用问题,联合国在维也纳签订了《1971年精神药物公约》。该公约于1976年8月起生效。该公约也将被管制的精神药品按其医疗价值和有害程度及管制严格程度的顺序分别列入四个表中(共99种)。

列入表Ⅰ的主要是各种致幻剂,如麦角酰二乙胺、麦司卡林、四氢大麻酚等,对这类物质的管制最严格,只能用于科研,禁止用于医疗。

列入表Ⅱ的包括中枢兴奋剂苯丙胺类及安眠酮、苯环己哌啶、甲苯吗啡等。

列入表Ⅲ的包括中效和短效巴比妥类及一些镇痛药(异戊巴比妥、戊巴比妥、司可巴比妥、导眠能、镇痛新等药物)。

列入表Ⅳ的包括长效巴比妥类(巴比妥、苯巴比妥)和苯二氮䓬类药物。

列入表Ⅰ的物质管制最严,且不能用于医疗,列入表Ⅱ至表Ⅳ的物质管制级别递减。

我国对精神药品品种实行动态管理。2007年10月11日,国家食品药品监督管理局会同公安部和卫生部公布了《精神药品品种目录(2007年版)》,其中包括132种精神药品,并依据精神药品对人体产生的依赖性和危害人体健康的程度将其分为第一类精神药品(53种)和第二类精神药品(79种),自2008年1月1日起施行。

1.巴比妥类镇静催眠药

巴比妥类药物(barbiturates)均为巴比妥酸的衍生物,为最常见的一类环状酰脲类镇静催眠药[6]。巴比妥类药物的种类多、价格低廉、易得,在20世纪初已经应用于临床,其应用范围可以从轻度镇静到完全麻醉,还可以用作抗安眠药和抗痉挛

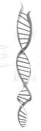

药。典型的药物有巴比妥、苯巴比妥、司可巴比妥、戊巴比妥等。依其催眠作用时间的长短分类:长效类,持续 6～8h,如巴比妥和苯巴比妥;中效类,4～6h,如异戊巴比妥和戊巴比妥;短效类,2～3h,如司可巴比妥。硫喷妥钠作用时间更短,可作静脉麻醉药,属超短效类。后来研究人员发现巴比妥类药物具有较强的成瘾性,使用后容易产生耐受性,故此类药物目前属于国家管制的精神药物。

(1)巴比妥类药物的结构　巴比妥类药物的基本结构包括母核巴比妥酸和取代基两部分。母核巴比妥酸(图 1-15),又称为丙二酰脲,决定了巴比妥类药的共性[6]。巴比妥类药物多为巴比妥酸的 5,5-取代物。多数巴比妥类药物有 R_1、R_2 两个取代基,称 5,5-二取代巴比妥类;少数在氮原子上还

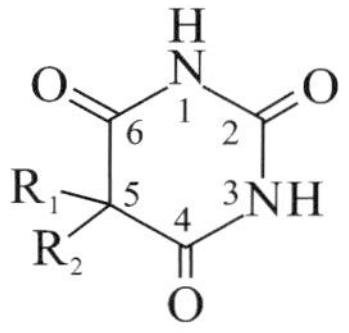

图 1-15　巴比妥类药物的母核

有一个取代基,称 1,5,5-三取代巴比妥。R_1、R_2 通常为烷基、不饱和烃基、芳香烃基和环烃基等。

(2)巴比妥类药物的性质　多数巴比妥类药物为白色结晶或结晶性粉末,无臭、苦味;都有一定的熔点,加热能升华;多数易溶于乙醇、乙醚、氯仿等有机溶剂,难溶于水和石油醚等,其钠盐易于溶于水,巴比妥类药物的注射剂为其钠盐。因巴比妥类药物具有弱酸性,在碱性水溶液中易水解,故其注射剂通常制成粉针剂,在使用前加水溶解。巴比妥类药物的分子结构中有酰亚胺基团或丙二酰脲,在溶液中可以和重金属离子反应,生成白色沉淀或显色。巴比妥类药物紫外吸收光谱具有较强的特征,其吸收峰的位置随溶液 pH 值的改变而发生移动,这与其分子结构随溶液 pH 值的变化所发生的变化有关。对巴比妥类药物进行定量分析,通常用差示分光光度法。巴比妥类药物还可以和其他试剂反应,生成特殊的晶型。

2.苯并二氮杂䓬类药物

苯并二氮杂䓬类药物(benzodiazepines),又称为弱安定类药物,是苯环和七元含氮杂环稠合而成的药物,临床上常用作抗焦虑药物[6]。典型的药物有地西泮、硝西泮、奥沙西泮、艾司唑仑、三唑仑、阿普唑仑等。苯并二氮杂䓬类药物长期服用可以产生药物依赖性,用量较大时也可致人昏迷,甚至死亡,常见被用于自杀或进行麻醉抢劫等犯罪活动。目前临床上使用主张以最小有效剂量、短期间断性使用来达到满意的睡眠。按美国食品药物监督管理局的规定,苯并二氮杂䓬类药物作为催眠使用不宜超过 4 周。苯并二氮杂䓬类药物属于国家管制的第二类精神药物。

（1）苯并二氮䓬类药物的结构　苯并二氮䓬类药物的基本结构包括母核和取代基两部分。除了 1,4 -苯并二氮䓬类外，还有三唑仑苯并二氮䓬、1,4 -噻吩并二氮䓬等。我国常见的有 1,4 -苯并二氮䓬类和三唑仑苯并二氮䓬类（图 1 - 16）。

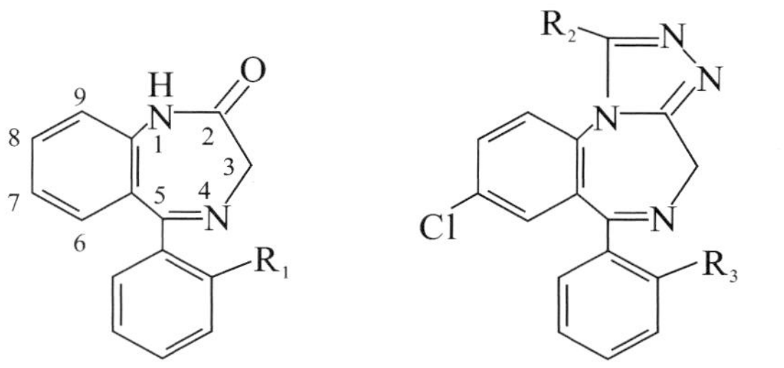

$$1,4\text{-}苯并二氮䓬类 \qquad 三唑仑苯并二氮䓬类$$

图 1 - 16　1,4 -苯并二氮䓬类和三唑仑苯并二氮䓬类药物的母核结构

（2）苯并二氮䓬类药物的性质　苯并二氮䓬类药物的纯品多为白色或黄色结晶性粉末，无臭、无味或具苦味；具有碱性，能与酸成盐；游离碱多难溶于水，而其盐可溶于水；其结构中的七元环在强酸中可水解开环。由于环上的取代基不同，药物的理化性质和药效有差别。地西泮在丙酮或三氯甲烷中易溶，在水中几乎不溶；氯硝西泮在丙酮或三氯甲烷中微溶，在水中几乎不溶；三唑仑在冰醋酸或三氯甲烷中易溶，在甲醇、乙醇和丙酮中微溶，在水中几乎不溶。苯并二氮䓬类药物具有弱碱性、水解性和紫外吸收特性。

3.苯丙胺类精神兴奋药

苯丙胺类药物是指以苯丙胺为母核结构的一类人工合成化合物，临床上用于兴奋中枢神经系统[6]。苯丙胺类药物具有中枢兴奋作用（苯乙胺类中枢兴奋药）及抗抑郁作用。因其静脉注射具有成瘾性，而被列为毒品（苯丙胺类兴奋剂）。苯丙胺（amphetamine，AMP）又称安非他命，是麻黄碱的衍生物，由人工合成得到，在临床上用于治疗发作性嗜睡病、抑郁症等，属于中枢神经兴奋剂，常常被滥用，是国家严格管制的精神类药物。甲基苯丙胺（methamphetamine，METH）又称甲基安非他命，其盐酸盐是一种透明晶体，俗称冰毒，属于联合国规定的苯丙胺类毒品。亚甲基二氧苯丙胺（methylenedioxy amphetamine，MDA）和亚甲基二氧甲基苯丙胺（methylenedioxy methamphetamine，MDMA）都属于致幻剂类毒品，服用后会使人产生幻觉，出现摇头晃脑、手舞足蹈和乱蹦乱跳等不由自主的疯狂行为，此类毒品极易成瘾,0.5g 可致死[7]。

(1)苯丙胺类药物的结构　苯丙胺类化合物主要有苯丙胺、甲基苯丙胺、亚甲基二氧苯丙胺和亚甲基二氧甲基苯丙胺等,它们的结构见图 1-17。

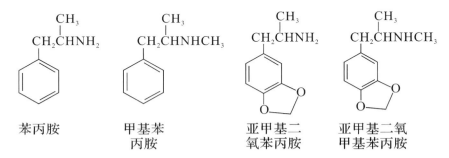

苯丙胺　　　甲基苯　　　亚甲基二　　　亚甲基二氧
　　　　　　　丙胺　　　　氧苯丙胺　　　甲基苯丙胺

图 1-17　常见的苯丙胺类药物的化学结构式

(2)苯丙胺类药物的性质、用途及药效　苯丙胺为无色液体,味辛辣,气味淡薄。应用最广泛的制剂为苯丙胺的硫酸盐,商品名为苯齐巨林,是一种略带苦味并使舌尖麻木的白色粉末。市场上的苯丙胺类毒品多为盐酸盐、硫酸盐和磷酸盐等。苯丙胺有两种光学异构体,硫酸右旋苯丙胺是其中活性较强的一种。苯丙胺、脱氧麻黄碱等都可以部分地逆转麻醉药、麻醉品、催眠药和酒精的抑制作用。所有苯丙胺类药物都可引起深度精神作用,包括警觉性、主动性、欣快感等。苯丙胺还常用作减肥药,减肥型苯丙胺类兴奋剂能明显抑制脑干饱食中枢神经活动,从而使食欲减退,以达到减肥目的,但也让使用者精力充沛,不思睡眠。苯丙胺还用于治疗发作性睡眠症和注意力缺陷多动障碍等。苯丙胺也可引起不良反应,最常见的是过度兴奋,有不安、失眠、震颤、紧张和烦躁等症状。苯丙胺的躯体耐受性出现得非常快,所以长期服用者必须越服越多。服用大剂量苯丙胺后最严重的后果就是一种毒性神经病,如引起类偏执型精神分裂症。苯丙胺的滥用常和巴比妥药物及酒精的滥用一同发生。

盐酸甲基苯丙胺俗称冰毒,吸食后,吸毒者高度兴奋,食欲减退、不知疲倦,可以数十小时连续工作。替苯丙胺和亚甲基二氧甲基苯丙胺是"摇头丸"的主要成分。亚甲基二氧苯丙胺是迷幻药的主要成分,能使服用者情绪兴奋并产生明显的迷幻感,还可以带来较强的"共鸣"作用。吸食苯丙胺类兴奋剂也会产生耐药性,吸食一段时间以后必须加大用量才能达到吸食的快感和致幻效果。

1.2.1.3 其他类

1.尼古丁类

烟碱（nicotine），俗名尼古丁，是一种存在于茄科植物（茄属）中的生物碱，也是烟草的重要成分，还是 N 胆碱受体激动药的代表，对 N1 和 N2 受体及中枢神经系统均有作用，无临床应用价值[8]。尼古丁会使个体成瘾或产生依赖性，个体通常难以克制自己，重复使用尼古丁会使个体的心率加快、血压升高、食欲降低。大剂量使用尼古丁会引起呕吐及恶心，严重时会导致个体死亡。烟草中通常会含有尼古丁，这使许多吸烟者无法戒掉烟瘾。

尼古丁为油状液态物质，可溶于水、乙醇、氯仿、乙醚、油类。尼古丁可渗入皮肤。尼古丁大部分是经由点燃烟品时产生。

2.咖啡因

咖啡因（caffeine，coffein）为咖啡豆的主要成分，茶叶中也含有一定量的咖啡因。药用咖啡因可从茶叶或咖啡中提取，但目前主要通过合成方法制备。咖啡因常作为复方制剂药物的成分之一，也有用于某些饮料中的添加成分。在制毒贩毒中，主要用作毒品的掺杂物，也属于国家管制药物[9]。咖啡因具有兴奋中枢作用，小剂量使用时，可增强大脑皮质的兴奋，对抗中枢抑制和调节大脑皮质的活动。咖啡因中毒剂量较大，大鼠口服的 LD_{50} 为 $200\sim250mg/kg$；人服用 1g 以上可出现中毒症状。咖啡因可通过胎盘屏障导致畸胎等后果。单纯咖啡因中毒致死者少见，常见于与其他药毒物合用或复方药物中毒。含咖啡因的复方制剂有复方阿司匹林（含阿司匹林、非那西丁、咖啡因），去痛片（含非那西丁、氨基比林、咖啡因、苯巴比妥），安纳咖（含苯甲酸钠、咖啡因）等。

合成的咖啡因通常含一分子结晶水，为白色或带极微黄绿色，有丝光的针状结晶，无臭、味苦，有风化性，易溶于热水或氯仿中，略溶于冷水、乙醇或丙酮，微溶于乙醚，熔点 $235\sim238℃$，加热至 $100℃$ 失水，约 $180℃$ 升华。咖啡因分子中含四个氮原子，仅咪唑环上无取代的氮原子显示弱的碱性，其他氮原子的碱性均不明显。尽管咖啡因属于生物碱类，被称为咖啡碱，但其碱性极弱，与一些强酸，如盐酸不能生成稳定的盐。

3.氯胺酮

氯胺酮（ketamine）属麻醉镇静剂，以前作为一种兽药用于麻醉动物，但在临床上也用作手术麻醉剂或麻醉诱导剂，属于静脉全身麻醉药物[10]。氯胺酮能兴奋心血管，使用后具有一定精神依赖性，其致幻作用是导致其被滥用的主要原因。贩卖的氯胺酮毒品通常为白色粉末状，也称为 K 粉。滥用氯胺酮对人体具有很大的不良反应，使用剂量愈大，不良反应愈显著。一般情况下，吸食 70mg 会导致中毒，吸食 200mg 个体会产生幻觉，会感受到温和而幻彩的世界，吸食 500mg 将出现濒死状态。氯胺酮一般与海洛因、大麻、摇头丸等一起使用，可以相互作用产生"协同"效应。国家食品药品监督管理局已于 2001 年将氯胺酮列入国家第二类精神药品进行管理。

氯胺酮的化学名为 2 -（2 -氯苯基）- 2 -（甲氨基）环己酮，其盐酸盐（ketamine hydrochloride）为白色结晶性粉末，无臭，在水中易溶，溶于热乙醇中，在乙醚或苯中不溶，熔点为 259～263℃，熔融时同时分解。临床用制剂通常为注射液，常见的规格为 100mg(2ml)、100mg(10ml)、200mg(20ml)；作为毒品出现的有氯胺酮溶液或粉末。

1.2.2 依赖性药物中毒

毒品能够强烈影响机体正常的生理活动，摄入过大剂量的毒品甚至可能导致个体死亡。以下几种情况都是因滥用毒品而致命。

1. 多种毒品混合摄入致死

绝大多数过度服用毒品的例子使用不止一种毒品。2003 年，美国药物滥用警告监测网报道的过度摄入毒品而致命的案件当中，人均同时使用 3.7 种毒品。需要注意的是，在这些案例中，没有任何一种毒品的单一剂量达到致死剂量，而这些毒品的协同作用则是致命的。例如，同时摄入海洛因和酒精会非常危险，这是因为海洛因和酒精都会抑制呼吸，只是作用机制不同。

2. 尼古丁过量致死

众所周知，吸烟会使机体摄入尼古丁，但是吸烟几乎不会导致尼古丁的过量。如果同时使用尼古丁贴片与香烟，或者同时使用尼古丁胶姆糖与香烟，则极有可能导致机体摄入过量的尼古丁。这种结合使得摄入体内的尼古丁含量比仅靠吸烟多得多。在尼古丁低水平下，尼古丁仅和大脑中的尼古丁受体结合；在尼古丁高水平下，尼古丁会与大脑和肌肉中的尼古丁受体同时结合。机体内的尼古丁水平过高，会导致控制呼吸肌肉瘫痪或者引起心脏病而致死（图 1 – 18）。

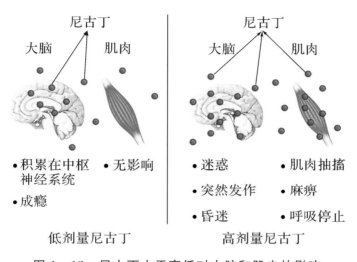

图 1 – 18　尼古丁水平高低对大脑和肌肉的影响

3.可卡因致死

可卡因能以各种途径致死，最常见的是心脏病、体温过高和脑部损伤。即使服用很低剂量的可卡因，在服用后 3～4h 内发生心脏病的概率也比正常人高得多。

4.苯丙胺、甲基苯丙胺、亚甲基二氧甲基苯丙胺致死

苯丙胺（安非他命）可以提高多巴胺和去甲肾上腺素的水平，可能引发心脏病、体温过高或者大脑损伤而致个体死亡。因为"俱乐部药物"——摇头丸（亚甲基二氧甲基苯丙胺为摇头丸的主要成分之一）常常在人们跳舞的地方（也就是在热且拥挤的条件下）使用，所以体温过高是摇头丸过度服用致死的主要原因。

5.海洛因和其他鸦片剂致死

过度服用海洛因比单独服用其他任何一种毒品引起的死亡率更高。死亡绝大多数源于呼吸衰竭。中毒剂量的海洛因增加了 γ-氨基丁酸的抑制效果，这能够导致呼吸减慢并最终停止。

6.酒精过量致死

酒精过量致死主要以两种方式发生。第一，通过降低谷氨酸兴奋性而致死。酒精应用过量会引起意识不清，在更严重的情况下，它也能引起呼吸减慢或停止。

第二，身体试图通过排空胃来排除未被吸收的酒精。如果个体在意识不清的时候呕吐，其可能会误吸呕吐物，这样更容易导致呼吸减弱，甚至窒息。

1.2.3　依赖性药物分析方法

依赖性药物的检测分析通常是通过测定其在生物体液，如血液、尿液，毛发等中的浓度及其代谢物浓度，了解成瘾性药物在体内及其在组织器官中浓度的变化。因为依赖性药物在机体的含量较低，所以需要分析方法具有高灵敏度和可靠性。一般地，完整的分析过程包括样品的前处理和检测分析两部分。

1.2.3.1　生物检材的选择

依赖性药物的检测分析多采用的生物检材有血液、尿液、唾液、毛发；如果进行特殊调查，还可以选择心血、外周血、肝脏、胃内容物；如果需要确定是否饮酒，还可以采集眼玻璃体液等。

血液是进行成瘾性药物监测最重要的生物检材。血液中药物的浓度直接有效地反映了药物作用的强度、对行为能力的影响及个体中毒的程度。

尿液具有采集方便、快速、药物浓度高等优点，是进行依赖性药物检测的主要检材。2004 年美国滥用物质和精神健康服务管理局（Substance Abuse and Mental Heath Services Administration，SAMHSA）公布了尿液中滥用药物检测初步筛选和确证域值，并建议尿液的采集量为 40ml。尿液无法反映药物对人体行为能力的影响程度和中毒程度，但是可以作为初步检测的检材，以便于进一步测定血液中成分。所以，行为能力影响案件中也建议同时留取尿液，但未规定检测域值，可采用尽可能灵敏的分析方法。例如，各种巴比妥药物的中毒时效也有所不同，还应根据各种药物吸收排泄的快慢、采取检材的时间等情况，有针对性地选取适当的检材。其中，巴比妥与苯巴比妥的代谢和排泄速度较慢，大剂量摄入者经数天后还能从尿中检出原型药物；而硫喷妥钠的代谢和排泄速度较快，注射后不久即代谢为戊巴比妥从尿中排出。因此，尿中能否检出巴比妥类药物取决于采样的时间和药物的种类。

头发检材易于获得，且保存时间长，目标分析物稳定，能够反映较长时间内药物的使用情况。头发分析的优势：①尿检结果为阳性时，头发分析可区分单次摄药还是长期摄药；②头发分析可提供长程信息，反映用药频度和用药史；③头发中药物原体稳定存在的特点有助于外源性目标物的确认；④头发样品的可变性较小，可进行多次采样;⑤其他生物检材发生证据安全问题时,头发分析可提供辅助证据。头发分析可提供独特信息的特点使其可作为其他生物检材的重要补充,有时甚至成为提供证据的唯一手段。

唾液的采集过程简单方便且无创,便于监督以防作弊和调换。唾液中的药物浓度与血浆中非蛋白结合的药物浓度近似。因此,对于酒精和其他亲脂性药物,唾液浓度与血液浓度有相关性。

1.2.3.2 依赖性药物样品的前处理

在对成瘾性药物的分析中,所涉及的生物样品成分复杂,除被测组分外,往往含有大量内源性物质、代谢产物及共存药物等干扰物质,且被测组分的含量很低,要准确测定生物样品中被测组分的浓度,必须除去妨碍测定的杂质,对样品进行前处理。生物样品中的被测组分必须经过分离、纯化、富集,必要时还需对待测组分进行化学改性处理。根据生物样品的种类、所用的测定手段、被测药物的种类及浓度等不同,预处理方法各异。传统的生物样品处理方法有沉淀蛋白、离心和过滤、液-液萃取等,这些方法虽还在广泛使用,但它们不利于在线处理、自动化程度低,或需要消耗大量有毒试剂,不利于环保和操作人员的身体健康。

近年来,随着固相萃取技术(solid-phase extraction,SPE)、固相微萃取技术(solid-phase microextraction,SPME)、微透析取样技术(microdialysis,MD)、柱切换(column switching,CS)等多种新技术、新方法的采用,使得对生物样品的处理技术向着低污染、低用量、高选择、高通量、自动化、在线化方向发展。

1.液-液萃取法

液-液萃取法(liquid-liquid extraction)是根据液体混合物中各组分在溶剂中溶解度的差异,而对液体混合物进行分离的方法。液-液萃取法操作简单,经济实用,无需特殊设备,同时大分子蛋白质不易进入有机相中。复杂样品中痕量物质的分析因其基体的多样性和复杂性、待测组分含量低,而使样品前处理成为整个分析过程中的关键环节,样品前处理不仅耗时而且直接影响分析结果的准确度和精密度。祝永明等[11]采用液-液萃取法,对血浆中的苯巴比妥、苯妥英、卡马西平和氯硝西泮药物进行了富集和纯化,回收率高,重现性好。

2.固相萃取法

固相萃取法是 20 世纪 70 年代发展起来的样品前处理技术方法。此方法以选

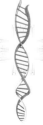

择性吸附与选择性洗脱的液相色谱分离原理,对样品进行分离和纯化。按照所采用固相萃取剂的种类,可将固相萃取法分为三类:正相、反相和离子交换固相萃取。固相萃取法一般有四个步骤:活化、上样、淋洗和洗脱。新一代的聚合物吸附剂,如Waters的Oasis HLB,不需活化,也不怕溶剂流干,简化了样品的处理过程,而且有很宽的pH值范围,能萃取亲水、疏水、酸性、碱性或中性组分,特别适用于血浆、尿液等生物样品的处理。与液-液萃取法相比较,固相萃取法可以克服乳化现象,且处理过程快、回收率高、引入杂质少。朱波等[12]采用固相萃取法对血浆进行处理,结果表明,血浆中甲基苯丙胺和苯丙胺的回收率高,可以满足检测的需求。裴茂清等[13]采用自动固相萃取装置提取了血液样品中的甲基苯丙胺、亚甲基二氧苯丙胺和亚甲基二氧甲基苯丙胺三种苯丙胺类药物,优化了固相萃取的条件,并结合色谱法对三种苯丙胺类药物进行了定量分析。结果表明固相萃取法的药物提取回收率明显高于液-液萃取,且经固相萃取处理的样品中杂质的含量比经液-液萃取处理样品中杂质的含量少,定量也更准确。

3.液相微萃取法

液相微萃取法(liquid-phase microextraction)最早由 M. A. Jeannot[14]提出,又称为溶剂微萃取法。此方法是利用物质在互不相溶的两液相中分配系数的不同而达到分离的目的。液相微萃取法的工作模式丰富多样。对于挥发性强的目标物优先采用顶空液相微萃取法或静态液相微萃取法;对于半挥发性和不挥发性目标物,当基质成分比较单一时可采用静态液相微萃取法,当基质成分比较复杂时优先采用中空纤维膜液相微萃取法。孟梁等[15]采用分散液相微萃取法提取了唾液样品中的 8 种毒品,并结合高效液相色谱法对其浓度进行了定量分析,定量结果较准确。

4.固相微萃取法

固相微萃取法是近几年发展起来的新型样品前处理技术。它以吸附和解吸附为基本原理,集采样、萃取、浓缩、进样于一体。固相微萃取法操作简单、污染小、萃取时间短、携带方便且易于实现自动化。固相微萃取装置类似于微型注射器,有手柄和萃取头两部分组成。萃取头是由一根涂覆有特殊固定相的石英纤维构成。萃取时,将保护管推出,浸入样品溶液或置于气体样品中,待达到吸附平衡后将其取出,直接插入解吸池中解吸后,进样分析。目前,固相微萃取技术在环境保护、食品监测、药物分析及毒物分析等领域应用广泛。刘兆[16]利用固相微萃取法及AOC-5000自动进样器(AOC-5000 auto injector)结合气相色谱-质谱法对苯丙胺类毒品进行分析。结果表明,在对苯丙胺及甲基苯丙胺的定性及定量分析中,此方法快速、简便,且灵敏度高。此方法在实际案例中应用的结果与传统方法的结果没有显著差异,适用于大量样品的检验工作。李宏森等[17]采用顶空固相微萃取-气相色谱-质谱联用技术,对尿液中的苯丙胺、甲基苯丙胺、亚甲基二氧苯丙胺和亚甲基二氧甲基苯丙胺进行了定量和定性分析,结果表明尿液中苯丙胺、甲基苯丙胺、亚甲基二氧苯丙胺和亚甲基二氧甲基苯丙胺的顶空固相微萃取,无需萃取溶剂,操作简便快速,检材用量少,回收率高,重现性好,杂质干扰少;可一步完成取样、萃取、富集和进样步骤,选择性好,分析速度快和检测灵敏度高,此方法适用于尿液等生物检材中苯丙胺类兴奋剂的快速筛选。

1.2.3.3　依赖性药物的检测方法

由于依赖性药物分析的复杂性、高难度性和其本身具有的一些特点,建立高灵敏、高选择性的分析方法是实现依赖性药物检测的关键。近年来,随着科学技术的快速发展与计算机技术的广泛应用,分析化学中的仪器分析技术与经典分析方法相比,具有灵敏度高、重现性好、分析速度快、检材用量少等特点。尤其是各种集分离和测定于一体的色谱分析技术,如高效液相色谱/紫外检测(HPLC/UV)、高效液相色谱/质谱检测(HPLC/MS)、气相色谱/质谱检测(GC/MS)等,不仅可以准确分析物质的组成和含量,而且还被广泛地用于研究和解决各种复杂体系的基础科学问题。

1.巴比妥类药物的检测方法

(1)微量结晶反应　检样可以为较纯的药物粉末或用有机溶剂提取净化后所得较洁净药毒物残留物。例如,巴比妥类药物与三氯化铁-碘化钾试剂生成结晶,取试样少许置于载玻片上,滴加三氯化铁-碘化钾试剂1滴,盖上盖玻片,在酒精灯上加热至产生气泡为止,如检样中含有巴比妥类药物,稍冷后即产生结晶。巴比妥呈棒状,苯巴比妥呈簇状,异戊巴比妥呈花瓣状。

(2)微量显色试验　例如,巴比妥类药物的结构中含1,3-二酰亚胺基团,在碱性条件下与钴盐产生蓝紫色配合物,反应需在无水乙醇或甲醇溶液中进行。取1~2滴检样的无水乙醇或甲醇溶解液,加1滴硝酸钴醇溶液,混匀后从旁边加1滴

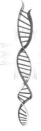

5％异丙胺醇溶液，如有巴比妥类药物，接界处渐显紫褐色，检出限为 $100\mu g$。

（3）光谱法　巴比妥类药物的紫外吸收光谱具有较强的特征，其吸收峰的位置随溶液 pH 值的改变而发生移动，这与其分子结构随 pH 值的变化所发生的变化有关。紫外吸收光谱法还可用于巴比妥类药物的定量分析，通常用差示分光光度法。对于 5,5 -二取代巴比妥类药物的测定，可将检样溶液分成相等的 2 份，1 份调节至 pH＝14，1 份调节至 pH＝10，两份浓度应相同；将 pH＝10 的一份溶液置于参比池，pH＝14 的一份溶液置于样品池，在 255nm 处测定吸光度（即两种溶液的吸收度差值 ΔA）。用已知药毒物的对照品配制成一系列浓度的标准溶液，按上述方法测定，制作标准曲线，根据检样的 ΔA 值在标准曲线上查出检液浓度。用差示分光光度法测定可消除在这两种 pH 值条件下吸收值不变的一些杂质干扰。

（4）色谱法　常用的色谱法有薄层色谱法（thin layer chromatography，TLC）、液相色谱法（liquid chromatography，LC）和气相色谱法（gas chromatography，GC）等。

• 薄层色谱法：常用硅胶 G 板及适宜展开剂，用汞盐-二苯卡巴腙显色。经点样、展开并挥去展开剂后，先喷硫酸汞溶液，使薄层均匀湿润，此时巴比妥斑点显白色，然后再喷 0.2％二苯卡巴腙醇溶液，整个薄层显蓝紫色，并逐渐褪去，巴比妥药物斑点显蓝紫色，含量高时为蓝紫带红色斑点。硫喷妥因易分解为戊巴比妥，常出现两个斑点，或仅出现戊巴比妥一个斑点。此显色方法对巴比妥、苯巴比妥、戊巴比妥、异戊巴比妥、司可巴比妥的检出限约为 $1\mu g$，对硫喷妥的检出限约为 $0.2\mu g$。

• 液相色谱法：通常采用色谱柱为 C_{18} 键合固定相类，用乙腈磷酸缓冲液作为流动相，以紫外检测器检测，检测波长 215nm。如果应用衍生化技术，如用 DNS-Cl（5 -二甲氨基萘- 1 -磺酰氯）与巴比妥类药物反应生成 DNS-衍生物，采用荧光检测器检测，检测灵敏度会更高。

• 气相色谱法：固定相中可用中等极性的 OV - 17，Chromosorb W 60 目、80 目或 100 目，140～220℃程序升温。检材经提取净化后用氯仿溶解后进样。以烯丙异丙巴比妥（aprobarbital）为内标物。巴比妥类药物的气相色谱行为非常好，峰一般都比较对称。

2. 苯并二氮䓬类药物的检测方法

（1）显色反应　地西泮等经酸水解后生成甘氨酸，在碱性条件下可与茚三酮试液反应,生成的缩合物显蓝紫色,在570nm处有最大吸收峰,可用于定性定量分析。硝西泮、奥沙西泮、氯硝西泮、艾司唑仑等,经酸水解后生成含芳伯胺基的二苯甲酮衍生物,可用重氮化-偶合显色反应进行预试验或筛选试验。

（2）紫外分光光度法（ultraviolet spectrophotometry）　苯并二氮䓬类药物有较强的紫外吸收。对于经处理较洁净的检样,紫外吸收光谱法是较为简便和灵敏的检测方法,可与对照品对照进行鉴别,也可用于定量分析,但要注意溶剂对光谱的影响。

（3）色谱法　包括薄层色谱法、气相色谱法和高效液相色谱法（high performance liquid chromatography,HPLC）。

• 薄层色谱法:苯并二氮䓬类药物为碱性药物,用碱性展开剂展开效果较好。吸附剂可用硅胶G。下面是几种展开系统:①苯-丙酮-28%氨水（50∶10∶5）;②丙酮-28%氨水（99∶1）;③叔丁醇-1mol/L氨水（27∶3）;④氯仿-乙醇-丙酮（8∶1∶1）。可用50%硫酸-乙醇混合溶液等为显色剂。

• 气相色谱法:苯并二氮䓬类药物中多数容易被色谱柱固定相所吸附,有时造成不能出峰或拖尾现象,故应选择吸附性小的固定相,通常选OV-1或DB-1等采用弱极性固定液的色谱柱。由于苯类药物的结构多含有卤素等极性基团,用ECD检测器可增大检测灵敏度。

• 高效液相色谱法:苯并二氮䓬类药物中有些热稳定性很差,如奥沙西泮,不适合进行气相色谱分析。高效液相色谱法可弥补气相色谱法的不足。由于此类药物的紫外吸收较强,紫外检测灵敏度较高。常用的色谱柱为C_{18}键合固定相类,甲醇或乙腈的磷酸混合溶液为流动相。

3. 苯丙胺类药物的检测方法

（1）化学方法　包括甲醛-硫酸反应和鉴别亚甲基二氧基的试验。

• 甲醛-硫酸（Marquis试剂）反应:甲基苯丙胺与此试剂反应显橙色,亚甲基二氧苯丙胺与此试剂反应显蓝黑色,二甲氧基甲苯异丙胺与此试剂反应显黄色,检测限可达1μg。也可单独用检样与浓硫酸反应,甲基苯丙胺与浓硫酸反应显黄绿色,亚甲基二氧苯丙胺与浓硫酸反应显紫色。

• 鉴别亚甲基二氧基的试验:亚甲基二氧基苯结构的亚甲基二氧键可被氢碘酸分解,生成甲醛和高分子缩合物,反应产物的浓硫酸溶液加5%没食子酸的乙醇溶液后显深翠绿色,亚甲基二氧苯丙胺和亚甲基二氧甲基苯丙胺等显色,而甲基苯丙胺和二甲氧基甲苯异丙胺等无此反应。

(2)紫外吸收光谱法(ultraviolet absorption spectrometry) 甲基苯丙胺的紫外吸收光谱属于苯环 B 带山字形的弱吸收,有 252nm、257nm 和 263nm 三个峰,苯环上取代基对紫外吸收影响不显著的芳香化合物都有相似的紫外吸收光谱,如苯丙胺和麻黄碱等的光谱都与此相似;苯环上有助色团的毒品,可使紫外吸收增强,并因取代基情况不同而有差别。例如,亚甲基二氧苯丙胺有 233nm 和 285nm 两个吸收峰;二甲氧基甲苯异丙胺有 289nm 的吸收峰,都是中等强度的吸收峰;而亚甲基二氧甲基苯丙胺的吸收光谱与亚甲基二氧苯丙胺极其相似,不易分辨,但可作为类别试验,也可用于含量测定。

(3)色谱法 包括薄层色谱法、气相色谱法。

• 薄层色谱法:可以硅胶 G 为吸附剂,用碱性展开剂,如甲醇-浓氨水(100∶1.5)或环己烷-甲苯-二乙胺(75∶15∶10)等展开;显色剂可用甲醛-硫酸或碘化铋钾、碘铂酸钾等生物碱。

• 气相色谱法:分析苯丙胺类毒品最常用的方法之一。色谱柱可用 DB-1、DB-5 类毛细管柱或 3% OV-17 填充柱,可用氢火焰离子化检测器、氮磷检测器或质谱检测。进行气相色谱分析的生物检材可选择液-液萃取法或固相萃取法进行前处理。如果先用酰化试剂进行衍生化处理再进行气相色谱分析,检测灵敏度会大大提高。

4.氯胺酮的检测方法

(1)熔点测定 对于粉末药物可以精制后测定原药的熔点,游离氯胺酮的熔点为 91～94℃。取本品粉末约 0.2g,加 4ml 水溶解后,置于冰浴中冷却,滴加 10% 碳酸钾溶液至接近 pH=10,放置,过滤;用水将结晶洗涤后,置于五氧化二磷干燥器中,减压干燥,测定熔点。

(2)显色反应 氯胺酮含有氮原子,可以和碘化铋钾发生颜色反应。取 2 滴氯胺酮溶液,加 4ml 0.5% 硫酸溶液与 1 滴碘化铋钾试液,即生成红棕色沉淀。

(3)光谱法 氯胺酮有苯环结构,有紫外吸收,可以通过紫外吸收光谱加以鉴别。其紫外最大吸收峰位于 269nm 与 277nm 处,可以和对照品进行对比鉴别。此外,对于经净化较纯净的样品,也可用红外光谱法进行鉴别。

（4）色谱法　对于各种生物检材中氯胺酮含量的检验，目前多选用色谱法。也有文献报道采用薄层色谱法、高效液相色谱法、气相色谱法及气相色谱与质谱联用法等进行测定。生物检材中样品可通过液-液萃取法或固相萃取法进行前处理，其中固相萃取可用 Bond – Elute C_{18} 柱等。气相色谱可用 1‰ Carbowax 20M 固定相填充柱、HP Ultra2 毛细管柱或其他等效色谱柱等。高效液相色谱柱可用含氰基的固定相，流动相用乙腈–0.005mol/L 磷酸（3∶2，pH＝5.5），并于 215nm 处进行紫外分光光度法检测。

【参考文献】

[1] Koob G F，Nestler E J. The neurobiology of drug addiction[J]. J Neuropsychiatry Clin Neurosci，1997，9(3)：482 – 497.

[2] 李桂枝. 麻醉药品和精神药品使用管理[J]. 现代医药卫生，2008，24(4)：614 – 615.

[3] 中华人民共和国国务院. 麻醉药品和精神药品管理条例：国务院令第 442 号[EB/OL]. （2005 – 08 – 03）[2014 – 04 – 27]. http://www. sda. gov. cn/WS01/CL0367/23500. html.

[4] 李金. 一些依赖性药物及其危害的研究进展[J]. 北京联合大学学报，2003，17(3)：90 – 93.

[5] 顾珊智，方杰，李生斌. 阿片类药物耐受和依赖机制研究进展[J]. 中国医院药学杂志，2004，24(9)：563 – 565.

[6] 杭太俊. 药物分析[M].7 版. 北京：人民卫生出版社，2011.

[7] 梁若冰，赵艳明，赵秀丽. 苯丙胺类精神活性物质依赖机制的研究进展[J]. 中国药物依赖性杂志，2008，18(6)：452 – 455.

[8] 底晓静，赵保路. 烟碱依赖和祛烟碱依赖研究进展[J]. 中国烟草学报，2011，3(1)：71 – 77.

[9] 杨红霞，耿卢婧，杜玉枝，等. 川西獐牙菜乙醇提取物对咖啡因依赖小鼠戒断反应的抑制及其镇痛作用[J]. 华西药学杂志，2015，30(3)：294 – 296.

[10] 黄电波，温中扬，罗群秀. 氯胺酮临床应用及研究进展[J]. 当代医学，2010，16(21)：10 – 11.

[11] 祝永明，涂厉标，李旭梅，等. HPLC 同时测定苯巴比妥、苯妥英、卡马西平和

氯硝西泮血药浓度[J].中国现代应用药学杂志,2008,25(4):336-339.

[12] 朱波.固相萃取-高效液相色谱法同时测定血浆中甲基苯丙胺和苯丙胺[J].中国卫生检验杂志,2011,21(7):1637-1639.

[13] 裴茂清,王俊新,伍海亮.固相萃取法在苯丙胺类药物提取中的应用[J].刑事技术,2002,(4):21-22.

[14] Jeannot M A,Cantwell F F. Solvent microextraction into a single drop[J]. Anal Chem,1996,68(13):2236-2240.

[15] 孟梁,王燕燕,孟品佳,等.分散液相微萃取-毛细管电泳法同时检测唾液中的8种毒品[J].分析化学,2011,39(7):1077-1082.

[16] 刘兆.利用SPME技术建立苯丙胺类毒品的自动化分析方法[J].中国人民公安大学学报(自然科学版),2008,(1):7-9.

[17] 李宏森,黄克建,林翠梧,等.顶空固相微萃取与气质联用快速检测尿液中苯丙胺、甲基苯丙胺、MDA和MDMA[J].广西大学学报(自然科学版),2007,32(3):266-269.

（杜　玮）

1.3　成瘾机制

药物成瘾是一种慢性复发性脑疾病,有着极其复杂的发病机制,其主要特征是强迫性觅药、用药行为,在人类中表现为增加药物摄入量,药物摄入量失控,强迫用药及药物渴求行为[1]。药物成瘾过程是一种病理性的学习记忆过程。成瘾记忆(addiction memory)是成瘾药物作用于脑神经回路形成的病理性学习记忆,其异常稳固且难以消退,是药物成瘾难以治疗和引发复吸的重要原因。成瘾性药物能产生令人愉快的感觉或减轻痛苦,持续性的使用成瘾药物将会使中枢神经系统产生适应性改变,即神经可塑性。神经可塑性可引起耐药、依赖、敏化,进而成瘾且易复吸。

成瘾的过程与记忆形成的过程十分相似,包括形成(acquisition)、巩固(consolidation)和提取(retrieval)阶段。大脑对成瘾药物的学习记忆通路与大脑对自然奖赏物(食物、水)的学习记忆通路是相同的。不同的是,长期使用成瘾药物会使大脑发生不同于自然奖赏的改变,这是由于这些药物可以作用于关键脑区(腹侧被盖区、伏隔核、前额叶皮质、海马等)直接发挥药理效应,长时间使用成瘾药物会改变这些脑区发挥功能的方式，即引起脑部的可塑性改变，表现为神经元中基因和蛋白表达谱的改变，突触结构的改变及多巴胺能、谷氨酸能等神经通路的改变。从而导致大脑对成瘾药物的记忆形成"超级巩固"，令使用者对再次使用该药物的抵御能力明显下降。记忆有关的信号转导通路被成瘾药物长期异常激活，进而导致突触水平发生异常的可塑性改变是成瘾记忆形成的分子机制。目前，研究正常记忆在成瘾过程中的作用并寻找其与成瘾记忆的异同点是药物成瘾研究领域的重要内容。

有关成瘾机制研究的结果表明[2-4]：成瘾药物均可以直接或间接地增加突触间隙中多巴胺的水平，并通过激活多巴胺受体最终引起个体行为的改变。同时，多巴胺能神经递质系统在学习和记忆的过程中也发挥了非常重要的作用。研究结果表明，多巴胺受体及其介导的下游信号转导通路与基因表达对于长期记忆和药物成瘾的形成和维持都是必不可少的，而 MAPK 途径由于和突触可塑性、长时程增强等过程密切相关，被认为是介导这两个过程的关键信号转导枢纽。MAPK 一旦被激活进入细胞核，会激活一系列转录因子，如 c-Fos、ΔFosB 和 CREB 等的活化表达，它们不仅参与正常的学习和记忆过程（如前所述），而且对药物成瘾的形成也很关键。其中，CREB 和 ΔFosB 分别被认为是急性或慢性给予成瘾性药物所引起的神经元可塑性变化的"开关分子"。实验证明，CREB 基因敲除小鼠对成瘾药物产生的躯体依赖和戒断反应较野生型小鼠均有明显的减弱，同时，其长时程记忆能力显著受损；而 ΔFosB 的过表达不仅使实验动物对成瘾药物引起的行为效应的敏感性升高，同时对食物等自然奖赏物的强化反应也增强。与 c-Fos 等转录因子不同的是，ΔFosB 具有明显的累积效应，其积聚对于习惯性记忆和强迫用药行为的形成和维持有着重要作用。

虽然目前关于成瘾记忆形成的确切机制仍不清楚，但是基于多巴胺神经递质系统对于成瘾形成和长期记忆作用的相通性，多巴胺介导的信号转导通路可能是调控这两种不同学习记忆过程神经可塑性变化的关键环节。阐明多巴胺神经递质系统在正常学习记忆和成瘾记忆形成过程中发挥的不同作用有助于揭示成瘾记忆乃至复吸形成的原因。

1.3.1 脑信号传导通路与奖赏通路

大脑是由约一千亿个神经元和数以万亿计的神经胶质细胞组成。神经元能够传递思考或者感受正在做的事情，神经胶质细胞负责支持它们完成这些工作。

1.神经元

神经元(neuron)细胞(图1-19、图1-20)负责将化学信号和电刺激信号沿大脑通路进行传递。神经元细胞有许多不同的形状和大小,使它们能够发挥各自不同的功能,如存储记忆或控制肌肉运动。

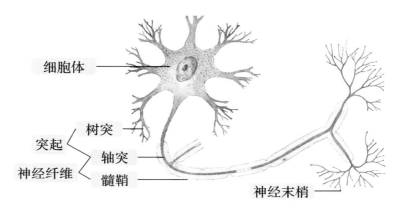

图1-19　神经元结构示意图

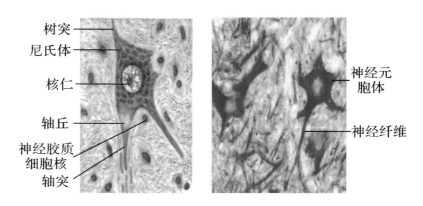

图1-20　神经元微细结构(左)银染(右)高倍

2.突触

从一个神经元向另一个神经元传递信息要跨越突触(synapse)间隙。在突触间隙里,电信号转化为化学信号以便跨过间隙。一旦通过突触,化学信号重新转变为电信号(图1-21)。

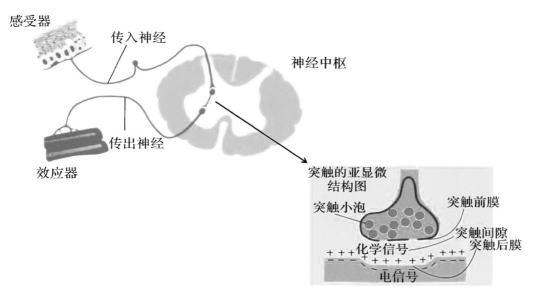

图 1 - 21　信号在突触间传递的转变

3.神经胶质细胞

多年来,研究人员将神经元视为大脑中最重要的细胞。但是,近期的研究证明,大脑中还存在一种神经胶质细胞(neurogliocyte),这类细胞的作用也非常重要。已知的主要功能包括形成神经元轴突外的髓鞘,参与神经元养分供应和新陈代谢,参与脑中的信号转导等。

大脑中有几种不同类型的神经胶质细胞,即少突胶质细胞、小胶质细胞及星形胶质细胞(图 1 - 22)。每一种细胞都让大脑的功能更加完善。少突胶质细胞是紧密缠绕在轴突周围形成髓鞘的特化细胞。这些细胞的作用就是加速电信号在轴突上的传输。没有少突胶质细胞,动作电位在轴突上的传输速度将降至之前的1/30。小胶质细胞是大脑中的普通免疫细胞,可以保护大脑免于受到损伤及阻止大脑疾病再生。星形胶质细胞是固定神经元,它是输送营养并清理死神经细胞的星状神经胶质细胞(图 1 - 23)。近期发现,星形胶质细胞也能够与神经元交流信息,并修饰它们发送或者接收的信号。这意味着星形胶质细胞不仅参与信息处理,同时与突触间的信号传递过程有关。

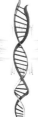

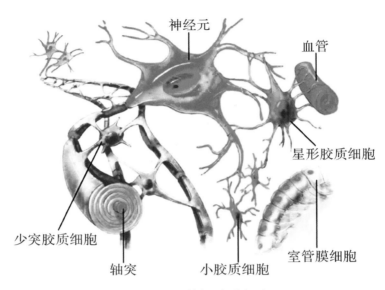

图 1-22　神经胶质细胞

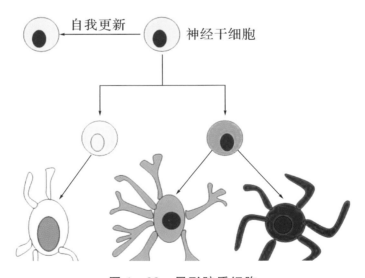

图 1-23　星形胶质细胞

4. 星形胶质细胞

长期以来研究人员将星形胶质细胞(astrocyte)视为管家细胞,认为其主要功能是为神经元提供营养,并负责清洁。因为星形胶质细胞不能产生动作电位,直到最近它们才受到研究人员的关注。有研究人员发现星形胶质细胞对创造大脑工作的适宜环境至关重要。星形胶质细胞被认为在大脑活性的电信号抑制或终止中发挥关键性的作用,决定神经细胞何时处于兴奋状态。

星形胶质细胞能够通过外分泌释放胶质递质从而向相邻神经元发射信号。每一个星形胶质细胞可以与几个神经元和成百上千个突触联系,以整合信息。

星形胶质细胞与脑血管存在联系。通过血管的舒张和收缩,星形胶质细胞调控局部的血液流动,以提供神经细胞所需的氧气和营养物质。

星形胶质细胞产生的是化学信号,而不是电信号。星形胶质细胞在胞内钙离子水平增高时,会以某种方式激活,钙离子进入相邻细胞并以一个与神经递质传导很相似的过程传送信息。

目前认为,星形胶质细胞几乎与大脑功能的各个方面都相关。研究人员想了解更多关于胶质递质如何抑制、激活或者调整神经元引起的动作电位的机制。越来越多的证据表明,星形胶质细胞可以通过影响神经递质的释放,定位树突棘的位置从而影响神经元的形成。星形胶质细胞还可以募集新的胶质细胞到其所在区域以修复损伤。对星形胶质细胞进行深入研究将有助于阐明因其与神经元之间交流障碍所致疾病的发病机制,如老年痴呆症、获得性免疫缺陷综合征、脑癌及肌萎缩侧索硬化症等的发病机制。

5.奖赏通路

(1)大脑神经通路 大脑神经通路由互相连接的神经元组成,弥散在细胞与细胞之间的神经递质充当"导线",是脑内信息的传递者。信号可以沿着大脑神经通路,从一个大脑区域传送到另一个大脑区域(图 1 - 24)。不同神经元相互联系形成大脑通路,使不同的大脑区域之间能够进行信号传导。

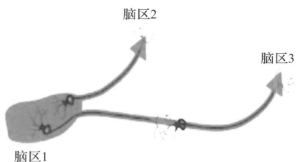

图 1 - 24 大脑通路

(2)大脑奖赏通路及其作用 大脑分为几个不同的脑区,每个脑区具有不同的功能。大脑奖赏通路位于大脑中心,脑的自然奖赏通路负责调控个体的感情冲动、奖励和行为(图1-25)。

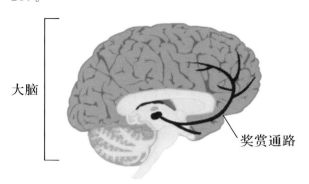

大脑

奖赏通路

图1-25 大脑奖赏通路示意图

奖赏通路最重要的任务就是让个体在参与一些与生存相关的必要行为时感觉良好。这些益于生存的必要行为包括摄食、饮水与性行为等。奖赏通路与大脑中的其他几个重要区域也存在关联。这些联系让奖赏通路能够收集到体外正在发生的事情的信息,并强化奖赏通路从而控制个体行为。

除了在进行这些行为时让个体感觉良好之外,奖赏通路还负责确保在需要之时,个体能重复这些行为。实现这一点,要靠大脑将负责记忆和行为的区域联系起来。

1.3.2 毒品改变脑奖赏通路

1.3.2.1 成瘾的生理基础

一切毒品滥用均可在奖赏通路中激活多巴胺系统。随着毒品快速进入体内,它能引起大脑突触的明显改变。毒品的刺激可以绕开五官,直接刺激大脑的奖赏通路,从而带来一阵强烈的快感。个体为了再次获得这种快感而重复吸毒,这样慢慢就形成了习惯。这种愉快感和习惯的形成驱动了成瘾过程。

这里所提及的毒品作用简化机制仅仅是整个过程的一小部分。毒品进入体内之后,会在大脑的不同区域产生复杂的影响。它们常常与许多不同种类的神经递质相互作用,并在不同的位置与各种各样的受体紧密结合。例如,大麻类的四氢大麻酚(THC)能与位于突触前膜或突触后膜的大麻素受体紧密结合。

1. 摄入方式决定毒品进入大脑速度

如同临床给药的吸收速度，不同的毒品摄入方式——口吸、注射或烫吸法——很大程度影响了毒品进入大脑的速度。摄入方式成为一种毒品上瘾可能性大小的一个重要影响因素。按毒品进入大脑的速度快慢依次为烟吸（即口吸）、注射或烫吸法。

使得毒品快速到达大脑的途径就是烟吸。像烟雾一样的毒品进入肺部时，毒品渗入肺部血液中，可以快速循环到达大脑。这种快速的摄入方式是吸烟会上瘾的原因之一。

直接通过血液注射是能让毒品快速到达大脑的第二种途径，其次是烫吸法或者通过鼻子吸入的方式。最慢的摄入方式是吞食毒品，就像喝酒一样。饮酒对行为及生理的影响是机体长期适应的过程。

2. 摄入方式不同影响大脑的区域也不同

因为吸毒时往往迫不及待，所以吸毒者常常选择能更快使他们兴奋的摄入方式。随着上瘾程度的深入，吸毒者往往会寻求更迅速、更强烈的兴奋感。最近有证据表明，不同摄入方式能够影响大脑的不同区域，其中快速摄入方式，如吸食，会显著影响促进上瘾的大脑区域（图1-26）。

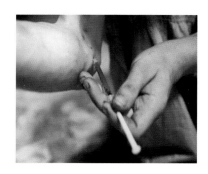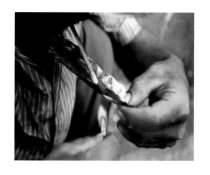

图 1 - 26　毒品摄入方式

烟吸摄入的方式要比烫吸法更加容易成瘾。烟吸摄入或者烫吸法摄入毒品对大脑的影响区域不同。

动物研究表明，吸食毒品之后，最易受影响的大脑区域是大脑额叶，它控制情感冲动、决策行为等。然而这些研究是在大鼠中进行的，还没有在人类大脑中进行验证。

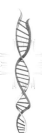

1.3.2.2　毒品的成瘾性

随着大脑持续适应毒品的存在，奖赏通路之外的区域也会受到影响。负责判断、学习和记忆的区域也开始有了生理上的适应性改变。此种情况一旦发生，寻求毒品的行为开始由习惯驱使几乎成为反射行为，这是为何吸毒人员会成瘾的原因之一。毒品不仅会影响奖赏通路，还能对以下几条大脑通路产生影响。

1. 血清素通路

血清素是神经递质的一种，它受到多种毒品的影响，如可卡因、苯丙胺、麦角酰二乙胺等。血清素由中缝核中的神经元产生。中缝核神经元可以将血清素转储在整个大脑及脊髓当中。血清素会在大脑的许多生理过程中起作用，包括体温调节、睡眠、情绪、食欲和痛觉。血清素通路出现问题能够引起强迫性精神障碍、焦虑症和抑郁。现今大部分用于治疗抑郁症的药物都是通过提升大脑中血清素水平来起作用的（图1-27）。

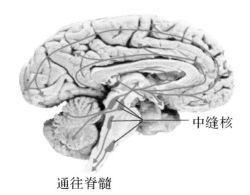

中缝核

通往脊髓

图1-27　血清素通路

2. 多巴胺通路

多巴胺是脑奖赏通路中的关键神经递质，多巴胺通路也称中脑边缘通路（与中脑皮质通路紧密相关）。多巴胺还参与大脑中另外两条重要的通路，即黑质纹状体通路和结节漏斗通路。一般来说，影响大脑多巴胺水平的毒品至少会影响这三条通路中的任意一条（图1-28）。

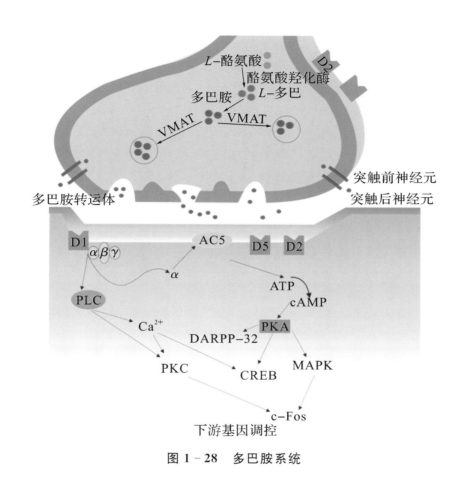

图 1-28 多巴胺系统

3. 一个平衡系统：谷氨酸盐和 γ-氨基丁酸

谷氨酸盐和 γ-氨基丁酸是大脑当中主要的"苦力"神经递质。超过一半的大脑突触释放谷氨酸盐，35%～40%的大脑突触释放 γ-氨基丁酸。因为谷氨酸盐起兴奋作用，γ-氨基丁酸起抑制作用，所以两个神经递质一起协调控制许多过程，如大脑的整体兴奋性水平。许多毒品通过影响谷氨酸盐、γ-氨基丁酸或者同时影响两者水平来发挥对大脑的镇静或兴奋作用。

多巴胺和血清素虽由大脑中少数神经细胞释放，但这些神经元当中的每一个都与其他成千上万的神经元联系。由于这个原因，多巴胺和血清素会对复杂的大脑过程产生很大影响。

1.3.2.3 大脑的应对机制

毒品会使中枢神经元发生可塑性改变。大脑的一条代偿途径是减少突触上多巴胺受体数量,其结果是在吸毒者平静下来后,下次吸食时需要更大的毒品剂量才能获得到同等快感。大脑的这种应对机制被称为"耐受"。耐受性是指不断使用同一种或同一类药物后,药物作用效果会出现退化的现象。此状态下机体对该药物的反应变迟钝、变弱,必须不断增加剂量才能获得与以前相同的药效。而随着毒品的不断摄入,大脑会对毒品产生"依赖"。依赖性是指成瘾药物与机体相互作用,从而使机体产生的特殊精神和躯体状态,表现为强制性连续不断地使用药物来取得特定的身心效应,或以此避免药物戒断综合征出现。

1.3.3 遗传是成瘾的重要因素

1.3.3.1 基因影响成瘾

科学界已有明确的研究结论:尼古丁通过与烟酰胺乙酰胆碱受体结合发挥作用。烟酰胺乙酰胆碱受体(nicotinic acetylcholine receptor)由 5 个亚基组成(图 1-29),这五个亚基共同组成一个穿过神经元细胞膜的通道。

组成烟酰乙酰胆碱受体的8个亚基

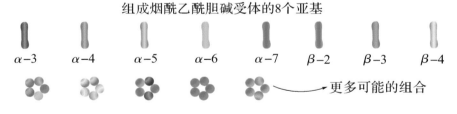

α-3　α-4　α-5　α-6　α-7　β-2　β-3　β-4

更多可能的组合

图 1-29　烟酰胺乙酰胆碱受体

这个通道大部分时间是关闭的,当尼古丁与之结合后,通道打开,引起离子穿过细胞膜,产生动作电位。机体内有几种不同类型的烟酰胺乙酰胆碱受体,每一种都在特定的位置表达。

尽管每一种烟酰胺乙酰胆碱受体仅仅由 5 个亚基组成,但是有 17 种不同的亚基可供选择。在大脑当中,8 种亚基的特定组合形成了多种多样具有明显差异的烟酰胺乙酰胆碱受体,大脑中出现的 8 种亚基由 8 个不同基因编码。

由 α-4 和 β-3 组成的烟酰胺乙酰胆碱受体被称为 α-4-β-3 受体(图

1-30），约占大脑中所有烟酰胺乙酰胆碱受体数量的 90%。通过研究小鼠的烟酰胺乙酰胆碱受体发现，此受体对奖赏通路中多巴胺的释放非常重要。α-4 亚基由 CHRNA4 基因编码，β-3 亚基由 CHRNB3 基因编码。遗传学家未能在人的尼古丁成瘾和 CHRNB3 基因之间找到联系。但既往遗传学研究表明 CNRNA4 与尼古丁的上瘾存在联系，也与注意力缺陷多动障碍的发生有关。

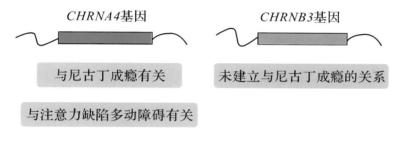

图 1-30　CHRNB3 基因与 CNRNA4 基因

每个基因，或者等位基因，可以以序列差异等多种不同形式存在。个体的每个基因位点都有两个等位基因，一个来源于母亲，另一个则来源于父亲。等位基因间序列的差异最终表现为其编码的蛋白质氨基酸序列的差异。这些氨基酸序列之间的差异能够影响蛋白质的功能。例如，CHRNA4 有三个等位基因，每个等位基因编码的蛋白质对尼古丁会有不同的反应。对尼古丁反应的不同很容易转化为个体对尼古丁成瘾易感性的不同。有研究人员收集了几个尼古丁成瘾患者和注意力缺陷多动障碍患者的 DNA，并分析了他们的 CHRNA4 基因序列，确定了他们携带的等位基因类型。通过比较有注意力缺陷多动障碍的成瘾者与非成瘾者及没有注意力缺陷多动障碍的成瘾者携带等位基因的不同，确定等位基因 3 似乎在有注意力缺陷多动障碍的成瘾者中更加常见。然而，并不是每一个有等位基因 3 的个体都是成瘾者，也不是每一个成瘾者都有等位基因 3。这就是复杂疾病的特点。

1.3.3.2　易感基因的家族遗传

基于成瘾是一种复杂遗传疾病的理论，研究人员构建了多个家族的遗传图谱（图 1-31）。遗传图谱可以阐明某个性状是否具有遗传性，也就是说，此性状是不是以基因的形式从父母遗传到下一代。

因为成瘾是一个由多个基因及环境风险因子共同作用的复杂过程，各种基因和环境因素可以互相叠加或者相互抵消，所以不是每个成瘾者都携带相同的基因，

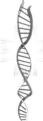

第 1 章　成瘾基因组学概论

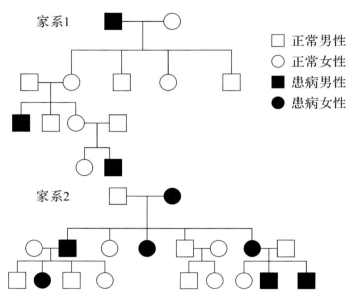

图 1-31　成瘾在家族中的遗传

成瘾基因组学

中华民族基因组多态现象研究

也不是每个携带成瘾相关基因的个体都会成瘾。

在人类两万个基因中寻找极少数与成瘾这一复杂疾病有关的基因可能是昂贵而耗时的,因此,研究人员经常利用该疾病的已知知识去缩小范围,从而将目标集中在少数"候选基因"当中。

1.3.3.3　成瘾模型

研究当中常用的一些生物的基因组已经完成测序,可以与人类基因组比对。因为小鼠和人的奖赏通路在结构和功能上基本相同,所以研究人员经常利用小鼠研究成瘾基因,当发现小鼠基因组上与成瘾相关的基因时,研究人员可以通过比较DNA 序列,找到人类基因组中的同源基因。

1. 成瘾小鼠模型

几十年前,研究人员首先利用实验室的大鼠和小鼠来测试成瘾物质特殊的成瘾性状,如其对某种毒品或酒精的高度偏好。因为同一种动物模型的个体事实上是一样的,所以它们成瘾的大体情况也应该是一样的,但是研究人员发现不同物种的老鼠成瘾情况大不相同,这是成瘾与基因相关的最早线索之一。

研究人员也通过选育有某些成瘾性状,如对毒品的不同偏好、敏感、耐受、依赖及戒断反应等的大鼠或小鼠，获得具有特殊表型的动物模型。例如，通过筛选对酒精易于成瘾的老鼠品系，研究人员希望找到使人类更容易或不易对酒精上瘾的同源基因。

2. 小鼠和人类的基因组对比

从基因角度来说，小鼠和人类是相似的(图1-32)，但是两者之间有如此大的差异，这也许是由于人与小鼠基因序列上的微弱差异所导致，或者说基因在生命起源和发展的不同时期或在不同的组织中有可能发挥不同的作用。一个基因的蛋白质产物在不同的时间、不同的位置产生于生物体中会导致其生物学效应的明显差异。

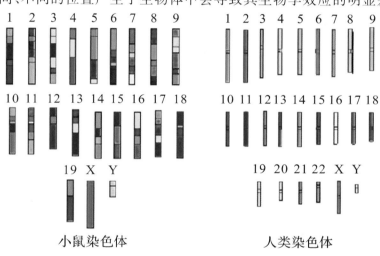

图1-32 小鼠和人基因组的比较

啮齿类动物与人类拥有相似的奖赏通路，并且大脑结构也基本相同。两者都使用相同的神经递质和受体，突触小泡释放相同的蛋白质，并且拥有相似的信号传导机制。

1.3.3.4 成瘾易感基因的相互作用

成瘾易感性是一种特别复杂的遗传性状，研究发现成瘾不是由单一基因造成的，而是由许多基因相互作用导致的，同时社会和环境因素也影响成瘾易感性。

对寄养子和双胞胎家系的研究表明单个基因在成瘾过程中的作用是微弱的，而全基因组关联分析找到了许多与成瘾相关的基因，并且研究结果显示大部分成瘾易感性遗传效应是多基因相互作用的结果。

1.3.3.5 成瘾靶向治疗

由于成瘾相关基因的发现,使得研发、改进成瘾治疗药物变得越来越容易。每一个新的成瘾基因的发现都将成为一个新的、潜在的"药物治疗靶点"。也就是说,研究人员可以针对某一基因产物开发修饰其活性的药物,如此一来,大脑中某些与成瘾相关的信号通路可能会被逆转,从而达到治疗成瘾的效果(图1-33)。

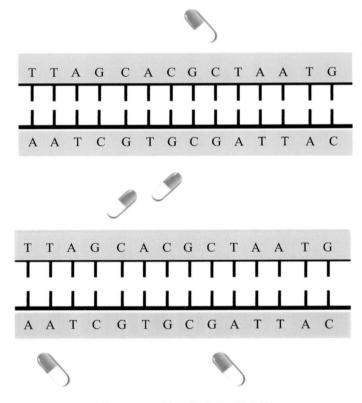

图1-33 基因靶向治疗成瘾

1.3.4 环境和年龄是成瘾的影响因素

个体的基因因素永远不会是其一定会对毒品上瘾的全部原因,因为环境因素也与毒品成瘾有关,而且年龄也会对其成瘾易感性造成影响。

就像食物通过大脑奖赏通路带给我们愉悦一样,社交活动和环境因素也会影响奖赏通路。如果你有一份好工作，与同事们有很好的关系并且被尊重，你就会感觉良好。但是如果你对自己的工作感到厌恶，不能被你的同事尊重的话，你的奖赏通路自然就得不到足够的刺激。这一结果在动物实验中也得到了验证。例如，2003 年的一项研究发现，处在社会等级下层的猴子比处于上层的猴子更容易自行使用可卡因。研究人员对统治层及下属层的猴子进行了 PET 扫描（通过测量大脑某一区域的多巴胺水平来确定猴子奖赏通路的活跃程度），结果发现统治层的猴子要比下属层猴子的多巴胺水平高约 30%。研究人员让猴子通过按压控制杆来自己控制可卡因摄入，结果显示处于统治层的猴子虽然没有完全避免使用可卡因，但是下属层的猴子使用可卡因更为频繁[5]。同样的，那些不能从社会活动中得到满足感，长期处于弱势或者被压迫的人接触毒品并成瘾的可能性要远大于生活安定的人。

经粗略统计发现，人群中有 10% 的个体使用毒品后成瘾。社会环境与遗传因素共同影响了成瘾的可能性。社会环境风险因素就是个体所处社会环境当中增加其毒品成瘾可能性的环境因素[6]。

1. 社交圈

个体生存的社会环境对其是否会对毒品成瘾有很大影响。相关数据显示，如果个体处在对毒品和犯罪持支持态度的社交圈子中，其对毒品成瘾的风险会大大增加。邻里联系程度较低和社交圈子的混乱等均可导致个体对毒品成瘾的风险增加。

2. 朋友圈

促进毒品成瘾最大的风险因素是有吸毒成瘾的朋友。如果一个个体的朋友支持滥用毒品，那么也会增加该个体对毒品成瘾的风险。

3. 家庭环境

家庭关系冲突和家庭管理问题也增加了个体对毒品成瘾的风险。如果一个个体的父母支持滥用毒品，或者该个体的父母吸毒的话，那么该个体沾染毒品的概率增大。虽然离婚不会增加毒品成瘾的风险，但家庭矛盾会增加这一风险。家庭的变故和迁移也会增加个体对毒品成瘾的风险。

4. 年龄

研究表明，13 岁的青少年如果饮酒的话，对酒精成瘾的概率是 43%，而 31 岁的人仅有 10% 的概率。在青春期，大脑正在经受一系列变化，随着神经连接的修剪，灰质减少。在这个时期，由于大脑还在发育，其对毒品会更加敏感，换言之，青

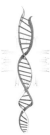

少年将更容易对毒品成瘾。成年后，毒品引起的变化更具持续性，变得比较顽固，更易于复吸。

【参考文献】

[1] Camí J，Farré M. Drug addiction[J]. N Engl J Med，2003，349（10）：975 - 986.

[2] Goldstein R Z，Volkow N D. Drug addiction and its underlying neurobiological basis：neuroimaging evidence for the involvement of the frontal cortex[J]. Am J Psychiatry，2002，159（10）：1642 - 1652.

[3] Thompson T，Ostlund W Jr. Susceptibility to readdiction as a function of the addiction and withdrawal environments[J]. J Comp Physiol Psychol，1965，60（3）：388 - 392.

[4] Volkow N D，Wang G J，Kollins S H，et al. Evaluating dopamine reward pathway in ADHD：clinical implications[J]. JAMA，2009，302（10）：1084 - 1091.

[5] Caprioli D，Celentano M，Paolone G，et al. Modeling the role of environment in addiction[J]. Prog Neuropsychopharmacol Biol Psychiatry，2007，31（8）：1639 - 1653.

[6] Agrawal A，Lynskey M T. Are there genetic influences on addiction：evidence from family，adoption and twin studies[J]. Addiction，2008，103（7）：1069 - 1081.

（李生斌）

1.4 从基因组研究成瘾

研究表明，成瘾是一种复杂的脑疾病，与遗传因素密切相关，它不由单一基因导致，而是受到多个基因的共同调节[1]。

基于人类基因组与生物信息学理论和技术，针对药物成瘾基因组的关键转录因子和信号通路进行易感群体高通量分析，可以揭示药物成瘾与基因的相互作用特点，为药物成瘾的分子诊断和防治提供科学依据。

1.4.1 成瘾的分子基础

成瘾易感性是一种特别复杂的性状。有研究人员认为，成瘾是由滥用毒品所带来的愉悦和奖赏效应引起的；还有一些研究人员认为，个体在长期使用毒品后，其神经系统发生了适应性改变。目前仍少有证据能够说明基因改变是成瘾相关记忆和奖赏通路改变的分子基础。识别与成瘾易感性相关的等位基因有助于对成瘾机制的深入理解，同时，对制订成瘾易感人群和患者有效的预防和治疗策略也具有重要意义。

理解毒品成瘾机制，首先需要明确几种神经适应类型，包括耐受、敏化和依赖，这三者也常被用来描述成瘾程度。这些神经适应类型在吸毒者当中均有可能发生，并且可能是导致吸毒者在成瘾期间反复使用毒品的原因之一。已有学者提出，耐受、敏化和依赖这三种表型可能拥有共同的遗传基础，他们找到了多个成瘾易感性候选基因或者基因座。此外，大脑中还存在在成瘾过程中起重要作用、个体之间有差异的记忆元件，这些记忆元件相关基因也成为影响成瘾易感性的候选基因，最近发现的"细胞黏附" *NrCAM* 基因单倍型就是一个典型的例子[2]。

1.4.2　基因组学的作用

基因组学可以用来检测反复滥用毒品后机体产生的基因变异和基因表达产物变化，有力促进了成瘾研究的发展。例如，DNA 芯片技术使得同时观察并研究个体使用毒品之后机体内成千上万种基因表达产物的变化成为可能；利用动物成瘾模型并结合基因组学与蛋白质组学工具可以更清楚地阐释与成瘾状态（耐受、敏化、依赖等）相关的基因表达模式。

基因组学还能详细阐释基因是如何复制、转录和翻译，调控元件如何发挥调控表达的作用，即基因外显子序列如何指导转录，转录出的信使分子又怎样翻译成为有功能的蛋白质或多肽产物，以及内含子如何发挥基因表达调控作用。这样就能通过序列测定和比对找出与成瘾相关的转录因子和调控元件，并针对这些关键转录因子、调控元件筛选能特异性抑制或阻断其表达的药物，用于药物成瘾的防治。

1.4.3　成瘾基因组学研究

毒品成瘾涉及许多基因及其表达产物，例如，几种 G 蛋白耦联受体是多种毒品作用的共同靶点（主要包括阿片类受体、大麻素受体、5 - HT 受体和多巴胺受体等，鸦片是阿片类受体的激动剂；大麻是大麻素受体激动剂；迷幻药是血清素 5 - HT$_{2A}$ 受体的部分激动剂；多巴胺受体则可被可卡因和一些其他兴奋剂通过增强多

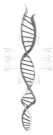

巴胺功能而间接激活）。因此，研究 G 蛋白耦联受体相关基因是毒品成瘾研究中的重要内容，然而 G 蛋白耦联受体信号通路又受到复杂的调控。通过研究 G 蛋白耦联受体脱敏基因可以指导成瘾治疗。

脱敏基因研究首先需要确定调控受体脱敏的基因及其表达产物。对当前人类蛋白质数据库进行分析，结果表明可调控受体脱敏的基因产物有：G 蛋白受体激酶、抑制蛋白、光传感因子和 G 蛋白信号调控因子（RGS 蛋白）。G 蛋白受体激酶可以使受体磷酸化，使受体与抑制蛋白结合，从而将受体从 G 蛋白上解除或通过受体内化阻断受体功能；光传感因子通过调控 G 蛋白 β、γ 亚基的亲和性来改变受体与 G 蛋白的相互作用；RGS 蛋白作为 GTP 酶激活 G 蛋白 α 亚基，从而改变受体状态（图 1-34）。

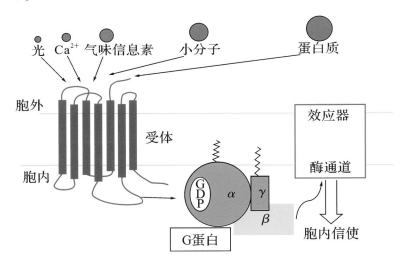

图 1-34 药物诱导的 G 蛋白耦联受体敏化的可能机制

上述基因表达产物的发现有助于研究转录这些产物的候选基因，例如，光传感因子和 RGS 蛋白新亚型的发现，使确定哪些在神经元中表达的基因介导对毒品的反应，以及哪些基因与反复应用毒品后的适应性变化有关成为可能。

获得完整的人类基因组序列有利于确定成瘾易感基因，人类基因组测序的完成使我们能够更充分地认识与成瘾相关的遗传组成多样性，这必将推动成瘾研究的发展。

1.4.4　全基因组关联分析研究成瘾

全基因组关联分析（genome-wide association study，GWAS），简单来讲就是从人类全基因组范围内的序列变异——单核苷酸多态性（single nucleotide polymorphism，SNP）中，筛选出与疾病性状相关联的 SNP。图 1-35 示 GWAS 研究复杂疾病的基本思路。

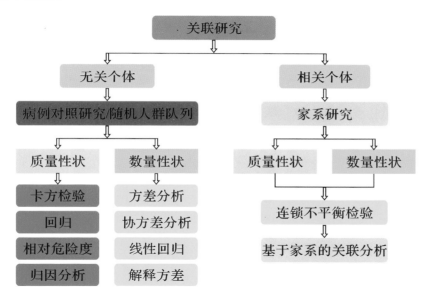

图 1-35　GWAS 研究复杂疾病的基本思路

GWAS 方法为复杂疾病研究打开了新篇章：研究人员无须像候选基因策略那样预先假设致病基因，而是在全基因组范围内比较病例和对照组所有变异的等位基因频率，从中发现与疾病关联的序列变异。利用 GWAS 方法已经发现了许多未知基因和染色体区域，为阐明人类复杂疾病的发病机制提供了更多线索。由于成瘾也与遗传因素密切相关，已有很多研究人员通过 GWAS 获得了一些与成瘾相关的 SNP。

1.4.4.1　全基因组关联分析确定了多个细胞黏附相关基因

为了确定成瘾易感性相关基因，2010 年 T. Drgon 等人进行了一项 GWAS 研究[3]，将至少对一种毒品成瘾的两组人群作为成瘾患者组，将没有使用过任何成瘾药品的两组人群作为对照组，比较了 639401 个常染色体 SNP。研究中忽略性染色体及无法精确定位的 SNP。对其余每个 DNA 集合(DNA pool)中的 SNP 等位基因频率都进行了四个芯片上的单元格杂交评估,每个单元格的值都减去背景荧光强度,去掉背景值进行标准化,使每个 SNP 数据平均化,得到 A 和 B 等位基因杂交强度比值的反正切值,求四个芯片所得 arctan A/B 的均值,用成瘾患者组的 arctan A/B 均值除以对照组 arctan A/B 均值,获得成瘾患者组/对照组的比值,然后使用统计学方法检验成瘾患者组和对照组之间的差异(图 1 - 36)。

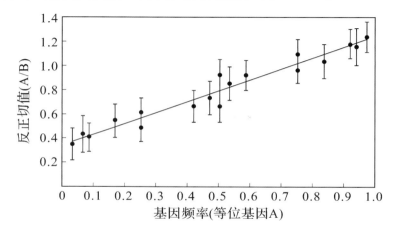

图 1 - 36　500k 芯片描述观察和期望的等位基因频率关系检验图

等位基因期望频率取决于个体基因组分型,arctan A/B 是 DNA 集合中 A/B 的杂合率,这些值代表了"观察到的"等位基因频率。

对来自毒品成瘾组和对照组多个 DNA 集合的等位基因频率进行统计学检验,发现在欧洲裔和非洲裔美国人 639401 个检测的 SNP 中有 6666 个在成瘾患者组和对照组之间呈现出显著性频率差异,即这 6666 个 SNP 是阳性 SNP。

通过在欧洲裔美国人和非洲裔美国人群中比较这些成瘾患者和对照组个体,获得可重复的阳性 SNP 并将它们进行聚类,6666 个阳性 SNP 中有 1158 个位于 320 个集群当中(蒙特卡洛 $P=0.021$)。这些阳性 SNP 等位基因变异使得成瘾组和对照组个体呈现出对毒品反应的差异(图 1 - 37)。该研究定义聚类的染色体位点具有以下特点:①三个或更多可重复阳性 SNP 彼此相差 0.1Mb 以内;②使用多种芯片评估得到可重复阳性 SNP。将这些数据与来自欧洲裔美国人和非洲裔美国人对照组个体中有种族差异的等位基因频率进行比较,未发现民族/种族差异对研究结果产生影响(1158 个聚类当中,只有 12 个聚类的可重复阳性 SNP 表现出种族间等位基因频率差异,而期望值是 29 个)。

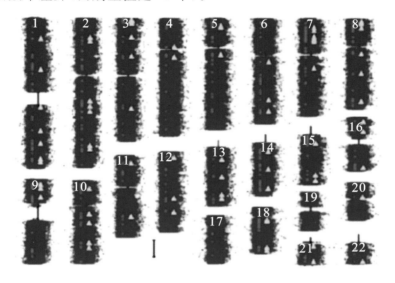

图 1－37 639401 个 SNP 中成瘾组和对照组的 SNP 比值
在染色体上的 t 值分布

图中红点代表全部阳性聚类当中 SNP 的位置,黄色三角形代表表 1－2 当中列出的基因相关阳性聚类位置,比例尺为 25Mb。

87 个聚类中确定了 89 个包含阳性 SNP 的基因(表 1－2)。

表 1－2　包含阳性 SNP 的基因列表

基因 (聚类)	类别	染色体	大小 （bp）	阳性 SNP 数	蒙特卡洛 P 值	错误发现率矫正的 SNP 数
CSMD2	CAM	1	34234029	5	0.00212	0
LRP1Ba	CAM	2	140790957	3	0.01187	1
LRP1Bb	CAM	2	142478867	3	0.00753	0
CNTN6	CAM	3	1280415	4	0.00233	6
CNTN4	CAM	3	3075787	3	0.00569	1
LRRN1	CAM	3	3769591	4	0.00131	4

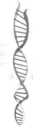

基因 （聚类）	类别	染色体	大小 （bp）	阳性 SNP 数	蒙特卡洛 P 值	错误发现率矫 正的 SNP 数
LPHN3	CAM	4	62110985	3	0.00589	1
CTNND2	CAM	5	11209205	3	0.00342	2
TRIO	CAM	5	14191248	4	0.00168	1
BAI3	CAM	6	69760171	5	0.00182	5
SEMA3C	CAM	7	80111952	3	0.00734	2
CSMD1a	CAM	8	3184850	4	0.0041	3
CSMD1b	CAM	8	3653990	3	0.00811	2
CSMD1c	CAM	8	3885737	8	0.00025	6
SGCZ	CAM	8	14393366	7	0.00022	8
PTPRD	CAM	9	8310837	4	0.00354	3
LRRN6C	CAM	9	27883210	4	0.00324	3
CTNNA3	CAM	10	67807779	4	0.00318	4
CNTN5	CAM	11	99293263	4	0.00357	2
ANKS1B	CAM	12	97658771	3	0.00508	0
POSTN	CAM	13	36957218	6	0.00065	6
PCDH9	CAM	13	66841174	3	0.00688	0
CDH13a	CAM	16	81421161	3	0.00498	2
CDH13b	CAM	16	81647004	3	0.01264	1
DSCAM	CAM	21	40304081	3	0.0025	2
TTLL7	ENZ	1	83966756	3	0.00831	2
ACP6	ENZ	1	144373120	3	0.00564	1
PTGS2	ENZ	1	183326925	3	0.00311	1
DAF	ENZ	1	203813122	5	0.00056	4
SIPA1L2	ENZ	1	228796685	4	0.00219	2
CAPN13	ENZ	2	30911219	3	0.00175	1
CPS1	ENZ	2	211223231	3	0.01176	1
FHIT	ENZ	3	60583757	3	0.00551	3

基因 （聚类）	类别	染色体	大小 （bp）	阳性 SNP 数	蒙特卡洛 P 值	错误发现率矫 正的 SNP 数
PDE4D	ENZ	5	58461253	3	0.01204	2
UST	ENZ	6	149283788	5	0.00143	5
DGKB	ENZ	7	14210001	4	0.00353	2
CHN2	ENZ	7	29145188	6	0.00058	5
PDE1C	ENZ	7	31648914	3	0.00735	0
CAMK1D	ENZ	10	12881298	3	0.01119	2
PRKG1a	ENZ	10	52485930	3	0.01116	1
PRKG1b	ENZ	10	52986999	3	0.00997	0
PRKG1c	ENZ	10	53403302	3	0.00975	1
HPSE2	ENZ	10	100743717	3	0.01027	0
PZP	ENZ	12	9141868	3	0.00652	1
SERPINA2	ENZ	14	93825872	5	0.00239	0
SERPINA1	ENZ	14	93825872	5	0.00239	0
USP31	ENZ	16	22904931	3	0.00583	2
CHST9	ENZ	18	22791652	3	0.00854	1
EPB41L2	PROT	6	131121823	3	0.0077	0
ELMO1	PROT	7	36840767	3	0.01427	1
SORCS1	PROT	10	108456878	3	0.0053	1
MICALCL	PROT	11	12241526	3	0.00727	0
MCTP2	PROT	15	92656554	3	0.00608	1
IMPACT	PROT	18	20182039	4	0.00334	2
DOK6	PROT	18	65456774	5	0.00249	2
NAPB	PROT	20	23246296	4	0.00336	5
CRIM1	REC	2	36424664	4	0.00174	0
GPR39	REC	2	133101796	4	0.00232	2
bFGFR like	REC	2	150490048	3	0.00858	1

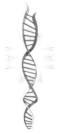

基因 （聚类）	类别	染色体	大小 （bp）	阳性 SNP 数	蒙特卡洛 P 值	错误发现率矫 正的 SNP 数
GRM7	REC	3	6934982	3	0.00966	2
GABRG1	REC	4	45943501	3	0.00758	0
GPR154	REC	7	34383589	4	0.00233	1
HRH4	REC	18	20280986	4	0.00334	2
TWIST1	TF	7	18877145	3	0.00834	0
FERD3L	TF	7	18877145	3	0.00834	0
CNDB1	TF	8	88431975	3	0.00827	0
NFIB	TF	9	14190005	3	0.01412	1
E2F7	TF	12	75889008	5	0.00222	6
NPAS3	TF	14	32886303	4	0.00333	3
ZNF407	TF	18	70633914	4	0.00143	3
NRIP1	TF	21	15243812	4	0.00147	2
GJA5	CHA	1	144373120	3	0.00564	1
KCNQ3	CHA	8	133172472	4	0.00258	2
TRPC4	CHA	13	37010413	6	0.00065	6
KCNH5	CHA	14	62388345	3	0.0058	1
RYR3	CHA	15	31619712	5	0.00137	9
SLC9A9a	TRANSP	3	144621080	3	0.0127	1
SLC9A9b	TRANSP	3	144947291	3	0.0117	0
XKR5	TRANSP	8	6650733	4	0.00462	3
XKR4	TRANSP	8	56387673	5	0.00162	5
ABCC4	TRANSP	13	94600083	3	0.01122	1
ALS2CR19	DIS	2	205600773	3	0.00444	1
PTHB1	DIS	7	33369755	3	0.0089	1
AAA1	DIS	7	34383589	4	0.00233	1
E46L	DIS	22	44434684	4	0.00184	3

基因 （聚类）	类别	染色体	大小 （bp）	阳性 SNP 数	蒙特卡洛 P 值	错误发现率矫 正的 SNP 数
ACTN2	STR	1	233147888	4	0.00383	6
OC90	STR	8	133172472	4	0.00258	2
AKAP13	STR	15	83690625	3	0.00374	1
RBMS3	OTHER	3	29413504	3	0.00779	3
RPA3	OTHER	7	7377316	6	0.00064	4
DEFB1	OTHER	8	6650733	4	0.00462	3
HHLA1	OTHER	8	133172472	4	0.00258	2
RAB2 like	OTHER	8	138925084	3	0.00955	1
FGF14	OTHER	13	101764771	3	0.01097	2
A2BP1	OTHER	16	6603645	3	0.01228	1
OSBPL1A	OTHER	18	20182039	4	0.00334	2

注：表1－2中的基因包括在欧洲裔美国人和非洲裔美国人中多种毒品成瘾患者和对照组之间等位基因频率有显著性差异的 SNP，以及酗酒成瘾者和正常对照组，甲基苯丙胺成瘾者和对照组之间 100kb 全基因组扫描得到的阳性 SNP。

表1－2列出的基因中含有大量与细胞黏附过程相关的基因。细胞黏附是神经元在发育过程中正确建立与调控神经元之间连接的核心，在成年个体的记忆过程中发挥重要作用。大脑中几乎所有负责记忆的脑区都表达细胞黏附基因，包括海马和大脑皮质，然而在中脑多巴胺奖赏通路中是否大量表达细胞黏附基因还未得到证实。这些基因包括糖基磷脂酰肌醇锚定蛋白（glycosylphosphatidylinositol-anchored proteins，GPI－AP）基因，单次跨膜及七次跨膜蛋白的细胞黏附分子基因，如 CTNND2、TRIO 和 CTNNA3。这些基因中有许多与成瘾易感性相关联的 SNP 聚类及可能成为成瘾易感性候选基因的变异，还有许多基因呈现出了可变转录起始位点模式和可变剪接。错误突变或调控区域的变异可能对这些基因的功能产生影响，因此，细胞黏附相关基因可能与成瘾表型关系密切[4-6]。

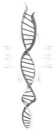

1.4.4.2 "先收敛后聚类"与"先聚类后收敛"的方法

1."先收敛后聚类"的方法

上述研究在毒品成瘾组和对照组之间评估等位基因频率差异,分别在非洲裔美国人和欧洲裔美国人群中发现 83202 和 75327 个可重复的阳性 SNP。使用非模板"先收敛后聚类"的 GWAS 分析方法建立的这两个全基因组关联数据集表现出一致的结果,870000 个检测的 SNP 中有 11037 个表现出可重复的结果,这些 SNP 在毒品成瘾者和对照组等位基因频率差异显著性良好,这种基于概率的整体收敛性远远超出预期。

通过对非洲裔美国人和欧洲裔美国人两个人群中毒品成瘾者和对照组进行对比确定可重复阳性 SNP 在染色体区域的聚集趋势,这种聚集程度不能通过概率计算。通过分析这些可重复的阳性 SNP 集合确证了 104 个基因,而随机选择的 SNP 通过概率计算在基因上没有表现出聚集趋势。

2."先聚类后收敛"的方法

应用"先聚类后收敛"分析方法也分别评估了非洲裔美国人和欧洲裔美国人样本中 83202 和 75327 个 SNP。对 17849 个非洲裔美国人和 15779 个欧洲裔美国人样本的 SNP 进行每个样本的聚类,每个样本在≤10kb 范围内至少有 4 个 SNP 显示阳性结果。该项研究表明这个集群内的 2142 个 SNP 在非洲裔美国人和欧洲裔美国人群中是相同的。该方法在 10000 个蒙特卡洛 II 型模拟试验中检验出 341 个基因($P < 0.00001$),用"先聚类后收敛"的方法检测到的基因有半数与"先收敛后聚类"的方法重叠。

采用"先收敛后聚类"与"先聚类后收敛"的方法得到的数据集可以用来相互印证检验,现有研究获得的 dbGAP 数据也可以与既往成瘾研究获得的 GWAS 数据进行比较,看两者是否一致[4-6]。

1.4.4.3 "非模板化"和"模板化"GWAS 方法的区别

目前应用"非模板化"全基因组关联分析方法产生的数据与"模板化"方法存在较大差异。"模板化"GWAS 方法在近些年研究中常采用个体基因型来研究表型。

下面简述两种方法的区别,a)为模板化方法,b)为非模板化方法。

1a)研究样本通常结合多个选择标准从许多不同地点进行招募。与容易招募到的对照组人群相比,病例组通常需要在不同时期招募进行积累。

1b)相比模板化方法,此方法要求病例组和对照组个体都在相同地点招募,选用相同仪器和统一标准进行评估,使对照组与病例组对照明显。

2a)dbGAP 的基因分型数据通常从单一微阵列中获得,这些微阵列与来自单个个体的荧光标记 DNA 杂交,杂交强度评估及基因型查找都基于贝叶斯算法或使用杂合度与探针比例;样品和 SNP 质量控制使用哈代-温伯格平衡预定算法。

2b)"非模板化"GWAS 方法使用的数据来自三个微阵列与三种不同荧光标记的 DNA 杂交,这些 DNA 来源于预先准备的 20 个人的 DNA 集合(pool)。质量控制主要基于重复实验中芯片与芯片之间的杂交强度变化,以及集合与集合之间变异。因此,这些评估结果不能衡量由 Affymetrix 公司或 Illumina 软件包评估的结果。

3a)目前 dbGAP 中列出的样本规模较大,平均有 2155 个病例和对照。

3b)样本规模较模板化方法小,识别可重复影响效果较好,但对小影响识别力较低。

4a)密集的个体基因型可以与 DNA 数据库进行匹配。

4b)整合基因型与 DNA 数据库的匹配更佳。

5a)模板化分析的重点为个人 SNP 的关联强度。

5b)非模板化分析基于表型差异表现在多个相邻 SNP 之间的假设。

6a)"模板化"GWAS 分析专注于单一 SNP,用该方法研究包含许多 SNP 的大基因可能会出现偏差。

6b)"非模板化"GWAS 需要分析位于狭小染色体区域内多个 SNP 间的显著性关联。一些较小的基因不能用该方法识别,因为会导致比大基因识别更显著的偏差。

7a)"模板化"GWAS 以元分析方法作为最重要手段,从独立样本中获取单一 SNP 位点数据。

7b)元分析也适用于"非模板化"GWAS 分析,但是在缺乏其他 GWAS 数据集的情况下其应用受到限制[7-9]。

1.4.4.4　全基因组关联分析结果的可重复性

全基因组关联分析可应用于一些复杂疾病的研究。虽然其对疾病相关的"多

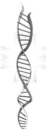

基因"识别力相对较高,但是有的时候也需要多个独立样本的重复数据去验证。目前还没有明确结果能够表明同一阶段的模板化全基因组关联分析中在没有 SNP 的显著性差异的情况下,多个独立样本数据之间重复性良好。当研究相同的 SNP 集合在每个独立样本中观察到大的关联信号时,疾病相关基因杂合性较低,并且在研究样本当中连锁不平衡模式与用于推断潜在连锁不平衡模式的参考样本一致时,"非模板化"GWAS 方法效率最高,然而重复样本很少能符合所有这些特征。虽然目前欧洲裔美国人和非洲裔美国人样本是并行采集,并且评估相同的 SNP,但是参与者之间的种族差异表明样本之间可能存在连锁不平衡模式的差异,以及多个基因座关联程度的差异。使用"非模板化"GWAS 方法重复性不好的原因可能与样本和样本间的连锁不平衡模式,以及与种族相关的等位基因频率差异有关,等位基因的异质性对其也有一定的影响。"模板化"GWAS 分析中用蒙特卡洛方法进行 P 值估计得到的比非模板化方法 P 值大的基因更有可能成为等位基因异质性的候选基因,例如,在阿片成瘾研究中用于连锁分析的 *NRXN3* 基因,以及在尼古丁成瘾研究中用于关联分析的 *GABBR2* 基因就是通过这种方法发现的。

1.4.5　成瘾研究的挑战

毒品成瘾一个主要特点是依赖性,成瘾者对毒品有极强的欲求,而且在戒毒多年后仍有很高的复吸风险。因此长期使用毒品一定使大脑产生了某些牢固的改变,然而要在分子、细胞或者电信号水平去确定这些持久改变是比较困难的,但研究仍在继续。毒品成瘾研究的另一大挑战是探究一些特殊基因变异对成瘾易感性的影响机制。流行病学研究结果显示,个体对毒品成瘾的风险是 $40\% \sim 60\%$,个体对一种毒品是否容易成瘾,不仅与个体的遗传因素有关,还与个体体质等因素有关,这都需要进一步深入研究。

1.4.6　展望

人类基因组计划的完成,对我们理解毒品成瘾中遗传因素的作用具有重大意义。从基因组学角度出发,利用现代遗传学和基因组学技术,筛选与成瘾相关的转录因子、调控元件等关键分子,探究可以阻断或抑制相关信号转导通路的分子靶点,可以为研发新型成瘾治疗药物提供理论基础。

随着基因组学的快速发展,药物成瘾相关研究也将进入基因组时代。毒品成瘾的基因诊疗将成为可能,针对性极强的个体化基因治疗也有望成为解决毒品成瘾的新方法。

【参考文献】

［1］ Nestler E J,Landsman D. Learning about addiction from the genome[J]. Nature,2001,409(6822):834－835.

［2］ Liu Q R,Drgon T,Johnson C,et al. Addiction molecular genetics:639,401 SNP whole genome association identifies many "cell adhesion" genes[J]. Am J Med Genet B Neuropsychiatr Genet,2006,141B(8):918－925.

［3］ Drgon T,Zhang P W,Johnson C,et al. Genome wide association for addiction:replicated results and comparisons of two analytic approaches[J]. PLoS One,2010,5(1):e8832.

［4］ Uhl G R. Molecular genetics of addiction vulnerability[J]. NeuroRX,2006,3(3):295－301.

［5］ Liu Q R,Drgon T,Walther D,et al. Pooled association genome scanning:validation and use to identify addiction vulnerability loci in two samples[J]. Proc Natl Acad Sci U S A,2005,102(33):11864－11869.

［6］ Uhl G R,Drgon T,Johnson C,et al. "Higher order" addiction molecular genetics:convergent data from genome-wide association in humans and mice[J]. Biochem Pharmacol,2008,75(1):98－111.

［7］ Köhnke M D. Approach to the genetics of alcoholism:a review based on pathophysiology[J]. Biochem Pharmacol,2008,75(1):160－177.

［8］ Uhl G R,Liu Q R,Walther D,et al. Polysubstance abuse-vulnerability genes:genome scans for association,using 1,004 subjects and 1,494 single-nucleotide polymorphisms[J]. Am J Hum Genet,2001,69(6):1290－1300.

［9］ Spanagel R,Bartsch D,Brors B,et al. An integrated genome research network for studying the genetics of alcohol addiction[J]. Addict Biol,2010,15(4):369－379.

（李生斌）

1.5 成瘾特征及其奖赏通路

毒品成瘾是一种慢性复发性脑病,具有依赖性和耐受性等特征,转录因子在不同毒品依赖性和耐受性的形成过程中起着至关重要的作用[1]。目前认为脑内存在一个毒品奖赏效应系统,使用毒品后产生的奖赏效应促使吸毒者反复应用毒品进而对毒品产生依赖和耐受[2]。

1.5.1 成瘾的相关特征

毒品成瘾的基本特征包括依赖性、耐受性、危害性和非法性。依赖性和耐受性是毒品区别于其他毒物的属性特征;由吸毒产生的对吸毒者本人、家庭及社会的巨大危害是毒品的后果特征;为了消除毒品危害,法律必须要规范和限制人们对这一类化学物质的生产、销售和使用,对涉及毒品的违法犯罪活动要严加惩处,因此,非法性是毒品的法律特征[3]。以下具体介绍与毒品成瘾相关的特征:依赖性和耐受性及复吸。

1.5.1.1 依赖性

药物依赖性(drug dependence)是药物成瘾性(drug addiction)在医学领域的规范化用语,是指由致依赖性药物(成瘾物质)与机体相互作用而产生的特殊精神和躯体状态,表现为强迫性连续不断地使用药物来取得特定心身效应或以此避免药物戒断综合征出现。戒断状态(withdrawal state)指停止使用药物或减少使用剂量后所出现的特殊心理生理症状群,其机制是由于长期使用药后突然停药引起的适应性反跳(rebound)。不同药物所致的戒断症状因其药理特性不同而不同,一般表现为与所使用药物药理作用相反的症状。强迫性觅药行为(compulsive drug seeking behavior)是指使用者冲动性使用药物,不顾一切后果,是失去自我控制的表现,而不是人们常常所理解的意志薄弱、道德败坏问题。

毒品依赖性是一种综合症状,是毒品与机体相互作用所引起的一种特殊心理和生理状态,药物依赖性分为躯体依赖性和精神依赖性[4]。

1. 躯体依赖性

躯体依赖性(physical dependence)又称生理依赖性(physiological dependence),

是指在某段时间内不断使用某种药物带来的生理变化,主要表现为一种周期性或慢性中毒状态,需要继续使用此药方能维持机体的正常生理活动,否则就会产生一系列机能紊乱或损害反应。生理依赖性的产生及其程度除了与吸毒者自身的生理、心理特点有关外,还与所使用药物的种类、用药时间、用药频率和剂量等因素有关。据研究,阿片类毒品所产生的生理依赖性最为强烈,在第一次用药后就可能出现,用药者一般在停药 8～12h 后即表现出一系列戒断症状。

2. 精神依赖性

精神依赖性(psychic dependence)又称心理依赖性(psychological dependence),是指吸毒者在多次用药后所产生的在心理上、精神上对所用药物的主观渴求或强迫性觅药心理倾向。心理依赖性的产生受两方面因素影响:一是由以往用药所体验到的某种愉悦效果或感受驱使,用药者为了不断追求这种效果或感受而产生继续使用此药的强烈欲望;二是为避免停药后出现的烦躁、不安等心理反应而渴望继续用药。毒品的心理依赖性虽然表面上不如生理依赖性明显、强烈,但极难根除,它是吸毒者在生理脱瘾后复吸率居高不下的最重要原因。

1.5.1.2 耐受性

耐受性是指用药者不断使用同一种或同一类药物后,药物效果出现退化现象,机体对此药物的反应变迟钝、变弱,必须不断增加剂量才能获得与以前相同的药效。正是由于毒品的耐受性,几乎每个吸毒者都会经历逐步增大吸毒量、缩短吸毒间隔时间及改变吸毒方式等过程。

耐受是机体对毒品反应的一种适应性状态和结果。当反复使用某种毒品后,机体对该毒品的反应性也就是通常所说的灵敏度减弱,药效降低,需要不断加大剂量才能获得与原来相等或相似的效果。

1.5.1.3 复吸

复吸(relapse)是治疗毒品成瘾的最大障碍。目前认为复吸在戒断后数年甚至终生都有可能发生,成瘾药物本身、用药相关环境暗示和应激都可以导致复吸。中脑皮质多巴胺系统及其中的伏隔核在成瘾药物诱导的复吸中起重要作用。复吸现象不仅是一个在吸毒人群中普遍存在的问题,也是禁毒工作一直希望解决的难题。它不仅是戒毒者的个人问题,更有复杂的社会因素在其中。吸毒多具有团伙性,戒毒人员一旦离开戒毒场所回到社会,就可能有毒友或毒贩等对其进行诱惑或会主

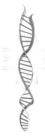

动联络戒毒者吸毒。加之社会对吸毒者的鄙视看法,以及一系列"恐怖式"教育(吸毒多和犯罪联系在一起),都给戒毒者带来许多心理压力。因此,降低复吸率不仅需要戒毒者自己拥有顽强的毅力,更需要来自家庭、社会与政府等各方面的关怀和大力支持。

1.5.2　不同药物成瘾对转录因子的影响

转录因子在个体对毒品的耐受性及依赖性方面发挥着至关重要的作用,其潜在机制涉及神经系统可塑性变化,类似于学习记忆和慢性疼痛发展过程。本小节将对急性和慢性给药对转录因子水平的影响,以及成瘾性药物可卡因、苯丙胺、抗抑郁剂、吗啡和酒精戒断后转录因子水平的变化进行概述。

1.5.2.1　可卡因和苯丙胺

1.可卡因

可卡因($C_{17}H_{21}NO_4$),别名古柯碱,可卡因是人类发现的第一种具有局部麻醉作用的天然生物碱。它是一种长效酯类局部麻醉药,脂溶性高,穿透力强,对神经组织亲和性良好,具有良好的表面麻醉作用,临床上常用其盐酸盐制剂。其毒性较大,小剂量使用就能兴奋大脑皮质,产生欣快感,随着剂量增大,使呼吸、血管运动和呕吐中枢兴奋,严重者可发生惊厥;大剂量使用可引起大脑皮质下行异化产生抑制作用,出现中枢性呼吸抑制,并可抑制心肌而引起心力衰竭。

可卡因从应用部位(黏膜和胃肠道)吸收,在肝脏经酯酶水解代谢,代谢物经肾脏排出,部分还可通过乳汁排泄。可卡因可通过血脑屏障,并在中枢神经系统蓄积,急性中毒时脑内的药物浓度高于血药浓度,也可通过胎盘屏障影响胎儿。因其毒性大并易于成瘾,已被其他局部麻醉药所取代。

2.苯丙胺

苯丙胺($C_9H_{13}N$),即安非他命,为无色油状液体,是一种中枢兴奋药及抗抑郁症药。因静脉注射或吸食具有成瘾性,而被大多数国家列为毒品(苯丙胺类兴奋剂),即使供临床药用亦被列为管制药品。

3.可卡因和苯丙胺的作用机制

可卡因和苯丙胺急性给药会刺激 c - Fos 及其相关蛋白质 FosB、JunB、Krox - 24 和 Fra - 1 在中枢神经系统(CNS)的伏隔核、纹状体等区域表达。这个过程持续几小时,而后 c-Fos 及其相关蛋白质表达降到基础水平以下,假如反复使用可卡因和苯丙胺,则会使 c-Fos 及其相关蛋白质的表达水平保持在高于基础水平的状态数天[5-6]。

可卡因急性给药还可促进 AP-1 DNA 结合伏隔核,如果长期使用可卡因则 AP-1 结合水平会保持在一个较高的水平上。在纹状体中 AP-1 复合物包括 c-Fos、FosB、JunB 和 JunD,而在小脑中仅包括 c-Fos 和 JunD[5]。

苯丙胺急性给药可增加皮质、扁桃体、丘脑、下丘脑、伏隔核及纹状体中 c-Fos 含量,同时也会促使 AP-1 DNA 结合到纹状体、伏隔核的核部等脑区。

反复使用苯丙胺会降低小鼠纹状体中 c-Fos 浓度,但是提高磷酸化 CREB 水平,同时还能引起许多中枢神经系统脑区内复合物 c-Fos、FosB、c-Jun、JunB 和 Krox-24 表达水平的变化。

长期使用苯丙胺后突然停用会引起前额叶皮质中 c-Fos、FosB、c-Jun、JunB 和 Krox-24 水平的下降。与可卡因相比,长期使用苯丙胺会导致 ITFs 水平和可诱导性降低,这种现象在停药后可持续 4 周左右。停药 1 周后 Jun 水平可能会有一个回升,但 Fra 蛋白水平不会回升。

1.5.2.2 抗抑郁剂

盐酸氟西汀(它能特异性抑制 5-HT 再吸收)可诱导海马 c-Fos 表达增加;长期使用去甲丙咪嗪,会抑制去甲肾上腺素再吸收,降低机体对去甲肾上腺素的敏感性。

反复使用丙咪嗪(抑制 NA 和 5-HT 的吸收)、强内心百乐明(抑制单胺氧化酶抗抑郁药)、去甲丙咪嗪(抑制去甲肾上腺素再吸收)和盐酸氟西汀都可以降低由于急性应激引起的 c-Fos 在前脑皮质中的表达水平。

长期使用抗抑郁剂(antidepressant)可增加大鼠海马中 CREB mRNA 和 DNA 结合的水平,从而产生更多相关的蛋白进而发挥更大的作用。

1.5.2.3 吗啡

临床应用吗啡治疗成神经细胞瘤会引起短暂的 c-Fos 表达水平上升。对大鼠进行急性或慢性吗啡给药,可降低其蓝斑中 c-Fos 的表达水平,然而会诱导大量 c-Jun、c-Fos、Krox-24 的产生,但是不包括 JunD。

虽然长期使用吗啡会降低 CRE 的 DNA 结合率,但可增加 PKA 调节的 CREB

的磷酸化。吗啡反复用药也可提高纹状体和伏隔核中 Fras-FosB、Fra-1 和 Fra-2 的表达水平。Fras 在纹状体和伏隔核等脑区中的表达水平上升可以维持到停药后 72h[7]。

1.5.2.4　酒精

研究发现,大鼠暴露在酒精蒸气中 21d 以上,并不能改变其 CNS 中 c-Fos、c-Jun或 Krox-24 的表达水平,然而在药物停用后 8～24h 内,这三种转录因子的水平都表现出明显的增加,尤其在海马中增加程度更大,海马内的 Jun 和 Krox-24 在停药后 17～24h 达到最高水平,皮质中则较少。在大脑皮质、嗅球、下丘体及一些脑干区域中 Fos 的表达水平也升高,在用药后 15h 达到最高值,该现象在海马中没有发现。急性酒精戒断还会造成 AP-1 和 DNA 结合的瞬间增加。这些转录因子的表达水平上升可被 NMDA 受体拮抗剂 MK-801 的先行给药阻止,表明 NMDA 受体在酒精戒断诱导的 c-Fos、c-Jun 和 Krox-24 等转录因子上调中具有至关重要的作用。

1.5.2.5　其他化合物

尼古丁使用能够提高脑内 CREB 磷酸化及肾上腺髓质中 c-Fos(而非 Jun 蛋白)的表达水平,但持续应用之后就会表现出现对尼古丁的耐受。

长期使用氯化氨甲酰胆碱会出现耐受现象,ITF 表达水平上升不再如之前明显,在此过程中 ΔFosB 含量会增加,其在耐受性形成过程中起到一定作用。长期使用阿托品拮抗氯化氨甲酰胆碱作用,停药后会出现 CREB 磷酸化及 c-Fos 表达水平的上升。短期使用氟哌丁苯(一种强安定药)也能引起纹状体、杏仁核、内侧额皮质、侧间隔及横状中央外侧核中 Fos 蛋白表达水平上升,尽管这两种药物在脑内的作用机制是不同的[8]。

1.5.2.6　药物对转录因子的共性影响

不同成瘾性药物的药理效应是不同的,但它们在药物成瘾相关脑区中对转录因子可能会有一些相同的影响。

第一,就个体对药物的反应而言,慢性药物使用导致耐受性和依赖性的出现过程中会涉及一系列转录因子的变化(尽管这些变化仅在与药物成瘾相关的主要脑区中比较明显)。

第二,药物应用趋向于增加 Fras 的表达量和提高 CREB 的活性。

第三,成瘾性药物耐受性和依赖性的发展过程会因 NMDA 受体的拮抗而受到削弱。

当然,每种药物对转录因子的影响都有可能出现共性外的例外情况,如长期使用氯化氨甲酰胆碱会导致随后机体对多巴胺 D1 受体激动剂的超敏反应,却不改变纹状体中 c-Fos 的浓度。

1.5.3　成瘾的奖赏通路

毒品成瘾是一种慢性复发性脑病,其发生机制十分复杂,涉及中枢神经系统内的许多脑区。随着药理学、神经解剖学和神经生物学等学科的发展,目前发现脑内存在一个毒品使用的奖赏效应系统,包括多巴胺(DA)神经环路、阿片肽-阿片受体系统和 γ-氨基丁酸(GABA)能神经系统。

1.5.3.1　成瘾与多巴胺神经系统

涉及毒品成瘾的多巴胺神经环路包括中脑边缘系统多巴胺神经通路和中脑皮质系统多巴胺神经通路(图 1-38)。中脑边缘系统多巴胺神经通路主要起源于中脑腹侧被盖区(ventral tegmental area,VTA)和黑质致密区(substantia nigrazona compacta,SNc)的内侧部分,经内侧前脑束(medial forebrain bundle,MFB)投射到伏隔核、嗅结节和终纹间隙的被侧部分。中脑皮质系统也起源于中脑腹侧被盖区的多巴胺能神经元,另有一小部分起源于黑质致密区,多巴胺神经纤维沿内侧前脑束上行,支配隔区(主要是外侧隔区)、边缘结构(如杏仁核、海马、扣带回和前额叶等部位),还有一些多巴胺神经纤维向前延伸至嗅前核和嗅球。中脑边缘系统多巴胺神经通路和中脑皮质系统多巴胺神经通路参与了认知、意识等活动,是情绪和感情表达的中枢,同时在药物成瘾的形成机制中起到了十分重要的作用。当使用吗啡等毒品后,毒品直接作用于中脑边缘系统多巴胺神经通路和中脑皮质系统多巴胺神经通路中的多巴胺能神经元,增加多巴胺的释放量,多巴胺又作用于脑内多巴胺 D1、D2 受体而产生愉悦等奖赏效应,进而形成毒品成瘾。同时,吗啡等毒品还可以抑制多巴胺的重摄取或直接作用于多巴胺受体而增强多巴胺的作用。但是,长期使用毒品会对上述多巴胺能神经元造成损害,为了维持这种病理性稳态,个体必须不断增加毒品使用量以刺激多巴胺神经元释放足够量的多巴胺,这是毒品产生精神依赖性的原因,而一旦停药又会导致多巴胺释放突然减少而产生戒断综合征[9]。

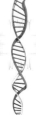

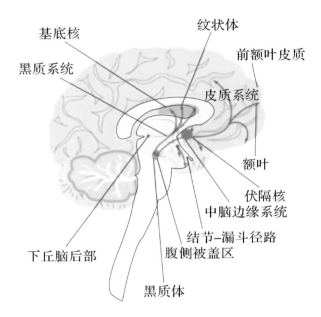

图 1-38 大脑中的多巴胺通路

大脑中的多巴胺主要有四条传递通路。第一条从黑质到尾状核,主要与感觉性刺激和运动有关。第二条从中脑腹侧被盖区投射到伏隔核。第三条从中脑腹侧被盖区投射到锥体前束脑区,主要与认知、奖赏及情感活动有关。最后一条通路即所谓的结节-漏斗系统,主要和下丘脑-垂体内分泌系统的中枢性调节活动有关。

1.5.3.2 成瘾与阿片肽-阿片受体系统

脑内存在内源性阿片肽-阿片受体系统,阿片肽神经元主要分布在伏隔核、杏仁核、丘脑、中脑等部位,而阿片受体主要分布在中脑边缘系统多巴胺神经元上,如中脑腹侧被盖区、伏隔核、蓝斑核等处的多巴胺神经元。阿片肽神经元分泌内啡肽等肽类化学物质,作用于多巴胺神经元上的阿片 μ、κ、δ 等受体(图 1-39、图 1-40),产生抗损伤反应和药物强化效应。当个体使用吗啡等毒品后,毒品可直接作用于阿片肽神经元,使其释放的内啡肽量增加,内啡肽再作用于多巴胺神经元上的阿片受体,促进多巴胺能神经元活性提高进而发挥奖赏效应。阿片肽神经环路与多巴胺神经环路还存在交互作用,从而共同增强毒品的成瘾作用。

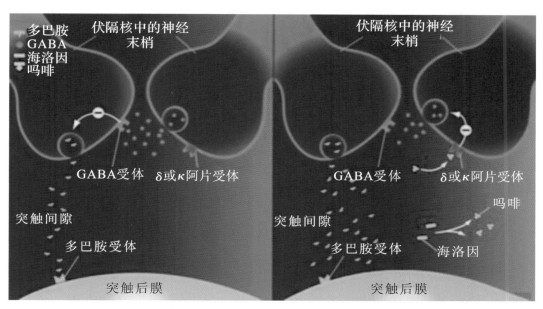

图 1-39　海洛因和 δ 阿片受体及 κ 阿片受体的作用机制

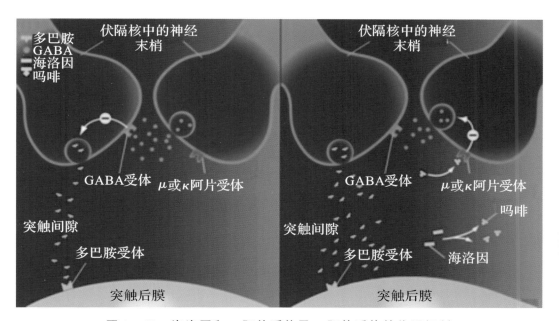

图 1-40　海洛因和 μ 阿片受体及 κ 阿片受体的作用机制

1.5.3.3　成瘾与 GABA 能神经系统

GABA 能神经元是脑内最主要的一种抑制性神经元,对中脑腹侧被盖区内的多巴胺神经元具有抑制作用。吗啡可以通过 GABA 能神经元上 μ 阿片受体的介导,抑制 GABA 能神经元,解除 GABA 能神经元对中脑腹侧被盖区内多巴胺神经元的抑制,使得多巴胺神经元活性增强,从而间接产生吗啡的强化效应。另外,长期使用吗啡等毒品还能对蓝斑神经元的活性产生抑制作用,突然停药后,蓝斑会因脱抑制而表现为神经元过度兴奋,使得谷氨酸(Glu)释放量增加和 5-羟色胺(5-HT)释放量增加,表现出戒断症状。

GABA 受体(图 1-41)主要由 5 个亚单位组成,其中 2 个 α 亚基,2 个 β 亚基和 1 个 γ 亚基。2 分子的 GABA 与受体 α 亚基结合,激活 GABA 受体,使得带负电的离子可以进入细胞质中,导致细胞去极化并抑制神经递质传递[10]。

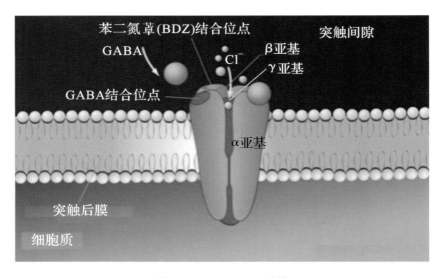

图 1-41　GABA 受体

GABA 是中枢神经系统中主要的抑制型神经递质,50% 大脑神经元的抑制性作用是通过 GABA 能中间神经元介导的。在中枢神经系统的各个部位,如下丘脑、海马、大脑皮质等中均可以见到 GABA 能抑制性作用。

【参考文献】

[1] Nestler E J. Molecular mechanisms of drug addiction[J]. Neuropharmacology，2004，47(Suppl 1)：S24 - S32.

[2] Kelley A E，Berridge K C. The neuroscience of natural rewards：relevance to addictive drugs[J]. J Neurosci，2002，22(9)：3306 - 3311.

[3] DiMaio V J，DiMaio D. Forensic Pathology[M]. 2nd. Boca Raton：CRC Press，2001.

[4] Koob G F，Ahmed S H，Boutrel B，et al. Neurobiological mechanisms in the transition from drug use to drug dependence[J]. Neurosci Biobehav Rev，2004，27(8)：739 - 749.

[5] Nestler E J，Barrot M，Self D W. ΔFosB：a sustained molecular switch for addiction[J]. Proc Natl Acad Sci U S A，2001，98(20)：11042 - 11046.

[6] Levine A A，Guan Z，Barco A，et al. CREB-binding protein controls response to cocaine by acetylating histones at the fosB promoter in the mouse striatum [J]. Proc Natl Acad Sci U S A，2005，102(52)：19186 - 19191.

[7] Ren X，Noda Y，Mamiya T，et al. A neuroactive steroid，dehydroepiandros-terone sulfate，prevents the development of morphine dependence and tole-rance via c-fos expression linked to the extracellular signal-regulated protein kinase[J]. Behav Brain Res，2004，152(2)：243 - 250.

[8] Carlezon Jr W A，Duman R S，Nestler E J. The many faces of CREB[J]. Trends Neurosci，2005，28(8)：436 - 445.

[9] Jones D C，Miller G W. The effects of environmental neurotoxicants on the dopaminergic system：a possible role in drug addiction[J]. Biochem Pharma-col，2008，76(5)：569 - 581.

[10] Tan K R，Rudolph U，Lüscher C. Hooked on benzodiazepines：GABAA receptor subtypes and addiction[J]. Trends Neurosci，2011，34(4)：188 - 197.

（李生斌）

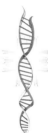

1.6　成瘾相关的转录因子

大量研究表明，药物成瘾改变了奖赏相关脑区大量蛋白的表达水平。然而在研究当中往往只关注能够代表成瘾行为特征的一小部分蛋白质的变化，如信号转导通路中的关键酶和调控基因表达的转录因子等。转录因子是一类结合在某些基因的调控区从而调控基因转录的核内蛋白质。在此，我们着重阐述成瘾过程中药物诱导的转录因子的变化，这些转录因子所调控的基因表达改变能够解释成瘾相关的行为学变化。目前研究比较深入的成瘾相关转录因子主要有 Fos 家族，环磷酸腺苷反应元件结合蛋白（cAMP response element binding protein，CREB），另外还有一些其他转录因子[1-3]。

1.6.1　Fos 家族转录因子

即刻早期基因（immediate early gene）是一类能够在受到刺激后迅速诱导表达的基因。在成瘾研究中受到特别关注的即刻早期基因是 Fos 和 Jun 家族，它们编码的转录因子在药物成瘾中发挥着重要作用。Fos 家族转录因子（Fos-family transcription factor）包括 c - Fos、FosB、Fos 相关抗原 1 和 Fos 相关抗原 2（Fra - 1 和 Fra - 2）及 ΔFosB。ΔFosB 是一种不完整的 FosB 剪接体，缺少其他 Fos 蛋白 C -端反式激活域。Fos 家族成员与 Jun 家族的转录因子（c - Jun、JunB、JunD）以异二聚体化形成激活蛋白-1（AP - 1）复合物。AP - 1 复合物能够特异性地结合不同靶基因启动子区的一段共同的 DNA 序列，即 TGAC 或 GTCA。AP - 1 复合物可以作为转录的诱导剂或者阻遏剂调控基因转录，诱导或阻遏取决于特异的 AP - 1 结合位点和启动子的类别。

毒品急性给药能够快速（1～4h 内）诱导一些脑区中 Fos 家族转录因子的表达，尤其是在 NAc 和背侧纹状体中。这些脑区是形成药物成瘾行为学表现的重要介质，特别是在奖赏效应和自主活动中。毒品急性给药 8～12h 后，这些蛋白的水平迅速降低恢复到基础水平。然而，生化修饰的 ΔFosB 则呈现出不同的表达模式。ΔFosB 在毒品应用后没有表现出快速升高，其他 Fos 家族成员的水平逐渐降低到基础水平之后仍然持续表达（图 1 - 42）。实际上，诸多证据证明 ΔFosB 与慢性用药引起的成瘾行为密切相关。

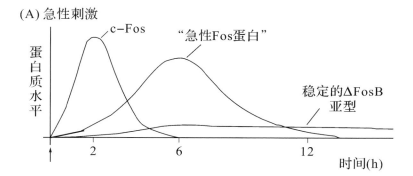

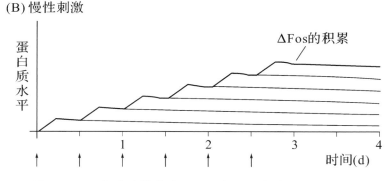

图 1 - 42　大脑纹状体中 ΔFos 家族蛋白的逐渐积累与
"急性 Fos 蛋白"的快速诱导比较

（A）急性刺激（急性给药）诱导的 Fos 类蛋白在神经元中的
表达；（B）重复药物刺激诱导的 Fos 类蛋白在神经元中的表达。

　　随着其他 Fos 家族蛋白的水平在用药之后快速升高和快速恢复到基础水平，
ΔFosB 的表达水平一直比较稳定。已有研究证明，ΔFosB 的半衰期能达几周之久，
它的表达能在成瘾戒断后持续数周。因此，重复给药引起的 ΔFosB 的逐渐积累可
能在随后的基因表达调控中发挥了长期作用。再者，许多药物慢性应用都能诱导
ΔFosB 的表达，包括可卡因、苯丙胺、阿片类药物、尼古丁、酒精和苯环己哌啶等。
但值得注意的是，这些药物诱导的 ΔFosB 表达主要发生在伏隔核和背侧纹状体
中，ΔFosB 在其他成瘾相关脑区，如杏仁核和前额叶皮质中则表达水平较低。

　　图 1 - 42（A）为急性刺激（急性给药）诱导的 Fos 类蛋白在神经元中的表达，
c-Fos在急性刺激后快速升高，并在数小时内快速降低至基础水平，其他"急性 Fos
蛋白"（如 FosB 和 Fos 相关抗原 Fra - 1 和 Fra - 2）的诱导表达则出现稍晚，持续时

间长于 c-Fos。稳定的 ΔFosB 亚型在单一急性刺激下的诱导表达水平较低,但是持续表达时间最长。图 1-42(B)为重复药物刺激(比如每天 2 次),每次给药都能诱导 ΔFos 家族蛋白的表达,结果引起了 ΔFos 的逐渐积累和增加,如图中上升的曲线所示。重复刺激带来的这种 ΔFos 逐渐积累能够促使 AP-1 复合物的长期高水平表达,被认为是脑内神经元可塑性改变的基础。

ΔFos 家族蛋白不仅能在慢性用药后在伏隔核内积累,而且可以通过诸如高水平踏转轮运动和蔗糖摄入等慢性自然奖赏活动在相同脑区诱导产生。与此相反,c-Fos 及其他 Fos 家族成员却是在急性给药或者急性自然奖赏之后诱导产生。慢性用药后,ΔFos 是唯一在伏隔核中积累的,其他 Fos 家族成员则都出现了脱敏现象。ΔFos 家族成员之所以能够在慢性用药后积累是因为其蛋白持续稳定表达。已经有明确证据表明伏隔核神经元中 ΔFos 的积累能引起敏化状态,伏隔核中 ΔFos 的过度表达能够引起个体对可卡因和阿片类药物及踏转轮运动和蔗糖摄入等带来的奖赏效应的渴求。因此,可以说 ΔFos 通过调控一些共有的靶基因介导了多种成瘾性药物和自然奖赏效应。

由于 ΔFosB 具有独特的时间效应属性并能被多种药物所诱导,故其在成瘾形成过程的重要功能已被广泛研究。药物使用后,ΔFosB 选择性地在伏隔核和背侧纹状体中含有神经肽 P 物质和强啡肽的多棘神经元亚群中表达上调。抗精神病药物也能诱导 ΔFosB 在这些脑区中表达。伏隔核和背侧纹状体中 ΔFosB 高表达的转基因小鼠已经培育成功并被应用于成瘾相关的实验研究。研究表明,当成年小鼠伏隔核和背侧纹状体的强啡肽阳性神经元中 ΔFosB 特异性表达时,小鼠表现出对毒品的行为敏化。ΔFosB 高表达可以促进可卡因引起的自主活动的增加,也可以增强条件性位置偏爱测试中可卡因和吗啡引发的奖赏效应。此外,ΔFosB 高表达的小鼠自主给药剂量持续高于同窝出生的对照组,这表明 ΔFosB 可能与药物奖赏效应及药物戒断后的复吸发生有关。ΔFosB 高表达的小鼠踏转轮运动量明显高于对照组,说明其在自然奖赏效应中也发挥重要作用。

如果 ΔFosB 表达的增加能够提高可卡因和吗啡引起的行为学效应敏感性,那么推测降低 ΔFosB 的表达就应该抑制这些效应。研究证明,应用 ΔFosB 拮抗剂可以显著抑制可卡因诱导的条件性位置偏爱的产生,证明 ΔFosB 的表达下调可以抑制奖赏效应的产生。一些使用 ΔFosB 敲除鼠的研究得到了与以上转基因小鼠类似的研究结果。这些研究结果共同表明 ΔFosB 的积累既能够增强个体对药物的敏感性,又能够促进药物的奖赏效应。可以说 ΔFosB 就相当于一架桥梁,将成瘾性药物引起的急性效应和神经元可塑性等长期适应性变化联系起来。目前研究的主要目标就是发现 ΔFosB 的靶基因。通过候选基因筛选方法已经发现了 ΔFosB 的两个靶基因。研究显示,ΔFosB 高表达的转基因小鼠表现出了 AMPA 谷氨酸受体亚基 GluR2 的表达量上升(图 1 - 43),但是 ΔFosB 的表达抑制慢性给药诱导的GluR2 亚基的表达量上升。此外,这个基因的启动子区包含了能够结合 ΔFosB 的AP - 1 位点,而且伏隔核中 GluR2 的高表达能够促进可卡因的奖赏效应,与 ΔFosB高表达的结果类似。ΔFosB 的另一个靶基因是神经肽——强啡肽。与 CREB 对强啡肽表达的影响相反,ΔFosB 能够降低强啡肽的表达[4-6]。

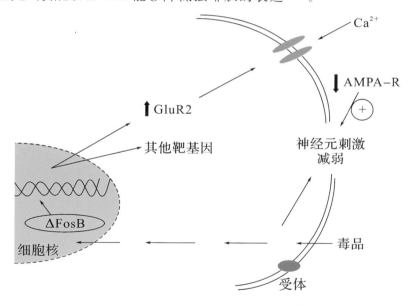

图 1 - 43 奖赏敏感性介导的 GluR2 的激活

1.6.2 环磷酸腺苷反应元件结合蛋白

伏隔核中环磷酸腺苷反应元件结合蛋白(cAMP response element binding protein,CREB)的激活是毒品成瘾中另一种共有变化,尽管不如 ΔFosB 明显。CREB 是一种转录因子,以二聚体的形式结合在 cAMP 反应元件(cAMP-responsive elements,CREs)基因上,在任何一种蛋白激酶作用下,只要其 133 位上的丝氨酸发生磷酸化,它就可以募集 CREB 结合蛋白(CREB-binding protein,CBP),进而

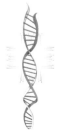

促进转录起始。CREB 是细胞内多种信号转导通路的关键调节因子,越来越多的动物实验研究发现慢性给药导致中脑腹侧被盖区(ventral tegmental area,VTA)、伏隔核(nucleus accumbens,NAc)中 CREB 表达水平发生变化,这表明 CREB 在毒品成瘾过程中发挥着重要作用,其蛋白磷酸化水平的变化可影响神经元突触可塑性和神经网络的形成[6]。

可卡因、苯丙胺或者阿片类药物的重复给药能够诱导伏隔核中 CREB 的表达,而酒精和尼古丁会降低伏隔核中(尽管在其他脑区引起 CREB 的激活)CREB 的磷酸化(能够间接反映 CREB 的活性)。尽管不同的毒品对伏隔核中的 CREB 表达调控效应存在较大差异,然而 CREB 的激活似乎产生相似的行为学效应。在诸多实验中,伏隔核中 CREB 活性的增加可以降低机体对可卡因、阿片类药物及酒精的行为学表现,而 CREB 活性的降低则能促进这些行为学表现。CREB 也可以通过自然奖赏(如使用蔗糖)效应在伏隔核中诱导产生,在这种情况下,CREB 同样能够降低动物对蔗糖奖赏效应的敏感性。虽然伏隔核中 CREB 调控药物成瘾的分子机制尚不完全清楚,但是多种药物(包括可卡因、苯丙胺、阿片类药物和酒精)的重复给药后,伏隔核中 cAMP 的上调与之有关。与众多行为学实验结果相一致的是,cAMP 通路的激活会降低药物引起的行为学表现,而此通路的抑制则能促进药物引起的行为学表现。CREB 可以通过伏隔核内的一个靶基因——强啡肽,产生毒品和自然奖赏带来的这些效应。靶基因——强啡肽能够降低多巴胺含量,并能抑制中脑腹侧被盖区中由多巴胺能神经元及其神经末梢中的阿片受体激活带来的奖赏效应[7-9]。

CREB 的活化导致某些基因表达受到抑制的机制现今仍未完全清楚。在对 CREB 转基因小鼠的实验中,使用成瘾性药物能够导致小鼠伏隔核和背侧纹状体中磷酸化 CREB(phospho-CREB,pCREB)的水平和报告基因的活性升高,表明可卡因和苯丙胺等精神兴奋剂及阿片类药物的急性或慢性给药都会提高 CREB 活性。通过对利用转基因或病毒载体诱导技术建立的 CREB 高表达或低表达小鼠模型进行研究表明 CREB 在伏隔核的中等棘刺神经元(medium spiny neurons,MSNs,表达多巴胺 D1 受体和 D2 受体)中的表达可以降低可卡因和阿片类药物对实验动物的奖赏效应。除了可卡因和阿片类药物以外,对于自然奖赏和其他成瘾性药物 CREB 显示出复杂的、不同的反应。例如,有研究表明慢性尼古丁和酒精使用使得实验动物伏隔核区域中的 pCREB 水平降低;此外,四氢大麻酚(THC,大麻的活性成分)的使用可使小鼠前额叶皮质(prefrontal cortex,PFC)和海马(hippocampus)区域的 pCREB 水平升高。CREB 家族的其他蛋白,例如诱导型 cAMP 阻遏物(inducible cAMP repressor,ICER,是 cAMP 反应元件调节基因的产物),活化转录因子(activating transcription factors,ATF)等都在成瘾性药物的长期作用过程中发挥着重要效应,尚需进一步深入研究[7]。

CREB 活性还和伏隔核中的 MSNs 的功能直接相关,CREB 高表达会增加 MSNs 的电活动,相反 CREB 的低表达会降低其电活动,CREB 对表达多巴胺 D1 受体和 D2 受体不同亚型的 MSNs 的影响是否存在差异还未研究清楚。在一项研究中观察到伏隔核中病毒介导的 K^+ 通道亚基高表达,降低了 MSNs 的兴奋性,增加了可卡因诱导的运动反应,这表明 CREB 可能通过提高 MSNs 的兴奋性来终止可卡因诱导的行为敏化。还有一些离子通道和谷氨酸受体亚基也参与伏隔核中 MSNs 兴奋性的调节[8]。

在大脑的其他部位,如蓝斑中也发现了 CREB 的表达,蓝斑中 CREB 的表达会增强该脑区神经元兴奋性,从而影响动物对成瘾性药物的耐受性和依赖性等反应,如慢性吗啡给药激活 cAMP - CREB 通路,从而提高蓝斑中神经元的激发率(firing rate),使得该部位神经元对成瘾性药物的奖赏效应反应降低(图 1 - 44)[9]。

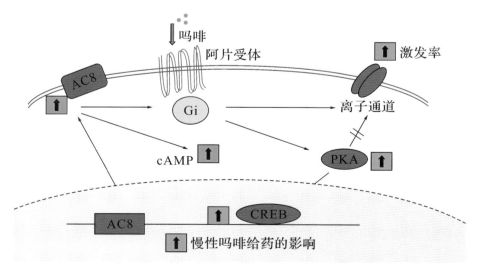

图 1 - 44 慢性吗啡给药对蓝斑内神经元激发率的影响
图中橙色框中向上箭头示蓝斑中神经元的激发率上升。

1.6.3　其他转录因子

在成瘾过程中,除了 CREB 和 ΔFosB 之外,其他与成瘾相关的转录因子也受到研究人员的关注。例如,NAC‐1,在大鼠慢性自身给药之后伏隔核中的 NAC‐1 的表达增加,研究人员认为它在可卡因引起的某些成瘾行为(如敏化)中有一定的作用。此外,已知转录因子 NURR1 在体外能够激活多巴胺转运体的转录,并且在成瘾患者的中脑神经元中 NURR1 的表达明显降低[10]。

随着 DNA 芯片技术及转录组测序技术等方法在药物成瘾研究中的应用,更多的转录水平改变将被逐渐发现,后续研究有望发现更多成瘾相关的转录因子及其靶基因。成瘾相关转录因子及它们如何在神经可塑性变化中发挥作用将会成为未来成瘾研究的重要方向。

【参考文献】

[1] Nestler E J. Is there a common molecular pathway for addiction? [J]. Nat Neurosci,2005,8(11)：1445－1449.

[2] Nestler E J. Common molecular and cellular substrates of addiction and memory[J]. Neurobiol Learn Mem,2002,78(3)：637－647.

[3] Chao J,Nestler E J. Molecular neurobiology of drug addiction[J]. Annu Rev Med,2004,55：113－132.

[4] Nestler E J,Barrot M,Self D W. ΔFosB：a sustained molecular switch for addiction[J]. Proc Natl Acad Sci U S A,2001,98(20)：11042－11046.

[5] Hiroi N,Brown J R,Haile C N,et al. FosB mutant mice：loss of chronic cocaine induction of Fos-related proteins and heightened sensitivity to cocaine's psychomotor and rewarding effects[J]. Proc Natl Acad Sci U S A,1997,94(19)：10397－10402.

[6] McClung C A,Nestler E J. Regulation of gene expression and cocaine reward by CREB and ΔFosB[J]. Nat Neurosci,2003,6(11)：1208－1215.

[7] Mayr B,Montminy M. Transcriptional regulation by the phosphorylation-dependent factor CREB[J]. Nat Rev Mol Cell Biol,2001,2(8)：599－609.

[8] Robison A J,Nestler E J. Transcriptional and epigenetic mechanisms of addic-

tion[J]. Nat Rev Neurosci,2011,12(11)：623 – 637.

[9] Barrot M,Olivier J D,Perrotti L I,et al. CREB activity in the nucleus accumbens shell controls gating of behavioral responses to emotional stimuli[J]. Proc Natl Acad Sci U S A，2002,99(17)：11435 – 11440.

[10] Bannon M J,Pruetz B,Manning-Bog A B,et al. Decreased expression of the transcription factor NURR1 in dopamine neurons of cocaine abusers[J]. Proc Natl Acad Sci U S A,2002,99(9)：6382 – 6385.

（李生斌）

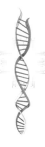

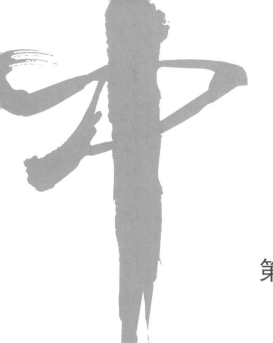

第 2 章　毒品成瘾的疾病特征

　　毒品成瘾是当前世界上威胁人类健康、社会安定和经济发展的一个严重问题，它引发了许多违法犯罪活动，造成了艾滋病、肝炎、结核病等传染性疾病的迅速传播。目前，我国各省、自治区、直辖市都不同程度地存在着与毒品有关的违法犯罪活动，中国已由毒品过境受害国转变为毒品过境与消费并存的受害国。毒品滥用已成为个别国家仅次于心脑血管疾病和恶性肿瘤的第三位致死原因。在探讨毒品成瘾基因组学之前，我们首先回顾一下毒品成瘾者的行为和人格特征，毒品的药理作用及引起的精神障碍。

2.1　毒品和吸毒行为

　　在很早以前，人们就发现吸食一些植物的茎叶，如罂粟果壳、烟草、大麻杆和槟榔等，可以体验到不一样的精神状态。随后一些人开始有目的地采集或是种植这些植物，为了追求特别的精神体验而吸食它们。在吸食过程中，使用者不断改进制备方法，从最初的粗产品过渡为可以从植物原料中提取更加有效的化学成分。我们将这样一类可以影响人类情绪、行为，改变意识状态，并可导致依赖发生的化学物质称为精神活性物质或药物（psychoactive substances/drugs）。在吸食精神活性物质的过程中，一部分人最终发展为成瘾状态，而无法摆脱持续使用状态。这些物质的致瘾性使使用者会不择手段地获取它们，从而促成了这些物质生产、加工、流通、销售渠道的形成。在这些物质的使用流行之后，其严重的社会危害也逐渐被人们认识。长期食用这些物质会导致严重的健康问题，严重地削弱社会劳动力，并引起偷窃、抢劫、杀人等一系列的严重犯罪行为。最终一些国家开始对这些精神活性物质进行管控。在司法领域中，一些必须严格管控的精神活性物质被定义为更加贴近其社会危害属性的名称——毒品（drugs，illicit drugs）。因此，精神活性物质的范围要大于毒品。香烟、酒精属于精神活性物质,但因其致瘾性和社会危害性相对较小,大部分国家对其管控的力度相对也较小,因而不属于毒品的范畴。

2.1.1 毒品的概念和分类

1.概念

毒品是指国际禁毒公约和有关法律法规规定管制的能够使个体形成瘾癖的麻醉药品和精神药物的统称。毒品的定义有如下特点:毒品主要包括麻醉药品和精神药物两大类;长期使用能够使个体形成瘾癖即具有依赖性;由有关法律法规和国际禁毒公约进行管制,其管制的品种与范围根据不同时代和地区的情况不断加以修订。

如前所述精神活性物质的范围要大于狭义的毒品,但是在对它们生物学机制的研究过程中发现,精神活性物质中的毒品和非毒品在致瘾性的神经生物学机制中具有共同的通路。因此,探讨成瘾机制时,本书中毒品的定义更加广泛,包括了其他一些具有致瘾性,但并未被严格管控的物质,如酒精和尼古丁。本书中毒品和精神活性物质的含义相近,特此说明。

2.分类

根据有关国际公约和我国的法律法规,一般将毒品分为麻醉药品和精神药物两大类;另外还有一些具有依赖性潜力的化学物质没有被列入公约管制范围,因此,可以将具有依赖性特性的药物分为麻醉药品、精神药物和其他三大类(表2-1)。

表 2-1 常见依赖性药物的种类

类别		药品
麻醉药品	阿片类	阿片、吗啡、海洛因、哌替啶、美沙酮、芬太尼等
	可卡因类	古柯叶、可卡因等
	大麻类	各种大麻制剂,如大麻烟、四氢大麻酚(THC)等

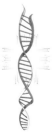

类别		药品
精神药物	镇静催眠药和抗焦虑药	巴比妥类、苯二氮䓬、苯二氮䓬类药物等
	中枢兴奋剂	苯丙胺、甲基苯丙胺(冰毒)、亚甲基二氧甲基苯丙胺、二甲氧基甲苯异丙胺等
	致幻剂	麦角酰二乙胺(LSD)、苯环己哌啶、氯胺酮等
其他	烟草	尼古丁、香烟等
	酒精	—
	挥发性有机溶剂	如甲苯、丙酮、四氯化碳、一些芳香吸入剂等

不同国家和地区因地域、生活习俗和文化背景的差异,滥用药物的种类亦有所不同。目前我国滥用最广泛的毒品种类仍然是海洛因、吗啡等传统的阿片类药物,苯丙胺类和其他毒品的滥用也呈现上升趋势。

自 20 世纪 80 年代起,西方国家出现一类称为"策划药"(disigner drugs)的毒品,它们是受管制药物的衍生物,经过毒品制造者在化学结构上加以改造,成为作用与毒性更强的毒品,如苯丙胺类似物亚甲基二氧甲基苯丙胺(methylenedioxymethamphetamine,MDMA),加上毒品制造者粗制滥造,成品中掺有毒性杂质,容易造成滥用者中毒死亡,这类毒品已被列入国际禁毒公约加以严格管制。

2.1.2 毒品成瘾的发生过程

吸毒指某些人为了变换情绪或诱导欣快感,非法使用明令禁止的药物(即毒品)的违法行为。这个概念包括两层含义,其一是使用的药物是明令禁止的毒品,这些毒品是除特殊医疗目的以外禁止生产、销售和使用的;其二是使用这些药物的目的不是为了治病,而是为了寻求不正常的情感享受。吸毒行为在世界上任何国家都是违法的。吸毒包含了滥用毒品、毒品成瘾、毒品依赖三方面含义。与药物滥用(drug abuse)概念和范畴有区别,吸毒是药物滥用的一部分,吸毒和药物滥用不是等同的,药物滥用的范围更广泛,所涉及药物也更多。

吸毒是司法领域使用的词汇,对毒品使用、成瘾和依赖等特征的描述过于笼统。毒品依赖不是一蹴而就的,个体在疾病发展过程中,经历了一系列转变过程。

从毒品使用的起始到毒品滥用，最终发展为毒品成瘾。毒品成瘾以后，在内外部因素的促使下，个体会尝试戒毒，在戒断过程中会出现一些躯体和精神反应，大部分个体在戒断一段时间后又会复吸。在戒断和复吸的循环中，个体越来越无法离开毒品[1]。

1.开始使用毒品

开始使用毒品(drug use initiation)是毒品依赖发生的第一步。在毒品成瘾形成过程中，决定开始使用毒品这一环节所发挥的作用越来越受到人们的重视。从预防角度讲，切断接触毒品的途径，提高人们对毒品危害的认知度，可以降低人们尝试使用毒品的机会，这对防病具有重要意义。但是过去的研究表明人群中有一小部分人似乎天生就对毒品表现了较其他人更强的易感性。

个体决定是否使用毒品并非完全随意且毫无规律可循。以往的研究表明，遗传和环境因素在个体终生毒品使用率中发挥了重要作用。在中国云南接近金三角地区，因为获得海洛因较为容易，人群中海洛因的使用率较其他地区要高。对曾经使用过毒品的群体进行调查发现，好奇心、同伴唆使和娱乐消遣是驱动其开始使用毒品的重要因素。交友不慎和道德败坏曾被认为是驱动毒品使用的主要因素，但是近年的研究表明，具有冲动人格的人更容易尝试使用毒品。冲动是一种人格特征，表现为行为失控，为了满足欲望而毫无计划地莽撞行事，或者说缺乏评估风险和得失的能力。吸毒人员在首次使用毒品时的心理特征符合冲动人格的特点，控制冲动能力损坏可导致个体做出吸食毒品的决定。在毒品依赖群体中，冲动人格相当普遍。高冲动性也被发现与可卡因滥用和依赖相关联，海洛因依赖者的冲动水平也较对照人群高[1]。

2.药物滥用

在初次使用毒品之后，大部分个体会因为各种原因停止或是偶尔使用毒品，而一小部分人则因为追求某些药物效应而不断地使用该药物。这种与医疗目的无关的反复大量使用某种或某些具有依赖性潜力的精神活性物质的行为称为药物滥用。在 ICD - 10(International Classification of Diseases edition 10)分类系统中，滥用被称为有害使用，是一种适应不良方式。一般来讲，滥用是依赖的前一阶段，但是按照《精神疾病诊断与统计手册 第四版》(The Diagnostic and Statistical Manual of Mental Disorders Ⅳ,DSM-Ⅳ)诊断标准判断，有些成瘾性药物(如阿片)的滥用

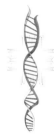

期和成瘾期基本重叠,或者说个体在没有经过典型的滥用阶段的情况下就发展为成瘾。

3.毒品成瘾

毒品成瘾(drug addiction)是指由致依赖性药物(成瘾物质)与机体相互作用从而产生的特殊精神和躯体状态,表现为强制性连续不断使用药物来取得特定的身心效应或以此避免药物戒断综合征的出现[2]。自我用药导致了耐受性增加、戒断症状和强制性觅药行为(compulsive drug seeking behavior)。

2.2　毒品成瘾是一种脑疾病

毒品成瘾是一种慢性复发性脑疾病,发病涉及许多心理和社会因素[3]。对情感、思维和行为的合理控制是大脑功能正常的一个重要方面,当失去对这些的控制,特别是持续的无法操控,就意味着大脑出现了病理性改变。例如,发生抑郁症时出现无法控制的情绪低落,发生躁狂症时出现无法控制的精神兴奋,发生精神分裂症时出现难以控制的妄想。毒品成瘾的核心特征就是无法控制地想要不断摄入某种毒品。这种"无法控制"与道德、理性或意志力无关,就像感染 HIV 后,没有人能靠主观意志控制病毒对机体的损害一样。这种"无法控制"是毒品对大脑"侵害"的结果,本质上是一种疾病[4]。

2.2.1　诊断标准

药物滥用与药物成瘾的诊断标准:根据美国精神病学会《精神疾病诊断与统计手册 第四版修订本》(DSM-Ⅳ-TR)的诊断标准,凡在明知连续或间断使用某种具有精神活性的药物会给身心和社会带来相应问题而继续滥用该药、有精神和躯体症状持续存在至少 1 个月或在较长时限内重复出现同类情况时,可认定为药物滥用者。

凡是具备下述情况中至少 3 条者即可诊断为药物依赖者:

• 在较长一段时间内持续滥用较大剂量的致依赖性药物;

• 具有连续强迫性用药的主观意识,即使在戒断过程中或经历一次或数次戒断努力而又失败时,仍有用药的愿望和觅药行为;

• 经常以种种努力和手段来获取被滥用的物质,以重复体验其所带来的欣快感和心理上的满足；

- 产生药物耐受性，滥用药物剂量递增；
- 由于滥用药物而直接影响或无力进行正常的工作、生活和学习；
- 由于滥用药物而失去了重要的职业、社会地位和社交活动；
- 在明知滥用该药会对身心健康和社会活动造成影响的前提下，仍不可自制地继续滥用；
- 出现滥用药物的特征毒性反应和戒断症状及其他精神障碍；
- 滥用药物的目的是为了缓解或避免出现特征性戒断综合征。

2.2.2 疾病危害

药物滥用的危害首先是急性中毒。所有被滥用的药物都是毒物，一次大量使用或反复多次使用均可使滥用者发生急性中毒甚至死亡，吸毒过量中毒死亡者占吸毒死亡总数的一半以上。吸毒过量致死大多数发生在下列情况：①短期戒断后再次复吸；②初染毒品者过量用药；③海洛因的质量和纯度有问题，添加剂和混杂物造成混合中毒致死；④由于毒品滥用引起精神障碍及行为异常，发生自毁性滥用行为导致吸毒者中毒死亡。海洛因滥用已遍及世界许多地区，尤其在亚洲、大洋洲及北美、西欧等地区造成了严重问题，阿片依赖者的死亡率是正常人的 15 倍，其死亡原因多为使用过量的阿片类毒品所致的呼吸抑制。过量使用可卡因可造成脑出血或血管性虚脱死亡。过量使用苯丙胺类毒品过量可引发高血压危象和循环衰竭而致死亡。过量饮酒，当血液中乙醇浓度超过 300mg/dl 时，饮酒者可因呼吸衰竭而死亡。

另外，药物滥用还会给个体身心健康、家庭和社会带来极大的危害。

1.药物滥用给个体和家庭造成的危害

- 药物滥用可造成吸毒者的精神损害和心理障碍。心理依赖性是各种药物滥用共同的特征，主要表现为对成瘾药物的渴求、强迫用药行为及用药量的不可控制性，以期重复体验用药时的快感，使用药物者难以矫正其成瘾行为，逐渐形成病态心理，出现焦虑、抑郁等精神病样表现，人格缺损，道德沦丧和明显的反社会行为，并常会出现自伤、自杀行为。
- 药物滥用造成机体多个器官、组织的病理性损害及多种感染性并发症，严重影响滥用者的健康，甚至导致其死亡。尤其是静脉注射毒品者常并发各种感染性

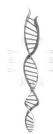

疾病,包括肝炎、艾滋病、细菌性心内膜炎、结核病等。

• 吸毒严重危害家庭的幸福和稳定性。由于吸毒者病态的心理特征,对家庭失去责任感、道德沦丧、人格丧失、生活颓废,为了满足毒瘾不择手段,不惜花费大量金钱,造成个人和家庭经济严重困难,甚至导致家庭解体,子女受到虐待或教养不良。

2.药物滥用带来的社会问题

由于吸毒者的失业和经济窘迫乃至脱离社会生活,以及为了获取毒品满足个人需要常常促使其不择手段,从事各种违法犯罪活动,如偷窃、抢劫、拐骗、卖淫、杀人等,影响社会稳定。与吸毒密切相关的毒品贩运活动也日益猖獗,严重危害社会治安,加重了社会负担,政府不得不付出大量资金对付这一社会祸害,加大针对非法毒品生产、贩运的打击力度。吸毒使滥用者劳动能力下降,直接影响劳动生产力,影响社会文明进程,这一切给社会经济造成严重损失。

2.3 毒品的使用方式和流行病学特征

毒品泛滥,无孔不入,已波及世界绝大部分国家。我国过去毒品使用的流行特征是始发于农村和偏远地区,高发于城市和商业区。目前毒品种类、传播方式和流行范围又有了新的趋势:吸毒人员数量逐年增加;吸毒年龄有降低趋势;吸毒人员由低教育程度和社会闲散人员向有固定职业和受正规教育人群播散;女性吸毒人员的比例也逐渐上升;多药物滥用情况增多;吸毒区域由最初的边境和沿海地区转变为全国各地均有;流行毒品由阿片类毒品为主变为以人工合成的精神兴奋剂为主。

2.3.1 药物滥用的方式

药物滥用的方式主要有咀嚼、鼻吸、口服、吸入、皮下或肌肉注射和静脉注射。

1.咀嚼

这种方式一般不会引起明显的不良后果。如咀嚼古柯叶,所含的可卡因释放及口腔黏膜吸收缓慢且不完全。咀嚼者只是为了寻求兴奋效应,解除疲劳。

2.鼻吸

由鼻黏膜将药物直接吸入,如吸鼻烟,鼻吸海洛因或可卡因等。使用时一个鼻孔被压住,用另一个鼻孔吸入,药物通过黏膜吸收,迅速进入血液循环。

3.口服

如口服阿片酊或大麻油及各种药片、胶囊等,也包括含服。口服毒品吸收速度较慢,成瘾的风险相对较低。

4.吸入

通过吸入点燃的原材料(如大麻)或直接吸入药物(如挥发性溶剂),使药物经肺迅速入血;或者将固体药物加热使之升华为气体,然后吸入,称之为烫吸。药物被吸入后,从肺到脑只需数分钟,欣快和兴奋作用产生得快而强烈。因此这种方式具有很高的成瘾潜力。

5.皮下或肌肉注射

将毒品(如海洛因、可卡因等)加水溶解,用毛纸过滤后,自行皮下或肌肉注射,药物吸收的速度也较快。

6.静脉注射

药物起效仅次于经肺吸入,成瘾的速度最快,常常造成用药过量,使吸毒者处于危险境地。常用于静脉注射的毒品有海洛因及其他阿片类制剂、可卡因、苯丙胺类药物等。由于使用不洁注射器或未经消毒注射常可导致各种感染性并发症,还可因注入不溶性颗粒(如掺合物淀粉、滑石粉等)造成血管栓塞。

2.3.2 流行病学特征

1.药物滥用的流行病学特征

(1)滥用人群 药物滥用已蔓延到了社会中的各个阶层,男性滥用者占大部分,但女性所占比例逐渐增加。

(2)年龄 波及一切年龄阶段,以青少年最多。起始滥用毒品的年龄更为提前。

(3)滥用方式 静脉注射毒品成为被普遍采用的滥用方式,通过静脉注射途径感染艾滋病病毒者所占比例愈来愈大,给人类带来新的严重威胁。

(4)滥用药物 普遍存在多药滥用现象,尤其是同时饮酒。

2.从首次用药到成瘾形成所需的时间

基于对美国国家疾病调查(National Comorbidity Survey,NCS)样本群体(8098 个 15～54 岁的个体)的数据分析,F. A. Wagner 和 J. C. Anthony 发现[5],从

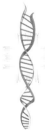

第一次使用可卡因之后,5%～6%的个体在 1 年内发展为可卡因成瘾,15%～16%的个体在 10 年内发展为可卡因成瘾;从首次用药后,约 1%的酒精使用者在 1 年内发展为酒精成瘾,12%～13%的酒精使用者在 10 年内发展为酒精成瘾;1.5%的大麻使用者在 1 年内发展为大麻成瘾,约 8%的大麻使用者在 10 年内发展为大麻成瘾。我们将药物成瘾患者从首次用药到成瘾形成所经历的时间表示为 DTFUD(the duration for transition from first use to dependence)。F. A. Wagner 和 J. C. Anthony 的数据说明大部分可卡因成瘾患者的 DTFUD 小于 3 年。T. A. Ridenour 等[6]进一步分析了 DSM - Ⅳ 物质使用疾病工作组(DSM - Ⅳ Substance Use Disorders Work Group)样本群体(1226 例)数据,发现从第一次使用阿片开始,约 40%的阿片使用者在 10 年内发展为阿片依赖(图 2 - 1)。

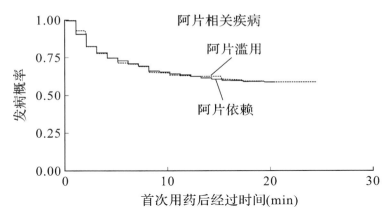

图 2 - 1 首次使用阿片后特定时间内阿片滥用和阿片依赖的发生概率

3. 影响从首次用药到依赖状态转变时间的因素

DTFUD 在一定程度上反应个体用药后向依赖状态转变的效率,或用药后个体的成瘾倾向。应用流行病学调查筛选显著影响 DTFUD 的因素,对我们认识成瘾转变发生的机制,以及采用有效措施预防从药物使用到药物成瘾的转变有重要意义。流行病学研究报道了一些影响 DTFUD 的风险因素。年轻人较年长者,男性较女性,黑色人种或美洲原住民较白色人种,穷人较富人,受教育程度低者较高者,城市居民较乡村居民,伴有其他精神活性药物使用者较单一药物使用者,伴有其他精神疾病者较非伴有者,成瘾状态转变的效果更高,或者说,前者更快速地发展为成瘾状态。正如前面叙述的那样,药物成瘾的发展包括多个阶段,每个阶段都不同程度地受到了遗传因素的影响。对尼古丁成瘾的研究发现遗传因素在成瘾状态发展中发挥了更强的影响[7],而环境因素则在药物使用的起始中发挥了更大的影响。目前,遗传因素对成瘾状态转变的影响主要来自于理论推测,尚未发现明确的易感基因。基于依赖状态转变在药物成瘾发展中的重要作用,我们推测,相对于发病风险,成瘾状态转变可能是更加理想的筛选阿片依赖易感基因的遗传表型。那些快速发展为成瘾状态的个体,可能受到遗传因素影响的作用更强,从他们身上更容易捕获影响疾病发展的遗传变异。

【参考文献】

[1] Nielsen D A,Ho A,Bahl A,et al. Former heroin addicts with or without a history of cocaine dependence are more impulsive than controls[J]. Drug Alcohol Depend,2012,124(1-2):113-120.

[2] Koob G F,Le Moal M. Neurobiology of drug addiction stages and pathways of drug involvement:examining the gateway hypothesis[M]. New York:Cambridge University Press,2002:337-361.

[3] Leshner A I. Addiction is a brain disease,and it matters[J]. Science,1997,278(5335):45-47.

[4] Nestler E J. Molecular mechanisms of drug addiction[J]. Neuropharmacology,2004,47(Suppl 1):S24-S32.

[5] Wagner F A,Anthony J C. From first drug use to drug dependence:developmental periods of risk for dependence upon marijuana,cocaine,and alcohol[J]. Neuropsychopharmacology,2002,26(4):479-488.

[6] Ridenour T A,Cottler L B,Compton W M,et al. Is there a progression from abuse disorders to dependence disorders? [J]. Addiction,2003,98(5):635-644.

[7] Cadoret R J,Troughton E,O'Gorman T W,et al. An adoption study of genetic and environmental factors in drug abuse[J]. Arch Gen Psychiatry,1986,43(12):1131-1136.

(朱　峰)

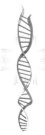

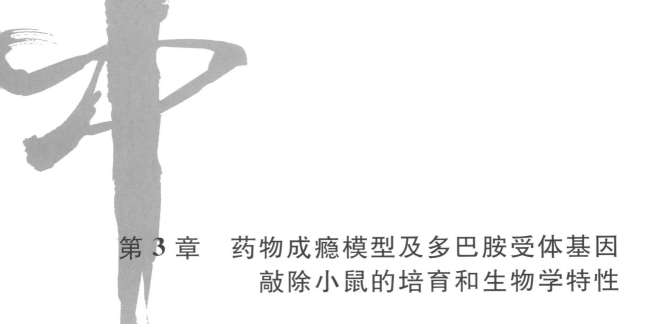

第3章 药物成瘾模型及多巴胺受体基因敲除小鼠的培育和生物学特性

　　进行动物实验研究,首先遇到的问题就是如何建立动物的药物成瘾模型。目前,许多动物行为学模型已经被建立并运用到药物成瘾的神经生物学机制研究中,特别是药物滥用后所产生的躯体欣快感及奖赏效应的模型。现有的动物成瘾模型均是基于各种行为学理论及成瘾机制,从各个方面模仿成瘾者的成瘾行为。在既往对成瘾的研究中,常用的动物成瘾模型主要有自身给药(self-administration,SA)、行为敏化(behavioral sensitization)、条件性位置偏爱(conditioned place preference,CPP)和条件性位置厌恶(conditioned place aversion,CPA)。在这些模型中,SA可以客观地表现药物成瘾者的主动用药这一行为特点,最能反映人类主动觅药和用药行为,因而被广泛地应用到成瘾研究中。然而,SA需要给实验动物实施手术,从而造成一定的创伤,容易使实验动物产生应激,因而也存在一定的局限性。相比SA,CPP模型具有众多优点:①实验动物受实验操作影响小;②无药状态的测试能排除药物对测试结果的干扰;③操作简单,设备简易,而且实验周期短。由于CPP具有这些优点,因而在药物成瘾研究中被广泛应用。对其深入研究,将有利于我们进一步了解药物成瘾的神经生物学机制。

3.1 条件性位置偏爱实验

　　CPP属于反应性奖赏强化模型,它的基本原理是把奖赏刺激(如成瘾性药物)与某个特定的非奖赏中性刺激(如某个特定的环境线索)反复相联系之后,这个非奖赏中性刺激便可获得奖赏特性,也就是说,这个特定的非奖赏中性刺激可以诱发最初与非条件奖赏联系在一起的那种非条件行为效应。

　　CPP应用于药物成瘾研究,是基于经典的条件反射理论。当刺激物,如成瘾性药物进入实验动物体内,可引起实验动物一系列的生理反应,如脑细胞活动增强、多巴胺分泌增强等,这些刺激可直接引起动物生理活动的改变,称为非条件性刺激(unconditioned stimulus)。当非条件性刺激与中性的环境反复结合,即反复给予能够引起动物生理反应的刺激并同时将动物置于对其无影响的中性环境中,动物即会将非条件刺激引起的生理反应和中性环境相结合记忆,中性环境被称为条件性刺激(conditioned stimulus)(即线索)。当实验动物再次被置于中性环境中,即使非条件刺激缺失,实验动物也会产生与条件性刺激相同的生理反应,这一过程被称为非条件刺激的条件化,又被称为条件反射的建立。CPP实验正是通过建立实验动物的条件反射,通过观察动物对条件性刺激的反应,检测动物对非条件的渴求与依赖。

1. 实验装置

虽然各个实验室的CPP实验箱细节会有些不同,但所有典型的CPP实验箱通常都包括两个不同的环境(背景)线索,这些环境线索通常都是多维不同的,如两箱箱壁的颜色不同,通常一箱为黑色箱壁,另一箱为白色箱壁;两箱底板形状不同,通常一箱底板为栅栏状,另一箱底板为网状,或者一箱是粗糙底板,另一箱是光滑底板;两箱内气味不同,如一箱气味为松香味,另一箱气味为酒精味,等等。从视觉、触觉和嗅觉等各个方面给实验动物制造两个不同的环境线索(图3-1)。

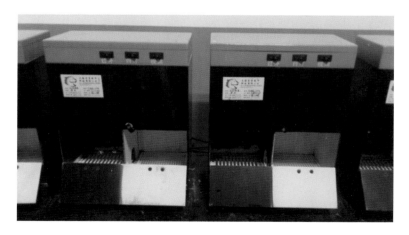

图 3 - 1　条件性位置偏爱实验箱(不同箱壁视觉和底板触觉复合的环境线索)

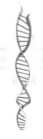

目前,用于研究 CPP 的实验仪器的材料和形状也有所不同。在材料的选择上,有木质的,有金属的,也有有机玻璃的,抑或是几种材料的结合搭配。在 CPP 实验箱的形状上,有正方体的,有长方体的,有正方体或长方体加菱柱体的各种组合。实验箱的个数也有所不同,主要有以下几种形式:①两箱体装置,这是最常见的装置,装置中间有可以抽拉的隔板,在实验测试时可以直接抽掉隔板,有的装置在隔板上设有门洞,门洞大小可容小鼠穿过;②三箱体装置,此装置在两侧箱体中间设有通道,通道的大小通常小于两侧箱体,其颜色和底板的形状也与两侧箱体不同,抑或是结合两侧箱体各取一半组合而成,与两箱体装置相比,三箱体装置能排除把实验动物放入箱体时其头的朝向带给其的暗示从而可能对实验结果造成的影响;③四箱体装置,通常是正方体或长方体沿中央三菱柱呈 120°辐射布置。此外,还有圆形的旷场式实验装置,长方形的旷场式实验装置。为了便于观察实验,有的装置在侧面用以透明材料,有的装置则设有顶盖。

此外,CPP 实验箱设有视频采集系统,可以记录小鼠在各箱的停留时间、活动路程和穿梭次数。

2. 分类

根据 CPP 来源的不同,可将 CPP 实验分为自然奖赏,如食物引起的奖赏效应;病理奖赏,如毒品引起的奖赏效应。采用 CPP 实验分别对吗啡和食物的奖赏效应进行研究发现,两者均可引起 CPP 效应,但实验动物在测试阶段所表现出来的行为模式不同。吗啡依赖动物在伴药侧停留时间明显延长,并且较为安静;食物依赖动物在伴药侧停留时间也明显延长,但出现较多的直立和探嗅行为,而在伴药侧停留时间延长则是由于动物对于伴药侧的探索次数多于非伴药侧。该实验说明毒品依赖由药物相关线索引起的条件反射而形成,是动物对于药物引起的欣快感的心理与生理的依赖,而自然奖赏并非由于条件反射而导致,如食物,大脑可以记忆发现食物的环境线索,从而导致实验动物对于食物相关环境的偏爱,但是大脑不能将消耗食物后的饱胀状态与环境线索相联系而形成条件反射,进而形成依赖。而且,实验动物对食物相关环境偏爱的程度依然低于对毒品相关环境的偏爱程度,与毒品奖赏效应与自然奖赏效应形成的机制不完全相同有关。长时程记忆有关的信号转导通路被成瘾药物异常激活,进而导致细胞水平发生突触可塑性改变是成瘾记忆形成的分子机制。目前,研究正常记忆在成瘾过程中的作用并寻找其与成瘾记忆的异同点是药物成瘾研究领域的重要内容。

　　根据CPP实验前实验动物对实验箱选择偏向的不同,可将CPP实验分为偏倚(biased)实验和无偏倚(unbiased)实验。用于CPP实验的两箱装置内有多种环境线索,如不同颜色的内壁和不同材质的底板。给药前如果实验动物对两箱没有选择偏向,则称装置为无偏倚装置,反之则称偏倚装置。如使用无偏倚装置,所有实验动物可以随机选择任何一侧箱作为伴药侧;如使用偏倚装置,伴药箱的选择可用偏倚设计和无偏倚设计。偏倚设计是指以整体统计值为基础,所有实验动物都选择偏爱侧箱或非偏爱侧箱作为伴药侧;而无偏倚设计是指以动物个体为基础,一半实验动物选择偏爱箱作为伴药侧,另一半实验动物选择非偏爱箱作为伴药侧。实验动物对实验箱选择的偏向受箱内壁的颜色影响,多偏爱黑色箱,尤其在光线明亮的环境中。如果使用无偏倚装置并同时给予成瘾药物,所有实验动物都可形成CPP;如使用偏倚装置,选择非偏爱侧作为伴药侧的动物可以形成CPP,而使用偏爱侧作为伴药侧的动物不能形成CPP,见图3-2。

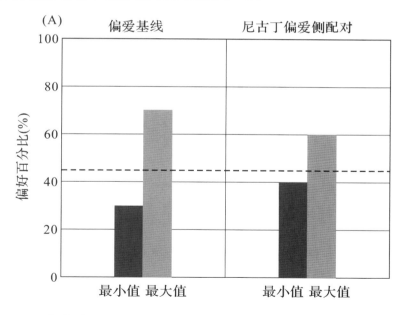

图3-2　采用偏倚装置研究偏倚设计在尼古丁(0.4mg/kg)诱导CPP中的作用[1]

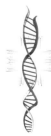

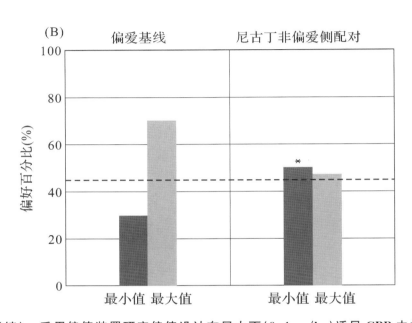

图 3 - 2(续) 采用偏倚装置研究偏倚设计在尼古丁(0.4mg/kg)诱导 CPP 中的作用[1]

(A)实验动物选择偏爱侧作为伴药箱;(B)实验动物选择非偏爱侧作为伴药箱。分别记录实验动物在两箱中停留的时间百分比,作为基础参照值。＊:$P<0.05$,表示经尼古丁诱导后在伴药侧停留的时间百分比与伴药侧基础参照值有显著性差异。

3.一般流程

在训练时,实验动物在接受成瘾性药物的刺激后被置于特定的一侧并被限制于该侧箱内,该侧被称为伴药侧(drug paired side);实验动物在接受对照刺激(一般为生理盐水等不能引起动物渴求的中性刺激)后被限制于另一侧,即非伴药侧(drug unpaired side)[1]。在经过反复的训练后进行测试,即动物在不接受任何刺激的情况下被放置于实验箱中,使其可在 CPP 实验箱内自由跑动。基于巴甫洛夫条件反射原理,伴药侧箱中的环境线索可激发实验动物对于药物的生理反应,动物在训练阶段学会了将刺激的奖赏效应与环境线索相联系,因而再次被置于此环境线索中时,即便是在药物缺失的条件下依然表现对药物的奖赏效应,从而使动物在伴药侧箱中停留的时间显著增加,CPP 实验结果呈阳性,即实验动物对该药物的成瘾反应呈阳性。

经典的 CPP 模型一般可以分为以下几个阶段。

（1）前测期　前测期（pretest/perconditioning）也称适应期。将实验动物放置于 CPP 实验箱中进行适应，在适应期中黑白两箱之间的闸门是开放的，实验动物可以在两箱中自由穿梭，使其充分探索整个实验装置的环境，达到适应的目的，避免实验动物因为紧张而造成应激行为，干扰以后的实验研究。通常适应 1～3d，每天 1 次或者每天 2 次，每次通常为 15min，并记录实验动物在两箱中分别的停留时间及穿梭次数。在这一环节中，淘汰那些有严重位置偏爱的动物。

（2）条件化训练期　在这一阶段内，实验动物分别交替注射（如腹腔注射或者皮下注射）成瘾性药物和生理盐水。具体地说，把经过前测期的实验动物平均分成两组，其中的一组在第 1 天进行成瘾性药物诱导的训练，即给实验动物腹腔注射成瘾性药物，并将其放置在伴药侧箱（在此期间各闸门是关闭的）中一定时间（如 40min）进行条件化训练，在第 2 天，给这部分实验动物腹腔注射生理盐水，并放置在非伴药侧箱中 40min 进行条件化训练；另外一组实验动物于第 1 天腹腔注射生理盐水，并放置在伴药侧箱中 40min，在第 2 天，这部分实验动物腹腔注射生理盐水后放置在非伴药侧箱中 40min。2d 为一个训练循环。也有研究将这一训练循环分上午和下午在 1d 内完成。至于训练的时间长短，不同的成瘾性药物，不同的实验设计，从 30min 到 60min 不等。训练的时间不宜过长，例如，使用精神兴奋剂可卡因，给药后将实验动物放入 CPP 装置中训练 5～15min，可诱导形成 CPP[2-3]；给药后立即训练 1h，却不能诱导产生 CPP[3]。然后经过几个循环的训练后，进行 CPP 测试。在既往的研究中，不同的成瘾性药物，不同的实验设计，所经历的训练循环次数也有所不同。据报道，使用精神兴奋剂苯丙胺诱导 CPP 的最低训练次数是 1 次[4]。

（3）测试期　CPP 的测试是在条件化训练过程结束大约 24h 后开始进行。在不给实验动物任何药物的条件下，将黑白两箱中间的闸门打开，将实验动物随机放入一箱中，使其可以在两箱中自由穿梭，记录实验动物一定时间内（如 15min）分别在黑白两箱中停留的时间。

（4）消退期　在 CPP 实验动物模型建立后，再重新训练动物，训练程序与前一阶段相同，不同的是不再给予成瘾性药物，在伴药侧和非伴药侧都给予生理盐水，即将线索与毒品刺激的缺失相联系，使动物产生关于线索的新记忆，而非对于原有记忆的单一遗忘。在动物建立新的非成瘾性药物刺激（如生理盐水）和环境线索之

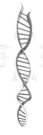

间的联系记忆后,原环境线索不能使动物产生类成瘾性药物的生理反应,即原有的条件反射消退,在宏观上表现为动物对于原线索不再有依赖效应,动物在原有伴药侧停留的时间缩短。

不同的实验设计,会有不同的消退方案,大致可以分为以下几种:①类似于训练过程的消退,不同点在于消退期给实验动物腹腔注射的是生理盐水,而不是成瘾性药物;②类似于测试过程的消退,有的研究也在消退测试前给实验动物注射生理盐水;③测试完之后,把实验动物放置于动物饲养笼中,间隔一定时间再进行测试。

(5)复吸 实验动物的CPP消退以后,在一定条件下,如果给予其原有的药物刺激、心理或生理应激等时,实验动物仍可恢复对于原有环境线索的类成瘾性药物效应的生理反应,宏观表现为对于原环境线索的依赖效应,动物在原伴药侧的停留时间延长,该效应称为复吸。根据复吸诱导方式的不同,可以将复吸分为药物诱导的复吸和应激诱导的复吸。具体操作是,在实验动物的CPP消退后,在药物诱导或应激诱导的条件下,将黑白两箱中间的闸门打开,将实验动物随机放入CPP实验箱中,使其可以在箱中自由穿梭,记录实验动物一定时间内分别在黑白两箱中的停留时间。

4.影响因素

不同的给药方案对CPP的获得有不同的影响,包括给药后与环境线索之间的时间间隔,箱内训练时间的长度等。给药与环境线索之间的时间间隔越短,并且训练的时间越短,越容易形成CPP。使用精神兴奋剂,如可卡因,给药后将实验动物立即或延迟5min放入CPP装置中训练5~15min[2-3],可诱导形成CPP;给药后立即训练1h,不能诱导产生CPP[3];延迟15min后训练5min~1h,可诱导形成条件性位置厌恶。低剂量可卡因奖赏效应起作用较快而且持续时间较短,随后可引起实验动物烦躁不安,因此给药后训练1h,实际上CPP和CPA的作用相抵消,表现为不能诱导产生CPP。可卡因对实验动物影响的双时相性由药代动力学和药效学综合决定,并有可能随着反复多次给药和给药的剂量而改变。

不同的给药剂量和训练的次数对CPP形成的快慢和持续时间的长短有影响。使用精神兴奋类药物,如可卡因时应尽量减少给药训练次数,以降低形成行为敏化对实验结果的干扰。据报道使用精神兴奋剂苯丙胺诱导CPP的最低训练次数是1次[4],同时给药剂量也会影响诱导CPP所需的训练次数。同时,对于CPP持续时间的长短,训练次数的影响强于给药剂量的影响。

实验动物神经系统兴奋性的个体差异也是 CPP 形成的影响因素。研究表明，高酒精消耗的大鼠较低酒精消耗的大鼠易形成可卡因 CPP[5]；在高剂量可卡因诱导下，弱攻击性雄性小鼠较强攻击性雄性小鼠易形成 CPP[6]。在 CPP 实验设计中，每组通常分配 20～30 只实验动物，而实验动物神经系统兴奋性的个体差异在小样本中均匀分布的概率不高，因此，设立一定的标准在实验结果中进行筛选是必要的。

此外，不同品系的小鼠对于可卡因诱导 CPP 的敏感度不同，如 C57BL/6J 小鼠和 DBA/2J 小鼠[7]；昼夜交替对于可卡因诱导小鼠的 CPP 有影响，小鼠只在白天形成 CPP，切除松果体后该影响消失[8]；性别对于可卡因诱导小鼠的 CPP 也有影响，雌性小鼠对低剂量可卡因较敏感，而雄性小鼠对高剂量可卡因较敏感[9]。

5.应用

对于奖赏的学习可分为如下几个阶段：获得、巩固、提取、再巩固、消退和再燃。记忆的再巩固是指在记忆提取后很短的时期内，已存在的记忆处于易干扰状态，这一现象最早由 J. R. Misanin 在 1968 年发现，通过在恐惧记忆提取后的较短时期内给予足部电击，可干扰原有的恐惧记忆。虽然 J. R. Misanin 没有提出记忆再巩固的理论，但他第一次发现了记忆提取后存在记忆易干扰期。后续的研究发现如果在这个时期内使动物暴露在线索环境中，动物脑细胞内会出现信号分子、转录因子及蛋白质合成的改变，从而促使已存在的记忆进一步增强[10]。因此，可以通过干预手段控制记忆的再巩固，从而达到消除记忆的目的。记忆的消退分为自然消退和干预消退，在基础研究中多采用干预消退，在 CPP 实验动物模型建立后，再重新训练动物，训练程序与前一阶段相同，不同的是不再给予动物毒品，在伴药侧和非伴药侧都给予动物生理盐水，即将线索与毒品刺激的缺失相联系，使动物产生关于线索的新记忆，而非对于原有记忆的单一遗忘。在动物建立新的非毒品刺激（如生理盐水）和线索之间的联系记忆后，原线索（即非条件性刺激）不能使动物产生类毒品效应的生理反应，原有的条件反射消退，在宏观上表现为动物对于线索不再有依赖效应，动物在原有伴药侧停留时间缩短。然而，在一定条件下，如给予原有的毒品刺激、心理或生理应激等，动物仍可恢复对于原有线索的类毒品效应的生理反应，宏观上表现为对于原线索的依赖效应，动物在原有伴药侧停留时间增长，该效应称为再燃。

在治疗毒品成瘾的临床应用中，记忆的获得、巩固和提取阶段已经不可逆转，而记忆的再巩固和消退阶段就成为重要的研究环节,希望通过针对这两个阶段采取干预治疗手段,从而达到减弱或消除环境线索与毒品之间的关联记忆,最终达到戒断毒品成瘾的目的。然而,在记忆提取后的短时期内使动物暴露于线索环境中既可诱导已存在记忆的再巩固,又可通过新记忆的产生诱导原有记忆的消退,因此,记忆提取及其后的干预可以导致两种行为学结果。研究表明,较短时间的记忆提取主要诱导记忆的再巩固,长时间或反复的记忆提取则可诱导记忆的消退。掌握记忆提取后的记忆易干扰时间段,并且设立消退对照组,对于研究记忆再巩固的机制非常重要。同时,完成记忆的再巩固后,需要对动物的短期记忆和长期记忆进行观察,从而排除记忆再巩固确实对记忆产生影响而非仅对短期的记忆提取产生影响。

3.2 自身给药实验

自身给药模型是最能反映人类主动觅药和用药行为的动物模型,使客观考察药物成瘾者主动强迫性用药这一行为特点成为可能,因此,其在药物成瘾研究中得到广泛应用。自身给药行为是一种操作式行为,其基本原则:某些行为反应是由它的结果所控制的,即过去所发生的某些行为的结果影响到将来这种行为的发生与否、发生的频率等,这种由结果控制的行为称为操作式行为,而这种能够起到控制作用的结果就称为强化剂。在针对猴和鼠的自身给药实验研究中,积累了大量的研究方法和强化方案。自身给药实验被作为一种有效的手段来研究精神依赖性药物,是人类药物滥用模型之一,用于评估药物滥用,不同强化药物的行为作用,以及识别药物的神经作用位点。

自身给药(自主给药)研究系统是行为药理研究的常用方法,它利用某些药物的正性强化作用,通过一定条件控制,动物在完成实验程序设置的规定动作和步骤后,即可获得一定的激励操作,使动物建立起行为与奖赏之间的联系,从而模拟人类药物滥用的一些情况。

3.2.1 行为药理学基础

自然条件下,动物有两种行为反应,即诱发的和自发的行为。诱发行为伴随某一特定刺激而出现,如声音、电流刺激等。自发行为则受许多因素影响,刺激与反应无特定关系。随机行为和诱发行为都可形成条件反射,不同的是诱发行为形成经典条件反射,而随机行为形成操作式条件反射,即该反射的形成和稳定依赖于该行为的结果。愉快的结果使该随机行为产生的概率增加,而不愉快的结果使其产生的概率降低。能产生强化效应的刺激称为强化剂,分为正性强化剂和负性强化剂。正性强化剂能直接产生愉快的结果。负性强化剂能使个体避免某些不愉快结果的发生,间接产生愉快作用,与惩罚剂不同的是,它同正性强化剂一样能使某种行为的发生概率增加。

3.2.2　实验方法

3.2.2.1　实验动物

迄今为止,自身给药可以在多个动物种群中实现,这些动物种群包括大鼠、小鼠、灵长类动物、猫、狗等。但常用的动物是猴和大鼠,猴种属特性与人相近,但比较昂贵,且实验条件要求较高;大鼠较便宜,可用于大样本实验。

3.2.2.2　药物

药物对机体的影响是多方面的,其强化效应只是其中之一。研究某一种药物的强化效应不能忽略该种药物其他的药理作用,尤其是其对行为的影响。如果药物影响了动物的运动机能,我们便无法正确判断自身给药行为的变化是由药物的强化效应导致的,还是由该药物其他的毒性作用导致的。故而对药物强化效应的评价是在排除该药物其他药理作用的影响之后进行的。

1. 药物类型

目前已确认存在强化效应的药物主要有以下几类。

(1)麻醉品　包括阿片类及其衍生物,有鸦片、海洛因、吗啡、美沙酮、哌替啶、芬太尼、可卡因、大麻等。

(2)镇静催眠类　包括镇静安眠和抗焦虑药物,有地西泮、戊巴比妥类等。

(3)中枢兴奋类　有苯丙胺、甲基苯丙胺等。

(4)其他　包括尼古丁、乙醇、挥发性有机溶剂。

以上列举的药物并非总是通过静脉途径给药,但无论通过何种途径给药,一般都具有正性强化效应,可以使实验动物产生自身给药行为。

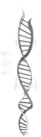

2.给药途径

自身给药实验的给药方式有多种,如静脉注射、颅内注射、皮下注射、吸入式途径,药物通过血液流动,供应到大脑。由于静脉注射是吸毒者滥用毒品的主要途径,因而在研究中应用最广泛。

(1)静脉给药(intravenous administration)　预先将插管插入并固定在动物静脉内,插管从动物背部穿出与给药装置连接。给药装置包括固定背心、保护管、单向阀、空气滤过器、恒速自动输液泵等。如果受试药物具有强化效应,动物经过短期训练后即产生自身给药行为,能自动踩压踏板接通注射装置将药物注入体内。

静脉给药的优点:能精确定量。通过机电设备控制,每次注射可精确到0.1μl,且容易控制药物剂量、浓度等;自身给药行为形成快。药物快速进入循环并产生作用,消除了操作与效应间的延迟,减少影响自身给药行为的因素;静脉途径符合人类使用毒品的习惯。

静脉给药的缺点:实验动物需接受静脉埋管手术,对实验室的无菌设施有一定的要求,实验维护有一定的难度,长期实验静脉留置管容易堵塞、脱落;药物剂量范围难以掌握,剂量过高可导致躯体依赖或产生不良反应,剂量过低又使那些可能有强化效应的药物不能使实验动物形成和维持稳定的自身给药行为。

(2)颅内给药(intracranial administration)　包括脑室给药和核团给药,不存在血脑屏障和首过效应的问题,便于观察药物对中枢神经系统的直接作用。

如果药物的镇静或镇痛效应与强化效应分别作用于不同的脑区,那么采用颅内给药则可以有效地研究药物的强化效应并避免药物的镇静、镇痛效应的干扰。

核团给药剂量低,要求定位准确,同样存在感染和埋管脱落的问题,并且药物局部注射可能会引起注射局部 pH 值、渗透压、离子平衡等非特异性改变,药物可能弥散到其他脑区,动物多次自身给药后给药局部可能失活,注射时要避免压力对脑区的损伤,另外,还要证明全身给药与颅内给药是相同的机制。总体上,颅内给药为脑奖赏中枢的定位研究以及不同脑区的机制研究提供了独特的手段。

(3)口服给药(oral administration)　可以是摄入掺有药物的饲料,或饮用含药物的液体,或经由胃内插管给药。此种方法操作方便,无需手术,可以用于大样本的研究,主要应用于酒精滥用研究。

口服给药干扰因素较多,如很多药有苦味,很难找到合适的添加剂,容易受到食欲的影响,另外,摄入的液体量、成分必须统一规范。

（4）吸入（inhalation）　尼古丁、印度大麻、可卡因和挥发性溶剂等是通过吸入途径滥用的，但有关这方面的动物实验研究较少。因动物多数不愿吸入烟雾，给药量不容易精确控制，技术要求较高，设备昂贵，故其使用受到限制。

3.2.2.3　实验参数

1.药物注射次数

药物注射次数（drug infusion number）指动物触发给药程序获得药物的次数，实验中实验动物必须碰触有效鼻触器才能获得药物注射。

2.有效鼻触次数

有效鼻触次数（effective nosepokes）指动物在实验期间碰触有效鼻触器的次数。实验中实验动物碰触有效鼻触器后会触发给药程序，同时伴随着声音和灯光刺激。

3.无效鼻触次数

无效鼻触次数（ineffective nosepokes）指动物在实验期间碰触无效鼻触器的次数。实验中实验动物碰触无效鼻触器无任何响应。

4.自身给药平台期

自身给药平台期（self-administration stationary phase）是动物形成较稳定觅药行为的时期。例如，动物注射可卡因后，在连续 3d 的药物注射次数不超过平均数的 $\pm 10\%$，则认为动物进入可卡因自身给药平台期，平台期中注射次数的平均数反映了动物个体在正常成瘾状态下对药物的渴求程度。

5.断点

在渐进比率训练中，当动物在至少 1h 内没有获得药物注射，把未完成的给药比率称为断点（break point）。断点用于评价药物的强化效应。

3.2.2.4　手术步骤

此处手术步骤以小鼠为例予以介绍。

1.导管附件的准备工作

（1）辅助导管穿刺针的准备　准备一根 20 号针头用来帮助把导管插入静脉，在近针头处 2cm 用砂轮把针管打磨掉一半，形成半管道状，边缘打磨光滑。

（2）注射器用于冲洗和检查导管　12cm的导管两端各接一个32号针头，一端接注射器，进行注水试验观察其是否通畅。

（3）套管帽　将导管套在32号针头上，距针头端留1cm剪下，导管端口加热融化以形成密封口。用注射器进行注水试验检查套管帽密封是否良好。

（4）导管准备　用于小鼠的导管，距导管膨大部分远端1.2cm处剪断，近端接套管帽。

2.麻醉

小鼠麻醉采用异氟烷混合氧气，根据需要调整异氟烷和氧气的用量。夹试小鼠的后足判断麻醉是否成功，手术将持续20～30min。

3.手术

在小鼠的背部准备固定导管的位置，在小鼠背部，紧挨颈部以下纵向剪开皮肤，切口长约2cm，分离皮肤和皮下组织以留出放置导管基部的空间，喷洒生理盐水湿润。切口两侧皮肤对合。

翻转小鼠，腹面向上，在颈部行一竖行切口，长1～2cm，分离皮下组织，通过小鼠肩部皮下与背部切口穿通，从背部将导管引入，穿过肩部皮下，从腹面颈部切口拉出。生理盐水湿润手术视野。轻轻分离颈部组织以暴露静脉，将血管周围和下面的组织分离，右手用弯头镊子将血管挑起，另一只手将塑料棒穿到血管下方，生理盐水湿润，准备结扎线绕过静脉以固定导管，在静脉的上下各打一个很松的活结。导管穿过静脉上方的活结，膨大部分超过上方活结，然后将导管放置在小鼠的右肩方向，导管内用生理盐水灌注。取准备好的20号针头用以穿刺静脉，用塑料棒将静脉提起向上拉起，用20号针头沿血管向下穿刺，针头穿入血管大约0.5cm，导管沿着针头的凹槽轻轻向下插入静脉，插的过程应该是没有阻力的，如果遇到阻力说明穿刺到了结缔组织，确保沿导管有血液回流。导管放置成功后抽出针头，将导管膨大部分以下的部分全部插入血管。收紧血管两端的活结，并且确保导管的膨大部分在两个活结当中。移除塑料棒，两端的结扎线分别固定（打第二个结）。血管回复原先位置，生理盐水湿润，缝合皮肤。

翻转小鼠，背面向上，生理盐水湿润，将导管基部固定在皮下，缝合皮肤，缝合针数根据切口大小而定，常规缝合3针。确认导管内可回血。

最后进行抗凝及抗感染处理。先将连接在套管的导管拧松，移除后，连接装有肝素溶液的注射器,注入 0.3～0.5ml 肝素溶液,移除导管,盖上套管帽。拧上塑料盖子。此过程动作要快,以防感染。两侧分别皮下注射抗生素 5mg/kg,共 10mg/kg。

4.苏醒

将小鼠放在干净的笼子里,准备足够的干净的水和食物待其苏醒。

3.2.2.5 大鼠药物自身给药成瘾模型的建立

在大鼠自身给药成瘾模型的研究中,固定比率 1(fixed ratio 1,FR1)是最简单、最基础的训练程序。实验的设置:实验动物触碰无效鼻触没有响应,碰触有效鼻触获得药物,蜂鸣器响起并进行药物注射,同时鼻触灯亮起和室灯关闭(时间为 TO=40s),整个实验过程通风扇一直开启保持箱内气流通畅。大鼠单笼饲养,自由饮水并限制食物。每天观察 2h。实验分为以下几个阶段。

1.实验预备期

实验开始前,动物自然饲养 3～5d,实验人员每天与动物适应一段时间,减少应激作用对实验结果造成的干扰。

2.手术及恢复期

手术及恢复期同小鼠。

3.自身给药期

实验前检查鼻触器是否正常,输液系统是否通畅,以及注射器中药物和生理盐水是否足量等。

实验时,将大鼠放入操作箱,连接背部插管和输液系统导管后,将操作箱门关上,让动物在箱中适应 15～20min 后开始训练实验,训练结束后 30min 取出实验动物。动物在整个实验期间,为控制其体重,需限制大鼠饲料(13～15g/d),自由饮水。实验动物行为监控系统自动记录和保存实验结果,记录有效鼻触次数、无效鼻触次数和可卡因注射次数。

成瘾模型建立成功的标准:形成操作式条件反射;打药频率稳定;该动物连续 3d 打药次数在其平均值的 ±10% 范围以内。

3.2.3 强化程序

即使同一药物,在实验时使用不同的强化程序,也可能得出差异很大的结果。

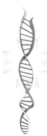

例如,在固定比率强化程序下,尼古丁表现出弱的正性强化效应;但在固定间隔强化程序中表现很强的强化效应。

根据实验设计的不同,给药程序可分为简单程序、累进比率(progressive ratio,PR)程序、二次强化程序。

1. 简单程序

简单程序有固定比率(fixed ratio,FR)程序和固定间隔(fixed interval,FI)程序。

(1)固定比率 是指每次药物注射需要的反应(鼻触或压杆)次数,反映了药物摄取的速度。固定比率1(FR1)是指动物鼻触或压杆一次,获得药物注射一次,是最常用、最有效的实验模式,常用于探究药物注射的速率模式,能有效地用于药物滥用倾向的初步筛选。在 FR 模式下,非灵长类动物可以在几周内建立起药物自身给药行为,为了避免动物获取过量药物而产生药物毒性,实验中设定了两个很重要的实验参数,即不应期(time out,TO)和最大注射次数(max infusion number)。不应期是指药物每次注射后有一段空窗期,动物即使压杆或鼻触也不能获得药物。最大注射次数是指在实验过程中动物获取药物的最大注射量。自身给药实验可分为连续自身给药实验和交叉自身给药实验。连续自身给药实验是指注射装置昼夜开放,任何时候动物只要完成某种操作(如压踏板)就可获得药物。交叉自身给药实验是指先按每天固定的给药期限(如 1h、2h、4h 或 6h)训练动物形成对标准品稳定的自身给药行为,然后换用受试药,如动物仍维持自身给药行为,则表示该受试药具有类似于标准品的依赖性潜力。FR 程序反映了药物的摄取速度,定性地说明了药物是否能作为强化因子,却不能反映动物对药物的渴求程度,因为药物摄取速度对强化效能的改变不敏感,即使能通过药物摄取速度观察到少许变化,也很少有理论依据能解释这种改变,所以使用固定比率模式不能合理地评估药物的强化作用。固定比率成模快,使用较多,但有人认为其只能反映人类用药的启动反应,对强迫性用药行为和强烈的药物渴求反映不够。

(2)固定间隔程序(不定间隔程序) 实验时,只对动物经过一定时间间隔如 5min 后出现的第一次操作行为予以强化,间隔期间的操作只记录数目,这样的强化程序被称为固定间隔程序。相应的,如果时间间隔在一定的范围内变化,则称为不定或可变间隔程序。间隔程序描述动物碰触开关行为与获得强化药物的时间延迟关系,指在实验中设置一定的时间间隔,动物在间隔期的反应不会得到奖赏,而非间隔期的行为则可获得奖赏。固定间隔可以反映药物的非特异性作用。

2.累进比率程序

在实验中,动物每次要获得下一剂量,必须倍增操作次数。例如,设定比率为1∶2,第一个剂量需压板 50 次,则依次的下一个剂量就必须完成 100、200、400、800、1600……次操作才能获得。若两次操作间隔超过一定时间,则认为动物因未获得药物而致"绝望",此时动物为获得最后一次剂量所完成的操作行为的比率即可作为评价药物强化效应的定量标准,比率越高则提示该药物的精神依赖性越强。累进比率一般呈指数式上升,根据动物的断点来表现药物的强化属性。传统累进比率方法强调断点,实验周期较长,一般为 1 个月左右。实验动物在断点后由于比率太高而失望,对踏板失去兴趣,连续 1～3d 不能得到药物注射,影响了药物维持所必须达到的血浓度,使得重复实验时踏板次数不稳定。

采用每日比率累进法,以每天所能达到的最高比率值为实验数据,每天实验时间 22～23h,每天的比率均重新开始,避免了动物连续几天得不到药物的问题,使药物血浓度始终维持在相对稳定的水平,这样更符合精神依赖性药物维持的基本原理。每日比率累进法的另一个优点是缩短了实验周期,使累进比率实验能在 10d 内得到结果。

3.二次强化程序

二次强化程序将觅药行为(drug seeking)与用药行为(drug taking)分离,动物碰触觅药杆(the seeking lever)并不能直接得到药物,而是获得按压给药杆(the taking lever)的机会,按压给药杆之后获得奖赏,以此模拟人类为获得药物所作的努力,并有效地减小了药物的直接影响。二次强化程序多用于灵长类动物,目前其在啮齿类动物中的应用也日益增多。

3.2.4 自身给药的影响因素

1.实验对象

实验动物的种属、年龄及状态是另外一个影响自身给药行为的因素。不同物种在自身给药的获得及维持上有着不同的特点。同一物种不同品系即使在相同给药模式下,血药浓度相当,也存在反应模式的差别。不同年龄的动物对药物的敏感性往往也存在着差异。动物的身体状态及用药史对自身给药行为也具有明显的影

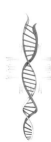

响。例如,剥夺食物可以使自身给药行为增强。如果动物在开始阿片类药物自身给药前,已经有慢性使用这类药物的历史,那么它很可能对这类药物已产生了躯体依赖性。在这种条件下,动物往往很容易形成自身给药行为。

2.药物因素

不同的给药方法不但可以影响自身给药的形成速度,还可以影响药物的强化属性。无节制自身给药加剥夺训练,可以使大鼠对可卡因的强化效应敏感化,而采用普通的 FR 给药程序则无此效应。因人类普遍存在多种精神活性物质混合使用的情况,故研究人员利用成瘾模型对此现象进行了模拟研究。很多研究发现预先暴露于一种成瘾物质可以影响其他成瘾物质的使用,一般是促进作用。药物必须具有强化作用,才有可能形成动物自身给药行为。但仅有这一特性还不够,在实验中能否诱发和维持动物的自身给药行为,还取决于药物的剂量和实验条件。

3.反应速率

药物摄取速率变大,单次注射剂量则下降,这是因为药物浓度变低,动物必须增加单位时间内压杆次数,才能获得与前次剂量相同的药物,以满足对药物的需求。药物摄取速率的增加,反映了强化效应的下降,同理,摄取速率的降低反映了强化效应增加。

在自身给药固定比率实验(特别是 FR1)中,动物每次进入操作箱,在实验开始的几分钟内会连续注射几次药物,随后出现一段不给药的空窗期(space)。对于某些药物,注射时常会出现一些明显的规律,例如,在可卡因和苯丙胺的自身给药固定比例实验中,动物在实验开始的几分钟会一连注射几次药物后出现空窗期,接着动物会以一定的频率来注射药物。而另一些药物是以簇(inclusters)方式来获得,例如,吗啡和海洛因一般注射 2 次后出现一段较长的空窗期。摄取药物的这一规律取决于药物的种类、代谢速度和动物对药物的敏感程度。

控制自身给药反应速率最重要的参数是药物的注射剂量。当药物剂量较低时,药物摄取速率则变大。每次注射后,出现一个强化后停顿,强化后停顿的时间与注射剂量直接相关。当单位注射剂量升高,停顿时间则变长,注射次数也相应变少。在自身给药实验中常观察到,动物在记忆的获取阶段有时会出现较高的反应速率,而在随后的几天反应速率恢复正常,这说明,动物在进行自身给药的训练过程中,不仅能学会压杆或鼻触等操作式行为,而且高反应速率还会产生不良反应。

也就是说，动物的打药速率反映了奖赏和药物不良反应的平衡，打药速率的大小由药物的奖赏作用和不良反应共同影响，药物的注射次数越少，不良反应越小，奖赏效应越占主导地位，反之亦然。

4. 躯体依赖

药物的躯体依赖取决于药物不存在时是否能诱导出戒断症状。一些药物能使人类产生躯体依赖，但在动物自身给药实验中没有表现出来。某些药物会使机体产生极强烈的戒断症状，但是没有滥用潜能，实验动物也不能形成自身给药行为，这说明戒断症状不是决定药物摄取的一个主要因素。但是，对于有些药物（如鸦片类），动物不断地摄取药物就是为了避免出现戒断症状。检测特定药物是否能使个体产生躯体依赖，至少要满足以下两点：具有耐受性证据和停药症状。躯体依赖的程度由药物种类、剂量和药物作用时间共同决定。

5. 环境因素

相关的基因研究提示基因差别并不能完全解释易感性的不同，环境和应激也发挥着十分重要的作用。环境从很多方面影响自身给药的用药行为。尼古丁的欣快、强化、精神效应较其他成瘾药物小很多，但其滥用潜力与那些药物相当或超过它们，戒烟的难度丝毫不低于戒断其他成瘾物质。当动物处于与第一次产生躯体依赖性相同或相似的环境中时，很快就出现大量的吗啡摄入，而处于曾产生戒断症状的环境中的大鼠则反应降低；环境因素对自身给药行为的影响还表现在与自身给药行为同时发生的伴随刺激方面。例如，在给药期间的信号刺激，因反复地与药物注射同时出现，故可以起到使自身给药行为增强的作用。

3.2.5 自身给药实验的应用

1. 建立精神依赖动物模型

人工给药建立药物躯体依赖动物模型的实验方法存在实验精度等方面的缺陷，用自身给药系统定时自动给药可以弥补这一缺陷，获得一致性和重复性较好的躯体依赖动物模型。因此，自身给药系统能够用于建立精神依赖动物模型。

2. 评价药物的精神依赖性

评价药物精神依赖性潜力是自身给药实验的经典应用。在排除其他因素的前

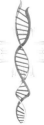

提下,动物自身给药行为建立的速度可反映药物强化作用的强弱,行为的频率能反映动物精神依赖性的大小;累进比率实验下的终止点可定量药物的精神依赖性,潜力药物替代实验可以比较已知与未知药物的某些药理学特点。

3.揭示精神依赖产生的机制

越来越多的研究发现,药物的精神依赖性是导致药物滥用的重要原因,并且是脱毒治疗后复吸的主要因素。它的产生是一个不仅与药物本身的药理学作用有关,而且涉及用药者的心理、用药经历、周围环境等诸多因素的复杂过程。应用自身给药实验则不仅可以直接阐明药物本身,如化学结构、体内代谢分布、剂量浓度、受体激动剂、拮抗剂等对精神依赖性产生的影响,而且能研究其他行为学因素,如强化程序和环境因素的作用,通过设计不同的操作程序和改变环境条件,如灯光、声音等,可直接应用行为分析的方法探讨药物产生精神依赖性的相关机制和影响因素。脑内特定部位自身给药实验方法的建立为研究药物依赖性产生的中枢机制提供了基础条件,具有广阔的前景。

4.建立复吸模型

由于戒断症状的持续期及强度明显与复吸的发生不平行,部分成瘾物质躯体戒断症状很轻,以致有些学者否定负性强化对于复吸的作用。但最近人们对于戒断症状有了新的认识,认为戒断症状可以条件化。例如,脱毒后的患者回到用药的环境中即会体验强烈的条件性戒断症状。对戒断症状的认识转向了所有成瘾药物都很常见的、本质上更具有激发性的负性情感状态。负性情感状态不仅通过负性强化,还通过改变正性强化刺激的调节点,增加药物的正性效应和条件性正性药物效果,从而具有动机属性。自身给药是一种建立在随机行为基础上,通过强化得到的操作式行为反应。行为药理学认为随机行为形成的操作式条件反射,其产生和维持都依赖于行为的结果,即某些"美好的"或可避免的"坏的"结果,该结果可使随机行为的重复概率增加,引发该结果的因素称为强化因子。因此,理论上可以建立反映负性强化机制的自身给药模型,但由于认识上的差异及技术方面的原因,目前自身给药模型主要建立在正性强化机制的基础上。

3.3　多巴胺 D1 和 D3 受体基因敲除小鼠的培育与生物学特性

　　毒品依赖日益被人们认为是一种严重的脑疾病,造成吸毒者健康水准下降,引发犯罪率上升,给人类带来巨大的社会负担。虽然毒品依赖包括许多心理和社会的因素,但其实质上表现为生物学程序和体内反应的过程。经过多年的研究积累,人们知道有许多种毒品已经滥用,可是对这些毒品是如何引起依赖却知之甚少。我们的策略是采用综合途径,包括利用诱导性基因敲除鼠,应用行为学、组织学和分子生物学方法研究脑多巴胺系统基因的功能。焦点在于采用转基因 D1 和 D3 受体敲除小鼠模型,从培育、生物行为角度的变化探讨敲除小鼠的生物学特性,从而为理解多巴胺系统在毒品依赖中的分子机制奠定基础。

　　西安交通大学卫生部法医学重点实验室实验小鼠是从美国芝加哥大学徐明教授处引进,拥有多巴胺 D1、D3 受体基因敲除小鼠和野生型三个品系,饲养于西安交通大学实验动物中心 SPF(无特定病原体动物)级动物房。对引进小鼠的饲养和繁殖我们均参照相关文献,并结合实验室条件,按照 SPF 级动物饲养标准进行。

　　基因敲除小鼠(gene knockout mice)是指通过同源重组定向的在活体内剔除特定基因的小鼠。代孕母鼠产下小鼠自交生育出来的仔小鼠中,其中基因敲除小鼠和野生型小鼠各占全部仔小鼠的 20%～30%,其余小鼠为一条染色体上携带目的基因,另一染色体该基因被敲除的杂合子。前两者可用于基因功能研究,后者用于该基因敲除小鼠品系的保种。因此,对小鼠基因型进行鉴定是很必要的。目前常采用 Southern 印迹法和 PCR 法。

3.3.1　基因敲除小鼠的饲养与管理

　　转基因小鼠的制作是一种生物高新技术,成本很高。据粗略估计,从转基因构建开始到制作成功一个转基因小鼠品系至少需要 5 万元人民币。如果饲养条件达不到要求,某一鼠群感染了传染病,就有可能全军覆没,毁掉整个鼠群。良好的环境控制、标准化的饲料和科学化的管理是培育出高品质、标准化实验小鼠及获得准确实验研究结果的重要条件,因此对转基因小鼠必须进行严格的科学化管理。

3.3.1.1　饲养环境

　　小鼠对环境适应的自体调节能力和疾病抗御能力较其他实验动物差,D1、D3

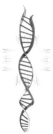

基因敲除小鼠尤其明显,饲养中必须根据实际情况(季节、气温等)保持清洁舒适的生活环境。

小鼠临界温度为低温 10℃,高温 37℃。饲养环境控制应达到如下要求:温度 18～29℃;相对湿度 40%～70%;最好将温度控制在 18～22℃,湿度 50%～60%。一般小鼠饲养盒内温度比环境温度高 1～2℃,湿度高 5%～10%。

小鼠的饲养环境必须保持温度、湿度相对稳定,日温差不超过 3℃,否则会直接影响小鼠的生长发育、生产繁殖,甚至导致小鼠发生疾病,从而影响实验结果。为了保持室内空气新鲜,氨的体积浓度不超过 20ppm,换气次数每小时应达到 10～20 次。

垫料是生活环境中小鼠直接接触的铺垫物,起吸湿(尿)、保暖、做窝的作用。因此,垫料应有强吸湿性、无毒、无刺激气味、无粉尘、不可食,并使小鼠感到舒适。我们使用的垫料是由动物中心提供,经高压消毒灭菌处理,每周更换 2 次。同时保持饲养室内外清洁,门窗、墙壁、地面等无尘土。

3.3.1.2　饲料和饮水

小鼠的饲料经高温消毒处理,饲料中含一定比例的粗纤维,营养成分相对稳定,当饲料种类发生改变时要记入档案。不同种类或品系的小鼠有不同的营养标准,基因敲除小鼠和种鼠的饲料所含蛋白质成分要高于一般小鼠,D3 基因敲除小鼠需要高蛋白质低脂肪的饲料,D1 基因敲除小鼠更喜好湿软食物。针对这些特性,我们购买了鸡蛋、奶粉、葵花籽等,按照一定比例调制饲喂。

小鼠胃容量小,随时采食,是多餐习性的动物。成年鼠采食量一般为 3～7g/d,幼鼠一般为 1～3g/d。我们每周添料 3～4 次,保持鼠笼盖上的料斗内经常有足够量的、新鲜干燥的饲料。

小鼠的饮水需经高温高压灭菌处理。小鼠的水代谢相当快,为保证足够的饮水,我们每周换水 2～3 次,成年鼠饮水量一般为 4～7ml/d。要保证饮水的连续不断,需经常检查瓶塞,防止瓶塞漏水造成动物溺死或饮水管堵塞使小鼠脱水死亡。

3.3.1.3　小鼠疾病预防

作为实验动物,实验前应健康无病,所以应积极进行疾病预防工作。实验动物一旦患病就失去了作为实验动物的意义。在对实验动物的饲养繁殖过程中我们坚持做到以下几点。

• 有疑似传染病的小鼠将整盒淘汰,然后检测是否确有疾病,再采取相应措施。

- 新引进的动物必须在隔离室进行检疫,确定其无病后才能与原鼠群一起饲养。
- 实验人员出入饲养区须遵守饲养管理守则,按要求进行淋浴、更衣、洗手及必要的局部消毒。
- 严禁非饲养人员进入饲养区。

3.3.1.4 小鼠皮肤寄生虫及 SPF 室细菌监测

1. 小鼠皮肤寄生虫监测

监测小鼠皮肤是否感染寄生虫通常采用透明胶纸法。用透明胶纸(约 2cm 宽)在被检小鼠的眼眶、耳后、颈后、臀部、腹沟等部位依次按压,并逆毛用力粘取,拔下少许毛后将胶纸粘于载玻片(不要留气泡或皱褶)用记号笔编号,镜检,记录结果,检测小鼠是否感染了寄生虫。

2. SPF 室细菌监测

将培养基直接暴露于 SPF 室内 2～3h,盖好盖子拿回实验室 37℃温箱中培育过夜。观察培养基中细菌生长情况,如果培养基中没有细菌菌落,说明 SPF 室中无细菌感染。

3.3.2 转基因小鼠的繁殖

不同品系、不同种群的小鼠有不同的繁殖方法,适宜的繁殖方法是保证小鼠质量的前提。在相同情况下,野生型和 D3 敲除小鼠的繁殖能力表现正常,相对于野生型、D3 和杂合子小鼠,D1 敲除(纯合子)小鼠有明显的生长迟缓现象,尤其在活动力、食欲、生育交配能力方面。因此,在成功引进转基因小鼠的同时,如何使 D1 敲除小鼠保种、繁殖,形成品系规模,是我们研究的重要内容之一。经过尝试、分析,我们建立了 D1 纯合子合笼和 D1 敲除纯合子与野生型小鼠杂交两种繁殖途径,并结合基因型鉴定技术,实现了 D1 敲除小鼠品系的维持,并初步形成规模。

3.3.2.1 种鼠的选择

进入生产的种鼠要经过挑选,即选种。选种在小鼠离乳时进行初选,种鼠应符合该品系的遗传学特征,无变异。双亲健康无疾病,活力强。初选时按健康标准一般选留 2～5 胎的仔鼠,并适当延长哺乳期到 23d,然后断乳并将雌、雄分开。同时做好档案记录。在育成期中出现异常者应立即淘汰,同时应适当控制营养,以防种

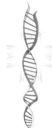

鼠过度肥胖,影响配种。配种前按健康标准和生殖器情况进行定选。小鼠初配的适龄期为 60～90d。应选择体质强壮、活泼、被毛紧披而有光泽、尾肥嫩粉红血管明显、眼鼻无异物、无外伤肿胀溃烂、外生殖器发育良好、发育正常的小鼠作为种鼠。

3.3.2.2　繁殖方法

我们所采用最主要的繁殖方法是长期同居法。长期同居法,又称频密繁殖法,此法在管理上较简单,可减少疾病传染机会。具体方法是使 1 只雄鼠与 1 只雌鼠同居。在雌鼠分娩后几小时内可再行交配受孕。一般情况下每只雌鼠每月可产 1 胎。这样可充分利用小鼠的繁殖能力(特别是利用雌鼠产后发情)。由于雌鼠边怀孕边哺乳负担过重,加强营养是很重要的。

小鼠的繁殖方法除了长期同居法,还有定期同居法。定期同居法,又称非频密繁殖法。将 1 只雄鼠与 6 只雌鼠编为一繁殖单元。每周向雄鼠笼放入 1 只雌鼠,即依周次使雄鼠与 1 只雌鼠同居,同时将受孕雌鼠取出,置单笼分娩、哺乳、离乳,以此类推。每只雌鼠生产周期为 42d,比长期同居法要长,但便于有计划供应和生产,而且哺乳仔鼠又得到充分的营养,仔鼠发育好,离乳时平均体重较前法重 1～2g。这时,要经常检查种鼠的生殖能力,及时淘汰受孕能力低的种鼠并增补新种鼠。

3.3.2.3　不同类型鼠群的繁殖

近交系的维持和生产繁殖用原种小鼠必须遗传背景明确、来源清楚、有完整的谱系资料,包括品系名称、近交代数、遗传基因特点及主要生物学特征等。引种小鼠应来自近交系的基础群,以 2～5 对同窝个体为宜。

小鼠近交系一旦育成,应按保种的有关规定,维持其特定的生物学特征的稳定,保持其基因性同一和基因纯合性。近交系小鼠的维持和生产包括四个群,即基础群、扩大群、生产群和供应群。生产过程一般是从基础群移出种子,经扩大群扩增后,建立生产群,由生产群繁殖仔鼠进入供应群。

3.3.2.4　不同类型鼠群的管理

1.生产鼠群的管理

繁殖种鼠负担重、消耗大,要保证充足的营养,应提高饲料中蛋白质含量,在细饲料渣中加入鸡蛋或奶粉,并定期补充适量葵花籽。

要及时进行怀孕检查,通过观察阴栓可知其准确怀孕日期。同时小鼠怀孕

10d 左右时，腹部隆起。当倒提小鼠时这种隆起可非常容易地观察到。

对于封闭群小鼠，种鼠置同一笼中配种 20d 或仔鼠离乳后 20d 仍未受孕，可调换雄鼠，20d 后仍未受孕可将其淘汰。

及时淘汰体质差、与原品系特征不同的种鼠，繁殖种鼠月龄超过 9～11 个月也要及时淘汰。

雌鼠分娩时其周围环境尽量不要变动，否则可使雌鼠受惊，导致食仔。

2. 核心种群的管理

核心种群是为生产鼠群提供种鼠的种群，对于近交系核心鼠群就是基础鼠群，其饲养管理比生产鼠群更细致。要根据育种计划进行配种留种，选 2～5 胎的仔鼠留种，新生仔鼠按 1：1 的比例选留，哺乳期可延长至 23d。

3. 育种鼠群的管理

来自核心种群的育种幼鼠要雌雄分开饲养，同窝雄鼠可置于同一笼中，注意不同窝离乳的雄鼠不应同笼饲养，否则会引起打斗而致伤。注意营养适中，防止过肥而影响配种。其他饲养管理同生产种鼠一样，要保证充足的饲料、饮水，及时更换垫料。如有可疑病鼠立即整盒淘汰。

对于生长发育异常的仔鼠，如卷尾、脑水肿、眼睛异常、腹泻、发育不良、鼻端脱毛、被毛脱落、断尾、被毛变质、咬伤和其他不正常的小鼠，应及时淘汰。

4. 待发鼠群的管理

繁殖鼠中离乳的幼鼠可转入待发鼠群饲养，雌、雄严格分开，放入群养盒，并根据小鼠的体重及时将过分拥挤的小鼠再次分开。此时不同鼠笼的待发鼠不可混养，以防咬伤。及时做好转入、供应记录，使账目相符。其他方面的管理与生产种鼠相同。

3.3.2.5　计划生产和记录档案

1. 计划生产

计划配种日期的计算依照式（3-1）和式（3-2）。

$$计划配种日期 = 至计划使用日期天数 - 需要天数 \qquad (3-1)$$

$$需要天数 = 性周期 + 妊娠期 + 达到要求体重所需日龄 \qquad (3-2)$$

如某实验人员需于 8 月 1 日使用体重 18～20g 的昆明小鼠，则：

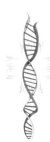

$$需要天数＝5＋21＋28＝64(d)$$

其中 28d 是小鼠从出生到生长至体重为 19g 左右所需的时间。

2. 记录

科学管理必须有各种完好的记录。小鼠生产繁殖中的记录工作非常重要,应随时记录小鼠的生产繁殖情况,并及时总结,以发现和解决生产中出现的问题。工作记录包括以下几项。

(1)种群记录和生产记录　包括谱系记录、品系记录、个体记录、繁殖记录和工作记录。

对于近交系小鼠,种群记录和生产记录应包括:①繁殖盒上的繁殖卡,包括品系名称、近交世代数、双亲编号、个体编号、出生日期、断奶日期、兄妹分窝日期、配种日期、产仔数、仔鼠雌雄数、体重、淘汰日期等,繁殖卡应永久性保存;②谱系记录本,主要用于小鼠个体的编号,可依出生日期顺序填写,包括鼠号、代数、胎次、父号、母号、生日、交配繁殖号等,谱系记录本应与繁殖卡相对应,并永久保存;③谱系图,根据繁殖卡和谱系记录本可画出小鼠繁殖的直观的亲缘关系图,便于生产的总体安排;④生产记录,用于汇总某饲养区的生产情况,记录小鼠的离乳、淘汰、留种、意外死亡、供应等情况;⑤工作日志,记录工作人员的每天操作情况;⑥供应记录,用于记录小鼠的日龄、品系、体重等情况,以便迅速及时地供给实验者。

对于封闭群小鼠,种群记录和生产记录应包括:①繁殖卡,包括品种、编号、父母鼠号、出生日期、同窝个数、配种比例及繁殖情况等,繁殖卡应永久保存;②留种卡,包括品种、编号、父母鼠号、出生日期、同窝个数等;③生产记录和工作日志同近交系小鼠。

(2)环境记录　包括温湿度记录、天气情况记录、消毒灭菌记录等。

(3)动物健康记录　略。

(4)实验处理及观察记录　略。

3.3.3　转基因小鼠的基因型鉴定

3.3.3.1　PCR 法鉴定 D1 受体基因敲除小鼠

PCR 法鉴定小鼠,我们设计引物时,也是针对两种小鼠在打靶区序列的不同点,同时注意引物的特异性。具体来说,我们可以以两种小鼠打靶区共有的序列作为前向引物的结合位置,而后向引物,分别和 D1R(野生型),pGK - Neo(突变型)结合,这样扩增后产生不同长度的片段,通过琼脂糖凝胶电泳检测就可以得到小鼠基因型的信息。下面是 D1 受体基因敲除小鼠进行鉴定所用 PCR 引物和扩增条件。

1.引物序列

野生型:D1F 和 D1R1,200bp product。

敲除型:D1F 和 D1R2,380bp product。

D1R1:5′- AGT TGG TCA CCT TGG ACC - 3′。

D1R2:5′- AGC CCA GAA AGC GAA GGA G - 3′。

D1F:5′- TAA GCC ACC GGA AGT GCT TTC - 3′。

2.扩增体系

模板 DNA 1μl(约 50ng);10 × buffer 2.5μl;dNTP 2.5μl;Primer1 0.5μl;Primer2 0.5μl;rTaq 酶 0.15μl;H₂O 17.85μl;总体积 25μl。其中引物浓度为10μmol/L,购自上海生工生物工程技术服务有限公司。rTaq 酶购自 Takara。

3.扩增条件

模板 DNA 1μl(约 50ng),94℃,5min;94℃,30s,56℃,30s,72℃,30s,共 30 个循环;72℃,7min;4℃,∞。结果见图 3 - 3。

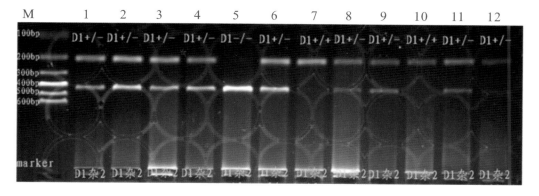

图 3 - 3　PCR 法鉴定小鼠基因型结果

M 为 Marker;泳道 1、2、3、4、6、8、9、11、12 为 D1$^{+/-}$型;泳道 5 为 D1$^{-/-}$型;泳道 7、10 为 D1$^{+/+}$型。

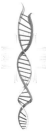

3.3.3.2 Southern 印迹法鉴定 D1 受体基因敲除小鼠的基因型

如图 3-4 所示,以多巴胺 D1 受体基因敲除小鼠的基因型鉴定为例,用打靶载体(D1 targeting vector)剔除野生型小鼠的同源序列(wildtype D1)得到 D1 受体丧失的突变型小鼠(mutant D1),代孕母鼠产下的小鼠就是同时带有野生型 D1R 和突变型 D1R 序列的杂合型小鼠。这些仔小鼠自交会产生三种类型的小鼠,即杂合型、野生型、突变型小鼠。要鉴定它们各自的基因型,需要设计合适的探针,图 3-4 中给出一种方式:由于野生型和突变型序列上酶切位置不同,用合适的内切酶(Bgl Ⅱ)作用于待鉴定小鼠基因组后,野生型和突变型在打靶序列会产生不同大小的片段,Southern 印迹法所采用的探针就要针对这一点进行设计,同时应注意探针序列和整个小鼠基因组的其他序列不能有同源性。这样,通过 Southern 印迹,野生型小鼠只会出现 5.5kb 的条带,突变型小鼠只会出现 4.6kb 的条带,而杂合型小鼠会同时出现这两种大小的条带,以此我们就可以得到所有小鼠的基因型。

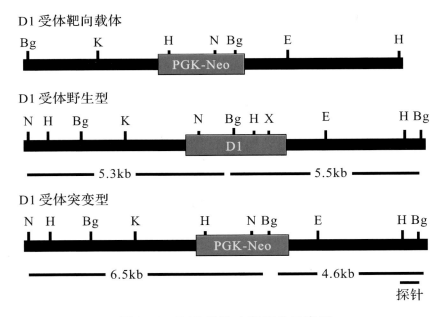

图 3-4 D1R 敲除小鼠产生示意图

图中 Bg:Bgl Ⅱ;E:EcoR Ⅰ;H:$Hind$Ⅲ;K:Kpn Ⅰ;N:Nco Ⅰ;X:Xba Ⅰ。

Southern 印迹法包括两个主要过程:一是将待测核酸分子通过一定的方法转

移并结合到一定的固相支持物(硝酸纤维素膜或尼龙膜)上,即印迹;二是固定于膜上的生物素或同位素标记的探针在一定的温度和离子强度下退火,即分子杂交过程。

1. 待测小鼠核酸样品的制备

- 剪 0.5～1.0cm 待测鼠尾放入盛有 500μl 鼠尾裂解液的离心管中。
- 加入 5μl 10mg/ml 的蛋白酶 K,56℃ 水浴过夜。
- 100℃ 灭活蛋白酶 K 后,加入 5mol/L NaCl 200μl,混匀后置于冰中 1h。
- 4℃,12000g 离心 20min 后,将上清转入另一离心管中,加入 1ml 100% 乙醇。置于 −20℃ 条件下 1h 以上。
- 4℃,12000g 离心 15min,保留 DNA 沉淀,并使其充分干燥。
- 将得到的 DNA 溶于 20～60μl pH＝8.0 的双蒸水中。所得 DNA 浓度为 0.5～1.5μg/μl。

基因组 DNA 很长,需要将其切割成大小不同的片段之后才能用于杂交分析,通常用限制酶消化 DNA。用合适的限制酶消化不同基因型小鼠的基因组 DNA后,在打靶区,得到的片段长度会有所不同,这样利用电泳技术就可在空间距离上将其区分。为了得到足够强的杂交信号,酶切的基因组 DNA 量应在 10μg 以上。

2. 琼脂糖凝胶电泳分离待测 DNA 样品

在恒定电压下,将准备好的 DNA 样品放入 0.8%～1.5% 琼脂糖凝胶中进行电泳。一般来说,分辨大片段的 DNA 需要用浓度较低的凝胶,反之要用浓度较高的凝胶。标准的琼脂糖凝胶电泳可以分辨 70～80000bp 的 DNA 片段,可以满足小鼠基因型鉴定的要求。采用琼脂糖凝胶电泳分离待测 DNA 样品的步骤如下。

- 制备合适浓度的琼脂糖凝胶,以满足上样量(约 30μl)的厚度为宜。
- DNA 样品与上样缓冲液混匀后上样,一般而言,对于单拷贝基因用地高辛杂交系统,每道需要上样 5～10μg DNA 样品以得到足够强的信号。
- 分子质量标准物(地高辛标记)与上样缓冲液混匀后上样。
- 在琼脂糖凝胶上进行电泳。3～8V/cm,电泳 3～5h,使 DNA 条带充分分离。
- 电泳结束前 0.5～1h,在电泳缓冲液中加入溴化乙锭(ethidium bromide, EB)使其终浓度为 0.25～0.50μg/ml,电泳结束后,在紫外灯下观察凝胶以判断待

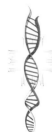

测 DNA 样品的质量。

3.电泳凝胶预处理

由于 DNA 样品在制备和电泳过程中始终保持双链结构。为了有效实现 Southern 印迹转移,对电泳后凝胶的处理十分重要。我们通常将电泳凝胶浸泡在碱性溶液中,使 DNA 变性为单链,再用中性 pH 值的缓冲液中和凝胶中的缓冲液。这样,DNA 片段经过碱变性,可以保持单链状态而易于同探针分子进行杂交反应。其具体的步骤如下。

• 将凝胶浸入 30ml 变性液(0.5mol/L NaOH – 1.5mol/L NaCl)中 15min×2,使凝胶变性。

• 将凝胶浸没入灭菌双蒸水中 2～5min。

• 将凝胶浸入 30ml 中和液[0.5mol/L Tris – HCl(pH=7.5)– 1.5mol/L NaCl]中 15min×2,中和凝胶中的缓冲液。

• 将凝胶浸没于 20×SSC 中 10min 以上。

4.转膜

转膜是指将凝胶中的单链 DNA 片段转移到固相支持物上,转移过程中要保持 DNA 片段的相对位置不变。目前用于转膜的固相支持物有很多种,包括硝酸纤维素膜(NC 膜)、化学活化膜、尼龙膜等,有些类型的尼龙膜会产生较高的本底,但是因其具有检测敏感度高、柔性好且能够耐热、耐溶解作用等优点,故使其应用较为广泛。

常用的 Southern 转膜方法有细管虹吸印迹法、电转移法、真空转移法。西安交通大学卫生部法医学重点实验室采用细管虹吸印迹法进行转膜。

将一张待用尼龙膜和 3 张厚滤纸裁成与待转移胶相同大小,并在尼龙膜一角进行一个标记。另一张厚滤纸裁成与凝胶相同宽度、长度(约 18cm),足以达到转移液盒子的底部。准备 20×SSC 转移液。将待用尼龙膜用蒸馏水浸湿后,再浸入 20×SSC 转移液中。

5.安装虹吸转移装置

• 将长的滤纸放在转移平台的顶部,滤纸两端达到转移盒的底部,制成虹吸桥。

• 将足够多的转移液倒入转移盒内,湿润滤纸。

- 将凝胶背面朝上置于滤纸搭成的桥上,注意凝胶与滤纸间不能有气泡。
- 用保鲜纸封住凝胶四边。
- 将浸湿的尼龙膜置于凝胶的上部,注意凝胶与尼龙膜间不能有气泡。
- 将剩下的 3 张滤纸小心地放在转移膜的上面,并放一叠吸水纸搭在滤纸上,再放一块玻璃板,其上压一个重物(如 500g 砝码)。
- 转移 18～24h,在这个过程中及时换掉浸湿的吸水纸。

6. 紫外交联

- 将膜放在浸有 2×SSC 的厚滤纸上,有 DNA 的一面朝上。
- 将膜置于紫外交联仪(UV crosslinker)中,在紫外光(短波)下自动交联 1～3min。
- 用双蒸水短暂地漂洗已交联的膜。
- 在空气中晾干膜。

注意:此膜可在密封的杂交袋中于 4℃ 条件下长期保存。

7. 探针的制备和标记

用于 Southern 印迹杂交的探针可以是纯化的 DNA 片段或寡核苷酸片段。探针应根据打靶 DNA 片段,剔除基因片段及剔除前、后基因片段酶切情况具体设计,DNA 探针长度以 200～1000bp 为宜。一般将用 PCR、化学合成等方法得到的探针连接到合适的载体,以便于保存与重新制备。

探针可用放射性物质和地高辛等标记。前者灵敏度高,后者安全性好。探针的标记方法有随机引物法、切口平移法和末端标记法等,有一些试剂盒可以选择,操作并不复杂。我们以 Roche 公司的 DNA 地高辛标记试剂盒来进行探针的标记,具体方法如下。

- 取 10ng～3μg 探针模板 DNA 于 1.5ml 离心管中,加入无菌双蒸水至终体积 15μl。
- 将探针模板 DNA 于 100℃ 水浴 10min 后立即冰浴。
- 在上述离心管中加入 10× 六聚核苷酸混合物 2μl,标记的 dNTP 混合物 2μl,Klenow 酶 1μl。混匀并短暂离心后置于 37℃ 1～20h(过夜)。
- 加入 2μl 0.2mol/L EDTA(pH=8.0)或加热到 65℃ 10min 以终止反应。
- 一般 1000ng 模板 DNA 可以得到 780ng 标记好的探针,可以用试剂盒提供的

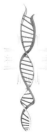

平行对照反应,进行斑点杂交实验来检测探针的浓度。

8. 预杂交

在膜上的 DNA 与标记好的探针杂交之前,应当进行预杂交,其目的是封闭膜上没有 DNA 转移的位点,降低杂交背景,提高杂交的特异性。

预杂交液(加入探针称为杂交液)可以自制也可从公司购买,不同的杂交液配方亦有所不同,所要求的杂交温度也不同。

预杂交的步骤如下。

• 将配制好的预杂交液放入洁净的杂交瓶中(8cm×8cm 膜加入 5ml)预热至杂交温度(42℃)。

• 转印后的膜在 2×SSC 中浸泡 5min 后,将其放入装有预杂交液的杂交瓶中,膜的背面紧贴杂交瓶壁,正面朝向预杂交液。

• 将鲑鱼精 DNA 置于 100℃ 5min,迅速置于冰上冷却 1min。

• 加入变性的鲑鱼精 DNA 至终浓度 100μg/ml,混匀。

• 将杂交瓶放入杂交炉中,于 42℃ 放置 30min 以上。

9. Southern 杂交

Southern 杂交一般采用液-固杂交方式,探针为液相,被杂交 DNA 为固相。杂交发生于相对高离子强度的缓冲盐溶液(杂交液)中,并需要合适的杂交温度,杂交温度过低,会导致探针与待测序列的非特异性结合;杂交温度过高,探针难以和待测序列结合,导致信号过弱不易被检测。一般说来,离子强度越高,温度越高,杂交就越严格。鉴定小鼠基因型,需要使探针和待测序列之间有非常高同源性时,杂交反应才能进行,也就是说,要严格控制杂交条件,以避免假阳性结果。

Southern 杂交的步骤如下。

• 将已标记的 DNA 探针置于 100℃ 10min 后迅速置于冰上冷却 1min,使探针 DNA 变性。

• 弃去预杂交液,在杂交管中加入等量的新的已升至杂交温度(42℃)的杂交液,同样加入变性的鲑鱼精 DNA。

• 将变性好的 DNA 探针迅速加入杂交液中。

• 将杂交瓶放入杂交炉中,42℃ 放置至少 18h(过夜)。

10. 洗膜

洗膜过程是将膜上未与 DNA 杂交的及非特异性杂交的探针分子从膜上洗去的过程。由于非特异性杂交的杂交体不稳定,易在一定温度下解链而被洗去,而特异性杂交体稳定性强则被保留在膜上。洗膜的步骤如下:

• 杂交完成后,取出杂交膜迅速浸泡于大量 2×SSC 和 0.5％ SDS 溶液中,室温下不断振荡 20min;

• 弃去上述溶液,再加入大量 2×SSC 和 0.5％ SDS 溶液,37℃ 振荡洗膜 20min;

• 将膜转移至一个盛有大量 0.1×SSC 和 0.1％ SDS 溶液的容器中,65℃ 振荡洗膜 20min。本步骤重复 2 次。

11. 显影检测

地高辛标记的探针与膜上的 DNA 之间的同源序列在严格条件下互补杂交后,需要用耦连有酶或荧光素的抗地高辛抗体 Fab(抗原结合片段)结合物作为酶标或荧光标记,最后分别用显色底物使膜上杂交处显色或产生荧光来达到检测的目的。

常用的免疫酶学检测方法有辣根过氧化物酶系统和碱性磷酸酶系统,前者稳定且价格便宜,后者灵敏度和分辨率较前者高。下面以 Roche 公司的地高辛免疫检测试剂盒为例来说明 Southern 印迹的显影检测方法,具体步骤如下。

• 洗膜结束后将膜用 1×马来酸缓冲液(maleic acid buffer)或 1×冲洗液(washing buffer)浸泡 2min。

• 将膜置于 1×封闭液(blocking buffer)中室温下孵育 30min～3h。

• 将抗地高辛且已经被碱性磷酸酶标记的抗体(anti-digoxigenin-AP)于 10000r/min离心 5min 后,取出 1μl 加入浸泡膜的盛有 20ml 1×封闭液的洁净容器内,室温振荡孵育 30min。

• 弃去封闭液,用大量 1×冲洗液冲洗膜 15min。

• 再次用大量 1×冲洗液冲洗膜 15min。

• 冲洗完毕后,将膜移至盛有 1×检测液(detection buffer)的容器中浸泡 2min。

• 将膜有 DNA 的面朝上,放在保鲜纸上,加入适量 CDP - Star(100cm² 加入 1ml),置室温孵育 5min。

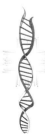

• 挤掉多余的 CDP‐Star，将膜封入杂交袋中，注意膜上不能有气泡。

• 暗室内使膜对 X 线底片曝光（根据信号强弱决定曝光时间，一般为 15min～1h），冲洗 X 线底片，得到 Southern 印迹结果（图 3‐5）。

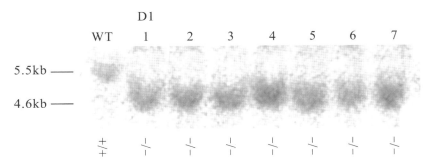

图 3‐5　Southern 印迹鉴定小鼠基因型结果

泳道 1、2、3、4、6、7：D1$^{-/-}$ 型。

12.需注意的问题

• 在保证小鼠基因组 DNA 质量和酶切完全的情况下，充分转膜是得到良好 Southern 印迹结果的重要前提之一，对于相对分子质量较大的 DNA 片段（>15kb），可在变性前用 0.2mol/L HCl 预处理凝胶 10min，使 DNA 片段脱嘌呤。

• 转膜时，凝胶的四周可用 Parafilm 膜封严，以防转膜过程出现短路；同时注意膜与凝胶还有滤纸之间不能留有气泡，以免影响转膜。

• 杂交条件和充分漂洗是保证阳性结果和背景反差好的关键所在。杂交条件应当多预试几次以达到最佳。过度洗膜会导致假阴性，因此，应注意把握洗膜的度。

【参考文献】

[1] Calcagnetti D J，Schechter M D. Nicotine place preference using the biased method of conditioning[J]. Prog Neuropsychopharmacol Biol Psychiatry，1994,18(5):925‐933.

[2] Ettenberg A，Raven M A，Danluck D A，et al. Evidence for opponent-process actions of intravenous cocaine[J]. Pharmacol Biochem Behav，1999,64(3):

507 - 512.

[3] Pliakas A M,Carlson R R,Neve R L,et al. Altered responsiveness to cocaine and increased immobility in the forced swim test associated with elevated cAMP response element-binding protein expression in nucleus accumbens[J]. J Neurosci,2001,21(18):7397 - 7403.

[4] Baker D A,Khroyan T V,O'Dell L E,et al. Differential effects of intra-accumbens sulpiride on cocaine-induced locomotion and conditioned place preference[J]. J Pharmacol Exp Ther,1996,279(1): 392 - 401.

[5] Stromberg M F,Mackler S A. The effect of cocaine on the expression of motor activity and conditioned place preference in high and low alcohol-preferring Wistar rats[J]. Pharmacol Biochem Behav,2005, 82(2):314 - 319.

[6] Vekovischeva O Y,Semenova S G,Verbitskaya E V,et al. Effects of morphine and cocaine in mice with stable high aggressive and nonaggressive behavioral strategy[J]. Pharmacol Biochem Behav,2004,77(2): 235 - 243.

[7] Cunningham C L,Dickinson S D,Grahame N J,et al. Genetic differences in cocaine-induced conditioned place preference in mice depend on conditioning trial duration[J]. Psychopharmacology (Berl),1999,146(1): 73 - 80.

[8] Kurtuncu M,Arslan A D,Akhisaroglu M,et al. Involvement of the pineal gland in diurnal cocaine reward in mice[J]. Eur J Pharmacol,2004,489(3): 203 - 205.

[9] Russo S J,Jenab S,Fabian S J,et al. Sex differences in the conditioned rewarding effects of cocaine[J]. Brain Res,2003,970(1 - 2): 214 - 220.

[10] Tronson N C,Taylor J R. Molecular mechanisms of memory reconsolidation [J]. Nat Rev Neurosci,2007,8(4):262 - 275.

（朱永生）

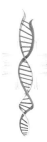

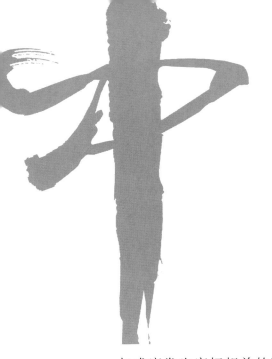

第 4 章　成瘾研究分子技术

与成瘾发生密切相关的脑可塑性和适应性改变,需要大量的蛋白表达和修饰改变作为基础[1-2]。成瘾性物质进入脑内可通过蛋白修饰使转录因子发生变化,引起相关神经元内信号转导改变,最终导致下游大量分子出现活性、表达水平的改变。这一系列分子事件最终表现为脑动机和奖赏系统的病理性紊乱,出现强迫性用药和强烈药物渴求等成瘾行为。识别与成瘾发生相关的脑内分子改变,是成瘾神经生物学的一个重要部分,也是选择成瘾药物治疗靶点,开发新药的必经之路[1]。

4.1　基因表达定量技术

成瘾性物质进入脑内可影响多种基因表达,其中特定基因表达改变是成瘾行为出现的分子基础。明确成瘾发生的分子机制,首先需要确定是哪些基因表达发生了改变? 这些改变出现在药物作用的哪个时程? 改变发生时会伴随成瘾行为的哪些方面? 明确了这些问题才能建立特定基因与脑功能改变之间的联系。

成瘾者死后的脑组织可作为成瘾相关基因的研究材料,该检材可使研究结果更接近疾病发生的真实情况。但首先这类检材极其稀缺;其次,成瘾者在长期滥用药物的过程中混杂了较多干扰因素,如药物的剂量和纯度、伴随其他药物使用、个体疾病尤其是精神疾病等都会影响对成瘾机制的推断;此外,成瘾药物的长期使用可导致脑内多种基因表达发生改变,然而,很难推断这些基因表达的改变在成瘾发生发展中的哪个方面或环节发挥作用。因此,在成瘾分子机制研究中,研究人员使用更多的是建立成瘾模型之后的动物脑组织,特别是一些特定的核团,如腹侧纹状体、伏隔核、腹侧被盖区、杏仁核或海马。检测这些核团中的成瘾相关基因的表达改变,可发现与成瘾药物特定行为效应(如 CPP 或自身给药)所伴随的分子改变。

这些分子的改变,极可能是介导该药物效应的关键步骤。除建立成瘾模型的动物外,培养的神经元细胞也是研究成瘾分子机制的重要材料。

4.1.1 实时定量PCR

实时定量 PCR(real-time quantitative PCR)有时也简称 real-time PCR 或 qPCR,是 1996 年由美国 Applied Biosystems 公司推出的一种新型核酸定量实验技术。定时定量 PCR 通过荧光染料或荧光标记的特异性探针,对 PCR 产物进行标记跟踪,实时在线监控反应过程,结合相应的软件对荧光强度进行分析,从而计算出待测模板的初始核酸浓度。

1.原理

与普通 PCR 仪相比,实时定量 PCR 设备多了荧光读取装置,可记录循环过程中的荧光强度。此外,实时定量 PCR 可收集荧光强度数据,并通过实时分析软件以图表的形式显示结果。

PCR 扩增时在反应体系中额外加入一个针对扩增产物中间序列(与引物序列不重叠)的特异性的荧光探针,该探针为两端分别标记有报告荧光基团和淬灭荧光基团的寡核苷酸。当探针完整时,报告基团发射的荧光信号被淬灭基团吸收,因而无荧光信号。PCR 反应变性阶段,靶基因双链解离,该探针结合在靶基因 DNA 的任意一条单链上,随后 PCR 扩增,Taq 酶的 $5' \rightarrow 3'$ 端外切酶活性将探针酶切降解,使报告荧光基团和淬灭荧光基团分离从而发出荧光,被荧光读取装置实时记录。每扩增一条 DNA 链就会发出一个荧光信号单位,荧光信号强度积累与 PCR 扩增同步,这样通过分析荧光信号就能反映出 PCR 产量的动态变化(图 4-1)。也有方法使用 SYBR 荧光染料,在 PCR 反应体系中,加入过量 SYBR 荧光染料,SYBR 荧光染料非特异性地掺入 DNA 双链后,发射荧光信号,而不掺入链中的 SYBR 染料分子不会发射任何荧光信号,从而保证荧光信号的增加与 PCR 产物的增加完全同步。

2.Ct 值的定义

在荧光定量 PCR 技术中,Ct 值是很重要的概念。Ct 值(cycle threshold)指每个反应管内的荧光信号到达设定阈值时所经历的循环数,C 代表 cycle(循环数),t 代表 threshold(阈值,临界值)。

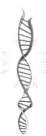

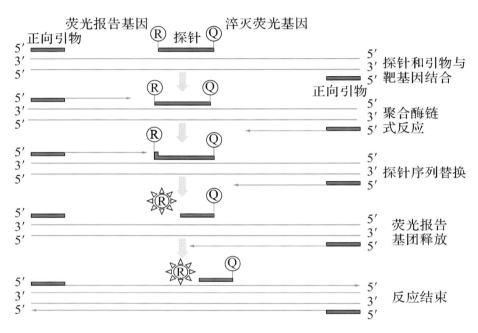

荧光报告基因　　　　　淬灭荧光基因

正向引物　Ⓡ　探针　Ⓠ

探针和引物与靶基因结合

正向引物

聚合酶链式反应

探针序列替换

荧光报告基团释放

反应结束

图 4－1　荧光定量 PCR 原理

荧光阈值(threshold)的设定为 PCR 反应的前 15 个循环的荧光信号作为荧光本底信号,荧光阈值的缺省设置是 3～15 个循环的荧光信号的标准差(standard deviation,SD)的 10 倍,即 threshold＝10×SD cycle 3～15。

每个模板的 Ct 值与该模板的起始拷贝数的对数存在线性关系,起始拷贝数越多,Ct 值越小。利用已知起始拷贝数的标准品可做出标准曲线,其中横坐标代表起始拷贝数的对数,纵坐标代 Ct 值。因此,只要获得未知样品的 Ct 值,即可从标准曲线上计算出该样品的起始拷贝数。

3.几种传统定量 PCR 方法的简介

(1)内参照法　在不同的 PCR 反应管中加入已定量的内标和引物,内标用基因工程方法合成,上游引物用荧光标记,下游引物不标记。在模板扩增的同时,内标也被扩增。在 PCR 产物中,由于内标与靶模板的长度不同,二者的扩增产物可用电泳分离开来,分别测定其荧光强度,以内标为对照,对靶模板进行定量分析。

(2)竞争法　选择由突变克隆产生的含有一个新内切位点的外源竞争性模板。

在同一反应管中，待测样品与竞争模板用同一对引物同时扩增(其中一个引物为荧光标记)。扩增后用内切酶消化 PCR 产物，竞争性模板的产物被酶解为两个片段，而待测模板不被酶切，可通过电泳将两种产物分开，分别测定其荧光强度，根据已知模板的拷贝数推测未知模板的起始拷贝数。

(3)PCR-ELISA 法　利用地高辛或生物素等标记引物，扩增产物被固相板上特异的探针所结合，再加入抗地高辛或生物素酶标抗体——辣根过氧化物酶结合物，最终酶使底物显色。常规的 PCR-ELISA 法只是定性实验，若加入内标，做出标准曲线，也可实现定量检测目的。

(4)微谱分析法　主要是用来分析产品的成分，对各个成分进行定性、定量分析，是一种集光谱、能谱、质谱、色谱等微观谱图于一体使用或只结合使用其中的两种到三种方式的综合性定性、定量分析方法。

4.内标在传统定量中的作用

由于传统定量方法都是终点检测，即在 PCR 到达平台期后进行检测，而 PCR 经过对数期扩增到达平台期时，检测重现性极差。同一个模板在 96 孔 PCR 仪上进行 96 次重复实验，所得的结果有很大差异，因此无法直接从终点产物量推算出起始模板量。加入内标后，可部分消除终产物定量所造成的不准确性。但即使如此，传统的定量方法也都只能作为半定量、粗略定量的方法。

4.1.2　基因表达谱分析

毒品成瘾是一种脑疾病，对其发生机制进行深入了解有助于治疗该疾病，从而使患病个体和整个社会受益。因此，采用新的研究策略，在整个中枢神经系统的基因、基因表达产物及系统生物学水平探索毒品成瘾的本质、发现新的治疗药物作用靶点、预防毒品相关死亡的发生将具有重要的社会和科学意义。基因分析技术的快速发展，为成瘾的基因组学及功能基因组学研究提供了一系列新的强大工具。

4.1.2.1　SAGE 和微阵列技术

1.原理

基因表达系列分析(serial analysis of gene expression，SAGE)技术是在 1995 年由 V. E. Velculescu 等[3] 提出并首先发表在 *Science* 上的。经过不断地发展和改进，SAGE 技术已成为精确定量、综合分析组织细胞中基因表达谱的强有力的工具。

SAGE 技术主要基于两个原理：首先，由锚定酶（anchoring enzyme，AE）Nla Ⅲ 识别并酶切 cDNA 序列 poly A 端特定位置（酶切识别位点为 CATG），形成 10bp 的短核苷酸序列，即 SAGE 标签，理论上 10bp 的标签能够形成 410 种不同的序列组合，远远大于目前人类基因组中所预测的基因的数量，因此，SAGE 标签足以识别人类基因组中所有基因的转录产物；其次，SAGE 标签经随机连接可以形成长的核苷酸多联体（concatemer），这个长的 DNA 分子经过克隆、测序，就可以得到代表基因表达的标签，标签的种类代表不同的转录物，而标签重复出现的次数代表该转录物的拷贝数，即基因表达的丰度。

2. 基本过程

SAGE 技术主要应用了多酶切、PCR 扩增、纯化、分子克隆、DNA 测序及生物信息学分析方法。其实验的基本过程如下。

• 混合 RNA 样本和寡核苷酸（Oligo dT）磁珠，以寡核苷酸为引物反转录合成 cDNA；用锚定酶 Nla Ⅲ 消化，形成含有单标签的末端，末端 10bp 为标签序列。

• 将消化所得的 cDNA 等分为两部分，分别与含标签酶（tagging enzyme，TE）位点的接头 A 或接头 B 连接（常用的标签酶是 $BsmF1$，为典型的 ⅡS 类限制酶，能在其不对称识别位点上游的 20bp 处切割 DNA 双链，产生平末端，得到长约 50bp 的标签）。

• 混合连有不同接头的标签，经连接形成双标签（ditag）。

• 根据接头序列设计引物，扩增双标签。

• 用锚定酶消化双标签，释放出约 26bp 的双标签。

• 用连接酶连接双标签，对产物进行克隆及测序。

• 对标签数据采用 SAGE 软件进行分析，并与已有的 SAGE 文库进行比较发现差异表达的基因。

3. SAGE 的技术优化

早期的 SAGE 技术对实验材料的数量要求大，在用于活组织检查等少量或微量的生物样本时受限。在应用 PCR 扩增提高标签数量的同时，往往不可避免地产生大量的接头二聚体污染。为此 N. A. Datson 等[4]提出了 microSAGE 解决方案，该方案将 SAGE 步骤从 RNA 分离到标签释放的所有步骤简化为"单管"程序，这不仅将原始 RNA 用量减少至之前的 1/5000～1/500,也提高了效率,减少了纯化步骤。另外,该法还采用有限的 PCR 循环次数获得足量的双标签。D. G. Peters 等[5]提出了 SAGE - Lite 法,将实验材料的初始用量进一步减少到 0.1μg,同时也使 SAGE 标签与长 cDNA 更易快速分离。S. Q. Ye 等[6]提出了 mini - SAGE 法,多方面地改进实验,且他们用此法成功建立了两个成纤维细胞的 SAGE 标签库,并对其中一个库中的 3838 个标签进行了初步分析,证实了一个典型的成纤维细胞基因表达图谱。C. Vilain 等[7]于 2003 年提出的 SAR - SAGE(small amplified RNA-SAGE),在 SAGE 实验过程中非常巧妙地引入了一个 mRNA 的扩增步骤,从而显著降低了 mRNA 的用量,并克服了 SAGE - Lite 等方法由于引入了额外的 PCR 步骤进行样品扩增而导致的真实性大大降低的问题。2004 年 A. M. Heidenblut 等[8]提出了 aRNA - longSAGE(antisense RNA-longSAGE)技术,他们利用扩增得到的反义 RNA 来构建 SAGE 文库,起始总 RNA 用量减少到 40ng。总之,SAGE 技术的不断革新完善,使其能够更加适应全局分析基因表达谱的需要。

为了分析基因的启动子区域和起始位点的变异,S. Hashimoto 等[9]建立了人类细胞 5′端 SAGE 技术,5′端 SAGE 的数据库也随之建立,通过该技术建立的数据库提供了各种 mRNA 标签的频率和存在于启动子区域、内含子和基因间区的转录起始位点,更加拓宽了 SAGE 技术的应用范围。

4. SAGE 技术在毒品成瘾研究中的应用

SAGE 技术在人体疾病研究方面,目前应用最多的是对肿瘤的研究,包括肿瘤病灶和周围正常组织中基因表达水平的比较,肿瘤不同阶段、治疗前后、不同治疗方案基因表达谱的特征,肿瘤细胞脱离原发环境的基因表达谱的改变等。

与 SAGE 技术在肿瘤研究及其他方面相比,SAGE 在脑基因表达谱研究方面相对较少。2003 年 M. A. Hauser 等[10]为了识别与帕金森综合征发病相关的特异性基因表达改变,建立了 2 个正常人脑黑质和相邻中脑的 SAGE 文库,识别出 3700 个转录本,其中有 3 个表达非常高的 SAGE 标签和已知的基因及 ESTs 都不匹配,从而筛选出了可能与帕金森综合征发病相关的新的基因。Y. Sun 等[11]采用 SAGE 技术研究了双相性精神障碍患者尸体脑组织中大脑额叶皮质基因表达谱,并与精神分裂症、抑郁症患者和正常尸体脑组织额叶皮质的表达谱进行比较,发现编码 5 -羟色胺转运蛋白和 NF - κB 转录因子复合物的基因转录水平在这 3 种疾病

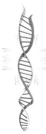

中均显著升高。

目前用 SAGE 技术研究毒品依赖机制较少。Y. Ouchi 等[12]和 N. S. Cai 等[13]用 SAGE 技术分别对一次急性给予甲基苯丙胺和苯环利定 1h 后大鼠脑皮质的基因表达谱进行研究。从两种 SAGE 文库中均获得 50000 种标签,18000 种标签得到注释,通过与生理盐水对照组大鼠皮质 SAGE 文库进行比较,识别出了与甲基苯丙胺和苯环利定急性反应相关的基因。在两种文库中表达显著上调的基因有 7种,分别是钙调蛋白 2(calmodulin 2,CaM2)、基质细胞衍生因子受体 1(stromal cell-derived facor receptor 1)、脑特异性血管生成抑制因子 1 相关蛋白 2(brain-specific angiogenesis inhibitor 1 associated protein 2)、basigin、Rheb、olfactomedin-reated ER-localized 蛋白和促甲状腺激素释放激素受体(thyrotropin-release hormone receptor)。下调的基因有 5 种,分别为 lipocalin、醛缩酶 A(aldolase A)、甘氨酸受体 2(glycine receptor 2)、importin 13 和脂肪酸结合蛋白 3(fatty acid binding protein 3)。本研究提示了甲基苯丙胺和苯环利定急性药物作用下,不同基因的表达存在差异,但是急性一次给药与人体毒品依赖时反复用药的模式有很大的差别。目前尚未有对毒品依赖状态下人体全脑组织基因表达谱的系统研究。

5. SAGE 和 Microarray 技术比较

与 SAGE 技术同年诞生、并肩走过 12 载的 Microarray 技术也是目前研究基因表达谱的常用工具,在毒品成瘾、脑组织基因表达谱研究中也得到应用。2006 年E. Lehrmann 等[14]采用 Mammalian Gene Collection(MGC)芯片组分析了可卡因、大麻和苯环利定成瘾死亡者大脑额叶皮质中基因的表达情况,发现钙调基因(*CALM1*、*CALM2*、*CAMK2B*)转录水平降低,与胆固醇合成运输相关的基因(*FDFT1*、*APOL2*、*SCARB1*)、与高尔基/内质网(ER)功能相关的基因(*SEMA3B*、*GCC1*)转录水平升高,并且通过与对照组比较,表明这些变化不是细胞和机体代谢应激所导致的一般改变,而是滥用毒品所引起的特异性改变。2007 年,D. C. Mash 等[15]采用 Affymetrix 公司人类基因 U133 AB 芯片组(http://www.affymetrix.com)研究了慢性可卡因成瘾者脑组织海马区中基因的转录情况,与对照组相比,慢性可卡因依赖者海马区有 151 个基因转录水平上调,91 个基因转录水平下调,其中转录水平改变最显著的是 *RECK* 基因(reversion-inducing-cysteine-rich protein with kazal motifs),该基因表达产物是一种新型基质金属蛋白酶(matrix metalloproteinase,

MMP)抑制剂,可在转录后调节细胞外基质整合、抑制血管的形成。

尽管 Microarray 是一种强有力的基因表达谱研究工具,但是芯片杂交过程有很多因素会影响实验结果,包括杂交和洗涤时的温度、离子强度、pH 值、cDNA 用量、非特异性杂交及其荧光染料的强度、饱和度等,因此,各实验室之间所获得的结果难以相互比较,而 SAGE 技术不存在这方面的不足。另外,SAGE 具有不断丰富的电子化的 SAGE 数据库(http://www.sagenet.com),可以使不同实验室的研究人员直接比较所获得的实验结果。与 Microarray 技术相比,SAGE 最大的优点是不需要预先知道所研究基因的序列或者克隆特征,是一种开放的技术平台,对于药物依赖等多基因疾病基因表达谱的研究,SAGE 技术的应用价值不容忽视。

4.1.2.2 数字基因表达谱

数字基因表达谱(digital gene expression profiling,DGE)利用新一代高通量测序技术和高性能计算分析技术,能够全面、经济、快速地检测某一物种特定组织在特定状态下的基因表达情况。DGE 已被广泛应用于基础科学研究、医学研究和药物研发等领域。在药物成瘾研究中,DGE 发挥了越来越重要的作用。

1.实验流程

样品提取总 RNA 后,对于真核生物,用带有 Oligo dT 的磁珠富集 mRNA,对于原核生物,用试剂盒去除 rRNA。向得到的 mRNA 中加入缓冲液使其成为短片段,再以短片段 mRNA 为模板,用六碱基随机引物(random hexamers)合成 cDNA 第一链,并加入缓冲液、dNTPs、RNase H 和 DNA polymerase Ⅰ 合成 cDNA 第二链,经过纯化、末端修复、加碱基 A、加测序接头,再经琼脂糖凝胶电泳回收目的片段,并进行 PCR 扩增,从而完成整个文库的制备工作,构建好的文库用 Illumina HiSeq™2000 进行测序。

统计每个基因对应的原始 Clean tag 数,并对每个基因原始 Clean tag 数进行标准化处理,以便于准确比较样本间基因表达的差异,筛选不同样本、组织或者不同时期的差异表达基因。表达模式相似的基因通常具有相似的功能,表达模式聚类分析,应用等级聚类或模糊聚类方法,将具有相似表达模式的差异基因聚到一起,方便研究人员筛选出感兴趣的基因表达模式(图 4-2)。

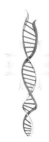

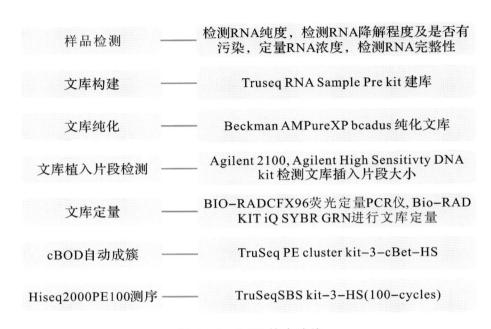

图 4 - 2　DGE 技术路线

2.技术优势

DGE 的结果以数字化信号输出。DGE 可直接测定每个基因的特异表达标签序列,通过计数表达标签序列的数目来确定该基因的表达量,提高了定量分析的准确度。结果可重复性高,不同批次的表达谱度量准确,能够更准确地进行表达差异分析。检测灵敏度高,对于表达存在差异的基因能够灵敏地检测其表达差异,能够检测出低丰度的表达基因。可进行全基因组分析,因为该技术不需事先设计探针,而是直接测序,所以,无须了解物种基因信息,可直接对物种进行包括未知基因在内的全基因表达谱分析,亦无须重复实验。此外,实验可同时发现新的转录本、基因组表达调控区域等。

3.应用领域

DGE 可以用于基因注释、差异基因筛选、样品之间的比较分析、GO 分析、pathway分析、转录因子分析、反义转录本寻找、新转录本寻找等。

4. 成瘾研究应用

应用 DGE 技术可高通量地检测成瘾性药物诱导的特定基因表达改变,为筛选介导成瘾发生的分子通路提供了研究素材。

4.1.3　基因操控技术

通过基因定量方法,可检测在成瘾发生中表达量显著改变的基因,但如何确定这些基因中哪些是导致成瘾发生所必需的基因呢?通过特殊实验方法干预基因表达变化,观察它们对成瘾发生的影响,为我们筛选在成瘾发生中发挥重要介导作用的分子提供了实验依据。

4.1.3.1　基因敲除

基因敲除技术是 20 世纪 80 年代发展起来的,建立在胚胎干细胞技术和基因同源重组技术基础上的一种新的分子生物学技术。胚胎干细胞(embryonic stem cell,ES)是从着床前胚胎中(孕 3～5d)分离出的内细胞团(inner cell mass,ICM)细胞,它具有向各种组织细胞分化的潜能,能在体外培养并保留发育的全能性。在体外进行遗传操作后,将它重新植回孕鼠体内发育成胚胎。当外源 DNA 片段大且与宿主基因片段同源性强并互补结合时,结合区的任何部分都有与宿主的相应片段发生交换(即重组)的可能,这种重组称为同源重组。

1. 原理

基因敲除是通过同源重组将外源基因定点整合入靶细胞基因组上某一确定的位点,以实现定点修饰、改造染色体上某一基因为目的的一种技术。简言之,基因敲除是将目标基因从基因组中删除。举一个简单的例子:有一段序列"1234567890"(原基因),敲除后为"123　　7890",一些敲除载体会在其中插入一段外源基因,如"ABC",则新的基因为"123ABC7890";若不插入外源基因直接连接,那么新的基因则为"1237890"。

基因敲除技术克服了随机整合的盲目性和偶然性,是一种理想的修饰、改造生物遗传物质的方法。基因敲除技术的诞生可以说是分子生物学技术上继转基因技术后的又一革命。尤其是条件性、诱导性基因打靶系统的建立,使得我们对基因靶位时间和空间上的操作更加明确,效果更加精确和可靠,它的发展为发育生物学、分子遗传学、免疫学及医学等学科提供了一个全新的、强有力的研究和治疗手段,具有广泛的应用前景和商业价值。截至目前,基因敲除技术主要被应用于动物模型的建立,最成熟的实验动物是小鼠,对于大型哺乳动物的基因敲除模型还处于探索阶段。

2.实验步骤

(1)胚胎干细胞的获得　现在基因敲除一般应用于鼠,而最常用的鼠的种系是129 及其杂合体,因为这类小鼠具有自发突变形成畸胎瘤和畸胎肉瘤的倾向,是基因敲除的理想实验动物。而其他遗传背景的胚胎干细胞系逐渐也被发展应用,最近来自于 C57BL/6×CBN/JNCrjF1 小鼠的胚胎干细胞系被成功地用于基因敲除。一方面,因为这些远交系小鼠遗传背景复杂,所得的模式小鼠往往不能得到重复性好的实验结果,所以也需要在 C57BL/6 等近交系小鼠上进行回交。另一方面,因为回交次数不一样,也会造成实验结果重复性差。这对生物科研,尤其是医药企业、药检部门等,是一个很大的缺点,同时,对开发、制作标准模式动物也是一个很大的缺陷,所以如果能够直接用 C57BL/6 ES 细胞进行基因打靶,就将直接获得 C57BL/6 品系的模式小鼠。C57BL/6 小鼠种系已经被广泛应用于免疫学、神经学、癌症等的研究。目前已经有一些公司或科研机构开始用 C57BL/6 遗传背景的 ES 细胞进行基因打靶。

(2)基因载体的构建　把目的基因和与细胞内靶基因特异片段同源的 DNA 分子都重组到带有标志基因(如 *neo* 基因、*TK* 基因等)的载体上,此重组载体即为打靶载体。因基因打靶的目的不同,此载体有不同的设计方法,可分为替换性载体和插入型载体。如果是为了把某一外源基因引入染色体 DNA 的某一位点上,应采用插入型载体,该载体要包括外源基因(即目的基因)、同源基因片段及标志基因等部分。如果是为了使某一基因失去其生理功能,应采用替换型载体,该载体应包括含有此靶基因的启动子及第一外显子的 DNA 片段及标记基因等成分。根据实验目的不同,打靶载体分为全基因敲除、条件性基因敲除、基因敲进和诱导性基因敲除等打靶载体。

(3)目的基因导入　将基因打靶载体通过一定的方式(常用电穿孔法)导入同源的胚胎干细胞中,使外源 DNA 与胚胎干细胞基因组中相应部分发生同源重组,将打靶载体中的 DNA 序列整合到内源基因组中从而得以表达。一般地,显微注射命中率较高,但技术难度较大,电穿孔命中率比显微注射低,但操作较简单。

用选择性培养基筛选已击中的细胞。一般使用正、负选择法筛选细胞,如用

G418 筛选所有能表达 *neo* 基因的细胞,然后用更昔洛韦淘汰所有 HSV - TK 正常表达的细胞,剩下的细胞为命中的细胞。由于用于 TK 筛选的更昔洛韦对小鼠的种系传递有影响,最近 5 年来一般采用白喉毒素 A 亚基(diphtheria toxin subinit A,DTA)进行阴性筛选。将筛选出来的靶细胞导入鼠的囊胚中,再将此囊胚植入假孕母鼠体内,使其发育成嵌合体小鼠。

(4)观察小鼠生物学性状的改变　通过观察嵌合体小鼠生物学性状的变化,进而了解目的基因变化对小鼠的生物学性状的改变,从而达到研究目的基因功能的目的。

3. 基因敲除技术在成瘾研究中的应用

建立不同的基因敲除小鼠,通过行为学方法观察基因敲除对特定成瘾行为(如 CPP 和自主给药等)的影响,来确定参与或介导特定成瘾行为的分子。

4.1.3.2 基于病毒载体的基因过表达方法

病毒是在漫长的自然进化过程中存活下来的没有细胞结构的最小、最简单的生命寄生形式。它们通常可以高效率地进入特定的细胞类型,表达自身蛋白并产生新的病毒粒子。因此,病毒最先被改造为基因过表达的载体。原则上讲,所有的病毒通过一系列的处理,如删除与致癌、致毒和复制相关的基因等片段,在合适的位置插入外源治疗基因,均可发展成为基因传递的工具;但由于对不同病毒的生活周期、分子病理学等方面的了解相差很大,现在主要采用五种病毒载体类型,即反转录病毒载体、腺病毒载体、腺相关病毒载体、慢病毒载体和单纯疱疹病毒载体。在成瘾研究中,需要将携带目的基因的病毒载体显微注射到动物特定脑区内,以观察该区域内目的基因表达上调对成瘾行为的影响。这需要病毒载体对神经元细胞有较强的转染效率,成瘾研究中常使用腺病毒载体、慢病毒载体和单纯疱疹病毒载体来过表达特定基因。

1. 腺病毒载体

(1)简介　腺病毒(adenovirus,AV)是一种大分子(36kb)双链无包膜 DNA 病毒。它通过受体介导的内吞作用进入细胞内,然后腺病毒基因组转移至细胞核内,保持在染色体外,不整合进入宿主细胞基因组中。腺病毒可以感染非分裂细胞,如上皮细胞及神经元和神经胶质细胞,宿主范围相对较广,同时由于 AV 在感染细胞时表达的蛋白质免疫原性过强,造成其 DNA 无法整合到宿主细胞的染色体上,常形成核内附加体,因此降低了潜在的致癌危险。

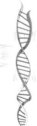

腺病毒载体是继逆转录病毒载体后被广泛应用的转基因载体,现已发展到第三代。其转染效率高,且相对容易制备,但同时也存在一定的不足:①不能整合到染色体,表达时间短暂(1～6周),无法得到持续表达产物,因此需要反复给予载体制剂治疗;②具有免疫原性,反复使用治疗效率降低;③缺陷病毒可与宿主基因组或其他病毒发生重组,产生新的病毒。

一般将 E1 或 E3 基因缺失的腺病毒载体称为第一代腺病毒载体,此类型载体可引发机体产生较强的炎症反应和免疫反应,表达外源基因的时间短。E2A 或 E4 基因缺失的腺病毒载体被称为第二代腺病毒载体,产生的免疫反应较弱且其载体容量和安全性方面亦有改进。第三代腺病毒载体则缺失了全部的(无病毒载体,gutless vector)或大部分的腺病毒基因(微型腺病毒载体,mini Ad),仅保留了末端反向重复序列(inverted terminal repeat,ITR)和包装信号序列。第三代腺病毒载体最大可插入 35kb 的基因,病毒蛋白表达引起的细胞免疫反应进一步减弱,载体中引入核基质附着区基因可使得外源基因保持长期表达,并增加了载体的稳定性。这一载体系统需要一个腺病毒突变体作为辅助病毒。

(2)构建流程　制备腺病毒穿梭质粒,分别高纯度无内毒素抽提腺病毒穿梭质粒和骨架质粒,共转染 293 细胞,转染后 6h 更换为完全培养基,培养 10d 左右,在4～5d时更换一次培养基,然后收集细胞加入 1ml 培养液置于 15ml 离心管中后,液氮/37℃反复冻融 3 次(冻融要彻底),2000r/min 离心 5min,取上清液,上清液即为病毒液初代原液。连续三代反复扩增收集病毒后,行病毒的大量扩增,然后通过CsCl 密度梯度离心-透析联用法纯化病毒。

• 基因调取与腺病毒穿梭质粒的构建:针对目的基因,从 NCBI 网站上得到其CDS 区(coding sequence)信息并设计引物,从文库中调出基因,克隆至腺病毒系统穿梭载体(Pshuttle-CMV)。如需克隆的为基因突变体,则将基因克隆至穿梭载体后,行若干次点突变,直至得到需要的突变体为止。

• 腺病毒骨架质粒的同源重组:将携带目的基因片段的穿梭质粒线性化后与腺病毒大骨架质粒共转入特定的大肠杆菌中进行同源重组。因为腺病毒骨架质粒具氨苄抗性,与穿梭质粒同源重组后,氨苄抗性丢失,表达卡那霉素抗性,所以,通过抗性的变化可筛选出腺病毒载体骨架重组子,挑取重组子进行酶切鉴定,挑选酶切鉴定正确的克隆,进行下一步腺病毒载体的包装。

• 腺病毒载体的包装与扩增:将筛选到的重组腺病毒运用脂质体法

（LipoFiter，Hanbio 公司）转染到 293 细胞中，由于腺病毒载体基因组中的早期基因 *E1* 缺失，利用带有 *E1* 基因的 293 细胞作为包装细胞，1～2 周即可包装出 *E1* 缺失的腺病毒载体，通过倍比扩增，富集病毒颗粒。其对绝大多数的细胞株可以达到近乎 100% 的感染效率。

2. 慢病毒载体

（1）简介　慢病毒载体（lentiviral vector）可以将外源基因或外源的 shRNA 有效地整合到宿主染色体上，从而达到持久性表达目的序列的效果。其可有效地感染神经元细胞、肝细胞、心肌细胞、肿瘤细胞、内皮细胞、干细胞等多种类型的细胞，从而达到良好的基因治疗效果。对于一些较难转染的细胞，如原代细胞、干细胞、不分化的细胞等，使用慢病毒载体，能大大提高目的基因或目的 shRNA 的转导效率，且目的基因或目的 shRNA 整合到宿主细胞基因组的概率大大增加，能够比较方便快捷地实现目的基因或目的 shRNA 的长期、稳定表达。因此，在体外实验及体内实验的研究中，慢病毒载体已经成为表达外源基因或外源 shRNA 的常用载体之一，并且正在获得越来越广泛的应用。

（2）构建流程　主要包括以下几方面。

· 慢病毒过表达质粒载体的构建：设计上、下游特异性扩增引物，同时引入酶切位点，PCR（采用高保真 KOD 酶，3K 内突变率为 0%）从模板中（cDNA 质粒或者文库）调取目的基因 CDS 区连入 T 载体。将 CDS 区从 T 载体上切下，装入慢病毒过表达质粒载体。

· 慢病毒干扰质粒载体的构建：合成 siRNA 对应的 DNA 颈环结构，退火后连入慢病毒干扰质粒载体。

· 慢病毒载体的包装与浓缩纯化：制备慢病毒穿梭质粒及其辅助包装原件载体质粒，三种质粒载体分别进行高纯度无内毒素抽提，共转染 293T 细胞，转染后 6h 更换为完全培养基，分别培养 24h 和 48h 后，收集富含慢病毒颗粒的细胞上清液，对病毒上清液进行超速离心浓缩病毒。

3. 单纯疱疹病毒载体

单纯疱疹病毒载体（herpes simplex viral vector），主要由 1 型单纯疱疹病毒（HSV－1）改造而来，是双链线性 DNA 病毒载体，目前单纯疱疹病毒（herpes simplex viral，HSV）已被应用于癌症、疼痛及一些大脑疾病的研究和治疗中。

HSV-1是一种人类嗜神经病毒,因此,也被广泛应用于成瘾的研究。目前HSV-1载体按其基因组的构成被分为三类:增殖型载体、复制缺陷型载体和扩增子载体。其中复制缺陷型载体在成瘾研究中应用较多。复制缺陷型的HSV-1病毒载体,是将溶源性感染和表达其他病毒蛋白的五个基因(*ICP0*、*ICP4*、*ICP22*、*ICP27*、*ICP47*)全部或部分敲除后得到的,这使得HSV载体仅在补充了特定基因的特定细胞中复制。HSV病毒存在细胞毒性和免疫原性,因此要将其作为基因治疗的载体还需进一步研究。

决定HSV-1复制的五个即刻早期基因是*ICP0*、*ICP4*、*ICP22*、*ICP27*和*ICP47*。为了降低病毒毒性,删除任意一个复制必需的基因以确保病毒自身无法复制。其不携带免疫原性或细胞毒性基因,在缺乏辅助病毒时不能传代。要建立在CNS中长期稳定表达外源基因的HSV-1载体,可以采用以下两类启动子:①LAP启动子,在潜伏感染的感觉神经元中,只有LATs能长期被转录,也有研究表明它能在受损的脊髓运动神经元中长期表达,与外周神经系统(PNS)相比,LAP启动子不能维持CNS中神经元长期表达;②外源启动子,采用RNA聚合酶II型强启动子,如将细胞巨化病毒(cytomegalovirus,CMV)IE启动子或Moloney小鼠白血病病毒(moloney murine leukemia virus,MMLV)的长末端重复序列(long termi-nal repeat,LTR)插入LATs区,能获得外源基因的长期表达。表4-1总结了不同缺陷型HSV-1载体在脑中不同部位表达的有效时间。

表4-1 不同缺陷型HSV-1载体在脑中表达的有效时间

注射部位	潜伏部位	HSV-1载体类型	品种	启动子	有效时间(d)
尾状核	尾状核、黑质	ICP27、ICP4	大鼠	LAP	3～30
尾状核	尾状核、黑质、皮质、丘脑	ICP4、ICP0、VP16突变体	大鼠	LAP	14～180
海马	海马	ICP4突变体	大鼠	MMLV	4～180

4.1.4 蛋白质研究方法

蛋白质是体现生命现象的主要生物大分子。成瘾性物质进入大脑后,可影响蛋白质表达和修饰,从而导致病理状态。蛋白质分析技术在成瘾研究中占有十分重要的地位。在 20 世纪,研究人员开发了多种蛋白质定量分析方法,包括样品的总蛋白定量和单种蛋白成分的定量分析方法等。总蛋白的定量分析方法包括传统方法,如测量在 280nm 的紫外吸光值,二喹啉酸(BCA)和 Bradford 检测法,以及其他替代方法,如 Lowry 检测法或由公司开发的新型检测试剂盒。针对总蛋白定量分析的每种方法,公司都专门开发了精心设计和方便易用的试剂盒。单种蛋白质的定量分析方法,包括酶联免疫吸附试验(enzyme linked immunosorbent assay,ELISA)、免疫印迹分析及质谱等。

4.1.4.1　总蛋白质定量方法

表 4 - 2 总结了常用的总蛋白定量分析方法。在确定定量方法之前,对于每种分析方法的兼容性,研究人员有必要评估检测样品的类型、检测范围和样本量,确定是否存在合适的分光光度计,以及每次检测所需的时间和成本。

表 4 - 2　总蛋白定量分析方法

测量方法	吸收光 (nm)	机制	检测限 (mg/ml)	优点	缺点
紫外吸收法	280	酪氨酸和色氨酸吸收光	0.1~100	样本量小,快速,成本低	不兼容去污剂和变性剂,变异高
二喹啉酸检测法	562	铜还原(Cu^{2+} 到 Cu^+),BCA 与 Cu^+ 反应	20~2000	兼容去污剂和变性剂,变异低	兼容性低或不兼容还原剂
Bradford 或考马斯亮蓝检测法	470	考马斯亮蓝染料和蛋白质之间形成复合物	20~2000	兼容还原剂,快速	不兼容去污剂
Lowry 检测法	750	蛋白质还原铜,铜-蛋白质复合物还原 Folin-Ciocalteu	10~1000	高灵敏度和高准确性	不兼容去污剂和还原剂,过程长

1. 紫外吸收法

（1）简介　蛋白质中存在含有共轭双键的酪氨酸和色氨酸，因此蛋白质溶液在280nm处具有紫外吸收高峰。在一定浓度范围内，蛋白质溶液在此波长处的吸光度与其浓度呈正比关系，利用这一性质可进行蛋白质定量分析。

紫外吸收法迅速、简便、不消耗样品、低浓度盐类不干扰测定，可测定 $0.1\sim100mg/ml$ 的蛋白质溶液。蛋白质的紫外吸收高峰常因 pH 变化而改变，故应用此法时要注意溶液的 pH。样品的 pH 最好与标准曲线制定时的 pH 一致。本法对于测定与标准蛋白质中酪氨酸和色氨酸含量差异较大的蛋白质误差较大，故适用于测定与标准蛋白质酪氨酸、色氨酸这类氨基酸含量相仿的样品。若样品中含有嘌呤、嘧啶等吸收紫外光的物质，会出现较大干扰。例如，样品中混有核酸，核酸可吸收波长为 280nm 的紫外光，但它对 260nm 的紫外光吸收更强。而蛋白质恰恰相反，其对 280nm 的紫外吸收值大于对 260nm 紫外吸收值。运用 280/260 吸收差法则可以适当校正核酸对蛋白质浓度测定的干扰作用。

（2）实验步骤　主要包括以下几个步骤。

• 绘制标准曲线，用与待测样品相同的试剂稀释标准蛋白至终浓度为 $0\mu g/ml$、$20\mu g/ml$、$50\mu g/ml$、$100\mu g/ml$、$250\mu g/ml$、$500\mu g/ml$、$1000\mu g/ml$、$2000\mu g/ml$ 和 $3000\mu g/ml$。理想的标准品应与样品的芳香性氨基酸的比率相近，在测定总蛋白时，一般用牛血清白蛋白（bovine serum albumin，BSA）作标准品。浓度为 3mg/ml 牛血清白蛋白溶液的 A_{280} 为 1.98，$1\%(W/V)$ BSA 的 A_{280} 应为 6.61。

• 打开分光光度计的紫外灯，设置波长为 280nm，预热 $10\sim15min$。

• 用空白溶剂调零。

• 测定标准蛋白的吸光度和待测蛋白的吸光度。如果待测蛋白的 $A_{280}>2$，则应先稀释样品后重新测定。

• 如果蛋白的 A_{280} 已知，可按照式（4-1）计算蛋白浓度。

$$蛋白浓度（mg/ml）＝A_{280}/(A_{280}\times b) \tag{4-1}$$

式中：A_{280}——待测蛋白的紫外吸光值，$mg/(ml \cdot cm)$；

　　　b——光程长度，cm。

2. BCA 法

（1）简介　BCA 法蛋白定量的原理为在碱性条件下，蛋白可以将 Cu^{2+} 还原为

Cu$^+$,Cu$^+$与二喹啉甲酸(bicinchoninic acid,BCA)形成紫色的络合物,测定其在562nm处的吸光度值,并与标准曲线对比,即可计算待测蛋白的浓度。本实验采用深圳健康元公司的BCA蛋白浓度检测试剂盒,包含蛋白标准品(5mg/ml BSA)。操作步骤如下。

(2)实验步骤　主要包括以下几个步骤。

· 配制蛋白测定工作液:配制适量BCA工作液,充分混匀。BCA工作液室温下1h内使用。

· 制作标准曲线:使用0.9%生理盐水完全溶解蛋白标准品(BSA),使终浓度为50μg/ml。向吸收管中加入600μl配制好的BCA工作液,将稀释后标准品(50μg/ml BSA)按0μg/ml、1μg/ml、2μg/ml、4μg/ml、8μg/ml、16μg/ml、32μg/ml和64μl/ml分别加入吸收管中。用塑料封口膜封闭吸收管后摇匀,室温下放置20min,使工作液与蛋白充分反应。用96孔板酶标仪测定562nm波长的吸收度,绘制标准曲线。

· 测定蛋白浓度:向吸收管中加入600μl配制好的BCA工作液,将1μl蛋白提取液加入吸收管中,用塑料封口膜封闭吸收管后摇匀,室温下放置20min。以BCA工作液作为空白对照管。用紫外分光光度计测定562nm波长的吸收度,根据标准曲线计算蛋白提取液中的总蛋白浓度。

· 调整蛋白浓度:总蛋白浓度应为1000～4000μg/ml,如低于或高于该浓度,可浓缩或稀释原蛋白提取液。

4.1.4.2　蛋白质印迹技术

Western印迹是将电泳分离后的细胞或组织总蛋白从凝胶转移到固相支持物上,然后利用抗体进行检测。对已知表达蛋白,可用相应抗体作为一抗进行检测,对新基因的表达产物,可通过融合部分的抗体进行检测。

1.原理

与Southern印迹或Northern印迹的原理类似,但Western印迹采用的是聚丙烯酰胺凝胶电泳,待检测物是蛋白质,"探针"是抗体,"显色"用已标记的二抗。经过PAGE分离的蛋白质样品,转移到固相载体(如硝酸纤维素薄膜)上,固相载体以非共价键形式吸附蛋白质,且能保持电泳分离的多肽类型及其生物学活性不变。以固相载体上的蛋白质或多肽作为抗原,与对应的抗体起免疫反应,再与经酶

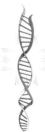

或同位素标记的第二抗体反应,经过底物显色或放射自显影以检测电泳分离的特异性目的基因表达的蛋白成分。该技术也被广泛应用于检测蛋白的表达水平。

2.实验步骤

(1)灌胶前准备　用清洁液、清水洗净并晾干玻璃板,将两块干净的玻璃平板和垫片组装电泳装置中的玻璃平板夹层,并固定在灌胶支架上。

(2)灌制 10%的分离胶　配置 10%的分离胶溶液,混合均匀后迅速灌注在准备好的两玻璃板的间隙,小心地在凝胶溶液上覆盖一层水饱和的异丙醇,将凝胶垂直放置,室温下聚合 30～40min,待聚合完全后倾出顶层的异丙醇,并用双蒸水冲洗胶面。

(3)灌制 5%的浓缩胶　在已聚合的分离胶上直接灌注浓缩胶,立即在浓缩胶溶液中插入干净的梳子,再补加浓缩胶溶液以充满梳子之间的间隙,将凝胶垂直放置,室温下聚合 30min。待浓缩胶完全聚合后,小心地取出梳子,用双蒸水冲洗加样孔。

(4)蛋白变性　用 6×SDS 上样缓冲液稀释待测蛋白样品,于 100℃ 加热5min,使蛋白变性。

(5)上样　将凝胶板固定在电泳装置上,在内、外槽内加入电泳缓冲液。内槽的缓冲液应淹没凝胶加样孔,排除内槽底部气体。按预定顺序加样,上样量 20μl(蛋白量为 10～20μg)。

(6)电泳　采用恒压电泳,100V,约 2h,直至染料前沿到达分离胶底部边缘时,停止电泳。

(7)转膜　操作步骤为以下几点。

• 切与凝胶大小一致的 6 张 Whatman 3mm 滤纸和 1 张略大于凝胶的 PVDF膜,标记 PVDF 膜,先将 PVDF 膜浸泡于甲醇溶液中 5～10s,后置于转移缓冲液中平衡 10min。

• 电泳完毕后,拆卸凝胶夹层,去除积层胶。将分离胶置于转移缓冲液中平衡 10min。

• 按如下方法组装转印层:打开蛋白质转移槽夹板,依次放入已用转移缓冲液浸湿的海绵、3 张用转移缓冲液浸泡过的 Whatman 滤纸、凝胶、PVDF 膜、3 张用转移缓冲液浸泡的 Whatman 滤纸、已用转移缓冲液浸湿的海绵,每一组分往上堆叠时,需小心排除各层之间的气泡。合上夹板,立即放入转移槽中。

　　• 连接电源转移蛋白,条件为 390mA,2h。

　　(8)封闭　转膜结束后,关闭电源,拆卸转移装置,取出 PVDF 膜放入双蒸水中洗 2～3 次。将 PVDF 膜放入含 5% 脱脂奶粉的封闭液中,在室温下用摇床轻摇 1h,以封闭抗体的非特异结合位点。

　　(9)洗膜　将封闭后的 PVDF 膜放入 TBS－T 中,置于摇床上快速洗 3 次,每次 10min。

　　(10)与一抗反应　用含 5% BSA 的封闭液按 1:2000 稀释一抗。将 PVDF 膜放入玻璃杂交盒中,杂交盒的大小以略大于膜为宜。向杂交盒中加入稀释后的一抗,盖上盖子后置于摇床上,4℃孵育过夜。

　　(11)洗膜　取出 PVDF 膜,回收一抗,用 TBS－T 溶液在摇床上快速洗涤 3 次,每次 10min。

　　(12)与二抗反应　用含 5% 脱脂奶粉的封闭液 1:5000 稀释辣根过氧化物酶标记的相应的二抗。将 PVDF 膜放入杂交盒,加入已稀释的二抗,置于摇床上,室温下轻摇,孵育 1h。

　　(13)洗膜　取出 PVDF 膜,用 TBS－T 溶液在摇床上快速洗涤 3 次,每次 10min。

　　(14)化学发光　将化学发光剂 A 和 B 取出后按比例混合,待 PVDF 膜上的洗液滴干后,按 1ml/cm² 滴加于膜上。3～5min 后,吸干膜上多余的发光剂,用保鲜膜盖上,再盖上医用 X 光片曝光 10s～1min,直至得到最佳的曝光效果。

　　(15)实验结果处理　将曝光后的 X 光片放入凝胶成像系统,对光片上的蛋白条带进行光密度扫描,读取光密度值进行统计分析。

4.1.5　表观遗传学研究

　　表观遗传学(epigenetics)是指在基因的 DNA 序列没有发生改变的情况下,基因功能发生可遗传的遗传信息变化,并最终导致可遗传的表型变化,而且这种改变在发育和细胞增殖过程中能稳定传递且具有可逆潜能。在整个生命过程中,遗传学信息提供了合成包括表观遗传学修饰在内的各种蛋白质的信息,而表观遗传学信息则提供何时、何地和怎样地应用遗传学信息的指令。成瘾性物质可改变脑内表观遗传修饰方式,是成瘾发生的分子机制之一。应用表观遗传学技术研究成瘾,

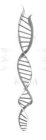

获得了许多重要发现,下面我们将重点介绍针对 DNA 甲基化和组蛋白修饰两种表观遗传修饰的研究技术。

4.1.5.1　DNA 甲基化研究技术

DNA 甲基化(DNA methylation)是一种常见的主要的表观遗传修饰形式。通常高甲基化抑制基因的表达,低甲基化促进基因的表达。人类染色体中 CpG 二核苷酸是最主要的甲基化位点,DNA 甲基化不仅影响基因的表达过程,而且这种影响可随细胞的有丝分裂和减数分裂遗传并持续下去。DNA 的甲基化状态在生物发育的某一阶段或细胞分化的某种状态下是可以逆转的,这一性质是研究的关键。DNA 的去甲基化包括依赖复制的被动去甲基化和不依赖复制的主动去甲基化两种方式,前者通过阻止新生链上发生 DNA 甲基化而达到去甲基的效果,后者的作用机制仍存在争议,需要进一步的研究。DNA 甲基化状态受多种酶的调节,因此研究调节 DNA 甲基化状态的酶类至关重要。

DNA 甲基化是表观遗传学的重要研究内容之一,它可以在转录水平抑制基因的表达。甲基化通常发生在胞嘧啶的 C_5 位,形成 5 -甲基胞嘧啶(5mC),甲基化的胞嘧啶多位于 CpG 岛上。CpG 岛是 CpG 二联核苷富集区域,CG 含量大于 50%,长 200～500bp。哺乳动物 DNA 甲基化的模式只有 5mC 这一形式,真核生物中 2%～7% 的胞嘧啶被甲基化修饰。

1. 基因组 DNA 甲基化分析方法

早期的基因组 DNA 甲基化分析技术,如 *SssI* 甲基转移酶分析法、氯乙醛反应法、免疫学抗体技术等,已不能满足现代表观遗传学研究的需求。近年来常用的基因组甲基化分析方法有以下两种。

(1)甲基化敏感扩增多态性技术　甲基化敏感扩增多态性(methylation sensitive amplification polymorphism,MSAP)技术已被用于检测双相型真菌的 DNA 甲基化,它是在扩增片段长度多态性(amplified fragment length polymorphism,AFLP)技术的基础上建立起来的。

其基本程序是,提取高质量基因组 DNA,分别用 *EcoR* I／*Hpa* II,*EcoR* I／*Msp* I 两组酶组合对基因组 DNA 进行双酶切,并连上相应的限制性内切酶的接头,然后以接头序列设计的预扩增引物,进行 PCR 扩增;扩增产物稀释后,再加入带有选择性碱基的引物,进行第二次 PCR 扩增;扩增产物变性后在 6% 的序列胶上电泳；最后采用银染或同位素放射自显影方法处理序列胶，统计和分析DNA条带。

这种方法在动、植物基因组甲基化的研究中被广泛应用。MSAP技术相对其他测定DNA甲基化程度的技术有如下优点：①不需知道待测DNA的序列信息，在不同生物中具有通用性，可用于DNA序列背景未知的生物；②操作相对简便，在AFLP技术体系的基础上无须改进，即可操作；③可在全基因组范围检测CCGG位点的胞嘧啶甲基化变化。MSAP技术的局限性在于不能完成非CCGG位点胞嘧啶甲基化的检测。

（2）高效液相色谱法及相关方法　高效液相色谱法（high performance liquid chromatography，HPLC）能够定量测定基因组整体甲基化水平。其基本程序是，先将DNA样品经盐酸或氢氟酸水解成碱基，水解产物通过色谱柱，将结果与标准品比较，紫外光测定吸收峰值，计算 $5mC/(5mC+5C)$ 的积分面积得出基因组整体的甲基化水平。运用高效毛细管电泳法（high performance capillary electrophoresis，HPCE）处理DNA水解产物确定5mC的水平，与HPLC相比，HPCE更简便、快速、经济。HPLC和HPCE测定基因组整体DNA甲基化水平的敏感性均较高。

2.特定DNA片段甲基化的检测方法

（1）亚硫酸氢盐预处理法　主要包括以下几种方法。

· 甲基化特异性（methylmion specific，MSP）PCR：一种检测基因组DNA甲基化水平的常用方法。

此法是将DNA经亚硫酸氢钠处理，非甲基化的胞嘧啶转变为尿嘧啶，而甲基化的胞嘧啶保持不变。在PCR反应时，设计两套不同的引物：一对引物序列针对经亚硫酸氢钠处理后的甲基化DNA链设计，若用该对引物能扩增出片段，说明该检测位点发生了甲基化；另一对引物针对经亚硫酸氢钠处理后的非甲基化DNA链设计，若用该对引物能扩增出片段，说明该检测位点没有发生甲基化。两对引物都具有很高的特异性，与未经处理的DNA序列无互补配对。甲基化特异性引物覆盖序列中必须含有一个或一个以上的CpG岛，以保证引物的特异性，经克隆测序就检测出引物所覆盖序列的甲基化位点，引物覆盖序列中的CpG岛所占比例越高，甲基化DNA检出率越高。

此法不足之处在于引物的选择和设计非常关键，否则易导致假阳性；如果亚硫酸氢钠对DNA处理不完全，也易导致假阳性，可采用限制性内切酶酶解法检验

PCR 产物行进一步判断。

• 变性高效液相层析(denaturing HPLC,DHPLC):用于单核苷酸和 DNA 分析。DHPLC 与 PCR 联用可检测甲基化程度,其原理是将经重亚硫酸氢钠处理的 DNA 产物进行差异性扩增,原甲基化的胞嘧啶经亚硫酸氢钠处理被保留,因此在随后的 PCR 扩增中,其变性温度也相应上升,使 PCR 产物在色谱柱中保留的时间明显延长,从而判定 PCR 产物的甲基化状况。

• 联合亚硫酸氢钠限制性内切酶分析法(combined bisulfite restriction analysis,COBRA):其基本程序是,对样本 DNA 行亚硫酸氢钠处理;利用 PCR 扩增目的片段;用限制性内切酶消化,此酶识别序列中需包含 CG 序列,如 BstUI(CGCG),若其识别序列中的 C 发生完全甲基化(5mCG5mCG),则 PCR 扩增后保留为 CGCG,BstUI 能够识别并进行切割,若待测序列中,C 未发生甲基化,则 PCR 后转变为 TGTG,BstUI 识别位点丢失,不能进行切割;酶切产物再经电泳分离、探针杂交、扫描定量后即可得出原样本中甲基化的比例。COBRA 和 Agilent 2100 Bioanalyzer 联用对酶切产物进行直接分析,使 COBRA 的定量更快速、准确且无放射性污染。

COBRA 的优点:方法相对简单,不需预先知道 CpG 位点及样本序列;可进行甲基化水平的定量研究;需要样本量少,可用于石蜡包埋样本的分析。其缺点是,只能获得特殊酶切位点甲基化的情况,因此检测结果呈阴性不能排除样品 DNA 中甲基化存在的可能;由于酶和 PCR 的使用,使序列分析受到限制。

• 甲基化敏感的单核苷酸引物延伸法(methylation sensitive single nucleotide primer PCR):可用于快速判断 DNA 片段中某些具体位点的甲基化状况。其基本程序是,样本 DNA 经亚硫酸氢钠修饰,PCR 扩增目的片段,产物电泳分离后作为 Ms-SNuPE 模板;分别针对所检测的 CpG 位点设计上游引物,使 3′端引物紧邻 C;然后将模板、引物、Taq 酶及 ^{32}P 标记的 dNTP 混合,进行单核苷酸延伸反应;若所检测的 CpG 位点发生甲基化,则 ^{32}P 标记的 C 掺入 PCR 产物中,反之,未甲基化掺入的则为 T;再电泳分离产物,成像;根据某一 CpG 位点的 C/T 信号强度比,可定量其甲基化程度,也可不经电泳,PCR 产物直接转移到尼龙膜上,成像后即可得到所测多个 CpG 位点的平均甲基化程度。

Ms-SNuPE 可快速定量多个 CpG 位点的甲基化程度,但它不能对较长的序列进行全面的考察,且检测多个 CpG 位点时,需设计较多的引物。

（2）联合甲基化敏感的限制性内切酶法　主要包括以两种方法。

・甲基化敏感的限制性内切酶 PCR(methylation sensitive restriction enzyme PCR)：基本程序是，基因组 DNA 经甲基化敏感内切酶广泛消化后，再设计与所选基因特异性匹配的引物，经多重 PCR 扩增（未被切割的片段不被识别），即可同时、快速检测多个基因的 DNA 甲基化状态。

此法用很小量的 DNA 标本即可检测多个基因的甲基化状态，且可用于异质性标本，提示其可被进一步发展成为高通量的临床样本分析方法。

・COMPARE – MS(combination of methylated-DNA precipitation and methylation-sensitive restriction enzymes)：将 MBD 柱层析法与甲基化敏感的限制性内切酶法(MS – RE)联用的 COMPARE – MS，其能快速、敏感地检测 DNA 甲基化情况，可用于临床标本检测，作为早期诊断和肿瘤分级的方法学工具。

COMPARE – MS 的基本程序：用内切酶切取待测片段，再用甲基化敏感的限制性内切酶消化，消化产物经 MBD 柱捕获含有甲基化区的片段，最后采用实时定量 PCR 进行定量分析。

COMPARE – MS 联合运用了 MBD 柱层析法及 MS – RE 法，避免了单用 MBD 引起的非特异性捕获及单用内切酶时不完全消化所致的假阳性。此法具有简便、快速、特异、敏感性强的优点。缺点是需要使用限制性内切酶，因此，其应用在一定程度上受到内切酶识别位点的限制。

3.探针杂交法

（1）甲基化特异性多重连接酶依赖性探针扩增法（methylation-specific multiplex-ligation-dependent probe amplification assay，MS – MLPA）　此方法是根据 MLPA 技术发展起来的。

MS – MLPA 的基本程序：首先，应用 MS – MLPA 探针（探针的靶基因识别序列中一定要包含一个甲基化敏感的限制性酶切位点）和标本 DNA 进行杂交使之结合形成 DNA –探针复合物，并用连接酶将探针连接；其次，DNA –探针复合物与甲基化敏感的限制性内切酶结合并被消化；最后，进行 PCR 扩增、电泳。如果这个 DNA 标本的 CpG 位点被甲基化，一个 MLPA 产物将会被检测到。如果这个位点没有被甲基化，则这个复合物将被消化而不会产生产物。

MS – MLPA 敏感、高效，与目前常用的甲基化检测方法相比具有以下优点：只

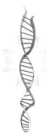

需要极微量的 DNA 标本就可以一次检测多种基因的甲基化水平；简便易行，可进行批量检测；可以进行定量检测；可用于石蜡包埋标本的检测。

（2）DNA 微阵列法　以分子杂交为基础的微阵列技术应用于 DNA 甲基化检测中，极大地提高了检测的效率。DNA 微阵列，又称 DNA 芯片或基因芯片，是基于杂交的寡核苷酸微阵列法产生的，是一种在基因组中寻找新位点的方法，包括用于整个基因组范围内扫描的差异甲基化杂交（differential methylation hybridization，DMH）和用于检测某个位点的甲基化特异性的微阵列（methylation specific oligo nucleotide，MSO）。前者类似于 mRNA 表达谱或 cDNA 微阵列，是 CpG 岛微阵列；后者类似于寡核苷酸微阵列，是针对 CpG 二核苷酸位点的甲基化特异性寡核苷酸微阵列。

MSO 要求预先设计一对含有 2 个不相邻的 GC（或 AC）的探针，用于识别甲基化和非甲基化的序列，其中含 GC 的探针（$5'-GCGC-3'$）识别甲基化序列，含 AC 的探针（$5'-ACAC-3'$）识别非甲基化序列，探针的 $5'$ 端通过 linker 固定于玻璃板上。

MSO 的基本程序：先对待研究片段用亚硫酸氢盐处理，使非甲基化的胞嘧啶转变为尿嘧啶，甲基化的不变；再行 PCR 扩增，产物的 $3'$ 端用荧光素标记，移至连有探针的玻璃板上进行杂交，通过检测杂交后产生的荧光强度判断待测序列中甲基化的水平。此法一定要设立对照。

MSO 可用于多样本、多位点甲基化的检测，样本需要量少，可用于临床样本的检测，但不能得到每个 CpG 位点的信息，且探针可能存在交叉杂交，致结果假阳性，影响分析。

4.1.5.2　组蛋白修饰研究方法

组蛋白翻译后修饰（post-translational modification，PTM）包括乙酰化与去乙酰化、磷酸化与去磷酸化、甲基化与去甲基化等，这些修饰可影响组蛋白与 DNA 双链的亲和性，从而改变染色质的疏松和凝集状态，同时影响与染色质结合的蛋白质因子的亲和性，还可影响识别特异 DNA 序列的转录因子与之结合的能力，从而间接地影响基因表达，导致表型改变。不同组蛋白氨基端修饰的组合方式构成了"组蛋白密码"，通过这些不同的组合信息，极大地扩增了遗传密码的信息量。目前对组蛋白乙酰化与甲基化的研究较多，转录活化区域组蛋白多表现出高度乙酰化状态,去乙酰化状态通常表现为转录沉默,而组蛋白甲基化对基因转录的调控与甲基化的位置、甲基化的个数等密切相关。

组蛋白翻译后修饰已经被发现能影响许多基于染色质的反应,包括转录、异染色质的基因沉默和基因组的稳定性。因其能影响到整个转录程序,故与基因表达相关的修饰尤其具有特殊意义。在多种体外模型中,组蛋白翻译后修饰代谢途径的缺陷与基因表达失调有关。这在某些情况下也与人类疾病的发生相关,并已在免疫缺陷和各种人类癌症中得到验证。因此,组蛋白标志物是如何被调节的,以及其是如何影响 PTM -特异性结合蛋白间的相互作用将继续成为未来研究的热点。

确定组蛋白翻译后修饰的功能往往涉及研究修饰的丰度和结合伴侣。这里所描述的方法将对这些方面进行论述,其中包括了组蛋白纯化方法、制备位点特异性修饰的重组组蛋白、基于多肽的 PTM 结合蛋白表征体系及染色质免疫共沉淀样品不同分析手段的实验方案等。

1.组蛋白修饰检测的预处理方法

(1)细胞裂解　采用免疫印迹来检测组蛋白修饰时可以用经 SDS Laemmli 样品缓冲液提取得到的全细胞裂解液。对于动物细胞株而言,离心得到的细胞可以直接在样品缓冲液中重悬并煮过后上样;然而需要注意的是,一些实验方案中还推荐在提取步骤后对样品进行超声处理。除了碱性预处理步骤是可选的以外,真菌蛋白提取物可以用同样的方式来进行准备。然而,如果实验上必须尽量减少样品处理时间的话,此步骤是可以省略的。只要注明此步骤的省略及后续实验样品均以同样方式处理即可。提取之后再通过离心除去样品中的不溶性组分,将可溶性的全细胞提取物留在上清液中。

(2)组蛋白富集　在一些实际应用中,有必要对组蛋白进行富集或纯化。富集的样品可以是分离得到的细胞核或者是染色质的粗提取物。从动物细胞或者酵母中提取细胞核十分简单,基本上只需要三个步骤:低渗膨胀(酵母要先消化细胞壁),利用机械力剪切进行细胞膜裂解,如用杜恩斯匀浆器进行破碎或者在漩涡混合器上温和振荡和通过离心分离细胞核[图 4-3(A)]。染色质粗分离也是很简单的,只要在去垢剂裂解步骤后用离心将染色质沉淀即可[图 4-3(B)]。

(3)组蛋白纯化　一些现有的组蛋白纯化实验方案是相当好的,并且易于操作。在这里介绍的方法中,组蛋白是使用稀硫酸溶液从细胞核中提取的,然后通过

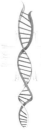

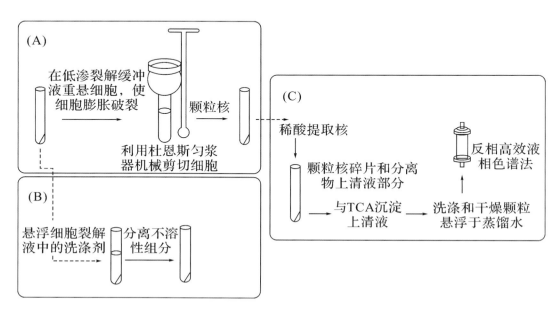

图 4 - 3　染色质粗分离示意图

（A）分离完整细胞核的实验步骤；（B）准备原始的染色质部分的实验步骤；
（C）纯化组蛋白的实验步骤。

柱层析纯化［图 4 - 3（C）］。此方法的优点在于核酸和许多非组蛋白由于在酸性
pH 值下是不溶的，可以很容易地通过离心来去除。可溶的含有组蛋白的组分就可
以用三氯乙酸（TCA）来沉淀，如果需要的话，可以通过一个反相高效液相色谱柱的
方法来纯化。这样提取出来的组蛋白可用于多种实验，包括免疫印迹和质谱。

　　2.组蛋白翻译后修饰的检测方法

　　组蛋白的翻译后修饰一般是通过抗体检测的。抗 PTM 组蛋白抗体的质量和
特异性，应在实验之前仔细评估。要考虑的问题包括其他组蛋白修饰位点间的交
叉反应、对未修饰（重组）蛋白的识别，以及与核中其他物质的交叉反应。评价程序
非常简单，涉及对核提取物进行针对于重组组蛋白的免疫印迹或对点在硝化纤维
膜上的一组修饰过的和未被修饰过的多肽进行免疫印迹。

　　最近为了解决抗 PTM 组蛋白抗体的质量问题，研究人员已经对 200 多个针对
57 种不同组蛋白修饰的抗体进行了表征。该报告的补充数据记录了不同抗体在

斑点杂交、免疫印迹(在不同的物种中)、染色质免疫沉淀(ChIP)测试中的性能。这为组蛋白翻译后修饰的研究提供了有力的帮助。

3.制备重组的位点特异性修饰组蛋白的方法

有一种用来制备位点特异性修饰组蛋白的方法涉及蛋白质片段的体外连接。这种方法的前提是将一种人工合成的、修饰过的肽段(对应到蛋白质的 N 或 C 末端)通过化学方法连接到含有其余蛋白质部分的重组片段,然后对全长度连接产物进行纯化。最近报道了一个相关的方法,描述了利用天然的化学连接,通过依次加入对应于连续的蛋白质部分的合成肽段来制备一个全合成的修饰组蛋白。

此外,通过化学连接,使用经遗传改造过的、能在 UAG 密码子处引入乙酰化赖氨酸的大肠杆菌可以通过体内直接引入来制备赖氨酸乙酰化的组蛋白。使用这一系统的前提是要将一个已经经过序列优化的吡咯赖氨酰-tRNA 合成酶变异体导入到大肠杆菌内,从而使识别的 tRNA CUA 带上乙酰化赖氨酸。因此,为了产生一个位点特异性乙酰化的组蛋白,只需要在菌株中加入待修饰位点含有 UAG 密码子的构造就可以了。

4.组蛋白翻译后修饰结合伴侣表征的检测方法

(1)免疫共沉淀(CoIP)/pulldown 实验 当感兴趣研究一个蛋白质与内源性组蛋白之间的相互作用时,有必要先用微球菌核酸酶(MNase)将染色质消化成单核小体大小的片段。感兴趣的蛋白可从可溶性的含有染色质的组分中免疫共沉淀下来,然后通过免疫印迹来评价与核心组蛋白的结合及与不同组蛋白修饰的关联。利用已经在含有核小体的可溶性组分中孵育过并纯化出来的重组诱饵蛋白,该实验同样也可以通过 pulldown 测试来完成。如果特定的修饰明显富集于含有靶蛋白的复合物中,就可能会有兴趣用修饰过的多肽在结合测试中对这种相互作用进行表征。在无法确定这种倾向性的情况下,仍然会有兴趣知道这种结合是否为修饰依赖性的。相比于未修饰过的组蛋白,与修饰过的组蛋白的相对亲和力可以利用天然组蛋白和重组组蛋白在结合测试中加以确定。

从组织培养细胞中纯化天然组蛋白的一个普遍的方法是用微球菌核酸酶限制性消化或者机械打断来产生寡聚核小体大小的染色质片段,然后将片段在羟磷灰石(层析)柱上进行色谱分析并在高盐中洗脱。当重组组蛋白以单体形式过度制备时是不可溶的,但是可以从包涵体中回收过表达的蛋白。首先,可以从分别过表达每种组蛋白的细菌培养物中得到包涵体。组蛋白再从包涵体中提取出来,经连续离子交换树脂纯化,并采用线性盐梯度进行洗脱。要生成组蛋白八聚体的话,等摩尔的 H3、H4、H2A 和 H2B 要先展开、组合、通过透析复性,再经分级柱纯化。

(2)多肽微阵列　在文献中还介绍了能够同时筛选探针蛋白与多个多肽间相互作用的基于阵列的方法。对于这样的实验,感兴趣的蛋白孵育在一个多肽微阵列的表面。蛋白质多肽复合物可以用结合有荧光基团的抗体和阵列扫描仪检测,从而实现可视化。利用一个相反的装置来进行研究,如用荧光标记的多肽去孵育蛋白质阵列,也同样被提到过。

5.特异性翻译后修饰的基因组定位方法

(1)染色质免疫沉淀　富含有特定翻译后修饰的基因组位点可以通过将含有感兴趣的标记的染色质片段进行免疫沉淀来确定,然后再对与该翻译后修饰相关的不同位点其所占的相对比例进行定量。许多实验室已经制订出了详细的染色质免疫沉淀实验方案,可以在网上或文献中找到。

大多数染色质免疫沉淀实验方案的第一步是用甲醛溶液处理细胞,通过交联将染色质结合蛋白的位置"冻结"。动物来源的细胞就可以直接进行裂解,而酵母细胞则必须先要进行细胞壁破碎,这可以通过机械力剪切或酶消化来完成。取决于检测所需的核苷酸分辨率,染色质可以以两种方式之一来切成小片段:通过超声打断来得到长 200~500bp 的片段或者用微球菌核酸酶消化成单核小体。除了洗脱步骤后洗脱液需要 65℃ 孵育过夜进行解交联外,对提取物进行免疫沉淀的操作与传统免疫沉淀实验完全一样。第 2 天,样品用蛋白酶 K 处理后进行酚-氯仿抽提,以回收共沉淀下来的 DNA 片段。

(2)染色质免疫共沉淀检测-PCR　如果只是想分析某些位点的翻译后修饰水平,可以通过实时定量 PCR 或在溴化乙锭染的凝胶上对 PCR 产物进行定量来实现。简而言之,从免疫沉淀产物和投入组分的稀释液中将待分析位点扩增出来并进行比较,最好是针对组蛋白免疫沉淀平行样中带有翻译后修饰的这些组分。为了确定翻译后修饰在一个特定位点上是否有富集,标准化的 PTM/组蛋白比例需要同附近经预测没有相应翻译后修饰区域的比例进行比较。

(3)染色质免疫沉淀检测-染色质免疫沉淀-芯片(ChIP - chip)　是基于微阵列的方法,能够对许多位点的组蛋白修饰富集情况同时进行分析。微阵列本身是一种包被的玻璃载玻片,其上附着有不同的寡核苷酸——其数有几万至数千万。蛋白质富集的位点可以通过将荧光标记的来自于免疫沉淀产物和投入组分的DNA一起共杂交到阵列上,同时比较阵列上标准化的免疫沉淀/投入荧光强度比来确定。

在准备用于微阵列分析的DNA时,第一步是从每个测试(免疫沉淀产物)和对照(投入组分)样品中扩增出所要的DNA并将扩增产物用两个不同的荧光基团分别标记。DNA扩增可以用多种方法来实现,基于PCR的方法是先将引物结合位点加到DNA两端。这部分可以通过将DNA连接到序列已知的短接头上或者使用含有3′兼并序列和5′已知序列的引物先进行两轮退火和延伸。末端带标签的产物就可以用能识别加入接头序列的引物再进行几轮PCR进行扩增。

DNA扩增的另一个广泛使用的方法涉及将DNA转换成转录模板,再用RNA聚合酶转录,从而对产物进行线性扩增。首先,将短的polyT尾巴添加到DNA 3′末端来产生一个可利用Klenow进行第一链合成的引发位点。用于引发的寡核苷酸中,在基础T7 RNA聚合酶启动子序列的3′端有一串A,这能使得第一链的产物能通过体外转录来进行后续的扩增。

PCR扩增得到的样品可以通过以下两种方式之一进行荧光标记:①在最后一组PCR中引入荧光基团修饰过的dNTP;②使用氨基修饰的dNTP,之后间接地再将染料耦联上去。除了修饰过的核苷酸是在最后的反转录步骤中被引入的以外,同样的标记原理也可用于通过转录进行扩增的产物。在准备用于标记的样品时,重要的是还应标记一个可以与待测样本一起共杂交的合适对照样本。因此,标记通常设置成两个样本中一个用Cy3标记,另一个用Cy5标记。在最后扩增或标记完以后,将样品进行纯化,再将已标记的待测和对照样本混合在一起,准备进行杂交。

(4)染色质免疫沉淀检测-染色质免疫沉淀-测序(ChIP - seq)   大规模富集分析也可以利用大规模并行DNA测序方法来进行。这些方法可以对数百万的DNA分子进行实时并行测序。迄今公布的ChIP - seq研究绝大多数是使用Illumina"边合成边测序"的平台来完成的。这个平台的基础是在一个芯片表面对几百万的DNA克隆簇进行并行测序。

ChIP - seq样品的准备是先将免疫沉淀下来的DNA连接到寡核苷酸接头分子上,之后将连接产物(在某些实验方案中)用PCR扩增几轮,然后再纯化。样品再注射到表面包被有与连接产物接头序列互补的寡核苷酸的芯片上。锚定的寡核苷酸的密度可以保证在扩增步骤中新合成的分子均出自于附着在临近芯片表面的引物,使得 DNA 在空间上始终靠近父模板。实验方案的测序阶段则是利用荧光标记的且可以可逆性终止延伸过程的核苷酸进行单碱基延伸来完成的。因此,测序反应过程是按如下进行的:一个带标记的核苷酸添加到游离的 3′末端,随后延伸暂停,以便检测掺入的核苷酸。接着,终止基团被切除掉,从而可以加入下一个核苷酸。核苷酸延伸需要再重复几个循环,通常会产生 40bp 左右的读长。

【参考文献】

[1] Chao J, Nestler E J. Molecular neurobiology of drug addiction[J]. Annu Rev Med, 2004, 55: 113 - 132.

[2] Thomas M J, Kalivas P W, Shaham Y. Neuroplasticity in the mesolimbic dopamine system and cocaine addiction[J]. Br J Pharmacol, 2008, 154(2): 327 - 342.

[3] Velculescu V E, Zhang L, Vogelstein B, et al. Serial analysis of gene expression[J]. Science, 1995, 270(5235): 484 - 487.

[4] Datson N A, van der Perk-de Jong J, van den Berg M P, et al. MicroSAGE: a modified procedure for serial analysis of gene expression in limited amounts of tissue[J]. Nucleic Acids Res, 1999, 27(5): 1300 - 1307.

[5] Peters D G, Kassam A, Yonas H, et al. Comprehensive transcript analysis in small quantities of mRNA by SAGE-lite[J]. Nucleic Acids Res, 1999, 27(24): e39.

[6] Ye S Q, Zhang L Q, Zheng F, et al. MiniSAGE: Gene expression profiling using serial analysis of gene expression from $1\mu g$ total RNA[J]. Anal Biochem, 2000, 287(1): 144 - 152.

[7] Vilain C, Libert F, Venet D, et al. Small amplified RNA-SAGE: an alternative approach to study transcriptome from limiting amount of mRNA[J]. Nucleic Acids Res, 2003, 31(6): e24.

[8] Heidenblut A M, Lüttges J, Buchholz M, et al. aRNA-longSAGE: a new approach to generate SAGE libraries from microdissected cells[J]. Nucleic

Acids Res，2004，32(16)：e131.

［9］ Hashimoto S，Suzuki Y，Kasai Y，et al. 5′-end SAGE for the analysis of transcriptional start sites［J］. Nat Biotechnol，2004，22(9)：1146－1149.

［10］ Hauser M A，Li Y J，Takeuchi S，et al. Genomic convergence：identifying candidate genes for Parkinson's disease by combining serial analysis of gene expression and genetic linkage［J］. Hum Mol Genet，2003，12(6)：671－677.

［11］ Sun Y，Zhang L，Johnston N L，et al. Serial analysis of gene expression in the frontal cortex of patients with bipolar disorder［J］. Br J Psychiatry Suppl，2001，178(41)：S137－S141.

［12］ Ouchi Y，Kubota Y，Ito C. Serial analysis of gene expression in methamphetamine- and phencyclidine-treated rodent cerebral cortices：are there common mechanisms？ ［J］. Ann N Y Acad Sci，2004，1025：57－61.

［13］ Cai N S，McCoy M T，Ladenheim B，et al. Serial analysis of gene expression in the rat striatum following methamphetamine administration［J］. Ann N Y Acad Sci，2006，1074：13－30.

［14］ Lehrmann E，Colantuoni C，Deep-Soboslay A，et al. Transcriptional changes common to human cocaine，cannabis and phencyclidine abuse［J］. PLoS One，2006，1：e114.

［15］ Mash D C，Ffrench-Mullen J，Adi N，et al. Gene expression in human hippocampus from cocaine abusers identifies genes which regulate extracellular matrix remodeling［J］. PLoS One，2007，2(11)：e1187.

（朱　峰）

4.2　光遗传学技术在成瘾研究中的应用

　　光遗传学(optogenetics)是遗传学(重组 DNA 技术)与光学技术相结合的一种细胞生物学研究技术方法。目前这一技术被广泛应用于目标蛋白在细胞内的示踪，更被用于精确地调控脑中特定类型神经元的活动。光遗传学的应用大大加深和拓展了神经科学的研究。近年来光遗传学开始被应用于信号转导的研究，甚至有研究人员开始对其应用于临床进行了探索。2011 年，*Nature Methods* 将光遗传

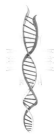

学选为 2010 年年度方法。

　　神经科学领域是首先采用光遗传学技术来控制细胞活性的领域。早在 1979 年，与 J. Watson 同获诺贝尔化学奖的 F. Crick 就提出神经科学的主要挑战是如何调控一种细胞的活性而不影响其他细胞。他认为电极太粗糙，插入脑内给予电刺激会影响插入处的许多神经元，而且电信号也很难精确地终止神经元的兴奋；而工具药物不够专一，而且反应要比神经活动慢得多，因此，他提出用光调控细胞的活性[1]。

　　虽然小分子可以作为光启动分子，但它们没有组织细胞的专一性。光遗传学的整个技术包括：①找到合适的光敏基因并将它导入细胞，使细胞有光反应性；②建立把光引进深层组织甚至是行动自如的哺乳动物活体的方法；③发现检测专一光控效应的方法。

　　光遗传学方法所利用的是一类通过重组 DNA 构建的由 DNA 编码的分子，通常是能在专一细胞表达的光受体（光敏）离子通道。在没有光照的情况下特异表达的光受体不影响表达细胞的生理功能；但在光照下会启动某种细胞的专一生理功能，这一特性非常有利于研究活体的生理活动。如果综合应用多种光受体，则将会非常有助于对某个系统的深入研究[2]。

　　2002 年 G. Miesenböck 实验室运用光受体蛋白调控神经活动获得成功[3]。他们为了使光信号受体由 DNA 编码，表达了含果蝇编码 Arrestin‑2，光受体视紫红蛋白和同源三聚体 G 蛋白的基因。他们称这个构建的基因为"*chARGe*"基因。如果基因操作时用专一的启动子，则仅特定的神经元会有反应。如果基因操作时用病毒载体，则某些环路会有反应。

　　G. Miesenböck 等的方法虽然新颖，但涉及多个组分，操作并不方便。K. Deisseroth 实验室采用单组分策略，他们对细菌视紫红蛋白、藻类光驱动氯离子泵（halorhodopsins）、蓝光激活的离子通道（channelrhodopsins，ChR）等进行了研究[1]。最终他们将 ChR2 导入培养的哺乳动物神经元中。使用安全的蓝光脉冲就能精确到毫秒的调控神经元的兴奋性。当用激光刺激这些细胞时，研究人员就可以控制专一神经环路的活性。他们研究了哪些细胞在脑内奖赏系统受可卡因的影响，以及对脑进行多深的刺激会缓解帕金森病的症状[4-5]。用光导纤维，研究人员可以将光导入自由活动的哺乳动物脑的任何部位以开展研究。如将光导纤维与微电极相结合，就能方便地在激发神经元的同时记录电信号变化，从而深入研究神经回路，包括神经环路的组织、细胞活动的图式和行为的因果关系。近来 ChR2 也被用来刺激小鼠心肌[6]。

2008 年 F. Zhang 等[7]从藻类 *Volvoxcarteri* 中得到被黄光激活的阳离子通道 VChR1,它的激发波长为 589nm,比 ChR2 红移了约 70nm。联合应用 VChR1 和其他蓝光激活的离子通道可以同时调控两种不同的神经细胞。深入的研究还得到"快"与"慢"的受蓝光激活的离子通道突变体。目前一些实验室在红光激发的离子通道的研究中得到进展。考虑到红光对组织的穿透性强,这一进展将很有实用价值。

在研究中有时也需要抑制神经活动。光遗传学技术通过产生神经元的超极化做到这一点。用黄光照射通过基因操作在神经元上表达的藻类光驱动氯离子泵就能让氯离子流入细胞,使细胞膜电位超极化,从而起到抑制作用。

技术发展到今天,一系列天然的和突变的离子通道已被开发,光遗传学技术的工具在不断增加中。在神经科学中,光遗传学技术贡献的前景可能可以与细胞生物学中的绿色荧光蛋白技术相媲美。它能提供许多有用的信息而不需要非常昂贵的仪器,如功能核磁共振。而且它与功能核磁共振的应用是有互补性的。尤为重要的是它提供的神经信息可能更直接,更反映实际。

目前,光遗传学技术已经在神经科学研究中发挥巨大作用。它能够在专一细胞内进行多模态的调控,而这种调控的速度与活体脑生理活动相匹配;它能够显示专一的神经元的活性与所控制的行为的因果关系;它已经帮助我们了解神经系统一些疾病的生物学基础,其中就包括药物成瘾。长时间暴露于滥用药物或者酒精会在奖赏寻求通路上引起持续的神经适应改变,导致成瘾障碍。光遗传学对研究这些与奖赏寻求相关的神经通路,以及暴露于滥用药物后发生在这些环路上的适应性改变十分有效[8-10]。

在调节奖赏效应中,两个高度相关的脑区起重要作用:中脑腹侧被盖区(ventral tegmental area,VTA)和伏隔核(nucleus accumbens,NAc)。中脑腹侧被盖区是一个异质性的脑结构,包含不同类型的神经元,计有多巴胺能、GABA 能、谷氨酸能细胞。中脑腹侧被盖区中的多巴胺能神经元是奖赏中的主要效应器。这些多巴胺神经元以恒定紧张性比率点燃,当点燃后就会时相性引起奖赏效应。电流研究表明光遗传学刺激中脑腹侧被盖区的多巴胺神经元可以模仿自然状态下纹状体的多巴胺释放模式[11]。这使我们可对奖赏效应中的中脑腹侧被盖区多巴胺神

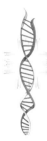

经元的角色进行广泛研究。对多巴胺神经元时相性而不是紧张性的光遗传学刺激在大鼠和小鼠均能诱导出条件性位置偏爱(conditioned place preference,CPP)和自身给药[12-15]。中脑腹侧被盖区的多巴胺神经元可以同时释放谷氨酸和多巴胺,对这些神经元进行光遗传学刺激就会引起伏隔核中谷氨酸能神经元的兴奋性突触后电流(excitatory post-synaptic currents,EPSCs)。谷氨酸的释放不能直接解释伏隔核神经元的典型奖赏相关反应,但可能调节了会导致成瘾的皮质和边缘系统信息输入的长时程可塑性[16]。中脑腹侧被盖区也包含 GABA 能神经元,它们直接与多巴胺神经元形成突触,调控其活性。有证据表明中脑腹侧被盖区的GABA能神经元在体内会抑制邻近多巴胺神经元的活性,干扰奖赏完成行为。J. Y. Cohen及其同事[17]证明多巴胺神经元对奖赏结果很敏感,但中脑腹侧被盖区的 GABA 能神经元则对预测线索敏感。这些研究说明中脑腹侧被盖区的多巴胺能神经元和GABA 能神经元之间存在的交互作用可以控制奖赏相关行为的启动和终止,并编码预测错误补偿(prediction error discount)。

外侧中脑腹侧被盖区,尤其是被背外侧被盖神经元激活部分的输出信息被整合入伏隔核调节奖赏中[18]。在伏隔核中,超过 90% 的神经元属于中等棘刺神经元。光遗传学研究表明,这些神经元特异性地靶定中脑腹侧被盖区的 GABA 能神经元,而不是中脑腹侧被盖区的多巴胺能神经元[19]。依据所表达的多巴胺受体(D1 或 D2),中等棘刺神经元被分为两组。光遗传学研究为这两个通路在奖赏相关行为中的相反角色提供了证据。光遗传刺激表达 D1 受体的神经元引起持续性强化,而刺激表达 D2 受体神经元则引起操作和位置条件任务中的短暂惩罚效应[20]。伏隔核内也有 1% 的胆碱能中间神经元。然而,伏隔核胆碱能受体的激活能够强烈影响中等棘刺神经元。光遗传学研究通过刺激伏隔核胆碱能中间神经元如何抑制中等棘刺神经元的点燃[21]并诱导多巴胺在这一区域的释放[22],证明了伏隔核胆碱能中间神经元的重要性。

除了局部的神经支配和来自中脑腹侧被盖区的神经传入,伏隔核接受杏仁核、前额叶皮质、海马和丘脑的谷氨酸能神经传入[23]。光遗传学研究探索了奖赏寻求行为中前额叶皮质和杏仁核对伏隔核的谷氨酸能投射。有趣的是,小鼠会自我刺激杏仁核,而不是前额叶皮质对伏隔核的谷氨酸能神经传入。此外,干预杏仁核对伏隔核的神经传入可以减少线索性奖赏关联[24]。总之,这些数据表明多巴胺从中脑腹侧被盖区神经元释放和来自杏仁核基底外侧核的谷氨酸能投射能够激活 D1R

神经元从而易化奖赏寻求行为,而来自中脑腹侧被盖区的 GABA 能外部输入及局部中间神经元(胆碱能和 D2R 神经元)可能会抑制 D1R 神经元从而减弱奖赏寻求行为。

在重复接触滥用药物后,奖赏寻求行为通路经历了神经元适应性,而这通常会导致成瘾障碍。几项光遗传学研究表明,可卡因慢性给药会使奖赏环路发生紊乱,引起原本在不给予药物的对照组上看不到的反应。伏隔核中 D1R 神经元被光遗传学技术激活后对正常对照小鼠的自主活动没有影响,但会增强反复接触可卡因的小鼠的自主活动[25]。伏隔核中 D1R 或 D2R 中等棘刺神经元仅受光遗传学刺激不能引起任何类型的条件性位置偏爱。然而,D1R 神经元在接受光遗传学刺激的同时给予阈下剂量的可卡因可以引起 CPP。相反,D2R 神经元受光遗传学激活后,增加了可卡因成功诱导条件性位置偏爱所需的剂量[25]。同样的,激活或抑制伏隔核内胆碱能中间神经元对未接触药物的小鼠没有明显行为效应,但是尽管光遗传学刺激伏隔核胆碱能中间神经元不能引起条件性位置偏爱,但是对这些神经元进行的光遗传学抑制可以显著减少可卡因诱发 CPP 的效率[26]。

伏隔核接收的谷氨酸能传入,尤其是来自缘前皮质者,对反复可卡因给药引起的可塑性起着关键的作用。光遗传学研究表明,刺激缘后皮质后,其对伏隔核的信息输入逆转了伏隔核的 D1R 神经元的长时程增强和可卡因诱导的行为敏化[27]。同样的,抑制缘前皮质对伏隔核的神经投射可以阻止可卡因和线索诱发的可卡因寻求行为的复发[28]。

值得注意的是,对奖赏环路的抑制可能也会引起厌恶。利用光遗传学技术激活中脑腹侧被盖区中 GABA 神经元可以抑制多巴胺神经元,引起条件性位置厌恶(conditioned place aversion,CPA),而不良刺激反过来可以增加 GABA 能神经元点燃率[29]。除此之外,利用光遗传学技术激活主要投射于内侧中脑腹侧被盖区的外侧系带神经元,可以抑制那些中脑腹侧被盖区神经元,诱导 CPA[18]。这些表面上矛盾的结果(激活与抑制中脑腹侧被盖区神经元均引起厌恶)可能是由于同一刺激引起的不同神经元群体激活模式或募集状态不同所致。但不管怎样,这些结果表明厌恶与奖赏的神经环路是密切相关的。

总之,通过光遗传学技术操纵奖赏和成瘾相关神经环路,已经克服许多传统技术的局限,使我们对成瘾行为的了解更加深入。目前许多光遗传学的研究采用光遗传激活的方法,然而光遗传抑制方法对研究奖赏相关行为的神经环路似乎是更

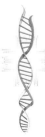

有力的工具。此外,光遗传学技术联合在体监视技术如在体电生理和神经化学技术(如微透析),允许神经环路激活的同时测定神经生理输出信号。以上方法为药物成瘾的研究带来了新的希望。

【参考文献】

[1] Deisseroth K. Optogenetics[J]. Nat Methods,2011,8:26-29.

[2] Zemelman B V,Lee G A,Ng M,et al. Selective photostimulation of genetically chARGed neurons[J]. Neuron,2002,33(1):15-22.

[3] Miesenböck G. The optogenetic catechism[J]. Science,2009,326(5951):395-399.

[4] Boyden E S,Zhang F,Bamberg E,et al. Millisecond-timescale,genetically targeted optical control of neural activity[J]. Nat Neurosci,2005,8(9):1263-1268.

[5] Zhang F,Wang L P,Boyden E S,et al. Channelrhodopsin-2 and optical control of excitable cells[J]. Nat Methods,2006,3(10):785-792.

[6] Bruegmann T,Malan D,Hesse M,et al. Optogenetic control of heart muscle in vitro and in vivo[J]. Nat Methods,2010,7(11):897-900.

[7] Zhang F,Prigge M,Beyrière F,et al. Red-shifted optogenetic excitation:a tool for fast neural control derived from Volvox carteri[J]. Nat Neurosci,2008,11(6):631-633.

[8] Stuber G D,Britt J P,Bonci A. Optogenetic modulation of neural circuits that underlie reward seeking[J]. Biol Psychiatry,2012,71(12):1061-1067.

[9] Lobo M K. Lighting up the brain's reward circuitry[J]. Ann N Y Acad Sci,2012,1260:24-33.

[10] Cao Z F,Burdakov D,Sarnyai Z. Optogenetics:potentials for addiction research[J]. Addict Biol,2011,16(4):519-531.

[11] Bass C E,Grinevich V P,Vance Z B,et al. Optogenetic control of striatal dopamine release in rats[J]. J Neurochem,2010,114(5):1344-1352.

[12] Tsai H C,Zhang F,Adamantidis A,et al. Phasic firing in dopaminergic neurons is sufficient for behavioral conditioning[J]. Science,2009,324(5930):

1080 - 1084.

[13] Witten I B, Steinberg E E, Lee S Y, et al. Recombinase-driver rat lines: tools, techniques, and optogenetic application to dopamine-mediated reinforcement[J]. Neuron, 2011, 72(5): 721 - 733.

[14] Adamantidis A R, Tsai H C, Boutrel B, et al. Optogenetic interrogation of dopaminergic modulation of the multiple phases of reward-seeking behavior [J]. J Neurosci, 2011, 31(30): 10829 - 10835.

[15] Kim K M, Baratta M V, Yang A, et al. Optogenetic mimicry of the transient activation of dopamine neurons by natural reward is sufficient for operant reinforcement[J]. PLoS one, 2012, 7(4): e33612.

[16] Tecuapetla F, Patel J C, Xenias H, et al. Glutamatergic signaling by mesolimbic dopamine neurons in the nucleus accumbens[J]. J Neurosci, 2010, 30 (20): 7105 - 7110.

[17] Cohen J Y, Haesler S, Vong L, et al. Neuron-type-specific signals for reward and punishment in the ventral tegmental area[J]. Nature, 2012, 482(7383): 85 - 88.

[18] Lammel S, Lim B K, Ran C, et al. Input-specific control of reward and aversion in the ventral tegmental area[J]. Nature, 2012, 491(7423): 212 - 217.

[19] Xia Y, Driscoll J R, Wilbrecht L, et al. Nucleus accumbens medium spiny neurons target non-dopaminergic neurons in the ventral tegmental area[J]. J Neurosci, 2011, 31(21): 7811 - 7816.

[20] Kravitz A V, Tye L D, Kreitzer A C. Distinct roles for direct and indirect pathway striatal neurons in reinforcement[J]. Nat Neurosci, 2012, 15(6): 816 - 818.

[21] English D F, Ibanez-Sandoval O, Stark E, et al. GABAergic circuits mediate the reinforcement-related signals of striatal cholinergic interneurons[J]. Nat Neurosci, 2012, 15(1): 123 - 130.

[22] Cachope R, Mateo Y, Mathur B N, et al. Selective activation of cholinergic interneurons enhances accumbal phasic dopamine release: setting the tone for reward processing[J]. Cell Rep, 2012, 2(1): 33 - 41.

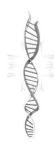

［23］ Sesack S R，Grace A A. Cortico-Basal Ganglia reward network：microcircuitry
　　　 ［J］. Neuropsychopharmacology，2009，35(1)：27－47.

［24］ Stuber G D，Sparta D R，Stamatakis A M，et al. Excitatory transmission from
　　　 the amygdala to nucleus accumbens facilitates reward seeking［J］. Nature，
　　　 2011，475(7356)：377－380.

［25］ Lobo M K，Covington H E 3rd，Chaudhury D，et al. Cell type-specific loss of
　　　 BDNF signaling mimics optogenetic control of cocaine reward［J］. Science，
　　　 2010，330(6002)：385－390.

［26］ Witten I B，Lin S C，Brodsky M，et al. Cholinergic interneurons control local
　　　 circuit activity and cocaine conditioning［J］. Science，2010，330(6011)：1677－1681.

［27］ Pascoli V，Turiault M，Lüscher C. Reversal of cocaine-evoked synaptic
　　　 potentiation resets drug-induced adaptive behaviour［J］. Nature，2011，481
　　　 (7379)：71－75.

［28］ Stefanik M T，Moussawi K，Kupchik Y M，et al. Optogenetic inhibition of
　　　 cocaine seeking in rats［J］. Addict Biol，2013，18(1)：50－53.

［29］ Tan K R，Yvon C，Turiault M，et al. GABA neurons of the VTA drive condi-
　　　 tioned place aversion［J］. Neuron，2012，73(6)：1173－1183.

（党永辉）

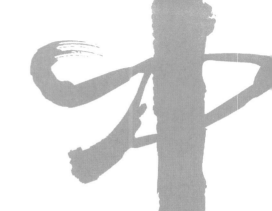

第 5 章　成瘾分子遗传研究

海洛因及甲基苯丙胺成瘾是我国严重的公共健康和生物医学问题。据国家禁毒委员会公布的《2015 年中国毒品形势报告》显示：截至 2014 年底，全国累计登记吸毒人员 295.5 万名，滥用阿片类毒品人员 145.8 万名，占 41.8%；滥用合成毒品人员 134 万名，占 57.1%；滥用其他毒品人员 2.5 万名，占 1.1%。当前，我国吸毒人员低龄化趋势明显。报告显示，35 岁以下人员有 146.5 万名，所占比例高达62.4%。同时，吸毒人群进一步呈现向中小城市、农村发展蔓延的趋势。海洛因滥用和成瘾问题已经成为非传统安全领域中的新型威胁，是我国面临的公众安全问题之一。

5.1　毒品成瘾具有遗传效应

毒品成瘾是一种失去自我控制、强迫性反复使用毒品的慢性复发性脑病，属于物质依赖范畴。通过对毒品成瘾进行的传统遗传学研究，如动物模型、家系研究、双生子和寄养子研究等，研究结果支持毒品成瘾中存在遗传因素作用的观点。

与其他复杂疾病一样，毒品成瘾是环境因素和遗传因素共同作用的产物[1-3]。众多的流行病学研究已经发现了毒品成瘾形成的环境因素特征，同时，也发现一些个体即使是在最充分的毒品成瘾环境中也不会产生药物滥用的行为。可推测，只有极少数的毒品成瘾易感等位基因，在所有环境中都等同地表达；只有极少数环境，可使具有高度保护性遗传背景的个体发生药物滥用和依赖行为。这或许是对毒品成瘾形成中，环境因素和遗传因素共同作用模式最合理的解释，它描述和肯定了遗传背景在毒品成瘾发生中的作用形式[4]。

5.1.1 成瘾的形成 40%～60% 归因于遗传易感性

研究认为,成瘾的形成 40%～60% 归因于遗传易感性,其余归因于个体较差的生活事件应对能力。已经有较多研究证实遗传易感性在成瘾中的作用。有学者对 1061 个同卵双胞胎对和 653 个异卵双胞胎对进行了观察。当同卵双胞胎对中的某个个体对酒精成瘾,则另一个个体发生成瘾的可能性较高。然而,当异卵双胞胎对中的某个个体对酒精成瘾,另一个则不一定会成瘾。而且后来的很多研究都证实了以上的发现。B.J.Rounsaville 等[5]最早对毒品成瘾人群进行了基于家庭的病例对照实验,他的研究对象包括 201 名阿片依赖者及其 1077 名一级亲属;对照组为 102 名正常人及其 360 名一级亲属,研究结果表明,阿片依赖者的亲属具有更高的酒精滥用、毒物滥用、抑郁和反社会人格概率。K.R.Merikangas 等[6]采取类似的方法,对 231 名鸦片、可卡因、大麻或酒精滥用者,61 名对照先证者及其 1267 名成年一级亲属进行了研究,结果显示,毒品成瘾先证者亲属罹患毒品成瘾的概率要比对照组高出 10 倍。此后,多个大样本量的双生子研究进一步表明,毒品成瘾具有明显的遗传性。S.J.Glatt[7-8]的研究更是显示,严重成瘾病例和某些药物,如阿片成瘾具有比其他药物更为突出的遗传效应。目前已经可以得到这样的共识:在导致毒品成瘾的所有易感因素中,遗传原因可以占到 40%～60%[9]。在毒品成瘾的发生中,遗传因素与环境因素同样地不容忽视。

5.1.2 毒品成瘾符合多基因遗传模式

基于家系和双生子的研究说明了毒品成瘾的遗传易感性并非由单基因控制,而是和绝大多数复杂疾病一样,由多个微效基因、多个位点同时作用导致。毒品成瘾包含复杂的生物学过程:药物初次暴露→间断性重复用药→敏化→规律长期用药→耐受→戒断→渴求,其中每个阶段的病理生理过程和参与的基因可能都不相同[10]。这也决定了毒品成瘾的遗传方式不符合经典的孟德尔单基因遗传规律,而是与其他常见的复杂性遗传疾病,如糖尿病、高血压等疾病一样,更符合多基因遗传的模式,由遗传和环境因素共同决定其表现度[11]。有研究对各种成瘾性药物的遗传度进行了估计[12],见表 5-1。

表 5 - 1　不同毒品成瘾的遗传度估计

	表型	遗传度估计
尼古丁	持续性	210%～104%
	吸食香烟量	45%～106%
	尼古丁依赖	31%～75%
	尼古丁戒断症状	26%～410%
	戒烟	50%～510%
酒精	酒精滥用/依赖	50%～70%
	饮用量	45%～510%
	问题饮酒	10%～50%
阿片/海洛因	滥用和/或依赖	43%～60%
镇静剂	滥用和/或依赖	29%～510%
精神兴奋剂	滥用和/或依赖	42%～74%

5.2　对毒品成瘾易感基因的探索

　　研究人员永远都不可能找到成瘾的单一致病基因,因为成瘾的易感性是由许多相互作用的基因共同作用的结果。像其他行为障碍疾病一样,成瘾的易感性很复杂,很多因素会影响其易感性,这使得有些个体会成为成瘾者,而某些个体则不会。

5.2.1　毒品成瘾易感基因"清单"

　　在毒品成瘾易感基因探索方面,最引人注目的当属北京大学魏丽萍教授及其团队的研究成果[13]。他们的研究发现,人体中大约有 400 种基因似乎更易使人对毒品成瘾。这一发现为治疗吸毒者及对毒品成瘾的控制开创了新的方法。这一研究成果公布在 *PLoS Comput Biol* 上。在这项研究中,研究人员就四类成瘾物质(可卡因、鸦片、酒精及尼古丁)进行了研究,并且构建出导致毒品成瘾的五种路线

第 5 章　成瘾分子遗传研究

175

图,或称"分子路径"。他们认为在各种使人容易毒品成瘾的因素中,遗传因素占60%,剩下40%跟环境因素有关。这些常见的路径潜藏在相应的机制之下,很可能成为有效治疗各种成瘾症状的着眼点和目标。通过分析过去30年中同行发表的1000多份有关毒品成瘾与基因和染色体区域联系的文献,研究人员列出了与吸毒成瘾相关的1500个基因的清单。在路径图中,其中一些基因比其他基因出现得更频繁,研究人员已经将清单中基因的数目缩小至396个。有研究人员详细分析了这396个基因,得到两个或多个独立的证据资料。结果发现与全基因组相比较,有110条信号通路与成瘾显著相关,包括代谢通路和信号转导通路。这些信号通路可分为两类:①毒品成瘾的上游事件,包括MAPK信号通路、胰岛素信号通路和钙离子信号通路之间的交互作用,这些信号通路共同参与长时程增强过程;②下游效应,包括糖酵解代谢调控、肌动蛋白细胞骨架调控和细胞凋亡调控,这些信号通路也参与一些神经退行性疾病,如亨廷顿病和肌萎缩性侧索硬化症的调控。与成瘾相关的信号通路包括长时程抑制、缝隙连接、长时程增强、神经活性配体-受体相互作用、MAPK信号通路、GnRH信号通路、Calcium信号通路、孔隙的离子通道、VEGF信号通路、糖酵解/糖原异生、蛋白质折叠和相关处理、胰岛素信号通路、FcεRI信号通路等[13]。

5.2.2 毒品成瘾易感基因的研究策略

毒品成瘾易感基因"清单"的发现是基于对1000多篇文献的研究得出。那么,这些研究人员是如何筛查与毒品成瘾相关的易感基因呢?毒品成瘾作为一种复杂疾病,筛查复杂疾病易感基因的策略同样适用于毒品成瘾。

人群染色体上脱氧核苷酸排列顺序存在一定的差异,其中有些DNA变异类型(等位DNA片段或称等位基因)在人群中存在的频率大于1%,这种现象称为DNA多态性(DNA polymorphism)。尽管任意两个无关个体的DNA序列有99.9%是一致的,但正是剩下的0.1%的差异造成了人们罹患疾病的不同风险和对药物的不同反应。发现这些与疾病相关的DNA多态位点,是揭示人类疾病复杂致病原因最重要的途径之一,也可作为实行个体化治疗的根据。从具体研究策略上,复杂疾病的分子遗传研究策略集中表现为对遗传流行病学研究的内容,主要包括全基因组扫描和候选基因法[14-15]。

5.2.2.1　全基因组扫描

全基因组扫描法(whole genome scanning)是采用覆盖整个基因组的 DNA 遗传标记,以较大间距(10～20cM)对大样本量的疾病家系、同胞对或者人群进行全基因组扫描。通过遗传连锁分析将毒品成瘾相关基因位点定位到某一染色体区域内,应用高密度地选择遗传标记(约 10kb),进行精细分析,缩小定位区域,并采用定位候选克隆策略,最终识别毒品成瘾易感基因。

全基因组扫描法的特点:研究范围广,可涉及全基因组和发现遗传疾病的所有可能的相关染色体和基因。理论上基因组扫描可以较为准确地发现与某种生物学病变过程有关的变异蛋白或分子,进而对某个位点的基因予以克隆。

5.2.2.2　候选基因法

候选基因(candidate gene)通常是指已经获得某些证据证明与某种疾病相关的基因。一般包括以下三类:①与某种疾病存在连锁关系的染色体区域内的基因;②与某种疾病病理生理过程有关的基因;③可用于制备某种疾病动物模型的基因。基因组扫描所发现的基因是候选基因的重要来源,但就目前而言毒品成瘾候选基因主要还是来自神经药理学的研究,这些基因是否在成瘾中发挥作用尚缺乏直接的生物学证据的支持。候选基因法直接研究候选基因与疾病的关系,分析这些候选基因在正常群体和患病群体之间等位基因和基因型频率的差异。

5.2.3　毒品成瘾的分子遗传研究方法

毒品成瘾分子遗传学研究常用的方法有连锁分析和关联分析,两者都是利用分布于人类基因组的高度多态的遗传标记来寻找它们与疾病位点之间的关系。

5.2.3.1　连锁分析

连锁分析(linkage analysis)是一种基于家系的分析方法,是根据减数分裂时染色体发生交换和重组的原理,通过研究遗传标记在家系中的共分离现象来研究该遗传标记与致病基因位点连锁与否,从而确定致病基因位点。在遗传学上,毒品成瘾有与其相对应的基因型,致病基因也参与其中。在向后代传递的过程中,致病基因也遵循着分离、独立分配和连锁的规律[16]。连锁分析是基因组扫描中最常用的研究方法,包括参数连锁分析和非参数连锁分析。

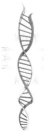

1. 参数分析

参数分析(parametric analysis)主要用于简单疾病,也适用于复杂疾病。在单基因遗传病家系中,疾病基因代代相传,虽然重组、交换会破坏同一染色体上相邻位点之间的连锁关系,但是在患者中还是应该都含有与疾病相关的某一段染色体区域。如果利用遗传标记找到这样一段共享的染色体区域,那么就可以捕捉到位于其中的致病基因,即所谓的基因定位(gene mapping)。然后在这一区域中选择候选基因,将正常人和患者的序列进行比较,从而识别出致病基因和致病突变。到目前为止,疾病基因定位的绝大部分成功案例仅局限于连锁分析研究简单疾病。

参数分析的缺点是目标基因只能定位于染色体上一个很大的区域内。因为"共遗传的 DNA 片断"只能通过观察重组交换获得信息,除非拥有"大量家系"或者"含有代数很多的大型家系",我们所能观察到的交换(crossover)的数目是有限的。所以,连锁分析只能将候选基因粗略地定位于一个以"cM"为数量级的较大区域内。在以前,还没有完全的人类基因组序列信息的情况下,连锁分析的这种局限性尤为明显。

2. 非参数分析

非参数分析(nonparametric analysis)主要用于研究复杂疾病。这类疾病没有明确的孟德尔遗传方式,其致病基因频率、外显度等参数也不好估计,故需采用非参数分析的策略。此法不依赖于疾病的遗传模式,是建立在等位基因共享基础上的分析法。其研究对象限于家系中成对的患病成员,通过比较两个患病者在同一位点上获得的来自共同祖先的同一等位基因的频率,将之与按孟德尔独立分离方式所应获得的期望频率相比较,若两者间有显著性差异则可认为此等位基因与致病基因之间存在连锁不平衡。常用的非参数连锁分析有"患者同胞对分析"(affected-sib pair,ASP)和"患者亲属同胞对"(affected-relative pair,ARP)等。

遗传学家摩尔根通过对果蝇的研究证明,位于同一条染色体上的位点之间表现出一种叫连锁(linkage)的遗传现象,即当同一染色体上的某些位点由于距离很近,在生殖细胞减数分裂时这些位点之间发生重组交换的概率较小,而有较大的机会共同从亲代传递到子代。连锁分析的基本原理是在患病家系中,位于同一条染色体的两个位点(致病基因与遗传标记)在减数分裂的过程中会发生交换与重组,重组率越低,两个位点在一起传给后代的机会就会越大,通过对覆盖密度适当的遗传图中的遗传标记物(marker)在家系中进行分型(genotyping)依次找到与致病基因紧密连锁的某一标记物。这一方法已经成为将基因定位于特定位置的重要手段。

5.2.3.2 关联分析

关联分析(association analysis),也称为连锁不平衡分析(linkage disequilibrium analysis)或等位基因关联分析(allele association analysis),指的是在有/无特别临床性状的个体之间,考察某一特定的表型与等位基因变量之间关联程度的分析方法。关联分析相对于连锁分析容更易找到微效基因,也更适用于毒品成瘾多基因遗传模式的研究。可分为以下两类:病例对照分析(case-control study)和基于核心家系的关联分析(nuclear family-based association study)。

1.病例对照分析

病例对照分析是基于人群的关联分析(population-based association study)。病例组是一组无亲缘关系的患者,对照组是一组在人群、性别及年龄等流行病学指标与病例组相匹配的无亲缘关系的健康人,比较所研究的遗传多态性位点的等位基因、基因型或单倍型的频率在两组之间是否存在差异,如有显著性差异,则说明研究的遗传多态性位点与疾病相关联。

病例对照分析为非参数分析法且样本比较容易收集,适用于多基因疾病的研究。另外,关联分析的检出率较连锁分析更具优势。其最大的潜在问题是对照组的选择,若对照组和病例组的种族、地理起源、宗教与社会阶层及年龄等情况不匹配,则可能导致假阳性的产生。

2.基于核心家系的关联分析

基于核心家系的关联分析可以消除人群层化。此方法以由健康父母双亲和患病子女组成的核心家系为研究对象。以父母双亲传递给患病子女的等位基因为"疾病基因",没有传递的为"对照基因"。从而建立血缘上完全一致的"病例对照"分析系统。常用的核心家系相关分析方法有传递不平衡检验(transmission disequilibrium test,TDT)和基于单倍型的单倍体相对风险检测(haplotype-based haplotype relative risk,HHRR)[17]。

因为连锁分析和关联分析各有利弊,所以在复杂疾病,如毒品成瘾的研究中,多联合使用,即"两步法",先连锁后关联,先通过基因组连锁扫描,在发现有连锁信

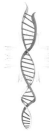

号的区域用高密度的候选 SNPs 进行关联分析。

3. Meta 分析

Meta 分析起源于 R. A. Fisher 1920 年提出的"合并 P 值"的思想,1976 年心理学家 G. V. Glass 进一步按照其思想发展为"合并统计量",对文献进行综合分析研究,这类方法称为 Meta 分析。一般认为,Meta 分析是一类统计方法,是对传统综述的一种改进,它系统地收集信息,并对信息质量进行评价,比较和综合针对同一科学问题所取得的研究结果。这种分析是回顾性和观察性的。

Meta 分析和传统的文献综述有很大不同,传统的文献综述以定性分析描述为主,综述者往往只选择支持自己观点的信息进行综述,不可避免地带有主观性。Meta 分析和其他任何一种统计方法一样,对分析资料有特定的要求。它除了强调系统全面的文献检索外,对文献的纳入和剔除具有严格标准,并对纳入文献进行评价,在此基础上对研究课题进行定量分析。因此,在正确使用的条件下,Meta 分析的特有效能:①减少单个研究的偏倚和不确定性,定量估计研究效应的平均水平,为有争议的研究结果提供方向;②将同类研究结果进行定量综合,减低样本量过少造成的偏倚,达到提高统计学检验功效的目的。

Meta 分析的基本过程包括研究设计、文献检索与质量评价及统计分析。其中统计分析包含四个步骤:①异质性检验(heterogeneity test);②统计合并效应值(加权合并,计算效应尺度及 95% 的置信区间),并进行统计推断;③敏感性分析(sensitivity analysis);④采用"倒漏斗图"了解潜在的发表偏倚。最后按照撰写论文的格式将分析结果总结成文。主要应阐明分析的目的、文献检索的方法及入选标准和统计方法,提供包含有各项独立研究结果的统计图表,敏感性分析结果,讨论可能产生的偏倚及处理办法,最后讨论分析结果的应用价值。

5.3 毒品成瘾的分子遗传研究进展

在上文中我们介绍了成瘾分子遗传研究的一些策略及方法,本节我们将介绍采用这些方法所获得的研究成果。

自 20 世纪 90 年代初以来,各国的研究人员借助人类基因组遗传图和连锁研究方法对复杂疾病的易感基因进行了定位,迄今已在人类基因组中的多条染色体上定位了多个疾病的易感区域。已有研究结果显示 2～5 号、7 号、9～11 号、13 号、14 号和 17 号染色体的某些区域与多种药物，包括酒精、大麻、可卡因、海洛因、尼古丁和阿片等成瘾呈现显著性相关，尤其是在 4 号、5 号、9 号、10 号、11 号和 17 号染色体上存在很多与成瘾相关的易感区域[11-18]，见图 5-1。

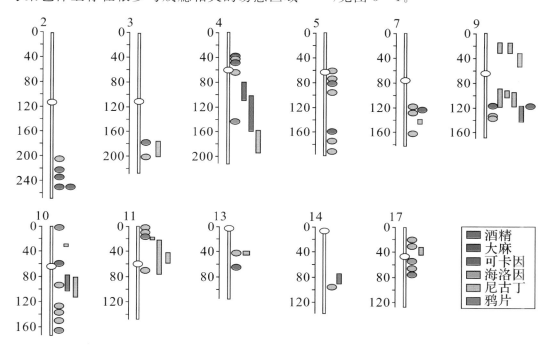

图 5-1　与毒品成瘾相关的染色体区域[11]

5.3.1　全基因组关联分析研究进展

近几年来，全基因组关联分析研究开展得越来越多，研究遍布整个基因组大量的 SNP（从几十万到超过一百万）在患病人群和正常对照中的分布，并评估这些位点与疾病发生的相关性，高度连锁不平衡的 SNP 被认为是标签 SNP。全基因组关联分析（genome-wide association study，GWAS）研究为我们研究成瘾的易感基因提供了新的工具，因为该研究并没有事先基于基因功能或者疾病信号通路进行假设[19-20]。一些潜在的与成瘾生物学相关的新的靶点被发现。比如，采用 GWAS 研究发现与细胞黏附有关的基因，如 *neurexin1* 与尼古丁依赖有关联，*neurexin3* 与酒

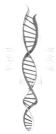

精、阿片和多种物质滥用有关联。此外，*CHRNA5-A3-B4* 基因簇与吸烟相关的疾病，如肺癌、慢性阻塞性肺病的关联最早是通过 GWAS 研究揭示的，该研究显示，染色体 15q24 - q25 区域与这些疾病的发生有关。这些新的靶点为理解成瘾的神经生物学机制提供了线索。关于尼古丁遗传学强有力的证据来自于尼古丁受体亚基，最受研究人员关注的证据是关于吸烟行为的 GWAS 研究的 Meta 分析，15q25 区可以改变成为重度吸烟的风险因素，该区有 *CHRNA5*、*CHRNA3* 和 *CHRNB4* 尼古丁受体亚基的基因簇，rs169699610 很明确与吸烟行为有关（$P = 4.410 \times 10^{-33}$ 和 $P = 5.571010^{-72}$）[21]。此外，与尼古丁代谢有关的基因多态性也被证明与烟草的消耗有关联，位于 19 号染色体上的 *CYP2A6* 基因区域被 GWAS Meta 分析证明与烟草消耗有关联，最为显著的差异 SNP 是 rs41405144。与吸烟相比，酒精依赖的 GWAS 研究结果不太一致。而对于违禁药品，如阿片、可卡因成瘾，并不常见，收集大量的样本困难，因此针对它们的 GWAS 研究尚未开展。

尽管 GWAS 研究为毒品成瘾遗传因素的研究提供了大量的新信息，但是这些信息存在很大的不一致性。这可能是由于这些研究的对象多是多种药物的混合依赖者；另外，基因的上位性效应或者拟表型造成的表型的复杂性可能也是影响研究结果的重要因素。一份针对中国 1513 名个体、397 个同胞的海洛因依赖群体全基因组连锁分析表明，1 号、2 号、4 号、12 号、16 号和 X 染色体，特别是 4q31.21 为海洛因依赖的候选区域，但该结果与其他团队在中国海洛因依赖人群中的研究结果大相径庭[7]。因此，到目前为止，可以说，基于全基因组的连锁或关联分析，虽为毒品成瘾的研究提供了新方向和新思路，但是尚需要更深入的研究来明确其研究结果。

5.3.2　候选基因关联研究进展

毒品成瘾属于复杂的多基因遗传疾病，对其易感基因的定位研究比单基因遗传疾病困难很多。候选基因研究是根据疾病发生发展过程中可能的生物学机制，选择所要研究的功能和结构基因，分析此基因的多态性或遗传标记在不同表型人群中的差异。所有成瘾性药物可以引起成瘾的共同特征是可以激活中脑边缘奖赏通路，并且提高伏隔核中的多巴胺水平。这可以通过促进多巴胺突触前神经元的释放和抑制再摄取（如可卡因和苯丙胺的作用）或者通过增加多巴胺能神经元的活性（如酒精、尼古丁、阿片和大麻的作用）。多巴胺在调节药物滥用引起的奖赏中起着重要的作用,其他神经递质,包括 5 -羟色胺、阿片肽、γ -氨基丁酸、乙酰胆碱、内源性大麻素和谷氨酸等也有一定的作用[21]。值得注意的是,学习过程是成瘾的神经生物学的关键。在对人类和实验动物的成瘾研究中,只有与药物相关的条件性刺激,才能引起多巴胺的释放。

目前,关于精神依赖物质相关基因多态性位点的研究已经颇为广泛和深入,基本上已经涉及所有主要依赖性物质的候选基因。如美国肯尼思·布卢姆公司2000 年在我国公开的发明专利"报偿缺陷综合征的等位基因多基因诊断和治疗"就是毒品成瘾相关领域基因多态性研究状态和重要性的集中体现之一。该项专利对于报偿缺陷综合征(包括酒精滥用、吸烟、强迫进食、病理性赌博等)遗传素质的监测涉及 *DRD1*、*DRD2*、*DRD3*、*DRD4*、*DAT1*、*SLC6A4*、*SLC6A2*、5 -羟色胺受体1A(5-hydroxytryptamine receptor 1A,*HTR1A*)、肾上腺素受体 α2A(α-2-adrenergic receptor,*ADRA2A*)、*ADRA2C*、儿茶酚 -邻 -甲基转移酶(catechol-*O*-methyltransferase,*COMT*)、γ -氨基丁酸 A 受体(γ-amino-butyric acid A receptor,*GABAA*)、*HTR2A*、*HTR2C*、γ -干扰素、*PENK*、单胺氧化酶 A(monoamine oxidase A,*MAOA*)等 20 余个基因,专利申请中附有众多相关研究文献及临床研究数据,说明该领域内基因多态性的研究已经初具规模,且已有所贡献(多基因诊断和治疗)。

总之,与成瘾有关的基因可分为那些影响首发使用成瘾性药物可能性的基因和那些参与已暴露个体的成瘾生物学过程的基因[22]。因此,与人格特质相关的基因(如冲动、吸食风险和应激反应)可能会促使个体使用药物,而其他基因可能与个体的始发年龄、药物的生理反应差异有关。明确这些基因可以帮助个体确定是继续使用还是加大使用量。编码参与大脑奖赏系统蛋白质的基因在各种毒品成瘾的发展中也有重要的作用。神经递质系统的受体、转运体和代谢酶的多态性可能会改变毒品成瘾的风险,如 DRD2 受体基因及相邻的锚定蛋白重复结构域蛋白激酶1 基因多态性被证明与尼古丁、海洛因、可卡因、酒精及其他精神兴奋剂的成瘾性相关。此外,影响特定药物成瘾性的基因也被发现,如有研究发现,参与尼古丁代谢主要的酶——细胞色素 P450 2A6 基因(*CYP2A6*)多态性与吸烟行为相关。表5 - 2列出一些已发现的参与毒品成瘾易感性的遗传多态性位点[12]。

表 5 - 2　参与毒品成瘾表型的遗传多态性位点示例

大脑奖赏通路靶点		基因	表型
多巴胺			
受体		$DRD2$	首次吸烟,持续性,吸食香烟量,戒烟;海洛因使用,可卡因依赖;精神兴奋剂,多物质滥用;酒精中毒
		$DRD4$	吸烟风险,首次吸烟时间,对吸烟的渴求和应答,吸烟信号;尼古丁依赖;海洛因、可卡因依赖;美沙酮使用
转运体		$SLC6A3(DAT1)$	吸烟风险;可卡因依赖
代谢	单胺氧化酶 A	$MAOA$	吸食香烟量,吸烟风险;尼古丁依赖
	酪氨酸羟化酶	TH	吸烟风险
	多巴胺羟化酶	DBH	吸烟风险;尼古丁依赖
	儿茶酚 - O - 甲基转移酶	$COMT$	吸烟风险;对尼古丁喷雾和片剂的治疗反应;尼古丁、海洛因、可卡因依赖;酒精依赖;美沙酮使用
5 - 羟色胺			
转运体		$SLC6A4$ $(5HTT,SERT)$	吸烟风险,吸食香烟量;酒精依赖
代谢:色氨酸羟化酶		$TPH1$、$TPH2$	首次吸烟年龄,吸烟风险;海洛因依赖;酒精依赖

大脑奖赏通路靶点		基因	表型
药效学靶点			
阿片类受体(μ、δ、κ)		*OPRM1*	海洛因、阿片依赖;酒精依赖
		OPRK1	海洛因、阿片依赖;酒精依赖
		OPRD1	海洛因、可卡因依赖
烟碱乙酰胆碱受体,α4 亚基		*CHRNA4*	尼古丁依赖
烟碱乙酰胆碱受体 α5、α3、β4 亚基		15 号染色体上 *CHRNA5-A3-B4* 基因簇	尼古丁依赖,吸食香烟量,肺癌慢性阻塞性肺疾病的风险
大麻素受体	GABAA 受体,γ2 亚基	*GABRG2*	海洛因依赖,美沙酮使用
	GABAA 受体,α2 亚基	*GABRA2*	酒精依赖
	GABAA 受体,2 亚基	*GABBR2*	尼古丁依赖
药物代谢动力学靶点			
细胞色素 P450 2A6		*CYP2A6*	吸烟风险,吸食香烟量,戒烟
乙醇脱氢酶-2		*ADH2*、*ADH4*、*ADH1B*、*ADH1C*	酒精依赖
乙醛脱氢酶-2		*ALDH2*	酒精依赖
细胞色素 P450 2E1		*CYP2E1*	酒精依赖

5.3.3 Meta 分析的研究进展

尽管发现如此多的候选基因与成瘾相关,但是只有一部分研究可以在多种成瘾性物质的独立研究中被重复,Meta 分析可以将这些独立的研究成果综合分析,并得出较为可靠的结论。表 5 - 3 中列出一些经 Meta 分析证实至少与一种毒品成瘾相关的候选基因[11,23-24]。

表 5 - 3　经 Meta 分析证实至少与一种毒品成瘾相关的候选基因

基因	基因名称	生物学功能	染色体定位	毒品(表型)	基因敲除动物模型的证据
5HTT	5-羟色胺转运体	神经递质运输	17q11.1-q12	酒精(i,d,c),可卡因(d,c),海洛因(d),甲基苯丙胺(d),尼古丁(d)	酒精引起的镇静和催眠敏感性提高;酒精引起运动协调能力降低;可卡因和酒精引起行为改变
CYP2A6	细胞色素 P450	减少氧化	19q13.2	酒精(d),尼古丁(i,d,c)	无
DAT1	多巴胺神经特异性转录因子	神经递质运输	5p15.3	酒精(d,c),可卡因(d,c),海洛因(d),甲基苯丙胺(d),尼古丁(i,d,c)	雌性小鼠酒精偏爱降低;可卡因可诱导刻板症(重复行为)
DRD2	多巴胺受体 2	突触传递,多巴胺能	11q23.1-q23.2	酒精(d,c),可卡因(d),海洛因(d),尼古丁(i,d,c)	酒精偏爱和酒精引起的共济失调;高剂量可卡因的自我摄入减少
IL10	白细胞介素 10	细胞因子活化	1q31-q32	酒精(d)	
BDNF	脑源性神经营养因子	调节突触可塑性	11p13	酒精(i,d,c),尼古丁(d),可卡因(d),甲基苯丙胺(d)	酒精摄入增加;对可卡因的偏爱提高

注:c 表示戒断;d 表示滥用或依赖;i 表示引发。

5.3.4　毒品成瘾分子遗传研究展望

从目前分子遗传学研究结果来看,无论是通过基因组扫描,还是通过候选基因的筛查,均有越来越多的阳性报道,但可以稳定重复的结果很少,这可能是由多方面的因素导致的。一方面,毒品成瘾为高度异质性疾病,不同类型患者的易感基因可能是不同的,对不同种族患者混杂的样本进行研究,所得的实验数据会互相干扰,导致结果难以重复。另一方面,毒品成瘾是一种多基因疾病,同一种表型可能是同一代谢途径或信号传导途径中的不同基因发生突变的结果。故在一个群体中,仅针对某个热门候选基因与疾病进行分析,可能难以达到显著性水平。最后,传统的遗传统计学方法的检验效能和特异性可能不足以重复检出微效基因的"微小"作用。未来寻找毒品成瘾易感基因的工作,应主要集中于以下三个方面:①收集病例时应严格按照表型对患者进行分组;②应用最新的遗传标记物,进行大规模筛查;③数据分析时使用敏感度和特异性较高的分析方法,进行多基因联合作用分析。

【参考文献】

[1] Ersche K D. Neurobiological correlates of the familial risk for stimulant drug dependence[J]. Neuropsychopharmacology,2013,38(1):238 - 239.

[2] Enoch M A. The influence of gene-environment interactions on the development of alcoholism and drug dependence[J]. Curr Psychiatry Rep,2012,14(2):150 - 158.

[3] Hartz S M,Bierut L J. Genetics of addictions[J]. Clin Lab Med,2010,30(4):847 - 864.

[4] Ball D. Addiction science and its genetics[J]. Addiction,2008,103(3):360 - 367.

[5] Rounsaville B J,Kosten T R,Weissman M M,et al. Psychiatric disorders in relatives of probands with opiate addiction[J]. Arch Gen Psychiatry,1991,48(1):33 - 42.

[6] Merikangas K R,Stolar M,Stevens D E,et al. Familial transmission of substance use disorders[J]. Arch Gen Psychiatry,1998,55(11):973 - 979.

[7] Glatt S J,Lasky-Su J A,Zhu S C,et al. Genome-wide linkage analysis of heroin dependence in Han Chinese:results from Wave Two of a multi-stage study[J]. Drug Alcohol Depend,2008,98(1 - 2):30 - 34.

[8] Glatt S J,Bousman C,Wang R S,et al. Evaluation of *OPRM1* variants in heroin dependence by family-based association testing and meta-analysis[J]. Drug

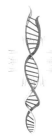

Alcohol Depend,2007,90(2－3)：159－165.

[9] Uhl G R. Molecular genetic underpinnings of human substance abuse vulnerability：likely contributions to understanding addiction as a mnemonic process [J]. Neuropharmacology,2004, 47(Suppl 1)：S140－S147.

[10] Feltenstein M W,See R E. Systems level neuroplasticity in drug addiction [J]. Cold Spring Harb Perspect Med,2013,3(5)：a011916.

[11] Li M D,Burmeister M. New insights into the genetics of addiction[J]. Nat Rev Genet,2009,10(4)：225－231.

[12] Ho M K,Goldman D,Heinz A,et al. Breaking barriers in the genomics and pharmacogenetics of drug addiction[J]. Clin Pharmacol Ther,2010,88(6)：779－791.

[13] Li C Y,Mao X,Wei L. Genes and (common) pathways underlying drug addiction[J]. PLoS Comput Biol,2008,4(1)：e2.

[14] Kimura M,Higuchi S. Genetics of alcohol dependence[J]. Psychiatry Clin Neurosci,2011, 65(3)：213－225.

[15] Gelernter J,Kranzler H R. Genetics of drug dependence[J]. Dialogues Clin Neurosci,2010,12(1)：77－84.

[16] Guo X,Liu Z,Wang X,et al. Genetic association test for multiple traits at gene level[J]. Genet Epidemiol,2013,37(1)：122－129.

[17] Uhl G R,Drgon T,Johnson C,et al. Addiction genetics and pleiotropic effects of common haplotypes that make polygenic contributions to vulnerability to substance dependence[J]. J Neurogenet,2009,23(3)：272－282.

[18] Bierut L J. Genetic vulnerability and susceptibility to substance dependence [J]. Neuron,2011, 69(4)：618－627.

[19] Evangelou E,Ioannidis J P. Meta-analysis methods for genome-wide association studies and beyond[J]. Nat Rev Genet,2013,14(6)：379－389.

[20] Treutlein J,Rietschel M. Genome-wide association studies of alcohol dependence and substance use disorders[J]. Curr Psychiatry Rep,2011,13(2)：147－155.

[21] Ware J J,van den Bree M B,Munafò M R. Association of the *CHRNA5-A3-B4* gene cluster with heaviness of smoking：a meta-analysis[J]. Nicotine

Tob Res,2011,13(12): 1167 – 1175.

[22] Le Foll B,Gallo A,Le Strat Y,et al. Genetics of dopamine receptors and drug addiction: a comprehensive review[J]. Behav Pharmacol,2009,20(1): 1 – 17.

[23] Li C Y,Zhou W Z,Zhang P W,et al. Meta-analysis and genome-wide interpretation of genetic susceptibility to drug addiction[J]. BMC Genomics, 2011,12:508.

[24] Ersche K D,Williams G B,Robbins T W,et al. Meta-analysis of structural brain abnormalities associated with stimulant drug dependence and neuroimaging of addiction vulnerability and resilience[J]. Curr Opin Neurobiol, 2013,23(4): 615 – 624.

（孙瑞芳）

第5章 成瘾分子遗传研究

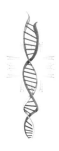

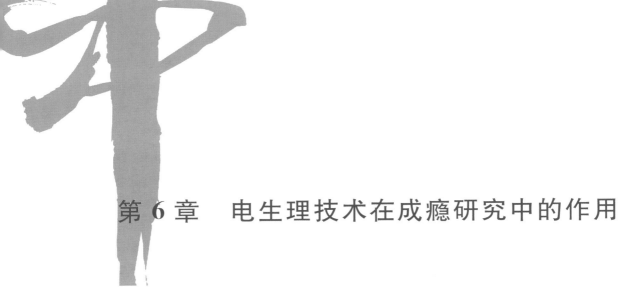

第6章　电生理技术在成瘾研究中的作用

在成瘾领域的研究中,电生理技术具有其他研究方法不可替代的作用。例如,在酒精(乙醇)成瘾机制的研究中,借用电生理技术使我们可以在乙醇所引起的中枢神经系统复杂的活性改变中对神经功能的变化进行测定。虽然其他的技术可以为我们提供酒精所导致的一些病理生理改变,如受体密度改变、mRNA 改变和神经递质改变等的信息,但是电生理技术可以给我们提供可分析的神经功能信息,并且多种方法结合使用将会使我们得到更为丰富和可信的结果。使用电生理技术对毒品成瘾的机制进行研究,可帮助我们了解毒品急性行为效应和毒品精神、躯体依赖的发展过程。本章将着重对成瘾研究中常用的电生理学技术进行简要介绍,包括细胞外电位记录、细胞内电位记录、离体脑片技术、膜片钳技术、诱发电位及其记录技术——脑电图等。

6.1　电生理学概述

生物电(biological electricity)是指生物的器官、组织和细胞在生命活动过程中发生的极性和电位变化。它是生命活动过程中的一类物理、化学变化,是生理活动正常的表现,也是生物活组织的一个基本特征。典型的生物电现象有乌贼巨大轴突的细胞内电位、运动终板电位、脑电、心电、肌电等。电生理学是生理学与物理学通过电学交叉而形成的一门交叉学科,是生命科学重要的基础学科之一,以研究机体在生理过程中生物电的特征及功能为目的,是研究正常机体生物电现象和探讨各种内、外环境刺激对机体电现象影响的学科[1]。

电生理技术(electrophysiological techniques)是以多种形式的能量(如电、声等)刺激生物体,测量、记录和分析生物体发生的生物电现象及电特性的技术,同时也是电生理学研究的主要技术。在生理学中,生物电通常代表组织和细胞的兴奋性，由于神经、肌肉、腺体等可兴奋组织细胞膜内、外两侧产生电变化，因而能够快速、精确产生并传播电信号。这种可兴奋组织受到刺激后所产生的生物电反应过程及表现称为兴奋（excitation）。能引起可兴奋组织产生兴奋的各种内、外环境变化称为刺激（stimulus）。组织具有兴奋性是人体的基本生命特征之一，产生动作电位则说明组织可产生兴奋并有传导功能。生物体如果没有了兴奋性意味着生物电的消失，常常伴随生命活动的结束。电生理学技术最初主要应用于神经系统的研究中。使用电流刺激神经系统某一部位，记录该部位或单个神经元的电位变化是神经电生理学的基本研究方法。其研究的内容主要包括刺激与反应的关系，反射弧的传导路径，在刺激或损毁的同时记录信号以确定中枢神经系统功能解剖关系，神经系统不同部位的自发和诱发活动与代谢的关系，神经组织自发和诱发电活动与动物行为的关系，以及具有清楚电生理学表现的生理和病理过程的空间时间关系（如癫痫发作等）等。

电生理学研究方法在神经生物学研究中的应用具有诸多独特的优点：①电生理学研究在考察神经系统功能时不损伤神经组织或损伤很小；②电生理学方法不仅能够反映出神经组织和结构的动态功能活动及瞬间的功能变化，还可以在整体及离体条件下，研究神经系统活动规律；③电生理学研究方法重复性强，并且可以对神经系统活动进行定量分析。

6.2　电生理实验基本仪器设备

采用电生理学方法研究组织、细胞的活动时，往往需要通过刺激来诱发电反应，电刺激是较为适宜和常用的刺激方法。同时，因为生物电变化非常微弱，通常仅为微伏级或毫伏级，所以要观察和记录这种微小变化必须首先将其放大，然后才能显示出来。基于这些特点，电生理研究需要在一系列的电生理仪器辅助下才能进行。

从广义上讲，电生理学仪器不仅包括用于电生理学研究的专用仪器，而且包括能将生物体的各种指标（非电学参量）经转化器转变为电信号的各种仪器，如将心音、血压、呼吸、体温等经传感器或换能器转变成电信号进行观察的整套仪器。从狭义上讲，电生理学仪器主要是指进行电生理理论研究应用的专用仪器，如刺激器、示波器、放大器等。

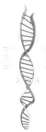

电生理学仪器按其功能分输入部分、放大部分和输出部分。①输入部分,包括电极、换能器、刺激器等。②放大部分,包括放大器,如前置放大器、微电极前置放大器等。③输出部分,包括各种类型的示波器、记录仪、分析装置、数据处理机、计算机等。电生理实验基本仪器见图 6-1。

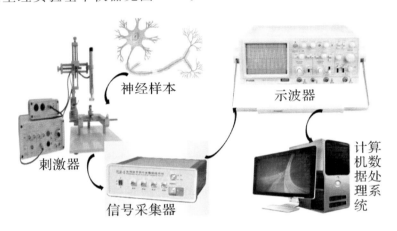

神经样本

示波器

刺激器

信号采集器

计算机数据处理系统

图 6-1 电生理实验基本仪器

随着电信号测量仪器的发展和精密化,生物电研究方法和手段的进步,人们对生物电现象一般规律和本质的认识也逐步深刻。目前,电生理仪器有了新的发展趋势:①半导体集成电路动态移位寄存器向进行性记忆示波发展;②利用计算机生物信号记录系统可进行长期详细的观察,长期记录、保存和分析输出;③电子计算机的广泛应用,如计算机断层成像(CT)、磁共振成像(MRI)、正电子发射体层摄影(PET)、单光子发射计算机断层成像术(SPECT)等技术的发展和应用,使电生理技术得到更有效的应用与推广;④电视监护系统的应用,使电生理技术向遥控检测技术(无线电)发展,如宇航员心电、脑电、临床上远程监控、运动员训练过程中监控等的应用。

6.3 脑立体定位技术

在动物实验和某些医疗措施中,有时需要把刺激电极、记录电极、药物注射导管、灌流导管等器械安置在脑的特定部位,这种定向安置技术称为脑立体定位技术。无论是定位损毁，还是向中枢神经系统深部的某一神经核团注射药物或是将电极插入某一固定位置，都存在着一个准确定向的问题。这一问题的解决，需要依靠立体定位技术，即利用适合不同动物的多功能立体定位仪，依据脑立体定位图谱准确地将电极或注射器尖端插入预定的位置，实施定位记录、损毁或定位注射的技术。

6.3.1　脑立体定位仪

目前科学研究中所使用的有各种不同大小及功能的立体定位仪，用以适应从鱼类到人类各种动物的实验需要。这种坚固的仪器包括两个主要部分：固定动物头颅的框架和用于三维操纵的推进器（图6-2）。

一般的脑立体定位仪是借助框架上的三根（或四根）可以伸缩、移动的短棒，将动物头颅调整到一定倾斜度，并牢固固定在三个（或四个）支点上。常用的啮齿类动物脑立体定位仪是将

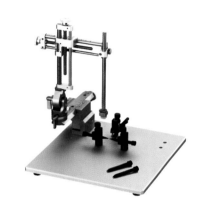

图6-2　大鼠用脑立体定位仪

其中两根短棒（耳棒）由左、右两侧插入外耳道，并加以固定，然后调节头的倾斜度，并利用第三根短棒（或特定固定装置）顶住前眶嵴或门齿根部等部位，作为第三支点，以保证动物头部在实验过程中不会发生偏移和转动；推进器则可以将电极或药物注射导管左右、前后、上下进行三维移动。推进器上有标尺，可以将电极的移动误差控制在小于0.01mm的范围，用以保证将电极或药物注射导管尖端插入中枢神经系统的任何核团及部位。然而，要将电极或导管准确无误地插入所需的核团，则需要借助脑立体定位图谱。

6.3.2　脑立体定位图谱

目前，许多用于实验的脊椎动物都已经有了脑立体定位图谱，从金鱼、龟、蛙、鸭、鸡、猫、鼠……到猩猩和人约有130种。一个完整的脑定位图谱，一般要包括一套大脑序列切片图和与图对应的核团定位坐标示意图，此外还要包括使用图谱的详细说明。详细说明包括适用动物的品种、体重（或年龄）及确定头颅固定的水平面和零位点方法等。图6-3所示为290g Wistar雄鼠前脑立体定位图所规定的固

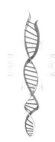

定头颅水平面及零位面,便于读者使用图谱。

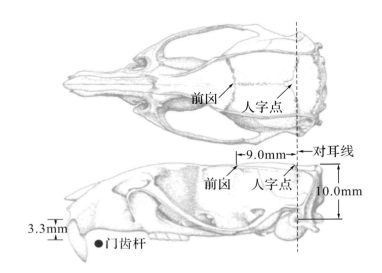

图 6 - 3　290g Wistar 雄鼠颅骨骨性定位标识示意图

值得注意的是,为了减少定位误差,在使用任何图谱时,都必须根据自己实验室的条件,特别是动物的年龄,立体定位仪的结构,对图谱事先做出反复的矫正,然后才能利用图谱,做到准确定位。

6.4　脑内核团定位损毁技术

研究中枢神经系统的调节机能时,人们往往需要损毁或刺激脑的某一部分来观察动物是否出现行为或某一特异机能的改变,借以分析和推断受损或受刺激的脑部位可能具有的机能。因此,脑核团或部分区域损毁是研究中枢神经系统各部位机能及相互联系的重要手段之一。它大致可分为物理损毁(如机械破坏、电解与烧灼、埋藏 β 辐射体或 γ 辐射体等)与化学损毁。其中,电解损毁操作简便、可靠,损毁部位遭受不可逆性损伤,目前使用较多;化学损毁法近年来发展较快,也为越来越多的研究人员所采用。以下介绍几种脑损毁技术,将重点介绍电解损毁法。

1.电解损毁法

(1)实验原理　用单极或双极同心电极插入待损毁的脑部分或核团中,通以一定强度的电流(常用直流电),使电极发热产生电解作用,导致电极插入部分的脑组织被破坏。损毁灶直径的大小大体上与通过电极的电流强度和持续时间成正比。一般用 2mA 的阳极电流,通电持续 15s,产生的损毁灶直径约为 2mm。双极损毁灶的直径比单极损毁灶的要大些,且不规则,阳极损毁比用阴极损毁好,因为电解时,阳极形成气泡较少,由气泡所致的组织损伤较少,损毁灶的形状亦较匀称。

(2)实验用品及器材　①实验对象:大鼠、家兔或猫。②实验器材:脑立体定位仪、水平仪、电极(单极或双极同心电极)、毫安表、蓄电池(6～8V)或用小型 6V 稳压直流电源(即半导体收音机外接电源)、软导线。③手术器材:手术刀、手术剪刀、粗剪刀、中小骨钳、骨钻、有齿与无齿眼科镊、中号止血钳、纱布、脱脂棉、骨蜡或吸收性明胶海绵、体重秤、注射器、烧杯等。④药品:乙醚、20%乌拉坦、4%琼脂溶胶、生理盐水。

(3)实验准备　包括以下几方面。

1)损毁电极:电极可采用各种金属,如铂、银、不锈钢或铜制成。尖端裸露长度应视损毁范围大小而定,一般为 0.1～0.5mm。除尖端及根部外,其他部分均应涂绝缘漆,要求绝缘良好。使用前应先检查电极的绝缘性能。检查的简便方法是将电极连至 6V 直流电源正极,以废用的一号电池碳棒连至负极,然后将电极和碳棒放入盛有生理盐水的烧杯内,观察电极绝缘部分是否有气泡产生,如绝缘良好,则只有裸露部分有气泡。若其他部分有气泡则表明绝缘不良。双极同心电极绝缘性能的检查方法与单极检查法相同,但注意以外套管接正极,中心丝接负极。

2)损毁装置:电流强度由串联一只带开关的 1MΩ 电位器调节,用毫安表连续测量。采用双极同心电极损毁时,外套管应接阳极,中心丝接阴极。

3)定位仪校验:用透明大型三角板放在仪器三个滑动尺之间,观察各滑动尺是否成直角,上下移动滑尺是否与电极移动支架的支柱平行。头部固定器的小框是否与主框平行,仪器部件是否左右对称等,也可用水平仪调整主框面,使其处于水平位置。

(4)实验步骤　包括以下几步。

1)动物麻醉:根据动物种类、体重和实验的要求,选择麻醉药及其剂量。

2)动物固定:动物麻醉后,用脑立体定位仪固定其头部。以家兔为例,用镊子扩张外耳道,将耳杆沿镊子插入外耳道内,待确认插入后将耳杆刻度面朝后,从耳杆固定柱上方套入,从左右两侧相向推动耳杆使兔头先粗略固定,并使两侧耳杆上

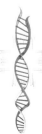

的刻度相同,即刻旋紧螺丝固定耳杆,而后将眼眶杆压在家兔眼下缘最低点加以固定,拉出兔的舌头并装上牙齿固定杆,恰使其抵在两大臼齿之间的较凹部分,尽量上抬并旋紧固定螺丝,兔头即被固定。

3)头部手术:除去手术部位的毛,经消毒处理后沿矢状缝切开头皮,剥离皮下组织及肌肉,暴露前囟、人字缝和矢状缝。在前囟中心用紫药水加以标记。根据损毁部位要求,确定钻孔位置,然后用骨钻钻一小孔,要注意保留前囟中心和人字缝尖,并勿伤及脑组织,如出血,应立即用骨蜡或吸收性明胶海绵止血。

4)插入电极:将损毁电极装入脑立体定位仪电极夹内。调整电极位置使其与脑立体定位仪主框平面垂直,然后参照有关脑立体定位图谱,找出待损毁部位的坐标参数,在定位仪引导下将电极插入待损脑部位。

5)通电损毁:将损毁装置阳极夹在已插好的电极根部,阴极夹在头皮切口上,根据动物体重及损毁部位大小选定电流强度及通电时间,一般用 $2\sim10mA$,持续 $15\sim30s$。

6)损毁部位的检查:损毁部位是否准确,大致可从以下几个方面去判断。

• 有时损毁能引起某一特殊机能消失或出现行为方面的改变,因此可通过观察实验中某一特殊机能变化来分析定位损毁的准确性。

• 被损毁核团或纤维支配的脑区内会出现相应的神经递质含量降低,如损毁大鼠中缝背核和正中核后第 8 天,其前脑内 5-羟色胺水平显著降低。

• 最可靠的检查方法还是在实验结束后取脑行组织学鉴定。如为急性实验,则可在损毁完毕后将动物卸下,结扎两侧颈总动脉后剪断两侧颈外静脉放血,由颈总动脉向脑内注入生理盐水,直至由静脉流出液体几乎变透亮时,再注射 1% 亚铁氰化钾甲醛溶液,至静脉流出液体呈淡黄色为止。取下动物头部剥去头皮,放入 10% 甲醛溶液固定 $6\sim7d$,去除颅骨,取出有关脑组织块进行包埋切片并行组织学检查。若为慢性实验,则在实验全部完毕后,按急性实验方法结扎动物两侧颈总动脉,进行灌流、固定、取脑、组织切片并行组织学观察。在显微镜下,一般可观察到损毁灶中心为一反应性神经胶质层(壳)包围的空隙,偶尔也可见到整个腔被神经胶质疤痕所充盈。

2.化学损伤法

观察神经递质与功能的关系,一般用神经毒素或化学阻断剂等进行定位注射,干扰脑内生物化学物质(如神经递质)代谢,从而导致脑功能失调,引起机体某种功能的相应变化。例如，用蛋白质合成抑制剂嘌呤霉素注入双侧额颞叶区和脑室能引起大鼠记忆丧失；将神经毒素海人藻酸注入脑室选择性地破坏海马锥体细胞能使大鼠记忆永久性丧失，注入不同脑区引起癫痫发作等。

化学损伤法的操作方法与电解损毁法大致相同，只是将置入的电极换成吸有化学药物的微量注射器，定位完成后将药物极缓慢地推注到待损伤的部位。

3. 横断损伤法

一般在研究中枢神经系统高级部位和低级部位的功能及相互影响时，采用在外科手术条件下，用手术刀在脑不同水平上横断，使上下脑组织之间失去联系，进而观察其机能状态改变的方法，如研究呼吸中枢的脑干横断研究方法。

4. 吸出损伤法

通常是将一根玻璃管的一头连接负压吸引泵，另一端插入待损伤的脑部位，借吸引泵的负压吸引力量将待损毁的脑结构吸出。此方法的损毁部位不精确，因此一般仅在大面积损毁新皮质、小脑和海马等结构时采用。

5. 传导阻滞法

传导阻滞法是用电、热、冷、化学等刺激方法作用于大脑皮质表面或其他脑组织局部，引起局部机能丧失从而阻止信号传递，从而观察某些功能变化的方法。例如，在颅骨上钻一小孔，用浸有 25%氯化钾溶液的滤纸覆盖一段时间后能引起皮质表面脑电活动持续较长时间的抑制；将冷冻探头放置在硬脑膜表面，使其里边的皮质表面温度下降到 20℃左右，可引起脑皮质局部区域功能暂时丧失。

电解损伤、横断损伤、吸出损伤方法简单易行，但造成的神经细胞溃变无法恢复，可能造成继发性的神经组织病变引起更广泛的损伤，导致更严重的行为障碍，因而掩盖由局部损伤引起的特异性障碍。而神经化学损毁法和传导阻滞法不损伤或很少损伤脑细胞，一般也无继发性的组织损伤，仅为暂时性功能"丧失"变化，之后功能还可恢复，是一种可逆损伤，因此它们不仅能用来研究皮质功能丧失所引起的行为改变，还可以用来观察、追踪皮质功能从丧失到恢复的过程。总之，各种损毁方法各有其优点与不足，在实际应用中应当根据实际情况选择适合的方法。

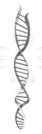

6.5　脑内定位电刺激技术

　　脑内定位电刺激技术(intracerebral local stimulation)是研究中枢功能定位的经典方法之一,不仅被广泛应用于动物实验,而且也被应用于临床治疗,但必须指出此方法也有其缺点。例如,电刺激对神经元胞体、轴突或树突的兴奋作用没有选择性,刺激电流易于扩散超出待兴奋的范围。因此,用电刺激方法得到的实验结果应结合其他方法所得结果仔细分析,下结论要慎重。

　　1.刺激电极

　　刺激电极有单极和双极之分。单级刺激电极可用不锈钢丝、铜丝、银丝或针灸针制成。电极要直,尖端光滑呈圆锥状,电极要用绝缘漆进行绝缘处理,尖端裸露$0.1\sim0.5$mm。双极刺激电极可由两个单极刺激电极并列而成。另一种双极刺激电极是同心圆电极。刺激电极在使用前必须检查其绝缘性,其方法是把电极接在1.5V干电池的阴极,浸入生理盐水中,只有电极尖端裸露部分有气泡形成才符合要求。双极刺激电极在使用前常用万用表测量其在生理盐水中的电阻,一般为$20\sim60$kΩ。

　　2.刺激参数

　　用于观察脑内某些核团或脑内的生理功能时,采用长串方波,其波宽小于1ms,常用0.4ms或0.2ms,强度小于200μA,频率在100Hz以下。刺激的有效电流作用范围按式(6-1)计算。

$$\gamma = i/k \qquad\qquad (6-1)$$

式中:γ——电极到靶神经元的距离,μm;

　　　i——电流强度,μA;

　　　k——电阻参数,根据不同组织的兴奋性而异,其值在$450\sim1000$。

　　在研究某核团或脑区与另一核团或脑区的纤维联系时,可采用单个或$2\sim5$个的短串方波诱发顺行冲动,其参数同上。

　　3.刺激电极尖端定位

　　判定刺激电极的位置,一般用直流电凝固损毁法,即将单极刺激电极接阳极,动物头皮接阴极(或将同心圆电极外套接阳极,内芯接阴极)通以1mA左右、15~

60s 的直流电,然后将动物脑用 10%甲醛溶液固定,切片进行组织学鉴定。

6.6　细胞外电位记录

细胞外记录(extracellular recording)是把引导电极安装在神经组织的表面或附近引导神经组织电活动,从而了解其动态功能活动变化规律的一种电生理技术。由于活动部位的神经元产生去极化,未活动的部位处于正常极化状态,在容积导体中的两部位间电位不同,电流从一点流向另一点。放置于细胞表面的电极就会记录两者之间所产生的电位差。

此方法的优点是电极不插入细胞,可用一根电极同时记录多个细胞的电活动,所记录的电活动稳定性好,不受或很少受标本或动物活动与否的限制,宜用于长时间的记录。

因此,在神经科学研究中此方法常用于:①需进行长时间电位诱导和记录的实验;②清醒或自由活动动物神经电活动的分析;③同时从不同神经结构进行多导电位记录;④对体积小、数量多且难以分离,或在电极接触或插入时易损伤的细胞进行电生理学研究;⑤神经系统功能临床检查等。

细胞外记录按点位引导方式可分为双极引导(bipolar recording)和单极引导(monopolar recording);按标本的处理方式可分为离体(in vitro)和在体(in vivo)引导。

双极引导所记录的是神经组织与记录电极相接触的两点间电位差的变化,多用于脑电及外周神经动作电位的记录。单极引导记录的则是记录电位所处位置相对地表(无关电极)所发生的电位变化,应用微电极记录中枢神经元的细胞外单位放电即属于此种引导。

离体细胞外记录指用适当的手术方法将神经组织与机体分离,制成独立的标本,如外周神经干标本和脑薄片(brain slice),在保证组织存活的条件下在体外进行电位记录。在体细胞外记录指保持神经组织解剖位置不变,在体内进行电位记录。离体神经干标本电位记录多用双极引导,脑薄片和在体记录多用单极引导。

以脊椎动物中枢神经元在体细胞外记录为例,描述细胞外记录的过程。

6.6.1　急性实验

急性实验是在动物麻醉状态下,手术暴露其中枢神经系统,将微电极插入预定

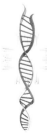

脑区,记录并观察该区神经元的自发或诱发放电活动及实验处理因素对该电活动影响的实验。此类实验,由于麻醉的影响,使神经系统的活动处于受抑制状态,条件较单纯,外界干扰少,但动物处于非正常状态。

急性实验适用于研究每个神经元的性质及相互间的联络方式,也适用于研究某部位神经元对外周或中枢某结构刺激的反应,或判明脑内对刺激发生反应的部位等。急性实验大致步骤如下。

1.动物准备

(1)实验动物　根据实验要求和研究目的选择适当种属的健康动物。神经科学研究常用的动物有大鼠、兔、猫、狗、猴等。

(2)动物麻醉　根据研究工作目的、动物种属及药物化学性质和药理作用特点,选择恰当的麻醉药物种类和给药途径。进行中枢神经元细胞外记录应使动物处于浅麻醉状态为宜。

(3)一般性手术　动物麻醉后,行气管插管,然后手术暴露待刺激部位并安放刺激电极。

2.动物的固定

按立体定位法操作规则将动物头部固定于立体定位仪上。为减缓动物呼吸运动和心血管活动对电位记录的影响,需手术悬挂第 12 胸椎和第 1 腰椎的棘突,使动物悬空减震;为了减少脑组织搏动,在寰椎关节处行小脑延髓池引流。

3.立体定位及植入微刺激电极或微量注射导管

· 切开动物头皮并剥离帽状腱膜及骨膜后,在微电极推进器上安装与微电极型号相同的假电极,在立体定位仪上计算出拟插入记录电极、中枢微刺激电极或微量注射导管脑区的所在位置坐标,钻孔备用。

· 切开硬脑膜,避开皮质表面血管,用微电极推进器,经颅骨钻孔将刺激电极或微量注射器导管准确插至预定深度。然后,用牙科水泥填塞电极或导管与周围组织的间隙,将其固定在颅骨上。

· 记录电极相应颅骨钻孔以琼脂生理盐水凝胶覆盖,按上述同样方法将微电极插入琼脂凝胶中。连接并检查其他实验仪器。

4.实验观察

(1)将记录微电极插至预定脑区　启动微电极推进器,缓慢推进微电极穿过琼脂进入脑组织。判定电极尖端是否抵达预定脑区的指标:推进器垂直深度坐标;某些核团所出现的特征性电位变化;实验后进行电极尖端组织学定位。

(2)分离单位放电　当微电极尖端抵达被探测核团时,以一定时间间隔,推进若干微米,进行分离性推进,即可分离到单位放电,选取信噪比大于3∶1者进行记录。

(3)寻找诱发单位放电　在中枢某一核团中探查由刺激外周神经或其他核团等所产生的诱发单位放电时,除按上述方法分离单位放电外,还应在电极前进过程中,规律地施加刺激。

6.6.2　慢性实验

细胞外记录的慢性实验又称慢性微电极记录技术,指动物在麻醉状态下,行脑内电极埋藏术,待动物康复后,再用微电极记录其在清醒、活动状态下中枢神经元单位放电的实验。此类实验,因动物处于清醒状态,故可在接近正常生理状态的条件下观察中枢神经元的活动特性,并可把神经元活动和动物行为表现结合起来,因此,被广泛用于行为、学习和记忆、睡眠及特殊环境的影响等神经机制的研究。

6.7　细胞内电位记录

记录膜电位(membrane potential)须在膜两侧各置一个电极形成一个环路,因此一个电极要插入细胞膜内,这种记录法称细胞内记录法(intracellular single unit recording)。细胞内记录法可以准确测量静息膜电位的绝对值。因为膜内到膜外的电阻很大,不可能出现短路的影响,故其值可以高达100mV以上。它还能测定兴奋性突触后电位(excitatory post-synaptic potential,EPSP)、抑制性突触后电位(inhibitory post-synaptic potential,IPSP)及动作电位(action potential)。

细胞内记录过程大致如下。

1. 实验准备

细胞内记录可在在体或离体标本上进行。进行在体细胞内记录时,将动物按常规麻醉后,置于立体定位仪上进行。离体细胞内记录可在离体的神经器官(如后根节)、脑片或培养的脑脊髓细胞中进行。在进行细胞内记录时,应尽量减少外来震动对实验的干扰。

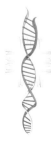

2.微推进

为将电极置于待记录的部位,通常需借助微电极推进器。在微电极尖端已进入组织表面后,通常以分步冲刺,而不是缓慢渐进的方式向下推进。对在体或离体脑片等标本进行细胞内记录时,大多采取垂直方向,盲目地推进和穿刺;在培养细胞标本中进行记录时,为便于直视观察,通常采用光源和微电极各与细胞成45°的方向进行。

3.膜电位监测

在微电极推进过程中,可通过直流及/或交流放大器,对膜电位的变化进行监测。在微电极刺入组织,并测得其阻抗值后,将微电极放大器数字表上的电位值调节至0mV。微电极一旦刺入细胞内,在细胞膜未受明显损伤的条件下,膜电位将突然下降到−50mV以下。与此同时,可以从直流放大的示波器上看到相应幅度的膜电位变化。

在直流放大器的示波器上,当微电极尖端已十分接近细胞膜时,可以看到膜噪音或突触噪音波动,同时可从监听器听到雷鸣样声响。在微电极推进过程中,如同时按一定频率刺激待穿刺细胞的传出或传入以诱发动作电位时,随着微电极向细胞的接近,可以看到原来离细胞较远时呈现的双相电位的负波变小,并由双相波变成单相波。一旦刺入细胞,即可见到具有超射的单相动作电位的峰电位。

4.细胞内刺激

在细胞内记录的基础上进行细胞内刺激时,可经细胞内通以去极化电流或正脉冲,同时观察细胞膜电位的变化。

6.8　离体脑片技术

脑片是指从动物脑区制备的厚在 $100\sim700\mu m$,能够在体外存活一定时间的薄片,即用特制的组织切片机切制而成的脑组织切片。

应用电生理技术研究离体脑切片中存活的神经元,可以对神经元外环境进行控制并且应用精确浓度的药物进行干预,使我们可以检测神经元的功能改变。膜片钳技术可以对分离的细胞或者脑切片进行研究,更深入地测量细胞单个离子通道的传导性和电流。因为体内记录技术在神经元自然无损伤的状态下记录其功能活性,所以体内记录技术会比脑切片的方法提供更多信息。但体内记录无法向体外研究一样提供详细的干预和数据分析;并且体内研究还需广泛使用全身麻醉药,麻醉药可以影响众多递质系统,某些成瘾性药物(如酒精、哌替啶等)本身就是全身麻醉药,这使得在此情况下对成瘾性药物的作用研究受到影响,对结果的解释存在误差。

1.脑片制作原则

• 为保持脑片组织的高度活性,尽可能地降低脑片切取时的制作损伤是实验成功的保证。熟练的操作技巧是降低脑片制作损伤的关键。

• 维持合适的人工脑脊液环境(酸碱度、离子浓度、温度),降低细胞能量代谢消耗(低温、预先使用麻醉药物)。

• 年幼动物的脑片制作简单,与成年或老年动物相比,其损伤后组织活性恢复快,适用于简单的研究,但其结果不能适用于其他年龄组动物。

• 关于制备脑片前是否使用麻药,观点不一致。

2.大鼠脑片制备流程

以下以制备大鼠海马区脑片为例,介绍脑片制备的流程。

(1)营养液的配制　取蒸馏水 300ml 放入烧杯内,称量葡萄糖 1g 及碳酸氢钠 1.1g 与蒸馏水混合,并通以 95% O_2 和 5% CO_2 混合搅拌。

配置 A、B、C、D 液,按表 6-1 所示配方称取各种药品,先各加水至 200ml,待实验使用时各取 50ml A、B、C、D 液加入烧杯内加蒸馏水至 1000ml,调 pH 值为 7.35～7.45,放置 30min 后可用。

表 6-1　A、B、C、D 液配方

名称	药品名称	质量(g)
A 液	NaCl	36.23
	KCl	1.86
B 液	KH_2PO_2	0.84
C 液	$MgSO_4$	1.60
D 液	$CaCl_2$	1.76

(2)对大鼠脑组织的处理　取体重为 100～120g 的幼鼠,雌雄不限,断头后立

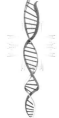

即切成脑块（含海马），置于 pH 值为 7.35～7.45 的人工脑脊液中，不间断地向脑脊液内通 95% O_2 和 5% CO_2 气体，水温保持在 6℃ 左右，然后用强力胶将其固定在振动切片机的载物片上，切取厚度为 400～500μm，取一薄片放入灌流槽内，用 34℃，95% O_2 和 5% CO_2 饱和的人工脑脊液，以每分钟 15 滴（3～5ml/min）的速度保持灌流。

3.脑片技术的应用

（1）脑片细胞外记录　脑片细胞外记录如刺激 CA3 的 Schaffer collateral 产生的 CA1 区锥体细胞顶树突层的场兴奋性突触后电位（field excitatory postsynaptic potential，fEPSP）和 CA1 区锥体细胞层的群体峰电位（population spike，PS），这两种电位也是学习记忆和突触可塑性研究中长时程增强和长时程抑制（long-term depression，LTD）实验的观测指标。海马脑片的电生理记录与整体实验研究基本一致。

（2）脑片技术细胞内记录　脑片技术细胞内记录用于神经元电生理特性、中枢神经递质和中枢药理等的研究。

（3）脑片膜片钳记录技术　脑片膜片钳记录技术是 20 世纪 90 年代开始创立并逐渐开展起来的新型电生理方法，它从分子水平研究细胞膜单离子通道功能。目前国内已有部分实验室用海马脑片盲法膜片钳记录技术研究细胞膜单离子通道。

（4）形态学研究　形态学的研究方法主要指各种特殊细胞染色和病理切片镜检，如苏木精-伊红（HE）染色、碘化丙啶（PI）荧光染色、细胞凋亡标记（TUNEL 法）等染色方法，通过光镜或透射电镜等进行观察。

4.离体脑片技术在药物成瘾研究中的应用

使用腹侧被盖区脑切片发现，当突触传递被抑制时 20mmol/L 以上的酒精可以直接刺激神经元放电[2]。小脑脑切片给予低浓度酒精（19mmol/L）后出现放电频率增加，而当浓度增高后放电则被抑制。慢性酒精摄入的大鼠在戒断期间其海马脑切片中 AMPA、海人藻酸受体和 NMDA 受体介导的神经传导都出现增多[3]。使用腹侧被盖区脑切片进行研究发现急性酒精戒断期间多巴胺能神经元放电频率降低并且放电模式发生改变。在慢性酒精给药后，海马脑切片中 5-HT_{1A}/5-HT_4 受体介导的后超极化会发生改变。P.L.Carlen 发现酒精液体食物法戒断 3 周后，海马脑切片中抑制性突触后电位的振幅和时长都降低，同时 GABA 介导的神经元抑制和后超极化都下降。他们随后的实验发现连续给予酒精 15 周后，戒断 24 周的海马脑切片中抑制性突触后电位却没有变化。结果提示，这些神经细胞持续的改变可能与酒精成瘾所致焦虑行为有关[4]。

6.9 膜片钳技术

用微吸管将细胞膜的极微小片区（$1\sim10\mu m^2$）进行高阻封接（giga seal），将其与大片细胞膜产生的噪音有效地隔离开来，从而可以敏感地检测单个蛋白质，进行分子水平的研究。膜片钳（patch clamp）实际上是一种针对一小片膜的电压钳记录方法，利用电子线路，将细胞膜通道的电位固定在一定水平，观察流经单个通道的电流。

1.膜片钳技术原理

一般将尖端直径为 $1\sim5\mu m$ 的玻璃微电极在火上抛光，然后与细胞表面紧密接触。细胞表面预先用蛋白酶处理，以清除细胞外的基质和附着碎片。微管尖端和膜之间的接触使尖端内的小片膜与其余部分在电学上绝缘。轻吸玻璃管造成管口和脂质双层之间紧密封接有几个结果：第一，小管内和细胞外液之间的电阻高达 $100G\Omega$，因此膜的单通道开放和关闭引起的小的电阻改变可以被测定；第二，电极小管尖端和膜之间封接的机械强度高，不易脱落，通过给予负压吸引等改变小管与膜之间的封接方式，使微玻管尖端与细胞膜之间处于不同的关系以进行膜片钳记录或单通道记录。

2.膜片钳技术应用

膜片钳技术发展迅速，其应用范围日趋广泛。膜片钳技术主要应用于以下研究中。

- 膜片钳技术可从分子水平研究细胞膜离子通道的功能。
- 膜片钳和图像技术的联合应用可用于测定单一活细胞的$[Ca^{2+}]_i$。
- 进行脑片单一神经元离子通道表达的体外扩增分析。
- 对爪蟾卵母细胞进行离子通道结构和功能研究。
- 进行单细胞分泌活动的膜电容检测。
- 检测单个囊泡的释放。
- 膜片钳技术用于检测细胞或膜片分子结构的原子力显微镜技术。
- 用于研究机械敏感性离子通道的压力钳技术。

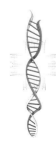

• 对离子通道药理学进行研究,可观察药物对离子通道的影响,分析药物在靶离子通道或受体上的作用位点等,常用于对活性药物进行筛选。

总之,膜片钳技术和分子生物学技术结合应用对离子通道病的研究起到了重要作用。

3.膜片钳技术在成瘾研究中的作用

采用膜片钳技术研究证明极低浓度的酒精($1.74\sim8.69$mmol/L)即可增加培养的大鼠海马神经元表面由 NMDA 激活的离子通道的开放概率,但并不影响通道开放的时间;高浓度的酒精($86.5\sim174$mmol/L)可同时降低通道的开放概率和平均开放时间[5]。J.J.McArdle 等[6]采用膜片钳技术研究发现酒精对 L 型 Ca^{2+} 通道有时间依赖的双相效应,他发现 42mmol/L 的酒精导致了通道电流和开放概率出现了小幅增加,随后这些参数均下降。$10\sim100$mmol/L 的酒精可以降低 N 和 P/Q 通道的 Ca^{2+} 内流。30mmol/L 的酒精可以降低成神经细胞瘤的瞬时 Ca^{2+} 电流,而大于 100mmol/L 的酒精可降低长时程电流[7]。在鸡的脊髓神经元中使用膜片钳技术发现 $20\sim50$mmol/L 的酒精可同时增加 GABA 和甘氨酸的反应[8]。

6.10 脑电图技术

英国生物学家 Caton 第一次成功记录了家兔和猴脑的微弱电流。他发现当动物转头或咀嚼食物时,会发生电流的微弱变化。德国的 Berger 首次报道了由人头皮上记录的脑电活动,并提出了脑电图(electroencephalogram,EEG)这一术语。另外,他还首次报道了 α 节律及由光刺激引起的 α 阻断反应。因此,人们公认 Berger 是临床脑电图的奠基人。

大脑皮质作为一个整体,其神经元活动所产生的电位变化,可以通过大脑这个容积导体,反映到大脑的表面。因此,在大脑表面(或头皮上)安放电极就可以记录到大脑中神经元所产生的电位变化。从大脑表面或头皮上引导的电位变化的形式可以是多样的。但是,从产生电位变化的原因分析,不外乎自发电位和诱发电位两大类。

6.10.1 脑自发电活动

1.脑电图及各波形的生理意义

人类及脊椎动物在安静的情况下,即使没有任何的特定刺激,在大脑皮质上也能记录到持续的节律性电位变化,这种电位变化称为自发电活动。临床上在头皮用双极或单极记录来观察皮质的电位变化,记录到的自发脑电活动称为脑电图。将动物的颅骨打开或在给患者进行脑外科手术时,直接在皮质表面引导的电位变化,称为皮层电图(electrocorticogram,ECoG)。

从人或动物记录到的 EEG 往往是由几种不同频率和振幅的波混合在一起组成的。因此,对 EEG 的判断主要集中在各波的频率、幅度的分布和出现的次数。过去一般采用直接观察或徒手测量的方法。现在应用相关仪器,如脑电频谱分析仪可以对脑电各频段的电位变化进行精密的测定和分析。EEG 的频率变动范围为每秒钟 1~50 次,可以分为以下五个不同的频段。

(1)δ波 为大的不规则慢波。在婴儿时期,人的脑电波很慢,一般常见到 δ波。当儿童困倦、不活泼或感到悲伤、愤怒时,δ 波比较容易引出。推测 δ 波与儿童的情绪行为有关。成年人在清醒状态下几乎没有 δ 波,但在深度睡眠期间皮质可以出现 δ 波。

(2)θ波 记录人的顶-颞叶或额叶部位 θ 波最为明显。幼儿时期脑电波频率比成人慢,一般常见到 θ 波。青年时期皮质的颞叶可见到少量的 θ 波。不正常的成人处于智力、想象和直觉活动时也能见到 θ 波。但是,较多的 θ 波主要见于精神病患者和癫痫病患者,在困倦时也能见到 θ 波。Berger 认为 θ 波常出现在希望受挫时。

(3)α波 在大脑皮质各区普遍存在,在单一枕叶皮质最为明显。α 波是由每秒钟 8~13 次的、连续数小时大振幅变化的波形所组成。每一个梭形波样的时间为 1~2s。对于某一个特定个体来说,当其闭上眼睛时,α 波不会随时间改变而改变,当受试者睁开眼睛后,α 波即可被低电压、高频快波所取代,这种改变称为 α 波阻断。近年来研究人员认为,α 波阻断主要是由于刺激所包含的新奇性导致,视觉成像、心理演算和求解问题等因素都能引起 α 波阻断。

(4)β波和γ波 为不规则低振幅快波,一般不超过 $20\mu V$,代表所谓去同步化状态。β波和γ波在额叶部位最易被引出,当兴奋、觉醒和 α 波阻断时都能观察到这类去同步化的脑电图。因此,通常认为 β 波和 γ 波在激活脑的信息处理过程中具有重要的作用。

2.EEG 的记录

EEG 的常规记录方法根据电极安放部位的不同,通常可以分为单极引导、双极引导及记录一个特定电极与所有电极的平均点之间的电位差。单极引导即为一

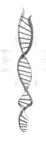

个引导电极与一个参照电极(通常放在一侧耳垂上)之间的电位差。双极引导即为引导一对电极之间的电位变化。脑电图的电位幅值比较小,为 $50\sim200\mu V$。不论是 EEG 或 ECoG,其电位的图形基本上是一致的,它们都能反映出大脑皮质的电活动;但是,由于引导电极的安放部位不同,所记录到的振幅也是不同的,一般来说ECoG 的振幅较 EEG 的振幅约大 10 倍。

EEG 在国际上已成为常规的神经诊断学方法之一。为便于比较,对引导电极的安放位置和引导条件,如描记速度、放大系统的时间常数和滤波都进行了详细的统一规定(图 6-4)。

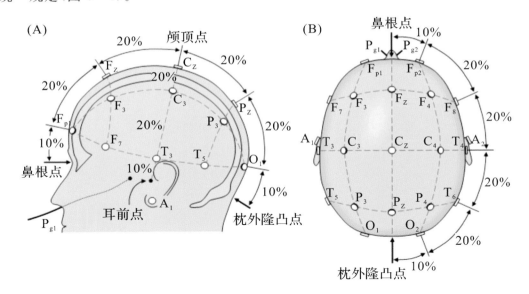

图 6-4 国际通用 10/20 电极系统安放位置

国际通用 10/20 电极系统采用 20 个电极,记录标准(10/20)导联电位。其中,耳极为相对零电位(参考电极),其他各部位:1、2 为额前两点,即发际与眉弓中间线和瞳孔中间垂直线的两个交点;3、4 为额后两点;5、6 为中央区;7、8 为顶电极;9、10 为枕线;11、12 为耳电极;13、14 为颞前太阳穴;15、16 为颞中导联;17、18 为颞后导联;19 为额顶电极;20 为中央电极。头皮电极较耳电极高,因此测定描记曲线高度,就可测知电位大小。但在实际测定中,电极的连接主要有以下几种方式。

(1)单极导联法 G1 为头皮电极,G2 为耳电极。

(2)双极导联法 头皮上任意两点构成一个回路,G1、G2 都为头皮电极。进行定位诊断。

不论用单极或双极引导,都可获得脑电活动的各种信息。单极引导可以更好地确定电信号的发源地,临床上有助于对病灶诊断定位。这是因为正在脑活动点上部的头皮上的引导电极描记的电位应是最大,距离该活动脑区越远,则电位应越小。单极引导时电波的高低,都是与参考电极相比较而定的。此外,为了不同用途,可将引导电极置于其他部位,如:①插入外耳道引导颞叶外侧面的电活动;②鼻咽电极或蝶骨电极加强对内侧颞叶电活动的记录,尤其对于诊断由边缘结构引起的癫痫有重要意义;③记录皮质下的电活动的深部电极,也可用慢性埋藏电极,以记录非麻醉及正常状态下的电活动。对于脑电频率特征的分析,现在多用计算机进行,可以获得更多的信息。

将每个电极下的不同频率以功率表示制成直方图(脑功率谱),可明显显示不同电极下的优势频率。如用黑白灰阶或彩色分级制成的图即称脑电地形图(topographic EEG mapping),能使病灶位置一目了然。

6.10.2　脑电特征及影响因素

1.脑电特征

脑电有种属差异、个体差异、年龄差异。

2.影响脑电现象的各种因素

(1)环境温度　温度高时快节律,温度低时慢节律。因此,检查时一定要处于一种比较稳定的温度范围内。温度高导致地出汗会使皮肤电阻发生变化,发生基线漂移。另外,光线、声音等也会对脑电现象造成影响。

(2)电磁场和生物电　如 X 光机、理疗机、电梯等;肌电、心电、眼动等。

(3)药物　作用于神经系统的药物,如巴比妥类麻醉剂使脑电慢波增加。

(4)意识状态和精神活动　进行思维等精神活动时慢波减少,睡眠时慢波增加,且依睡眠时相而异。

(5)生理、生化、内分泌变化　如对低血糖反应较敏感,50mg/dl 时慢波明显。

(6)体育运动　运动员的脑电图变化还受运动环境的影响,如登山、航海、潜水等项目会造成机体缺氧和低血糖,从而引起体内生化环境变化,妨碍脑细胞的正常代谢过程,进而诱发异常脑电波。随着体育运动强度而变,长时间高强度运动后或

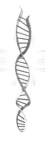

疲劳时慢波增加。

（7）其他　其他一些因素也会影响脑电现象，如引导电极的安放部位等。

总之，脑电特征及影响脑电的因素很多，因此，在进行脑电图检查时应注意伪差识别与排除。

6.10.3　EEG技术在酒精成瘾研究中的应用

对清醒的人和动物的EEG早期研究发现，当酒精（低剂量）引起行为学觉醒和欣快感时，可以导致EEG出现去同步化，使平均振幅降低，θ波和α波的活性增加。酒精在引起行为抑制的计量时可以增加EEG的同步化，降低频率，增加平均电压。在对青年男性志愿者的实验中，1g/kg酒精使EEG的θ波和β波增加，但在清醒的大鼠中0.75g/kg酒精使EEG在所有频率都发生减少[9]。T. K. Ghosh[10]发现急性吸入酒精蒸气对大鼠的EEG没有作用，然而其快速动眼期缩短。然而D. J. Dijk[11]则证明在给予0.6g/kg酒精后，志愿者δ波和θ波皆出现增强，这些改变可持续至给予酒精后的第2天晚上。中年志愿者午后饮用0.55g/kg剂量的酒精6h后，同样出现EEG中δ波增强。H. Kalant和N. Woo[12]对电位激发相关研究进行过综述。这些研究表明人类大脑皮质激发的反应是受酒精影响最为显著的部分，提示酒精可以影响下丘脑和网状结构的间接神经输入而不是感觉通路的直接神经输入。对在清醒大鼠脑干激发的电位研究也观察到相似的现象，人类视觉信号所诱发电位的峰前部分比峰后部分受到酒精的影响更少，提示酒精对有意识的信息处理具有选择效应。

【参考文献】

[1] 张日辉. 实用电生理基础[M]. 北京：北京师范大学出版社，2011.

[2] Mereu G，Fadda F，Gessa G L. Ethanol stimulates the firing rate of nigral dopaminergic neurons in unanesthetized rats [J]. Brain Res，1984，292 (1)：63－69.

[3] Molleman A，Little H J. Increases in non-N-methyl-D-aspartate glutamatergic transmission，but no change in gamma-aminobutyric acid B transmission，in CA1 neurons during withdrawal from in vivo chronic ethanol treatment[J]. J Pharmacol Exp Ther，1995，274(3)：1035－1041.

［4］ Carlen P L，Gurevich N，Durand D. Ethanol in low doses augments calcium-mediated mechanisms measured intracellularly in hippocampal neurons［J］. Science，1982，215(4530)：306－309.

［5］ Lima-Landman M T，Albuquerque E X. Ethanol potentiates and blocks NMDA-activated single-channel currents in rat hippocampal pyramidal cells ［J］. FEBS Lett，1989，247(1)：61－67.

［6］ McArdle J J，Choi J J，Huang G J. Effects of imipramine and ethanol on the activity of a neuronal L-type calcium channel［J］. Ann N Y Acad Sci，1992，654：477－479.

［7］ Solem M，McMahon T，Messing R O. Protein kinase A regulates inhibition of N- and P/Q-type calcium channels by ethanol in PC12 cells［J］. J Pharmacol Exp Ther，1997，282(3)：1487－1495.

［8］ Celentano J J，Gibbs T T，Farb D H. Ethanol potentiates GABA- and glycine-induced chloride currents in chick spinal cord neurons［J］. Brain Res，1988，455(2)：377－380.

［9］ Kaheinen P，Korpi E R，Pyykkö I，et al. Hippocampal rhythmic slow activity in rat lines selected for differences in ethanol-induced motor impairment［J］. Pharmacol Biochem Behav，1988，30(1)：177－181.

［10］ Ghosh T K，Copeland R L Jr，Pradhan S N. Effects of ethanol inhalation on EEG in rats［J］. Pharmacol Biochem Behav，1991，38(2)：293－297.

［11］ Dijk D J，Brunner D P，Aeschbach D，et al. The effects of ethanol on human sleep EEG power spectra differ from those of benzodiazepine receptor agonists［J］. Neuropsychopharmacology，1992，7(3)：225－232.

［12］ Kalant H，Woo N. Electrophysiological effects of ethanol on the nervous system［J］. Pharmacol Ther，1981，14(3)：431－457.

（王云鹏）

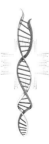

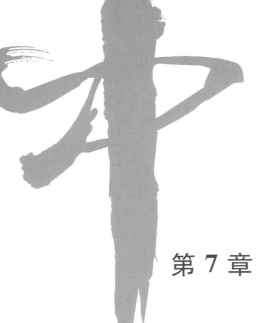

第7章　影像学在成瘾研究中的作用

脑影像学在药物成瘾研究中的价值体现在以下几个方面:①脑的形态学成像[计算机断层成像(computed tomography,CT)与磁共振成像(magnetic resonance imaging,MRI)];②脑的电磁信号[脑电图(electroencephalogram,EEG)与脑磁图(magnetoencephalography,MEG)];③神经递质信号[正电子发射体层摄影(positron emission tomography,PET)与单光子发射计算机断层成像术(single photon emission computed tomography,SPECT)];④组织成分[磁共振波谱(magnetic resonance spectroscopy,MRS)];⑤血流和代谢[功能磁共振(fMRI)、PET、SPECT和动态CT][1-2]。对于不同影像设备空间实时分辨率和灵敏度的总结见表7-1,应用于药物成瘾研究的不同影像学成像技术见表7-2。

表7-1　影像设备的时间和空间分辨率[a]

设备	测量参量	时间分辨率	空间分辨率(mm)	灵敏度(molar)
MEG	功能	1ms	5	
EEG		1ms	10～15	
CT	结构	ms		
MRI	结构	ms	1.0～1.5	10^{-3}
MRI	功能	3～5s	mm	
MRI	生化	10～20min	cm	
[b]PET	功能	45s	4	10^{-2}
[b]SPECT	生化	15min	4	
[b]SPECT	药物动力学	60s	4	

注:[a]表示PET和MRI的空间、时间分辨率和灵敏度的值引用来源于当前大量使用的设备,用于研究中的设备没有列入此表;[b]表示受放射性示踪剂放射剂量的影响,受试者应用范围有限。

表 7-2　应用于药物成瘾研究的脑成像技术

设备	主要应用
MRI	组织形态及组成
fMRI	脑活动相关的氧和血流变化
MRS	测量脑代谢、特定脑化合物的生理过程,探测药物代谢
PET	定量评估生化和药理作用、毒品分布和动力学特点、受体-配体相互作用及酶靶点
SPECT	测量受体-配体相互作用、生理学功能及生化和药理作用

7.1　用于研究药物成瘾的影像学技术分类

目前有很多影像学技术被应用于药物成瘾的研究中,在本节中,按照研究目的对常用的影像学技术进行分类介绍。

1.结构磁共振

结构磁共振(structural MRI)的图像可以提供大脑的不同区域和亚区的位置、形状和大小的信息(图 7-1)。它也可以提供异常组织存在和变化的信息。

结构 MRI 图像是在某一截面或脑部区域的水分子图。该技术是基于不同类型组织中含水量不同,成像的颜色深浅不同。例如,大部分脑组织由白质和灰质两种类型的组织构成,灰质主要包含的是细胞核,含水量约为 80%;白质主要由细胞之间的纤维连接组成,含水量约为 70%。结构 MRI 图像将这些不同水分含量的组织用渐变的灰色显示。为了使结构更加突出,研究人员经常使用造影剂提高不同组织之间的差异。通过结构 MRI 图像可以很快地从其他组织中区分灰质和白质,也可以分辨出正常的血管以及通过与周围区域对比区分出异常的肿瘤组织。

采用结构 MRI 研究表明,慢性药物暴露可使一些脑区的体积增大或缩小。这些发现有助于研究人员对药物产生作用的区域进行定位,以此为出发点,结合其他影像学技术,可进一步研究引起脑区体积发生改变的原因,以及这些改变对个体思

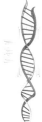

第7章　影像学在成瘾研究中的作用

213

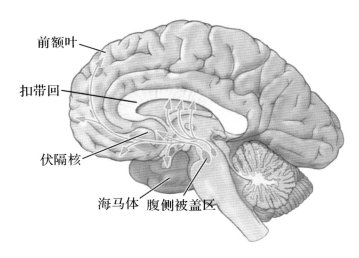

图 7-1　在成瘾中发挥作用的主要脑区

维、感觉和行为的影响。额叶皮质的功能是维持逻辑思考、目标设定、计划和自我控制,采用结构 MRI 的大量药物成瘾研究表明,药物成瘾者这一脑区的体积和组织成分发生了改变,这很可能是造成药物成瘾者认知和决策障碍的原因。

采用结构 MRI 研究发现,有多重药物滥用史的个体,与相匹配的对照组相比较,其前额叶变小,这一观点也被大量关于前额叶异常与不同药物滥用相关联的研究所证实。另有研究发现,与匹配的对照组相比较,慢性药物滥用者的额叶中白质组织的比例较低。在其他精神障碍患者中,也发现与药物成瘾者类似的白质含量降低。

2. 功能磁共振

功能磁共振(fMRI)的图像反映了大脑中某一个截面或脑区的细胞活动。利用 fMRI 可比较同一个体或不同个体的多个图像,对同一个体的 fMRI 图像采集可以在多种不同的条件下进行,如静息状态、执行任务或者服用药物前后,从而可以得到个体在执行任务(如解谜)、使用或接触化学物时大脑脑区应答活动的图像;研究来自不同分组的个体,如药物成瘾组和非药物成瘾组,可以揭示不同分组个体在执行相同的任务或在相同的暴露条件下时脑区功能活动的变化情况。在执行认知活动时,fMRI 成像在不同时间上可以检测局部磁场中的变化,此变化是由特定脑区动脉血管中的氧合血红蛋白和脱氧血红蛋白之比变化引起的,这也合理解释了这些细胞活动变化的原因,如同氧气在身体各部位执行燃料的功能一样,细胞活动增加,对氧气的需要量也增加,相应地,动脉血管会输送更多的氧合血红蛋白到该脑区。

跟结构 MRI 一样,fMRI 成像是通过适当的磁场,检测水分子中质子的射频能量。从生理角度上来说,在特定区域细胞对氧气的使用量多,就会在该处的血液中发现更多携氧血红蛋白分子。

通过 fMRI 反映脑活动模式中的差异,为进一步研究提供了宝贵的信息,研究发现脑区应答模式与药物滥用的敏感性、成瘾症状和行为,以及长期的认知能力相关。采用 fMRI 研究可得到关于可卡因诱导产生的欣快感和随后的药物渴求中不同脑区的作用的详细信息。在一项研究中,对志愿者进行可卡因输注后,药物在短暂时间内出现在一系列区域中,包括尾状核(属于基底节区)、扣带回和最外侧前额叶皮质表现出较高的活性。当欣快感消退和一组不同的脑区——包括伏隔核保持持续激活时,受试者开始了渴求。在两项最近的研究中也观测到渴求和伏隔核活动之间的相关性。

最近已经开始利用 fMRI 技术探索基因在药物成瘾中的作用。研究表明基因变异影响神经递质的代谢,包括多巴胺和去甲肾上腺素,从而影响大脑对苯丙胺的应答反应。类似的 fMRI 研究发现在 5 -羟色胺转运体基因发生特定变异的个体中,杏仁核表现出更强的活化状态,杏仁核区与可怕刺激应答引起的恐惧和焦虑相关联,这一遗传变异可能会使个体对压力的敏感性增加,同时增加个体对滥用药物的易感性[3]。

3. 磁共振波谱

除了大脑的结构和功能成像外,磁共振技术可用于检测和测量大脑内重要的化学成分。

MRS 扫描显示脑组织中目标物质的位置和浓度。在自然存在于大脑中的物质中,多种物质可通过 MRS 研究:N -乙酰天冬氨酸(N-acetyl aspartate,NAA)用于衡量神经元细胞的健康程度;肌醇(inositol)主要存在于支持细胞——神经胶质细胞中,作为衡量神经胶质细胞健康的一个标志;胆碱化合物,被作为细胞膜之间交流的参照;肌酸化合物与细胞的能量维持密切相关。滥用药物经注射或口服渗

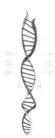

透到大脑后,酒精是最易被 MRS 检测到的。

采用 MRS 研究识别大脑中发生的与毒品有关的生化改变,可检测毒品对脑细胞本身及其功能的损害。在通常情况下,这些研究集中于临床前期理想模型或其他药物成瘾者的神经病理学研究,在某些病例中,生化改变已经与认知和行为缺陷直接相关。

采用 MRS 研究的核心发现是药物会影响炎症相关的标志物,这些标志物的含量正常标志着脑能量代谢和神经细胞正常。例如,研究发现,与对照组相比较,甲基苯丙胺滥用者的基底神经节和额叶白质的萘乙酸浓度下降,这一发现可能有助于解释甲基苯丙胺滥用者发生认知障碍的原因,萘乙酸浓度与正常的认知功能呈正相关。在可卡因成瘾者也发现萘乙酸水平的下降,表明药物成瘾者存在神经元损害,升高的肌酸和肌醇水平反映神经胶质细胞的活性或炎症增加。

此外,MRS 可以用于研究评估艾滋病病毒和药物滥用与脑代谢物之间的相互作用。例如,一项研究发现,甲基苯丙胺滥用和艾滋病病毒感染共同引起大脑中萘乙酸浓度降级,特别是纹状体中萘乙酸的浓度降低,而使额叶中胆碱和肌醇浓度升高;慢性大麻使用者和 HIV 感染者的谷氨酸水平降低。总之,它们削弱了额叶白质中谷氨酸的消耗,但是增加了基底神经节中谷氨酸的消耗。

磁共振技术,包括 MRS,特别适用于研究药物对儿童群体的影响,因为磁共振技术无辐射作用。一项研究利用 MRS 对产前接触可卡因或甲基苯丙胺的儿童进行研究,发现他们大脑中总肌酸水平升高,提示其脑能量代谢异常。

4. 核医学成像技术

PET 和 SPECT 属于核医学成像技术(nuclear medical imaging technology),检测和测量受试者组织中放射性同位素的空间分布和运动的核医学技术静脉注射放射性同位素标记的分子,PET 用于测定经正电子放射性同位素标记的化合物,而 SPECT 用于测定放射性单光子发射同位素标记物。正电子发射器的优点是可以利用生命自然元素的同位素标记物(^{11}C、^{15}O、^{13}N),这个特性使之能够标记化合物而不影响其药理特性。因为同位素的半衰期很短,辐射剂量小,所以,适用于健康人群和药物成瘾患者;但是,PET 和 SPECT 检查方法通常不适用于健康儿童。

PET 和 SPECT,与 MRS 类似,反映了大脑中存在的特定分子。这些技术在药物成瘾的研究中是非常有价值的,因为它们可以被用于测量微量物质的分子浓度,数量级为纳摩尔和皮摩尔。利用这种敏感性,使研究人员能够研究药物对细胞与细胞之间通信的关键成分的作用,包括细胞受体、转运体和与神经递质合成或代谢有关的酶。

　　研究人员还使用 PET 来研究药物代谢动力学:在适当的时间间隔内采集一系列的图像,该图像记录了药物入脑和出脑的一系列变化过程,显示药物进入大脑的量,进入大脑后结合的部位,结合后保持的时间。这些信息是非常有价值的,因为一种药物进入大脑的速率在很大程度上决定了欣快作用效果和成瘾性。PET 还可以用于评估葡萄糖的代谢率,与 fMRI 测量血氧含量的变化相补充,来确定细胞的活性。SPECT 常被用于衡量大脑的血流量。

　　PET 或 SPECT 图像显示标记化合物,即放射性示踪剂(图 7 - 2)注射到血液中后,在大脑和其他器官的分布情况。

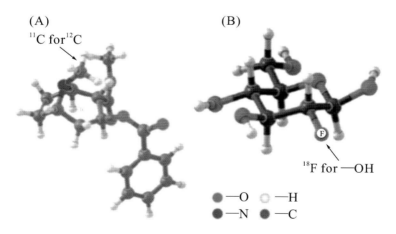

图 7 - 2　PET 成像的放射性示踪剂

　　(A)研究人员用 ^{11}C 取代天然可卡因分子中的 ^{12}C,但是不影响可卡因在体内的作用,^{11}C 可卡因通过正电子发射衰减,产生两个高能光子,通过 PET 扫描仪探测到产生一个脑葡萄糖代谢图;(B)研究人员用 ^{18}F 取代葡萄糖分子的羟基(—OH)基团,作为放射性示踪剂测量脑葡萄糖的代谢情况。

　　PET 和 SPECT 脑功能成像,在帮助研究人员分析药物如何影响连接和协调脑细胞的神经递质系统中起着重要作用。这方面的研究大多集中在多巴胺系统,但研究人员同时也在细胞的能量消耗和健康方面,探索其他神经递质与药物滥用之间的关系。神经递质多巴胺主要在纹状体中聚集,而纹状体是大脑奖赏系统的组成部分。该系统包括"愉悦中枢",是奖赏-强化系统的主要组成部分,在人类和动物的行为奖赏、强化及药物依赖发生发展过程中起至关重要作用[4-5]。PET 扫描研究发现,药物成瘾患者会全神贯注于成瘾药物的获取,而排除其他一切有益的自然活动。在一项研究中,研究人员对拒绝治疗的可卡因成瘾者注射[11]C 标记的可卡因,使用 PET 成像跟踪药物流入和流出大脑的活动过程。结果表明,随着可卡因流入和流出纹状体,可卡因活性出现高峰和衰减(图 7-3)。

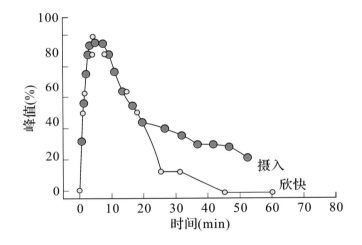

图 7-3 纹状体中可卡因的活性成为可卡因快感的基础

通过[11]C 可卡因,PET 显示药物流入和流出纹状体与可卡因带来的快感体验呈正相关。

采用 PET 和 SPECT 的研究发现,相同的实验方法,使用不同放射性示踪剂,静脉注射可卡因、苯丙胺和哌醋甲酯时,纹状体中均产生大量多巴胺。采用 PET 的实验已经确定了可卡因可以引起多巴胺含量激增,并干扰了脑细胞表面的多巴胺转运体(dopamine transporter,DAT)的正常活性。由此,它破坏了多巴胺神经递质释放和再摄取的平衡(图 7-4)。

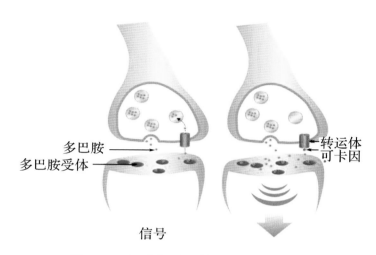

图 7 - 4 可卡因对突触中多巴胺的作用

基于 PET 的研究表明,可卡因阻滞多巴胺转运体,结果使多巴胺分子聚积在细胞间隙,强化了受体感受细胞内的反应。

7.2　可卡因成瘾的影像学研究

利用 PET 和 ^{15}O 标记的水可提供可卡因成瘾者脑血流异常分布图像,脑血流缺失的点状分布是由可卡因血管活化作用(如血管重塑、血小板聚集)引起的继发改变,而不是由其所在脑区神经活动属性的异常引起;同样的影像学征象可见于少量脑出血的患者和卒中患者,证实了相关临床报道中可卡因成瘾者的卒中样症状。这些通过 PET 得到的脑血流的研究结果同样可见于慢性可卡因成瘾者的 SPECT 研究中。在可卡因成瘾者中,最近大量采用 MRI 的研究证实,白质高信号病灶提示亚临床血管缺氧事件的发生,这也归因于可卡因的血管活性作用。MRI 研究进一步证实在人脑中可卡因具有血管重建作用,提示急性服用可卡因后脑血容量和脑血流量显著减少。采用结构 MRI 研究表明,可卡因滥用戒断 20d 的患者,与戒断前相比,仍有额叶皮质区域的灰质密度降低,而白质密度没有相关的显著差异。

一些采用 fMRI 的研究已经证明,可卡因相关线索诱导下,更容易形成可卡因成瘾。例如,研究证实了即使没有渴求体验,当受试者观看含有可卡因线索的相关录像时,与情绪相关的扣带回区域被激活(图 7-5)。这一结果表明,成瘾个体对于

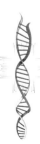

线索的情绪应答有潜在的脑区。与健康对照组相比,受试者观看可卡因渴求相关线索的录像时,额叶活动明显下降,表明他们对线索应答的控制能力受到抑制。另外,通过 fMRI 研究发现,慢性可卡因滥用者与认知和行为相关的前扣带回中线区域出现异常的低激活状态。

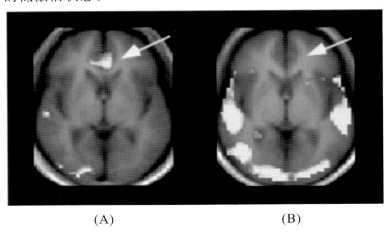

(A)　　　　　　　　　　　　　　(B)

图 7 - 5　可卡因线索的脑反应(fMRI)

(A)可卡因成瘾患者;(B)健康志愿者。箭头指的是激活的前扣带回区(黄色)。

通过 MRS 可以用于区分大脑组织成分中的神经元和胶质细胞,也可以用于确定神经细胞损伤还是胶质细胞增生。对于可卡因成瘾者,采用 MRS 研究发现总体上白质中肌酸和肌醇含量增加,但是作为神经元含量标志的 N - 乙酰天冬氨酸含量没有明显改变,这可能是由于可卡因成瘾者神经元细胞没有发生改变,而是非神经元细胞的反应性发生了改变。

采用 PET 研究可卡因对大脑结构和活动的影响,以及它们与成瘾个体治疗期间和治疗后功能恢复能力之间的关系。相关研究表明,可卡因能够降低眶额叶皮质的细胞活动,此区域主要负责使人们做出合理的决策,而不致做出冲动性的决定(图 7 - 6)[6];此区域受到创伤的患者会表现出攻击性、不考虑后果的判断及无法抑制地产生不恰当的反应,这与在药物成瘾者中所观察到的现象相似。用于这些研究的放射性示踪剂是 [18]F 标记的 FDG 和用 [15]O 标记的水,用其测量大脑消耗葡萄糖和氧的能力。此外,酒精、可卡因、海洛因和甲基苯丙胺滥用都与脑多巴胺受体的蛋白质水平降低有关(图 7 - 7)[7]。有研究人员推测,药物成瘾个体不能感受正常

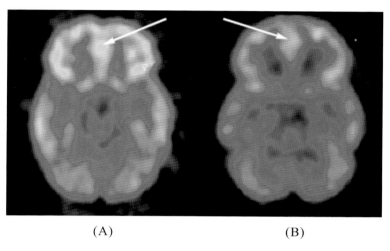

(A)   (B)

图 7 - 6　可卡因成瘾者眶额叶皮质的代谢下降(PET)

（A）健康对照者；（B）可卡因成瘾者。红色为最高代谢活动区，紫色为最低代谢活动区。

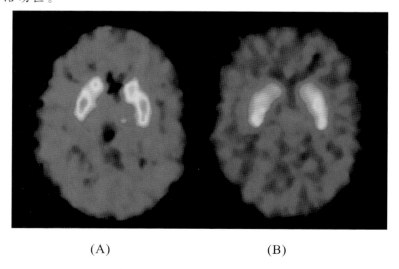

(A)   (B)

图 7 - 7　可卡因降低多巴胺 D2 受体的可用性(PET)

（A）健康对照者的纹状体；（B）可卡因成瘾者的纹状体。健康对照者的纹状体大部分为红色，表示受体可用性水平很高，而可卡因成瘾者的纹状体中仅有少部分红色。

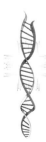

量多巴胺带来的乐趣,因此他们会增加药物的摄取以诱导释放更多的多巴胺。

1.可卡因成瘾的脑葡萄糖代谢和脑血流的影像学

相对于可卡因成瘾者脑血流的显著性缺陷,戒毒作用所致的脑葡萄糖代谢的功能性改变并不显著,而且不同的脑血流缺陷的斑片状分布代谢衰减程度趋于局限在多巴胺系统的皮质功能区。对于开始进行戒断毒品的可卡因成瘾者(不足1周),前额叶皮质和纹状体的脑葡萄糖代谢水平显著高于对照组。受试者代谢活性最高的阶段是在停药后最初的72h内,同时可卡因成瘾者的葡萄糖代谢水平越高,戒断后对于药物渴求的客观评分也越高。相反,可卡因成瘾者在戒毒后的1~4个月,其前额叶皮质、眶额叶皮质和前扣带回的脑葡萄糖代谢水平明显下降。因此,眶额叶皮质在可卡因撤退初期呈现高代谢水平,而在药物撤退后期呈现低代谢水平。

除了测量静息态代谢或者脑血流的研究,脑影像学研究还集中在可卡因在其成瘾人群中的药理作用。采用FDG-PET测量发现静脉注射可卡因的患者大脑皮质和皮质下区域代谢水平减少。相应地,fMRI成像研究发现,急性注射可卡因后,不同大脑皮质和皮质下区域活动增强,冲动性增加。大多数情况下,对可卡因成瘾急性药物干预的研究常常选择定位于某个特定神经递质系统。因此,我们从不同的神经递质系统来讨论影像学技术在可卡因成瘾中的应用价值。

2.多巴胺系统

研究发现,可卡因依赖患者中枢神经系统多巴胺递质分泌量降低。采用PET来评估可卡因成瘾者是否有大脑多巴胺活动的改变,目前已经使用多重示踪的方法来评估可卡因成瘾者在早期药物撤退后,多巴胺D2受体水平和功能区脑代谢的关系。研究发现,在早期药物撤退后(不足1周),受试者与对照组相比较,多巴胺D2受体的有效性明显下降。

研究表明,对于正在进行戒毒的可卡因成瘾者,利用同位素[11]C标记的雷氯必利检测评估发现,开始戒毒后的1~4个月多巴胺D2受体有效性明显下降,这一现象在完成住院戒断计划的3个月内,进行重复检测时都持续存在。在这些患者中,多巴胺D2受体数量的显著减少与前额叶皮质、眶额叶皮质及前扣带回的代谢活动变化密切相关。多巴胺D2受体数量减少与眶额叶皮质、前扣带回和前额叶皮质的低代谢水平具有相关性,这一结果表明多巴胺活动和这些额叶脑区之间功能的相关性。多巴胺 D2 受体功能的持续下降增加了长期可卡因诱导下的改变与原有多巴胺系统的超负荷相对抗,这也增加了可卡因成瘾者的敏感性。

眶额叶皮质和前扣带回的异常也与强迫症的发生有关,而可卡因成瘾者与强迫症患者有共有的强迫性行为,对于强迫症患者来说,此功能体现在建立特定的、固定的行为方式,对于可卡因成瘾者,它体现在对于药物成瘾而不断重复地进行吸食。在动物实验中,眶额叶皮质的破坏最终导致无法终止的重复性行为的出现,并且产生与中脑皮质多巴胺通路破坏后类似的综合征。因此,研究人员推测,当药物成瘾者暴露于可卡因或可卡因相关的线索下,进行强迫性的可卡因吸食而失去自我控制的经历,很可能与多巴胺介导的眶额叶皮质和前扣带回功能失调的机制相关。

多巴胺转运体是评估中枢神经系统多巴胺分泌多少的一个很好的指标。但是研究结果并不一致,采用 [11]C 标记的 PET 进行研究表明,无论是在药物滥用活跃期,还是在可卡因成瘾者戒毒后,多巴胺转运体均无显著变化;而采用 [123]I β – CIT 标记的 SPECT 进行研究表明,在药物戒断状态的急性期(长达 96h),多巴胺转运体显著增加(17% ~ 25%)。最新的研究表明,与对照组或早期可卡因成瘾者戒断(1 ~ 10d)相比,可卡因成瘾者脱毒后(11 ~ 30d)[18]F 标记的 6 – 氟多巴(6-fluorine dopamine,6 – FDOPA)显著下降。造成这些研究之间差异的不仅在于所研究的受试者方面,而且有可能在于对可卡因作用的研究目的上,即可卡因有可能增加多巴胺转运体表达的同时会减少终末多巴胺的合成,两种类型多巴胺转运体研究之间的差异可能反映在放射性示踪剂和使用模型方面的差异。但是,由于这些研究结果的不一致,可卡因对于多巴胺终端的影响仍不清楚。然而,因没有研究结果证明可卡因成瘾者多巴胺转运体数量减少,故为可卡因不会导致人类多巴胺接头变性提供了证据。

可卡因成瘾者中多巴胺脑功能的显著下降,如多巴胺 D2 受体、多巴胺合成及释放的减少,可能会导致多巴胺调节的奖赏环路活性下降,而奖赏环路在情感和行为方面有着重要的作用,因此,研究人员推测,可卡因滥用者中多巴胺活性的下降可能使正常的强化作用效果下降,而这些成瘾者,可通过服用药物补偿减少的多巴胺奖赏通路的刺激。多巴胺功能的下降,也可能导致可卡因戒断者在戒断后出现烦躁不安和缺乏快感的体验。因此,增加可卡因成瘾者多巴胺脑功能有可能帮助他们戒断药物,减少复吸。

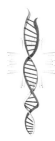

3. GABA 系统

可卡因提高多巴胺的大脑活动,通过 γ-氨基丁酸刺激活动的通路传递多巴胺信号,这使 GABA 通路特别容易受到可卡因作用的影响。采用 PET 的相关研究已显示,在可卡因成瘾者的纹状体中,多巴胺 D2 受体数量减少。由于多巴胺 D2 受体主要定位于 GABA 细胞,这些受体数量的减少,提示 GABA 通路参与可卡因成瘾的形成。目前已经通过功能影像学方法对 GABA 系统在可卡因依赖者中的作用进行了评估。这些研究在可卡因成瘾者和对照组中,评估刺激 GABA 引起相应大脑区域的反应。

通过测量劳拉西泮的脑代谢反应评估刺激 GABA 的脑反应。劳拉西泮是一种有利于 GABA 能神经传递的药物。虽然对照组血浆中劳拉西泮的浓度显著高于可卡因成瘾组,劳拉西泮引起的嗜睡反应却在可卡因成瘾组较对照组明显。劳拉西泮降低全脑的新陈代谢,药物成瘾组(21%±3%)衰减程度比对照组(13%±7%)更大;其中纹状体、丘脑和顶叶皮质差异最大。劳拉西泮引起的嗜睡症状与丘脑代谢的变化呈正相关,表明在可卡因成瘾者中,由于丘脑对于劳拉西泮的敏感性增加,其镇静作用也相应增强。这些结果表明,可卡因成瘾者大脑中,GABA 活动遭到了破坏。一些可卡因成瘾者在注射劳拉西泮后,引起强烈的镇静作用,此不良反应应该引起临床医生的重视。

MRS 被用来比较、评估可卡因成瘾者和对照组大脑中 GABA 浓度水平的差异,测量定位于枕叶皮质中的 GABA;与对照组相比较,可卡因成瘾者的 GABA 浓度显著降低(23%)。这些结论表明,脑 GABA 参与可卡因成瘾的形成。

4. 阿片系统

目前推测,内源性阿片系统(opioid system)具有强化可卡因及其他成瘾性药物的作用。利用 PET 和 ^{11}C 标记的卡芬太尼测定可卡因成瘾者中 μ 阿片受体结合程度。在可卡因成瘾者的几个重要的大脑区域,μ 阿片受体结合增加的程度与可卡因的渴求程度一致。进行戒毒后,μ 阿片受体会持续上调 4 周,这些研究结果证明阿片系统参与可卡因成瘾过程。

7.3 酒精依赖的影像学研究

影像学在酒精依赖的研究中主要被用来测定脑血流、脑的糖代谢(基础代谢和药物作用后）、苯二氮䓬受体，多巴胺 D2 受体及多巴胺转运体与 5-羟色胺转运体。采用 MRI 研究发现，治疗中的酒精成瘾者的前额叶皮质中灰质皮质显著缩小。另一项研究发现，酒精成瘾者与对照组相比较，其整个脑、前额叶和顶叶皮质灰质的体积缩小。有两项研究显示酒精成瘾者在停止饮酒的短短几周之内，额叶皮质及其他脑区逐渐恢复至正常的体积。

1. 酒精依赖脑代谢和脑血流的影像学

已有众多的学者通过非结构影像学，对酒精成瘾者伴有或者不伴有神经损伤的酒精成瘾者的脑代谢和血流改变进行了研究。研究表明伴有 Korsakoff 脑病的酒精成瘾者的前额叶、顶叶和颞叶皮质呈现低代谢，而出现神经症状但不伴有 Korsakoff 脑病的酒精成瘾者的低代谢区位于额叶和顶叶皮质。不伴有神经损伤的酒精成瘾者也出现额叶异常。对于年龄较大的长期摄取酒精的酒精成瘾者大多有加速的代谢衰减信号。

通过 PET 来评价酒精成瘾者戒毒后不同阶段的脑代谢恢复程度，可见在戒毒后酒精成瘾者的脑代谢程度明显升高，尤其是在首次戒毒后的 16～30d，但在前额脑区底部可见持续的低代谢水平。之前利用 PET 研究酒精依赖主要集中在男性，对于女性酒精成瘾者的研究几乎没有。最近的关于女性酒精成瘾者的研究表明，与年龄匹配的女性健康对照组相比较，二者脑区代谢水平没有差别，说明目前研究一致表明在酒精成瘾者低代谢额叶区，酒精对女性的毒性作用弱于男性。然而，女性成瘾者对于酒精使用的严重程度低于男性成瘾者，且女性成瘾者大多处于绝经前期。因此，代谢异常的缺失不仅可能是由于酒精使用程度较低，而且可能与雌激素所起的保护作用有关[8]。

除了测量静息态脑代谢或脑血流，很多研究人员对对照组和酒精成瘾者在不同药物作用下的代谢水平和脑血流反应进行了比较。因为大多数药物干预是针对特定神经递质系统的，所以对不同的神经递质系统进行分子影像技术与酒精依赖的讨论。在酒精使用过程中，其通过多个神经递质系统起作用，可利用 PET 对脑葡萄糖代谢和脑血流进行评价。相关的研究结果表明在急性摄入酒精时，脑葡萄糖代谢水平下降，当与对照组进行比较时，酒精成瘾的患者对酒精兴奋作用的主观反应相对较低，其代谢水平明显降低；对照组对酒精兴奋作用的主观反应与脑代谢的衰减程度具有明显的相关性。

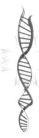

2. GABA 系统

利用 PET 和^{11}C 标记的雷氯必利对酒精成瘾者多巴胺 D2 受体的可用性进行研究,结果发现,与对照组相比,酒精成瘾者多巴胺 D2 受体的可用性显著降低。多巴胺 D2 受体的可用性与进行脱毒作用的时间(1～68 周)之间没有显著的相关性。其中有研究对酒精成瘾者中多巴胺 D2 受体减少个体的多巴胺转运体数量进行了检测,结果表明多巴胺转运体数量没有明显变化。这一结果可作为 GABA 能参与酒精依赖形成的证据,因为多巴胺 D2 受体在纹状体中主要分布在 GABA 细胞内。

采用 PET 和 SPECT 检测酒精成瘾者中多巴胺转运体水平,却未得到一致的实验结果。采用^{123}I β-CIT 标记的 SPECT 研究表明,与对照组相比较,多巴胺转运体水平在伴有和不伴有暴力的酒精成瘾者中分别增加(8%)和减少(25%)。通过采用 SPECT 研究不伴有暴力的晚发型酒精成瘾者也表明其多巴胺转运体水平降低。然而,采用^{11}C 标记的 D-苏型-MP 和 PET 及^{123}I 标记的 β-CIT 和 SPECT 对酒精成瘾者的多巴胺转运体水平进行研究,结果表明酒精成瘾者的多巴胺转运体数量没有明显变化。这些差异很可能是由于脱毒时间的不同而引起的。其他学者通过 SPECT 研究显示,酒精成瘾者在酒精使用的初期多巴胺转运体水平显著降低,在戒毒后的 4 周内恢复到正常水平。有研究人员采用 6-^{18}F-FDOPA(多巴胺终端合成研究的标志物)和 PET 对迟发性酒精成瘾(1 型)者进行研究,发现其纹状体对 6-^{18}F-FDOPA 的摄取量增大,这可能是低突触后多巴胺功能的一种代偿机制。

3. 5-羟色胺和阿片系统

m-氯苯哌嗪(m-chlorobenzolpiperazine,mCPP)是一种混合的 5-羟色胺激动剂-拮抗剂药物,检测其对酒精成瘾者和对照组人群脑葡萄糖代谢水平的影响。研究表明,在眶额叶皮质、丘脑、尾状核和额中回中,酒精成瘾者与对照组相比,mCPP 诱导的活化作用显著减弱。这一结果反映了酒精成瘾者的纹状体-丘脑-眶额叶回路的低反应,对于 mCPP 的异常反应表明,酒精成瘾者这一回路中 5-羟色胺系统的参与。既往研究证明 5-羟色胺在酒精依赖和戒断后引起的抑郁症状中发挥重要作用[9]。

通过 SPECT 和 HMPAO 研究酒精成瘾者在脱毒期间,口服环丙甲羟二羟吗啡酮(或纳曲酮)对脑血流的影响。酒精依赖者与对照组相比,在基线水平左侧眶额叶皮质和前额叶皮质脑血流较低。服用纳曲酮后，显著的区域性脑血流下降出现在基底神经节和左内颞区，此区域属于阿片受体的富集区。这些结果表明阿片系统参与了酒精依赖形成的过程[10]。

4. 酒精依赖发病风险评估

评价、比较酒精依赖阳性家族史（family history positive，FHP）和阴性家族史（family history negative，FHN）受试者对于劳拉西泮的区域脑代谢反应，在基线水平时，FHP 受试者较 FHN 受试者代谢水平低，应用劳拉西泮后，FHP 受试者的小脑和前扣带回也表现出反应迟钝。劳拉西泮引起的小脑代谢水平的变化与运动功能障碍显著相关。在 FHP 受试者中，小脑对苯二氮䓬类药物敏感性下降，这可以解释为 FHP 受试者对酒精和苯二氮䓬类药物运动作用的敏感性下降。FHP 受试者小脑基础代谢水平的下降及其小脑对劳拉西泮反应迟钝，很可能反映了 FHP 受试者小脑中的苯二氮䓬类 - GABA 受体活性的破坏。利用 MRS 研究表明，酒精成瘾者小脑 N - 乙酰天冬氨酸与肌酸的比值明显下降，反映了神经元的损失和胆碱与肌酸比值的下降，说明酒精成瘾者大脑中发生了细胞膜的修饰或髓鞘的改建[11]。

7.4 阿片成瘾的影像学研究

阿片成瘾的影像学研究报道较少，目前主要集中在脑代谢和脑血流两方面。

1. 阿片成瘾的脑葡萄糖代谢和脑血流影像学

在多种药物滥用者中评估吗啡对脑葡萄糖代谢的作用。研究表明，吗啡使整个脑的葡萄糖代谢水平降低了 10%，使端脑区和小脑皮质的葡萄糖代谢水平降低了 $5\% \sim 15\%$。吗啡所致的代谢性递减与主观评分所得的欣快感并没有显著的相关性。采用 PET 和 ^{15}O 标记的水检测一种人工合成鸦片剂——芬太尼的急性作用对脑血流的影响，结果发现摄取芬太尼后，扣带回、眶额叶区、前额叶内侧、尾状核和已知参与奖赏和成瘾的脑区的血流量显著增加[12]。

利用 SPECT 和 ^{99m}Tc - HMPAO 对海洛因成瘾者戒断 $1 \sim 2$ 周后分别进行静息态脑血流测量发现，额叶、顶叶和颞叶皮质的脑血流量显著减少，2 周后，SPECT 扫描结果显示血流减少得到改善，这些结果表明长期使用阿片类药物导致相关脑

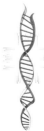

区灌注异常,在短期的药物戒断后灌注异常可以得到部分逆转。

2.阿片成瘾的脑影像学研究进展

使用 PET 和 ^{11}C 标记的雷氯必利对多巴胺 D2 受体的可用性进行研究,结果表明,阿片类药物成瘾者与对照组相比,其多巴胺 D2 受体的可用性降低。采用同样的方法检测多巴胺 D2 受体,结果表明药物戒断不改变纹状体中突触性多巴胺的水平。

在光谱研究方面,采用 1.5T 的 ^{31}P 磁共振波谱(^{31}P MRS)研究对多种物质滥用的男性(可卡因和海洛因成瘾),磷代谢物信号按照总磷信号的百分比表示,与对照组比较,多种药物滥用者的磷酸单酯信号强度增加 15%、三磷酸核苷(β - NTP)信号强度降低了 10%,总核苷酸磷酸盐信号强度降低了 7%,这些结果表明长期滥用药物或药物撤退会导致脑中高能磷酸盐和磷脂代谢物的水平发生变化[13]。

7.5 其他药物成瘾的影像学研究

本节中,对大麻、香烟和尼古丁、兴奋剂、甲基苯丙胺及咖啡因等的研究进行简单的介绍。

1.大麻

在美国,大麻是使用最广泛的非法滥用药物,尽管它使用广泛,但是 Δ^9-四氢大麻酚(tetrahydrocannabinol,THC,大麻的主要精神活性物质)发挥作用的机制仍不清楚,一些影像学研究评估了大麻使用对于人脑的急性和慢性作用。

采用 SPECT 评估长期吸食大麻人群,THC 成瘾对于脑血流量的作用,研究发现没有吸食大麻体验的受试者急性摄取大麻后,脑血流量下降;而经历过大麻吸食的受试者,脑血流量却增加了。在另外的大样本研究中,证实了大麻使用者前扣带回和岛回中的脑血流量增加,揭示了 THC 通过血管活化特性影响脑血流量。因此,从 THC 与血管活化有关的作用中难以区分其与神经组织活动有关的作用。使用脱氧葡萄糖检测大脑糖代谢水平可以避免这一问题,因为脱氧葡萄糖对脑血流量的波动不敏感。

THC 对全脑代谢水平的影响存在个体差异,有些个体的全脑代谢水平升高,有些减少,而有些个体没有变化。尽管全脑代谢存在应答差异,但通过 THC 代谢活化的模式是一致的,也就是说,在 THC 成瘾者中,大部分的受试者表现出小脑的激活,检测到 THC 可以绝对和相对显著地活化小脑。对于大麻滥用者,THC 也增加前扣带回和前额脑区底部的代谢水平。最近的一项研究评估了大麻对脑血流的影响,发现中毒时小脑血流量也增加。在小脑中,高度局限的大麻受体浓度表明,在 THC 成瘾过程中,大麻受体参与了代谢和脑血流的反应。通过 THC 激活小脑,可以解释 THC 中毒引起的运动协调和本体感觉障碍。大麻素受体也定位于其他离散的区域,如海马、黑质、黑质网状核和苍白球,受空间分辨率的限制,这些区域太小而不能使用 PET 进行检测。

在伴有和不伴有大麻滥用的注意力缺陷多动障碍的患者中,采用 SPECT 研究其脑血流量的变化,结果表明大麻使用者和非使用者的前额叶皮质血流灌注均下降。然而,大麻使用者颞叶的活性明显下降,这归因于长期的大麻使用。

2. 香烟和尼古丁

在美国,4500 万吸烟者中,每年有 40 万人的死亡与吸烟密切相关,然后有关尼古丁依赖对中枢神经系统的作用机制研究较少。急性静脉注射尼古丁后,可以降低脑葡萄糖代谢水平。此外,采用 PET 和 ^{11}C 标记的尼古丁进行研究,结果显示吸烟者大脑与对照组相比,对尼古丁的结合量增大,反映了吸烟者脑中烟碱受体结合位点的数量增加。

人类大脑中单胺氧化酶(monoamine oxidase,MAO)的主要作用是分解神经递质胺类,如多巴胺、5-羟色胺和去甲肾上腺素,以及来自外部来源的胺类。MAO 有两种亚型,MAO-A 和 MAO-B,它可以通过 ^{11}C 标记的 clorgyline、^{11}C 标记的 L-deprenyl-D_2 和 PET 在活体内成像。利用这些配位体,与非吸烟和吸烟前进行比较发现,吸烟者的脑 MAO-B 减少约 40%;相对于非吸烟者,吸烟者的大脑 MAO-A 减少了 28%。MAO-A 和 MAO-B 的抑制与多巴胺活性增强有关,多巴胺作为神经递质参与行为和运动的强化、驱动,同时减少过氧化氢的产生。最近的研究发现,吸烟使大脑和全身 MAO 的水平下降(图 7-8)。通过吸烟抑制 MAO,可能为吸烟者帕金森病发生率低的原因。吸烟抑制 MAO-A 和 MAO-B 可以解释吸烟者的流行病学特征,包括抑郁症患者和对其他物质成瘾者的相对吸烟率较高。

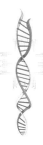

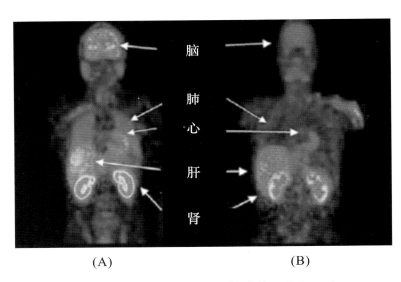

脑

肺

心

肝

肾

(A)　　　　　　　　　(B)

图 7-8　吸烟导致单胺氧化酶的下降(PET)

(A)非吸烟者;(B)吸烟者。箭头表示吸烟者与非吸烟者相比单胺氧化酶浓度下降的对应器官。

3.兴奋剂

摇头丸主要成分为亚甲基二氧甲基苯丙胺是一种兴奋剂。对实验动物的研究已经表明,兴奋剂诱导 5-羟色胺神经元的神经毒性。采用 PET 对 ^{11}C 标记的 MCN-5652(5-羟色胺转运体)进行研究,发现 5-羟色胺转运体的整体和区域内的下降。SPECT 结合 ^{123}I-CIT(多巴胺转运体和 5-羟色胺转运体的放射性配体)研究证实,兴奋剂使用者 5-羟色胺转运体减少,并对兴奋剂在人脑中造成 5-羟色胺的神经毒性提供了初步的证据。

因为脑血管部分由血清素系统调节,有人质疑兴奋剂是否会影响人类脑血流。为此,通过 SPECT 在基线水平和使用 MDMA 后测定兴奋剂使用者的脑血流变化情况,结果表明兴奋剂戒断者与对照组相比,其基线水平的脑血流量没有发生变化;然而,摄取 MDMA 之后的 3 周内,在视觉皮质、尾状核及顶上和背外侧额叶中脑血流量与基线值相比仍然下降。这反映了 MDMA 对血清素系统的瞬时效应或对于多巴胺系统及其产物的间接作用。MRI 研究表明服用兴奋剂引起的灰质密度改变,在药物戒断 6h 后几乎接近正常。

PET 和 FDG 也被用来衡量兴奋剂使用者区域脑葡萄糖代谢水平。在兴奋剂使用者中,发现杏仁核、海马及布罗德曼区Ⅱ活动的改变,作为兴奋剂长期作用对于大脑功能的改变。

质子 MRS 和光谱研究表明,兴奋剂使用者各脑区出现正常的 N-乙酰化物,但是在顶叶白质中,肌醇浓度增加(16.3%)和肌醇与肌酸的比率增加(14.1%)。正常的 N-乙酰化物浓度的结果,被解释为娱乐性的兴奋剂使用者中,神经损伤的缺乏及肌醇增加被视为胶质含量的增加。

4. 甲基苯丙胺

甲基苯丙胺作为一种特殊性药物,不仅仅在于其高度成瘾性,而且也因为在动物研究中已经表明其具有多巴胺细胞的神经毒性。因为实验动物的甲基苯丙胺注射的模式和剂量不同于其他药物成瘾,影像学研究被用于确定在人类甲基苯丙胺成瘾者中是否会发生类似的病理特征。

通过 MRI 研究证实甲基苯丙胺滥用者在戒断后,出现额叶皮质的灰质密度下降(图 7-9)。通过 Wisconsin 卡片分类任务可以测试个体的心理切换转化能力,而额叶皮质密度较低的受试者出现的错误比较多。在一项采用 fMRI 的研究中发现,甲基苯丙胺滥用者的决策障碍与前额叶皮质的活动降低有关。

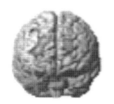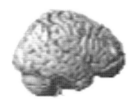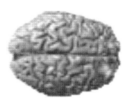

图 7-9 甲基苯丙胺使灰质密度降低(MRI)

黄色和红色区域观察得到额叶皮质中线右侧灰质密度下降。

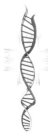

研究甲基苯丙胺滥用者的数据相对比较有限:12 个甲基苯丙胺滥用者的尸检研究及两个 PET 的研究(样本量分别为 6 个和 15 个)均报道了脑多巴胺转运体数量的减少。此外,其中一个研究指出多巴胺转运体数量的减少与运动迟缓和记忆损伤有关,并且在戒毒超过 11 个月的甲基苯丙胺滥用患者中依然持续存在。这些结果表明,人类注射甲基苯丙胺后,损害多巴胺终端,且其损害作用是持久的。

甲基苯丙胺滥用者戒断后光谱研究与质子 MRS 研究表明,与对照组比较,其基底神经节和额叶白质神经元标志物——N-乙酰天冬氨酸的浓度显著降低（5％～6％）。额叶白质的 N-乙酰天冬氨酸与甲基苯丙胺的使用时间呈对数负相关。甲基苯丙胺使用者的基底节中的总肌酸也显著降低（8％）、前侧灰质中含胆碱化合物的增加（13％）和肌醇的增加（11％）。这些结果提供了在戒断甲基苯丙胺的使用者中长期的神经元损伤的证据。

5.咖啡因

咖啡因是 G 蛋白耦联的腺苷受体的拮抗剂。当口服咖啡因时，其是一种温和的兴奋剂；但静脉给药时，其具有显著的致幻作用，包括嗅幻觉。

利用 MRS 通过脑乳酸变化衡量咖啡因对不同脑区代谢的影响发现，咖啡因（10mg/kg）使用 1h 后，咖啡因不耐受组非重度的咖啡因使用者呈现出脑乳酸水平的显著增加。常规的咖啡因使用者在停用咖啡因一段时间后，再次暴露于咖啡因，其脑乳酸水平上升的幅度与咖啡因不耐受组类似。这些证据表明，人类大脑中咖啡因不耐受并非是由于乳酸调节引起的。

利用[11]C咖啡因的研究表明，其在大脑中的结合大多是非特异性的，这是由咖啡因的低亲和力和腺苷受体亚型选择性缺乏造成的。静脉注射[11]C咖啡因导致大脑非常快速的吸收和清除，与通过鼻饲管口服[11]C咖啡因相比，大脑吸收和清除延缓。

几乎所有的脑成像方法都可用于药物成瘾的研究，已经有很多用于研究药物作用的机制和潜在的毒性作用。目前有以下一致的结论：①滥用药物的药代动力学特性影响它们的强化效果；②许多滥用药物具有血管活性的作用，如可卡因可以导致脑血管疾病；③在成瘾个体中，存在眶额叶皮质和前扣带回的异常，这一结果揭示其在吸毒成瘾过程中起作用；④在大多数成瘾者中，多巴胺 D2 受体的可用性降低，由于多巴胺 D2 受体调节奖赏回路，这可能是自我摄取药物的机制之一。随着新配位体和新方法的发展，对于成瘾机制的了解是指日可待的[14]。

7.6　影像学技术与药物成瘾的治疗

随着核医学的发展，现在可以实现对药物成瘾者的大脑进行动态成像。影像学技术不仅可以应用于研究药物成瘾的机制及药物开发中，也可以用于评估和监测治疗中的药物成瘾患者。药物成瘾是一种脑生物学改变和行为学障碍性疾病，从长远来看，治疗应着眼于加强和恢复已破坏的多巴胺功能和大脑回路，包括药物治疗和行为干预两个方面。

1. 药物成瘾治疗效果的评估和监测

基于影像学方法提出了许多可行的药物干预措施，如采用 PET 的研究表明兴奋性药物引起多巴胺的快速释放而产生欣快感，降低了药物滥用者从事其他非药物相关活动时，感受神经递质自然升高引起的比较温和的快感的能力。研究人员正在研制和开发可以使多巴胺细胞释放略有增高的药物，希望使药物成瘾者通过从事有益活动而重新获得愉悦感受，如 MAO - B 抑制剂和其他符合标准的药物，已经成功地应用于吸烟成瘾的治疗。一种药物治疗的策略也得到影像学成像技术的证明，成瘾性药物促进多巴胺释放引起欣快感，因此通过抑制多巴胺对药物的应答反应，可以减少兴奋剂的使用和重复性的渴求。如研究人员测试能增强神经递质能 GABA 化合物，GABA 能够抑制多巴胺释放细胞对于毒品相关线索的应答；初步临床试验已经取得了良好的成果。其他药物干扰多巴胺感受细胞的应答，从而达到进一步削弱药物滥用的作用。例如，选择性大麻素受体（CB1）拮抗剂能够调节多巴胺的释放和感受细胞的应答。另一种治疗方案是通过药物诱导欣快感，激活同样的神经递质系统但不产生多巴胺尖峰，其中治疗海洛因成瘾的美沙酮和丁丙诺啡充分体现了这一策略的应用。

此外，通过影像学技术评估，帮助医生针对个体选择合适的药物剂量和治疗方案，并监测和评估治疗效果。药物成瘾患者经过完全治疗后，通过影像学技术可以监测大脑的活动模式，预测其在 1～3 年内复吸的准确率达 90%。复吸患者表现出前额叶活动减少，也发现既往未报道的脑区在药物成瘾中发挥了作用。另一项研究发现，即使复吸者和非复吸者表现出对可卡因线索同样强烈的渴求，前者后扣带回对可卡因线索反应更迅速。影像学方法还可记录治疗反应中典型的脑复苏变化，如采用 MRS 评估用美沙酮维持治疗海洛因成瘾者中的作用。在开始治疗阶段及治疗的第一个月，受试者涉及细胞能量产生的某些代谢物水平异常和发生改变。代谢物水平的变化表明，从海洛因到美沙酮的改变可能会提高神经元的氧气供应。此外，美沙酮治疗的最初 2 个月，海洛因成瘾者的认知能力得到了改善。此外，虽然甲基苯丙胺滥用戒断的患者与匹配的正常对照组相比较，前者多巴胺转运体水平明显减少，但在治疗 9 个月后部分患者多巴胺转运体水平显著扭转。然而，相对较低的多巴胺转运体水平引起的认知和运动障碍无法完全恢复。采用 PET 的研究表明甲基苯丙胺滥用者在戒断后，其脑葡萄糖代谢可得到显著的恢复（图 7 - 10）。

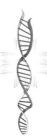

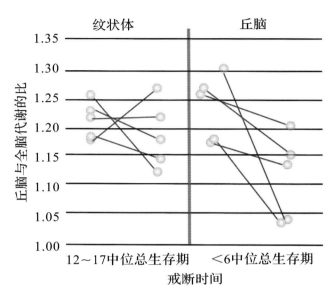

图 7 - 10　甲基苯丙胺戒断后大脑代谢恢复情况（PET）

甲基苯丙胺滥用者丘脑和纹状体代谢在戒断初期下降，但是在戒断后期丘脑的代谢得到部分恢复。

2.药物成瘾治疗展望

PET 适合测量活体大脑的突触神经递质反应或生理变化，可以被用来评估神经递质系统的功能完整性和多种毒品活动机制。不同递质系统放射性示踪剂的开发是利用 PET 研究药物成瘾的动力。目前大量的放射性示踪剂已经被开发和应用于脑研究中，尤其是被用于药物成瘾相关的药理和生理变化的研究中。利用^{18}F DG PET研究高亲和力多巴胺 D2 受体配体^{18}F N –甲基螺环哌啶酮和葡萄糖代谢活性的指标表明，慢性可卡因使用者中脑皮质多巴胺系统的破坏导致主要皮质区域终端的糖代谢异常活动。可卡因成瘾者额叶区域的失调可能导致成瘾相关行为的出现，如失控导致强迫性吸毒行为。

当前大多数采用成像方法研究药物成瘾时，关注多巴胺参与化合物性能的增强或慢性成瘾引起的形态学改变，但是长期药物暴露伴随的亚临床症状表明神经系统的自适能力下降。使用影像学方法研究和对药物成瘾者恢复进行分期时，功能异常信号的有无应该作为神经系统功能定量渐进式改变测量的一个重要指标。

除了提供有关时间进程的信息,成瘾个体的重复扫描也可以用来确定干预或戒毒的时间点。功能性 PET 成像可提供多巴胺系统对于可卡因刺激效应、寻求或应激的脆弱性指数,从而能够更精确地测量和反映药物成瘾患者预后或长期戒断的可能性。

总之,脑成像技术能使研究人员观察药物对于大脑的作用,同时比较药物滥用者和对照组之间脑结构、功能及代谢的变化。目前已经公认药物成瘾是一种脑部疾病,表现为许多脑区重要功能的紊乱及奖励和认知通路的异常。正在进行的研究将使我们对药物成瘾发展、症状和后果及药物戒断后脑结构和功能恢复动态的理解更加深入,并为开发潜在药物提供方法。因此,影像学技术一定会在临床对药物成瘾的治疗中发挥更加重要的作用。

【参考文献】

[1] Schiffer W K,Liebling C N,Patel V,et al. Targeting the treatment of drug abuse with molecular imaging[J]. Nucl Med Biol,2007,34(7):833 – 847.

[2] Hou H,Tian M,Zhang H. Positron emission tomography molecular imaging of dopaminergic system in drug addiction[J]. Anat Rec (Hoboken),2012,295 (5):722 – 733.

[3] Narendran R,Martinez D. Cocaine abuse and sensitization of striatal dopamine transmission:a critical review of the preclinical and clinical imaging literature [J]. Synapse,2008,62(11): 851 – 869.

[4] Le Foll B,Gallo A,Le Strat Y,et al. Genetics of dopamine receptors and drug addiction:a comprehensive review[J]. Behav Pharmacol,2009,20(1): 1 – 17.

[5] Volkow N D,Fowler J S,Wang G J,et al. Imaging dopamine's role in drug abuse and addiction[J]. Neuropharmacology,2009,56(Suppl 1): S3 – S8.

[6] Lucantonio F,Stalnaker T A,Shaham Y,et al. The impact of orbitofrontal dysfunction on cocaine addiction[J]. Nat Neurosci,2012,15(3): 358 – 366.

[7] Fareed A,Vayalapalli S,Casarella J,et al. Heroin anticraving medications:a systematic review[J]. Am J Drug Alcohol Abuse,2010,36(6):332 – 341.

[8] Volkow N D,Tomasi D,Wang G J,et al. Reduced metabolism in brain"Control Networks"following cocaine-cues exposure in female cocaine abusers[J].

PLoS One,2011,6(2)：e16573.

[9] Volkow N D,Fowler J S,Wang G J. The addicted human brain viewed in the light of imaging studies：brain circuits and treatment strategies[J]. Neuropharmacology,2004,47(Suppl 1)：S3-S13.

[10] Langleben D D,Ruparel K,Elman I,et al. Extended-release naltrexone modulates brain response to drug cues in abstinent heroin-dependent patients [J]. Addict Biol,2014,19(2)：262-271.

[11] Janu L,Rackova S,Horacek J. Regional cerebellar metabolism （[18]F DG PET） predicts the clinical outcome of the short-term inpatient treatment of alcohol addiction[J]. Neuro Endocrinol Lett,2012,33(4)：419-424.

[12] Bora E,Yücel M,Fornito A,et al. White matter microstructure in opiate addiction[J]. Addict Biol,2012,17(1)：141-148.

[13] Volkow N D,Fowler J S. Neuropsychiatric disorders：investigation of schizophrenia and substance abuse[J]. Semin Nucl Med,1992,22(4)：254-267.

[14] Koob G F,Volkow N D. Neurocircuitry of addiction[J]. Neuropsychopharmacology,2010, 35(1)：217-238.

（张　喆）

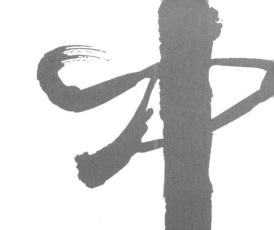

第8章 阿片成瘾

阿片成瘾是一种慢性复发性脑病,主要表现为不顾恶性后果的强迫性药物使用,反复性出现戒断(withdrawal)和复吸(relapse)。阿片依赖是对个体不受控制地持续使用阿片的行为及戒断和复吸引起的机体不适症候群的规范性命名,在神经生物学研究中,更倾向于称其为阿片成瘾(opioid addiction)。在流行病学和临床研究领域中,则多应用阿片依赖(opioid addiction)这一名词。阿片成瘾不仅对病患个体的健康造成极大危害,同时由其衍生的艾滋病病毒和肝炎病毒的传播、个体劳动能力和社会适应力的下降、吸毒、贩毒及为筹毒金而产生的偷窃、抢劫,给公共卫生、社会治安和经济发展带来严重的负担。阿片滥用是非法行为,多发生于社会边缘人群,其发生率较难精确估计。虽然阿片依赖的人群患病率较低,但阿片依赖的易感性显然要大于患病率。在阿片可随意获得时,相当一部分人会规律使用阿片,如因在越南阿片极易获得,故参与越南战争的美国士兵中 15%～20% 发展为阿片依赖者。尽管在有教育、道德、舆论压力和法律限制之后,阿片滥用和成瘾的发生率已大幅下降,但以海洛因为主的阿片滥用在世界范围内仍广泛蔓延。根据《2014年世界毒品报告》全球吸毒人群为 1600 万～3900 万,使用毒品人口数量为 2.4 亿。在毒品滥用的类别上,海洛因等阿片制剂是世界上引起疾病负担最重、毒品相关死亡人数最多的毒品。《2014 年中国禁毒报告》表明全国累计登记吸毒人员 209.8 万名,其中海洛因吸毒人员 124.5 万名,占 59.3%,海洛因仍为我国主要滥用毒品之一。

8.1 阿片药理学

阿片(opium)是罂粟科植物罂粟(*Papaver somniferum* L.)或白花罂粟(*Papaver somniferum* L. Waralbum D. C.)未成熟蒴果壳浆的干燥物,呈黑褐色

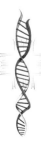

膏状。阿片中含有几十种生物碱,其中含量最高的为吗啡(morphine),可超过 10%,其他较重要的生物碱有可待因(codeine)、那可汀(narcotine)、罂粟碱(papaverine)和蒂巴因(thebaine)。

8.1.1 阿片结构

阿片和罂粟果作为镇痛止咳药使用已有几千年历史,从阿片中提取出的吗啡、可待因、罂粟碱等纯品化合物也是临床上常用的药物。反复使用阿片类药物可使人成瘾,因此,阿片类药物属于国际麻醉药品管制品种。

自然产生的阿片生物碱(opium alkaloids)可根据主体有机化学结构分为两大类:菲(phenanthrenes)(图 8-1)和苄基异喹啉(benzylisoquinolines)(图 8-2)。主要的菲类阿片有吗啡、可待因和蒂巴因;常见的苄基异喹啉类阿片则包括罂粟碱和那可汀。阿片主要通过与阿片受体结合发挥作用[1]。

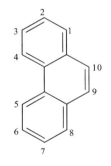 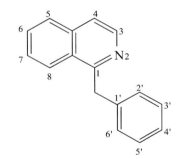

图 8-1　菲的结构　　　　图 8-2　苄基异喹啉的结构

1. 吗啡

吗啡是一种典型的阿片类化合物,是从罂粟植物中提取的一种结晶生物碱。吗啡与 μ 阿片受体具有很强的亲和力,而与 κ 阿片受体的亲和力弱。F. W. A. Serturner 于 1804 年首次分离出吗啡,并将其命名为 morphium。在某些官方公布的药物使用指南中,吗啡主要用于抑制中度至重度疼痛。吗啡是一种包含苯环的菲衍生物,在位置 3 上携带酚性羟基基团,在位置 6 上带有醇羟基,在氮原子上带有甲基(图 8-3)。

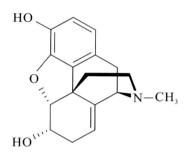

图 8 - 3   吗啡的分子结构

2.可待因

可待因(codeine)首次分离于 1832 年,是一类弱效阿片类镇痛药,与 μ 阿片受体的亲和力弱。其镇痛效力约为吗啡的 10%。可待因可通过在吗啡分子 3 号氧原子上增加甲基合成。可待因是一种带有苯环的菲衍生物,在 3 号位上携带酚 O-甲基化基团,在 6 号位上带有醇羟基,在氮原子上带有甲基(图 8-4)。

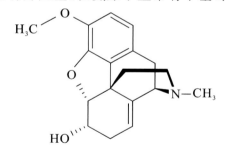

图 8 - 4   可待因的分子结构

3.二氢可待因酮

二氢可待因酮(hydrocodone),又称氢可酮,是一种来自可待因的半合成阿片类药物。此药物可缓解中度至重度疼痛,并可缓解无痰干咳症状,它是临床上最常用的阿片类药物。与可待因一样,二氢可待因酮与 μ 阿片受体的亲和力弱。二氢可待因酮是前体药物,可代谢成二氢吗啡酮,后者具有更强的 μ 阿片受体亲和力。二氢可待因酮是一种含苯环的菲衍生物,在 3 号位上带有酚 O-甲基化基团,在 6 号位上带有酮基,氮原子上带有甲基(图 8-5)。

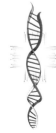

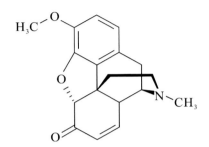

图 8 - 5　二氢可待因酮的分子结构

4. 二氢吗啡酮

二氢吗啡酮(hydromorphone)是半合成阿片药物,其阵痛效能是吗啡的 7～10 倍。二氢吗啡酮是二氢可待因酮的代谢产物,可通过细胞色素 P450 2D6 介导的氧原子去甲基化作用生成。二氢吗啡酮是一种含苯环的菲衍生物,在 3 号位上带有酚性羟基基团,在 6 号位上带有酮基,氮原子上带有甲基(图 8 - 6)。

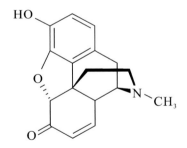

图 8 - 6　二氢吗啡酮的分子结构

5. 氧可酮

氧可酮(oxycodone),又称羟考酮,具有较高的口服生物利用度,可与 κ 阿片受体和 μ 阿片受体结合,表现出与吗啡相当或略微减少的镇痛效力。氧可酮具有与羟基二氢可待因酮相似的结构,仅在 14 号碳原子上附加了一个羟基。氧可酮是一种含苯环的菲衍生物,在 3 号位上带有酚 O-甲基化基团,在 6 号位上带有的酮基,氮原子上带有甲基(图 8 - 7)。

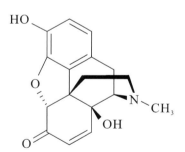

图 8 − 7　氧可酮的分子结构

6. 羟吗啡酮

羟吗啡酮(oxymorphone)是半合成的阿片类药物,与 μ 阿片受体的亲和力很强,而与 κ 阿片受体和 δ 阿片受体的交互作用弱。羟吗啡酮是氧可酮的代谢产物,通过细胞色素 CYP2D6 介导的生物转化生成。该药物的阵痛效应是吗啡的 10 倍,不受 CYP2D6 或 CYP3A4 特异性第一时相代谢的影响。羟吗啡酮为含苯环的菲衍生物,在 3 号位上带有酚羟基基团,在 6 号位上带有酮基,在 14 号位上带有羟基,氮原子上带有甲基(图 8 − 8)。

图 8 − 8　羟吗啡酮分子结构

7. 海洛因

海洛因(heroin),又名二乙酰吗啡(diamorphine),是一种阿片类镇痛剂,由 C. R. Alder Wright 于 1874 年首次合成。海洛因是在吗啡分子上修饰上两个乙酰基团(图 8 − 9)。海洛因本身具有生物效应,但是进入人体后可被转变为吗啡。在医疗中,一般称其为二乙酰吗啡,用于治疗重度疼痛,例如心脏病发作和严重创伤引起的剧痛。

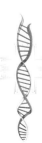

海洛因通常是二乙酰吗啡被非法使用时的名字。海洛因的毒性作用和成瘾性比吗啡更强,是当前对社会危害最大的毒品。此外,某些半合成的吗啡类药物如二氢可待因酮、二氢吗啡酮等,也都具有成瘾性,在国外有代替阿片类毒品被滥用的趋势。

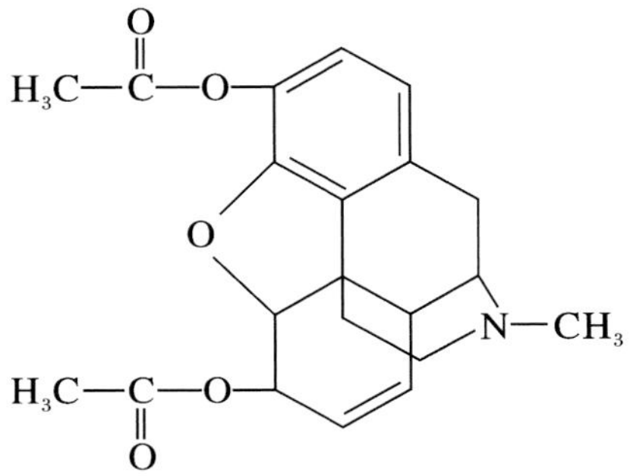

图 8 - 9　海洛因的分子结构

8.1.2　阿片代谢和药理作用

自 1973 年以来,研究人员相继发现在脑和脊髓内存在阿片受体。这些受体分布在痛觉传导区及与情绪和行为相关的区域,集中分布在脑室周围灰质、中脑边缘系统和脊髓罗氏胶质区(substantia gelatinosa)等区域。阿片受体有 μ、δ、κ 三种类型,其中以 μ 受体与阿片类药物的镇痛与欣快作用关系最密切,在中枢神经系统的分布也最广[2]。在脑中存在相应的内源性阿片肽,内啡肽(β-endorphin)、脑啡肽(enkaphalin)和强啡肽(dynorphin)。阿片受体属于 G 蛋白耦联受体。阿片受体的急性效应包括抑制腺苷酸环化酶、激活 K^+ 内流、抑制 Ca^{2+} 内流和递质释放。各类阿片药物通过作用于不同阿片受体亚型发挥作用(表 8 - 1)。

表 8 - 1　常见阿片药物对阿片受体的作用

阿片药物作用	阿片受体类型		
	μ	δ	κ
生理效应	$\mu1$ 受体:阵痛 $\mu2$ 受体:镇静,呕吐,呼吸抑制,皮肤瘙痒,欣快感,厌食,尿潴留,躯体依赖	镇痛	镇痛,镇静,呼吸困难,诱发幻觉,瞳孔缩小,呼吸抑制,欣快感,烦躁不安,呼吸困难

阿片药物作用		阿片受体类型		
		μ	δ	κ
内生性 阿片肽	脑啡肽	激动作用	激动作用	—
	β-内啡肽	激动作用	激动作用	—
	强啡肽 A	激动作用	—	激动作用
激动剂	吗啡	激动作用	—	弱激动作用
	可待因	弱激动作用	弱激动作用	—
	芬太尼	激动作用	—	—
	哌替啶	激动作用	—	—
	美沙酮	激动作用	激动作用	—
拮抗剂	纳洛酮	拮抗作用	弱拮抗作用	拮抗作用
	纳曲酮	拮抗作用	弱拮抗作用	拮抗作用

阿片类药物可通过不同途径给药,如口服、注射或吸入等。阿片类药物口服吸收较慢,皮下或肌肉注射吸收率较高,皮下注射 30min 后即可吸收 60%,约 1/3 与血浆蛋白结合,游离型吗啡迅速经血液分布于全身实质器官,如肺、肝、肾、脾等。吗啡对中枢神经系统并无特殊亲和力,仅有少量吗啡可通过血脑屏障,但足以产生高效的药理作用。当吗啡被乙酰化成为海洛因后,则较易透过血脑屏障,因此,静脉注射海洛因所体验到的瞬间快感比注射吗啡更为强烈。

吗啡主要在肝脏进行生物转化,60%～70% 的吗啡在肝内与葡萄糖醛酸结合生成 6-葡萄糖醛酸吗啡而失效,10% 的吗啡脱甲基成为去甲基吗啡,20% 为游离型,主要自尿排出。葡萄糖醛酸结合吗啡及少数游离吗啡于 24～48h 主要由尿排出,5%～14% 由粪便排出,只有 2%～12% 经代谢转化的吗啡以原型从尿中排出,另有少量吗啡经乳汁和胆汁排出,也可通过胎盘进入胎儿体内。吗啡的血浆半衰期 2.5～3h。

吗啡和海洛因等阿片类药物具有极强的麻醉作用,对中枢神经系统兼有兴奋和抑制的双重作用,以抑制占优势。它们能抑制大脑皮质、视丘下部和脑干的活动,产生明显的镇痛、镇静作用;抑制咳嗽中枢产生明显的镇咳作用;抑制呼吸中枢,治疗剂量吗啡即可使呼吸减慢;吗啡还可直接抑制延脑呼吸中枢,引起呼吸中枢麻痹,这是吗啡急性中毒的直接死因。吗啡激活中脑动眼神经核,引起特征性的瞳孔缩小——针尖样瞳孔。吗啡还可刺激呕吐中枢,引起恶心、呕吐,并常与阿片类药物引起的欣快感并存。

阿片类药物对脊髓具有兴奋作用,可使脊髓反射增强;还可使胃肠道平滑肌蠕动减少,增加括约肌收缩,产生止泻和致便秘作用,并可抑制消化液分泌,加重食物消化迟缓。因此,阿片类吸毒者食欲明显下降。

吗啡和海洛因还可扩张周围血管,引起体位性低血压。大剂量使用吗啡和海洛因会导致心率缓慢,并使膀胱括约肌张力增高、收缩加强,导致排尿困难,引起尿潴留。

8.1.3　阿片中毒

阿片类药物急性中毒的症状,主要是由中枢神经系统被深度抑制所致。早期症状表现为颜面潮红、头晕、沉重、意识蒙眬、精神恍惚、疲劳感,常伴恶心、呕吐,渐入昏睡状态。呼吸深度抑制、瞳孔缩小、发绀为阿片中毒三联症。其他症状还有心率减慢、脉搏细弱、血压下降、皮肤湿冷、体温降低、尿少或尿潴留等。严重者可发生全身性抽搐、意识不清、昏迷,甚至死亡。

长期使用阿片类药物表现为消瘦、贫血、精神萎靡、早衰、食欲不振、便秘、性功能减退或消失、窦性心动过速和频发室性期前收缩、不同程度的呼吸困难等症状。戒断阿片类药物即出现典型的戒断综合征,如呕吐、腹泻、躁动不安、失眠、恐惧、流泪、出汗、瞳孔散大、循环衰竭等症状,严重者甚至虚脱死亡。

对因阿片类药物中毒死亡者进行尸体检查可见,其体表有注射针眼或疤痕、消瘦、贫血、色素沉着及脑、肺急性水肿,多器官并发慢性感染,如肝炎、支气管肺炎、全身淋巴结炎性肿大等。毒物分析是认定个体是否因吸毒死亡的重要手段,体内检出吗啡及吗啡代谢物可认定为吸毒,但不能单纯依靠毒物分析的结果,中毒致死量中提供的数据及其范围只能参考使用,这是因为吗啡的耐受性及成瘾性、毒品的死后再分布及取材时间的不同,都会对分析结果产生较大影响。

8.2 阿片的滥用倾向

对于阿片药物依赖的研究是从认识其滥用倾向开始。药物的滥用倾向是指使用此药物后形成滥用此药物的可能。在使用某种药物的人群中，只要有一部分人滥用此药物，我们就说此药物有滥用倾向。使用具有滥用倾向的药物会导致一定的心理和躯体问题。如果此药物有治疗作用且无法找到替代品，则需严格的管控。依据滥用倾向大小和临床治疗应用，美国缉毒署（Drug Enforcement Agency，DEA）将药物管控等级分为五级，常见的阿片类药物多属于Ⅰ～Ⅲ级（表8-2）。

表 8 - 2　美国 DEA 对药物的管控分级和代表药物

管制等级	标准	代表药物
Ⅰ级	无医学应用，高成瘾性	海洛因、大麻、苯环己哌啶
Ⅱ级	医学应用，高成瘾性	吗啡、羟考酮、芬太尼、美沙酮、苯丙胺
Ⅲ级	医学应用，中度成瘾性	二氢可待因、可待因、合成类固醇
Ⅳ级	医学应用，低滥用性	苯二氮䓬类、眠尔通、布托啡诺、喷他佐辛、丙氧芬
Ⅴ级	医学应用，低滥用性	Buprenex、非那根

8.2.1 阿片的主观效应

主观效应是指服药后，药物诱导个体产生的感觉（sensation）、知觉（perception）、心境（mood）和情绪（emotion）上的变化和症状。通过量表（questionnaire）评估药物的主观效应是发展最成熟且应用最多的神经药理学方法。构成主观效应量表的五个最基本的项目：①个体是否能够感受到药物效应及药物效应的强度；②个体是否喜欢药物产生的效应及喜欢程度；③药物产生的症状；④药物的药理类型；⑤药物引起的心境改变类型。推动主观效应研究的两个重要学术团体是哈佛大学的 H. Beecher 及其同事和美国政府领导的成瘾研究中心（Addiction Research Center，ARC）。

用于研究阿片类药物主观效应的量表包括：ARC 单剂量量表（single-dose

questionnaire)、吗啡-苯丙胺分量表(morphine-benzedrine group，MBG)、戊巴比妥-氯丙嗪-酒精分量表(pentobarbital-chlorpromazine-alcohol group，PCAG)、成瘾研究中心调查表(addiction research center inventory，ARCI)、全球药物效应表(global drug effect scales)、描述性评分表(adjective rating scales)和药物类型识别表(drug class identification scales)。受试者被要求填写调查问卷，如成瘾研究中心量调查表和/或描述性评分表和视觉模拟量表，以评估药物的主观效应。在视觉模拟量表中，个体对药物诱导的感觉分级打分，这些感觉包括药效可感知的程度、药效喜欢程度、效应好感程度、药效坏感程度、感觉虚弱程度和感觉舒畅程度。在描述性量表中，调查项目将特定药物效应分为四级，表示无法感觉到此效应、药效微弱、药效适中和药效强烈。应用最普遍的成瘾研究中心调查表共含 49 个"是或否"调查项目，涵盖了五个问卷亚类，分别为吗啡-苯丙胺分量表(调查欣快感)、戊巴比妥-氯丙嗪-酒精分量表(镇静作用)、麦角酰二乙胺(LSD，不适感和躯体改变)、苯丙胺分量表(benzedrine group，BG)和苯丙胺组问卷(对苯丙胺类药物效应敏感)。

急性 μ 阿片受体激动剂给药可产生一组独特的主观效应，包括欣快感(euphoria)、放松感(relaxation)、皮肤瘙痒(itchy skin)、肠动力抑制(inhibition of gut motility)和呼吸抑制(respiratory depression)。这些药物效应可普遍见于那些可特异性激活 μ 阿片受体的阿片药物中，如吗啡、海洛因、美沙酮、二氢吗啡酮、芬太尼。具有混合效应的阿片类药物，可对多种阿片受体发生作用，包括纳络芬(nalorphine)、环佐辛(cyclazocine)、喷他佐辛(pentazocine)、纳布芬(nalbuphine)、布托啡诺(butorphanol)，它们的主观效应与 μ 阿片受体激动类药物有显著差异。例如，一些研究表明纳络芬(16mg/70kg 和 32mg/70kg，肌肉注射)和环佐辛(0.6mg/70kg 和 1.2mg/70kg，肌肉注射)可产生无力(weakness)、嗜睡(sleepiness)、动机减退(poor motivation)、喜怒无常(moodiness)、痛苦(misery)、焦虑(anxiety)、紧张(tension)、幻觉(hallucinations)、感觉和知觉改变(changes in sensation and perception)、身体机能、认知和社会功能减退的效应(表 8-3)。

具有较高成瘾性的阿片类药物，如海洛因、大麻、苯环己哌啶、吗啡、羟考酮、芬太尼等，可诱导个体产生不同程度的快感，这种快感表现为舒适的感觉，如感觉状态良好或痛快、有快感、放松等。我们以海洛因为例，回顾阿片类药物引起机体欣快感的基本情况。在机体摄入海洛因后，海洛因可快速越过血脑屏障，并转化为吗

表 8 - 3 　μ 阿片受体激动剂和混合效应药物的主观效应

阿片类药物	主观效应
μ 阿片受体激动剂	（1）皮肤发痒、放松感、内驱动感（drive）、困倦感、脸红、出汗、呕吐、愉快感、健谈、迟钝或呆滞的感觉、口干、无忧无虑的感觉、欢愉感、刺痛、精力充沛、瞌睡感 （2）欣快感 （3）ARCI MBG 得分升高 （4）喜欢量表（liking scale）得分升高 （5）药效好的得分升高 （6）可以感觉到吗啡样效应
混合效应药物	（1）疲劳、醉酒、精神症状、失眠、头晕、眩晕、恶心、虚弱、冷漠、混乱、迷失方向、难以集中或聚焦的视力、人格解体、荒诞或不可控的白日梦、思绪翻腾、濒死感、情感失控、易焦虑、颤抖 （2）欣快感或烦躁不安 （3）ARCI LSD 得分升高 （4）ARCI PCAG 得分升高 （5）喜欢量表得分升高 （6）药效差的得分升高 （7）可以感觉到吗啡样效应和镇静剂效应

啡结合于阿片受体上。多数使用者声称在用药后很快会有一个强快感的高潮（a surge of pleasurable sensation,a "rush"）。当然，一般认为快感高潮的强度与摄入药物的剂量、药物进入大脑的速度及其与阿片受体的结合效力有关。伴随快感高潮的还有其他一些个体反应，如皮肤潮红、嘴干和手脚沉重等。海洛因起始效应之后，多数成瘾者会在此后几小时内感到昏昏欲睡并伴有心功能减弱。躯体依赖、精神依赖和耐受是阿片类药物最突出的长期效应。耐受是指反复使用阿片类药物后，药物效应逐渐减弱，需要更高的剂量才能获得与之前相同药效的现象。阿片类药物的躯体依赖主要表现为持续慢性用药后突然断药，机体因不适应而出现戒断综合征。戒断综合征一般发生在断药后的几小时之内，个体出现坐立不安、肌肉骨骼痛、失眠、腹泻、呕吐、发冷并伴皮肤出现鸡皮疙瘩和下肢抽动等。

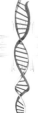

　　快感是个体因特定经历或刺激而产生的一种愉悦、开心和满足的感受,是一种主观现象。尽管快感不是导致成瘾的必然条件,但是一些证据表明,快感和药物成瘾的发展存在显著的关联。奖赏和快感之间存在着密切的联系。奖赏是大脑的一个复杂加工程序,它包含了多种心理学要素,并有与之相对应的神经生物机制。奖赏包括三个主要部分:喜欢、需要和学习。大量的研究表明,大脑处理奖赏这三部分的区域在一定程度上是分离的。快感是奖赏中"喜欢"这一部分的组成要素。快感不单是感觉器官带来的一种感觉,更深层次上,它需要脑内产生快感的系统加工给单纯的感觉增加上快乐的心理感受,从而产生奖赏中"喜欢"的部分。例如,动物对甜水的反应,味觉感受神经核团会帮助个体识别和感受甜味,然而因甜味而产生的快感则依赖于脑快感区的信息加工。通过对动物喜欢甜味的研究,研究人员已经确定了大鼠脑内的一些快感热点区域,包括伏隔核、腹侧苍白球(ventral pallidum)和脑干的臂旁核(parabrachial nucleus)。

　　快感对生物体的决定产生有重要意义。脑快感区会给不同的感受或经历赋予不同的快乐值(hedonic valence),从而将感觉与目标引导行为(goal-directed behavior)联系在一起,即更容易诱发快感的刺激被脑快感区赋予快乐值会更高,并让机体对该刺激产生喜欢的心理,驱使个体去完成那些可带来该刺激的行为。这样,快感最终成为个体行为的一种驱动力。正常生理状态下机体产生的快感,对于指导动物完成趋利避害的行为具有重要意义。而在一些精神性疾病,如抑郁症、精神分裂症和药物成瘾患者中,会出现快感的病理性缺失,这是疾病最具毁灭性因素。反复使用药物后诱发的奖赏功能失调(dysregulation of reward)被认为是个体向强迫性用药转变的原因。伴随慢性用药而出现:①当不能及时获得药物时产生的负性情感状态(negative emotional state)和应激状态(stress);②奖赏脑区对自然奖赏和成瘾性物质的敏感性降低,与药物使用有关的环境线索(用药所伴随的声音、气味或是四周环境)有关,从中性的环境线索转变为可以增加多巴胺释放并诱发奖赏效应的条件性奖赏线索。这种奖赏内稳态的失调(hedonic homeostatic dysregulation),被认为是个体用药动机增强的内在驱动力。

　　作为奖赏的重要因素之一,快感在药物成瘾中发挥的作用一直受到学界的重视。多种成瘾性药物均可产生快感。阿片诱发的快感是一种明显的药物主观效应。对海洛因滥用者的调查发现,在静脉注射海洛因之后几秒内个体就能产生一种非常强烈的快感,被称为欣快感(euphoria),这种欣快感也见于其他成瘾性药物。

追求药物引起的快感是依赖者早期使用药物的主要原因,成瘾之后,药物诱发的欣快感也是维持个体不断用药的重要因素之一。既往的研究证实,药物诱导的快感强度在个体间存在差异。可推测,个体对药物快感的感受差异可能在一定程度上影响个体发展为药物成瘾的风险。因而,可把快感的强度作为划分药物成瘾类型的标准,那些在用药后获得欣快感的个体,发展为成瘾状态的病理生理机制可能不同于那些无药物欣快感的个体。

8.2.2 阿片药物的强化和奖赏效应

20世纪60年代初,一些研究人员在大鼠和猴子身上发展了静脉自身给药技术。随后的研究发现阿片成瘾动物愿意通过完成操作任务实现给药过程。这种自身给药的方法被用于对人体的研究,通过观察提前给予测试药物对阿片激动剂的自身给药行为的影响,确定美沙酮、纳曲酮和丁丙诺啡对阿片成瘾的治疗效能。

静脉自身给药实验表明,阿片依赖动物和未接触过阿片的动物都会通过压杆来获得吗啡注射。除了吗啡外,很多精神活性物质都可诱导动物的自身给药行为,包括可卡因、苯丙胺和苯环己哌啶。通常,可诱导出动物自身给药的物质都可诱导人类的滥用行为。当然也有例外,大鼠可稳定地自身给予阿扑吗啡(apomorphine),但该药物可导致呕吐,故人类并不会出现成瘾。不能诱导出动物自身给药行为的药物,其被人类滥用的倾向也微乎其微。应当注意,并不是所有的滥用药物都是强的强化剂,如尼古丁,其仅仅在一个非常窄的剂量范围才会诱导出自身给药行为。尽管如此,自身给药实验仍然是应用最多的检测药物被人类滥用倾向程度的方法。

不同的研究人员都发现恒河猴(rhesus monkeys)可学会通过压杆来获得吗啡静脉给药。这些实验表明吗啡可作为自身给药的强化剂(reinforcer),且阿片激动剂均可稳定地诱导出模型动物自身给药行为。这些阿片激动剂包括 l-α-醋美沙醇(l-α-acetylmethadol,LAAM)、阿芬太尼、可待因、吗啡、二氢埃托啡、埃托尼太嗪、芬太尼、海洛因、氢吗啡、左啡诺、美沙酮、哌替啶和丙氧芬。一些混合型阿片激动-拮抗剂,如丁丙诺啡、布托啡诺、α-乙唑辛、纳布啡、喷他佐辛和丙吡胺也可诱导动物产生自身给药行为。相反,环佐辛、凯利裂解、左洛啡烷、烯丙吗啡、纳洛酮和纳曲酮不能诱导自身给药。自身给药实验可直接评估给药行为和药物的强化作用,因而可作为评价药物滥用倾向的指标。

许多研究都证实吗啡可诱导出CPP。吗啡的CPP效应具有脑立体空间特异性,并且在对鼠类和雏鸡的实验中被证实。可诱导成年大鼠 CPP 的吗啡剂量同样可以引发断奶之前大鼠的 CPP 行为,这表明介导阿片奖赏效应的神经脑区在神经发育的早期阶段就发挥了作用。除了吗啡,同样产生 CPP 的药物还有海洛因、依托尼秦、依托啡、舒芬太尼、美沙酮(10mg/kg 的高剂量美沙酮注射诱导出 CPA)、吗啡代谢物之一的 6 -葡糖苷酸吗啡(morphine-6-glucuronide)、丁丙诺啡[高剂量的丁丙诺啡(3mg/kg)不能产生 CPP]、阿片 μ 受体和 σ 受体激动剂 β -内啡肽、非肽类 σ 受体激动剂 BW373U86 和 SNC80、κ 阿片受体激动剂酮基环佐辛(ketocycla-zocine)和乙基氯代环唑星(ethylketocyclazocine)、κ 受体拮抗剂 WIN 44441 - 3、外周阿片拮抗剂甲基纳曲酮(methylnaltrexone)。

纳洛酮和纳曲酮可诱导动物出现 CPA 行为。可诱导出 CPA 的药物还包括 μ1/μ2 受体拮抗剂 β - funaltrexamine 和 μ1 受体拮抗剂纳洛肼、κ 阿片受体激动剂 U - 50488H、U - 69593 和布马佐辛(bremazocine)、强啡肽同工物 E - 2078 及 κ 受体拮抗剂 Mr2266BS。

既不产生 CPP 也不产生 CPA 的药物有 μ 阿片受体激动剂双氢埃托啡 (dihydroetorphine)、非肽类 σ 受体激动剂 TAN 67、σ 受体拮抗剂纳曲吲哚(nal-trindole)、σ1 阿片受体特异性拮抗剂 7 - benzylidenenaltrexone、σ2 阿片受体特异性拮抗剂 naltriben、脑啡肽酶抑制剂 SCH34826、κ 阿片受体激动剂乙基酮佐辛、替氟朵(tifluadom)、Mr2034 和 TRK - 820、部分的 μ 和 κ 阿片受体激动剂喷他佐辛 (pentazocine)、外周阿片激动剂洛派丁胺(loperamide)和外周阿片抑制剂甲基纳洛酮 (methylnaloxonium)。

尽管以往的研究结果尚不一致,但 CPP 实验基本证实了内源性阿片系统及其不同受体类型在奖赏机制中的作用。一般来说,激活 μ 阿片受体通常产生 CPP 效应,这表明了奖赏效应的产生。激活 σ 阿片受体与奖赏产生的关系并不明确。激活 κ 阿片受体多半会产生厌恶行为,尽管 κ 阿片受体激动剂会诱导 CPP,而 κ 阿片受体拮抗剂可产生 CPA。这种差异性的结果可能是由于药物的剂量依赖性效应产生,也同这些药物缺乏受体特异性作用有关。内源性阿片倾向于对奖赏相关的 μ 阿片受体产生补充性影响,因为大多数研究表明阻断这些受体后会呈现厌恶反应。

8.3 阿片诱导的躯体依赖

阿片最广为人知的效应是可诱导机体产生躯体依赖。躯体依赖是促使个体不断使用药物的重要原因之一。然而躯体依赖并不等于阿片成瘾或对阿片精神依赖。躯体依赖是机体对长期阿片摄入产生的一种生理适应性改变,当机体不能继续摄入药物,或是突然显著减少摄入量,或是摄入阿片受体拮抗剂时,会产生特征性的戒断症状。阿片成瘾是伴随阿片使用而出现的心理和行为上的一组功能失常。在进行阿片治疗 2 周后可出现躯体依赖,此时还未出现明显的精神依赖或成瘾。许多癌症患者会使用阿片 2 周以上,但是其中只有极少数会出现典型的阿片滥用行为和精神依赖状态。

躯体依赖后的戒断综合征包括焦虑、易怒、发冷和潮热、关节疼痛、流泪、流鼻涕、出汗、恶心、呕吐、腹部绞痛、腹泻。最微弱的戒断综合征仅仅表现为类似流感样表现。对那些进入体内后半衰期较短的阿片,如可待因、氢可酮、吗啡和二氢吗啡酮,戒断综合征一般出现在撤药后 6~12h,在 24~72h 达到高峰。对半衰期较长的阿片,如美沙酮、羟甲左吗南和芬太尼透皮贴剂,戒断症状通常在撤药 24h 以后才出现。

在疾病研究中,动物模型是研究疾病发生、发展及治疗的一种重要方法和手段。在药物成瘾研究领域,动物模型是按照一定方式给予实验动物成瘾性药物来模拟人类用药行为、用药环境,并使实验动物产生成瘾。为了评价阿片类药物成瘾动物模型构建的情况,通常采用纳洛酮促发戒断症状或突然撤药产生自然戒断的方法,来评价动物躯体依赖的状况。戒断症状是指停用药物或减少使用剂量或使用拮抗剂占据药物受体后个体所出现的特殊心理或生理症状群。在动物模型中表现为各种躯体表征的变化。阿片依赖后戒断症状约有 10 多种,而各研究中观察的症状指标并不统一。下面对目前在阿片类药物成瘾常用建模方法、研究中如何准确量化戒断症状及如何科学评价依赖程度进行介绍。

8.3.1 阿片躯体依赖常用的建模方法

在研究药物依赖机制的过程中,国内外的学者们应用各种给药方法诱导实验动物产生药物依赖。早期的给药方法有药物(如吗啡)片剂皮下植入法、腹腔注射法、静脉导管法、饮食掺食法、灌流法等。因操作复杂性、给药剂量精确性等原因,故

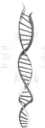

其中的静脉导管法、饮食掺食法等,目前已经较少作为常规方法使用。以这些方法为基础,学者们建立了小鼠、大鼠、恒河猴、树鼩等各种动物药物成瘾模型,并通过观察、评价动物的行为特征、分子表型等探索药物依赖的神经生物学机制。但到目前为止,药物依赖模型的建立方法仍没有统一的标准,动物种类、药物剂量、给药途径、给药时程、用药时间等各种实验因素,将不同程度地影响动物形成成瘾的状态。

从给药时程方面来看,常用药物成瘾模型的构建方法可分为两大类,剂量恒定法和剂量递增法。

剂量恒定法是指在一段相对较长的诱导期内,按一定时间点给予动物恒定剂量的药物,给予的药物剂量一般较低。这种给药方式一般描述为重复给药或慢性给药,已被确定能诱导出药物的耐受和成瘾等行为特征。如在阿片类药物吗啡成瘾研究中使用较多的慢性吗啡成瘾模型的构建方法为:在大鼠模型中,吗啡给药剂量一般为 10mg/kg,每 24h 给药 2 次,诱导期较长,一般在 7d 以上;另外,在小鼠模型中,A. K. Rehni 等[3]使用 5mg/kg 剂量的吗啡,每天给药 2 次,在 5d 时间内成功诱导出了吗啡依赖。由于形成依赖的过程时间跨度一般较长,这类方法适用于研究药物依赖形成过程中的各项生理、生化、基因表达等各类指标的变化及其他药物(一般需要一段作用过程)对成瘾形成的影响,还可探索药物成瘾形成过程中可能伴发的精神症状(如抑郁、冲动)等。

剂量递增法是一种比较快速的药物成瘾诱导方法,采用逐次递增式给药方法,能在最短 3d 内诱导出较强的成瘾状态。以小鼠的吗啡成瘾诱导为例,代表性的给药流程如下:第 1 天给予 20mg/kg、40mg/kg 和 60mg/kg 的吗啡,第 2 天给予 80mg/kg、100mg/kg 和 100mg/kg 吗啡,第 3 天给予 100mg/kg 吗啡,在最后一次吗啡给药 2h 后给予阿片受体拮抗剂纳洛酮(1mg/kg)促发戒断症状,可观察到明显的吗啡成瘾戒断症状。A. O. El-Kadi 等[4]的方法有更长的给药时程,起始剂量为 5mg/kg,每天 1 次给药,倍增至 160mg/kg,一共给药 6d,第 7 天给药 1 次(160mg/kg),给药 3h 后促发戒断症状;另外,R. S. Hofford 等[5]采用 10mg/kg、20mg/kg、40mg/kg 的剂量,每天给 2 次药,每 2 天剂量递增 1 次,共给药 6d,也能达到相同的效果。在大鼠模型中,整体给药方法与小鼠大同小异,一般给药剂量上会稍有增加。总体而言,这一类方法诱导时间较短,效率较高,诱导出的成瘾戒断症状比剂量恒定法更为明显,应用更为广泛,常用于药物成瘾治疗方法筛选、药物成瘾神经分子机制、基因表达等方面的研究。

8.3.2 阿片类药物戒断症状评价常用的指标

在早期研究中,研究人员对于阿片类药物成瘾后动物的戒断症状有不同的观点。最早 F. Huidobro 等[6]基于小鼠模型的研究认为,刻板性跳跃(stereotyped juming)是一种合适的可量化的指标。之后 J. Bläsig 等[7]用大鼠进行建模研究,更多突出的戒断特征被记录下来,形成了戒断症状评分系统的雏形。

评价戒断症状主要有两大类指标体系,分为计数指标(counted signs)和等级状况指标(checked signs)。计数指标有五项,包括探索行为(exploring)、跳跃(jumping)、湿狗样颤抖(wet dog shaking)、叩齿(teeth chattering)和挣扎(writhing)。探索行为是指间歇性行走、面向实验箱壁后退站立、试图爬上实验箱的边缘、嗅探行为及挖掘行为。跳跃是指四肢同时离开箱子的地面,试图跳起逃出箱子的行为。湿狗样颤抖是指后腿站立、间歇性重复且快速的躯干颤抖的行为,有时因过于剧烈而失去平衡。叩齿是指限定时间内明显发生齿颤的次数(每个观察期为 10min,观察期内 10 次为最大值)。挣扎是指腹部的伸展行为。等级状况指标也有八项,包括触碰后尖叫(scream on touch)、持拿后表现攻击性(hostility on handling)、上睑下垂(ptosis)、眼睛抽搐(eye twitching)、流鼻涕或流涎(rhinorrhea or salivate)、流泪(lacrimation)、腹泻(diarrhea)、舔生殖器(penilelicking)。

随着实验技术不断改善,新的指标被加入到戒断症状的评价系统中。这些指标有失重(weight loss)、后退(back-walking)、激惹(irritability)、战栗(tremor)、爪颤(paw tremor)等。失重一般是指戒断症状促发前后的体重变化值,一般计算体重变化的百分比,即[(戒断症状观察期后的体重－促发前体重)/促发前体重]×100%。后退是指实验动物有惊恐表现,向后方退行。激惹被认为是"触碰后尖叫"与"持拿后表现攻击性"的结合。战栗是指实验动物普通的身体抖动。

由于不同实验室环境条件、实验人员的操作流程和给药时间等的差异,戒断症状也会产生一定的变化。由于动物的行为是一个动态过程,实验者观察的习惯、偏好不同,使用这些指标的选择性不同,其观察、计数或记录方法也不尽相同。例如,W. R. Buckett 等[8]研究认为,挣扎是一项重要指标,而 H. O. Collier 等[9]却未观察到。E. T. Wei[10]和 W. R. Buckett 等[8]发现,湿狗样颤抖是一项重要的评估指标,而 Kerr 等在其研究中则不曾提及。

由于戒断症状评价系统存在着标准不同的问题,J. Bläsig 等[7]通过大鼠的吗

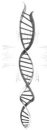

啡依赖模型，分析了不同实验条件下戒断症状表现的差异。他们发现，随着吗啡成瘾的增强和促发戒断症状的拮抗剂剂量的增加，一些戒断症状出现强化，这些症状被称为"显性症状"；而另一些症状只在低强度依赖和低剂量受体拮抗剂条件下出现，当依赖强度和拮抗剂剂量增加时，这些症状将减弱甚至消失，即"隐性症状"。他们在研究中发现，表现较为明显的隐性症状有挣扎和湿狗样颤抖等，显性症状有跳跃和叩齿等。对于上述实验动物显、隐性行为表型差异产生的原因，他们认为，可能是由于不同戒断症状的产生所要求的条件（如时间条件和药物条件等）不同导致，另外，药物影响神经通路的状态和阶段不同，行为症状表现也会有差异。这一研究为研究人员选择相关戒断症状评价指标提供了重要线索。

D. L. Francis 等[11]和 H. O. Collier 等[9]曾经使用"跳跃次数"这一项指标单独评价大鼠对吗啡产生躯体依赖的状态，但仅用单一的指标评价偏倚较大，不能够代表戒断症状总体的形成和程度，且无法排除单一戒断症状可能受所用药物的影响。

随着对阿片药物成瘾的认识逐渐加深，研究人员建立了有效的评价系统，早期具有代表性的评价方法是柳田知司评分法，国内研究多采用这类方法。例如，何学令等[12]选用 9 个较明显的戒断症状为评价指标，并对各个指标进行分级评分，各行为症状每 15min 评分 1 次，累计 1h，计算总分；最后以评分总值代表实验动物个体对阿片药物形成依赖的情况（表 8 - 4）。

表 8 - 4　阿片依赖戒断症状的柳田知司评分法（改进）

症状	分值计算
异常体位	舔毛、洗脸、耸毛、舔阴、站立、竖尾（2 分）
激惹	接触（1 分）
	靠近（2 分）
震颤	不连续（1 分）
	连续（2 分）
叩齿	不连续（0.5 分）
	连续（1 分）
烦躁不安	暴躁、不断撞击铁笼、出笼欲望轻（0.5 分）
	明显（1 分）

症状	分值计算
流泪	出现泪滴(4 分)
腹泻	软便(4 分)
	稀便(8 分)
流涎	轻(1 分)
	明显(2 分)
体重减轻(<1h)	<2%(0 分);2%~4%(5 分)
	4%~6%(10 分);6%~8%(15 分)

　　研究人员在柳田知司评分法的基础上不断对其进行修改,使之更易观察、统计。C. Wang 等[13]在研究中选取了两类指标。第一类包括跳跃、叩齿、挣扎、湿狗样颤抖及站立,将这些计数指标按照出现次数分为了四个等级:0 分为未出现;1 分为出现 1~5 次;2 分为出现 6~10 次;3 分为出现多于 10 次。第二类指标包括上睑下垂、流泪、竖毛、激惹及腹泻,这些指标按严重程度分为四级:0 分为未出现;1 分为轻度;2 分为中度;3 分为重度。每 15min 统计 1 次,1h 内统计 4 次,最后计算总分。K. Rasmussen 等[14]也应用了类似的方法来评价药物成瘾状况。这类方法在戒断症状分级上比柳田知司评分法更加详细、客观。

　　随着统计生物学的发展,研究人员选取一些可计数的戒断症状,每个指标通常可独立进行统计学处理,最后建立数学模型,用数学公式将这些计数指标进行整合,得出一个总评分,最后再以总评分进行统计分析处理。C. Maldonado 等[15]以大鼠和小鼠为动物模型研究吗啡成瘾的机制,选取两类指标进行统计,第一类为计数指标,包括湿狗样颤抖、跳跃、爪颤和嗅探,记录其精确的发生次数;第二类为等级计数指标,包括叩齿、腹泻、颤抖和上睑下垂;这些指标以 5min 为一个阶段来统计,每个阶段内若出现该症状则计 1 分,统计促发后 30min 的症状,最高计 6 分;同时还记录戒断前、后体重变化的百分比。每项指标可单独在各实验组间进行比较;每 5min 时间段以公式结合每个戒断症状指标,对每个实验动物个体的戒断症状整体严重程度进行评分,可统计出不同实验组在 30min 内戒断症状的动态变化。V. Zachariou等[16]对上述方法稍进行了修改,他们在研究中选取 8 个指标进行评价,总体戒断症状评分公式:后退次数×0.1+腹泻状况×2+跳跃次数×0.1+爪颤次数×0.1+上睑下垂+颤抖+体重减轻百分比×5+湿狗样颤抖次数。由于评价选用的戒断症状较多,建立数学公式的方法,可信度较高,较为严密,现已被广泛接受并使用。如 A. Holmes 等[17]参考了 V. Zachariou 等[16]的方法,选用跳跃、湿狗样颤抖、颤抖、上睑下垂、爪颤、咀嚼、后退、腹泻和体重变化等指标,构建了公式:总评分=后退次数×0.1+跳跃次数×0.1+上睑下垂+颤抖+体重变化百分比+腹泻+湿狗样颤抖次数。F. Darvishzadeh-Mahani 和 S. Esmaeili-Mahani 等[18]在研究中都采用了这类方法。

纵观以上两大类方法,柳田知司评分法及其衍生评分体系整体而言较为粗略,各项指标的分级较少,很难体现出各实验组之间戒断症状的细微差异,因此目前已较少使用这一类评分方法;但当研究中对戒断症状严重程度区分要求不高时,如验证吗啡依赖模型构建是否成功时,可选择使用。第二类数学计算的方法,选用的戒断症状指标较全,能较好地反映出各实验组之间的差别,在寻求药物成瘾治疗方法的研究中,常需要用这一类方法来区分各实验组戒断症状剧烈程度的细微差别;但使用这类方法仍存在疑问,即修改后的总评分计算公式是否会影响最终评分结果在统计学上的有效性。从已有的大量文献来看,这种修改似乎得到了普遍认可,但仍需要进一步确证及阐释。

8.3.3 躯体依赖相关的脑适应性改变

慢性摄入阿片类药物后可诱导脑内出现神经元和神经元联络水平上的适应性改变,这些神经适应性改变是机体发生躯体依赖、戒断症状及强迫用药和药物渴求的基础[19]。研究药物依赖的机制就是从这些神经适应性改变中识别出导致特定成瘾行为的脑内改变。这里我们首先对与阿片躯体依赖相关的脑适应性改变进行回顾。

1.影响神经元兴奋性和突触传递的适应性改变

目前认识得较清楚的吗啡戒断后脑内改变是撤药后一些脑区神经元内环磷酸腺苷(cAMP)第二信号系统的反跳性上调,这可能是由腺苷酸环化酶(adenylyl cyclase,AC)超激活和酶数量上调导致。也有证据表明脑源性神经营养因子(brain-derived neurotrophic factor,BDNF)也可促进蓝斑神经元内 cAMP 的过度活化。阿片戒断后,神经末梢递质释放增强。比如吗啡戒断后,小鼠脑导水管周围灰质（periaqueductal grey）、腹侧被盖区（ventral tegmental area，VTA）、伏隔核（nucleus accumbens，NAc）和中缝背核（dorsal raphe）内 γ-氨基丁酸（γ-aminobutyric acid，GABA）突触传递显著上调，可能参与了戒断症状的发生。腺苷酸环化酶介导的 γ-氨基丁酸释放增加很大程度上由蛋白激酶 A 介导。这种神经传递增强的机制包括 cAMP 水平上调和腺苷酸环化酶数量增加，导致蛋白激酶 A 活化，从而增强递质释放。上调的腺苷酸环化酶对阿片抑制更加敏感。此外，增加的 cAMP 产物也可增强细胞外腺苷酸水平，腺苷酸作用在 A1 受体上，又可导致神经递质释放的抑制（图 8-10）。在小鼠导水管周围灰质内，存在依赖于蛋白激酶 A 的 γ-氨基丁酸释放量增加并伴随细胞外腺苷酸水平上升，腺苷酸结合在抑制性

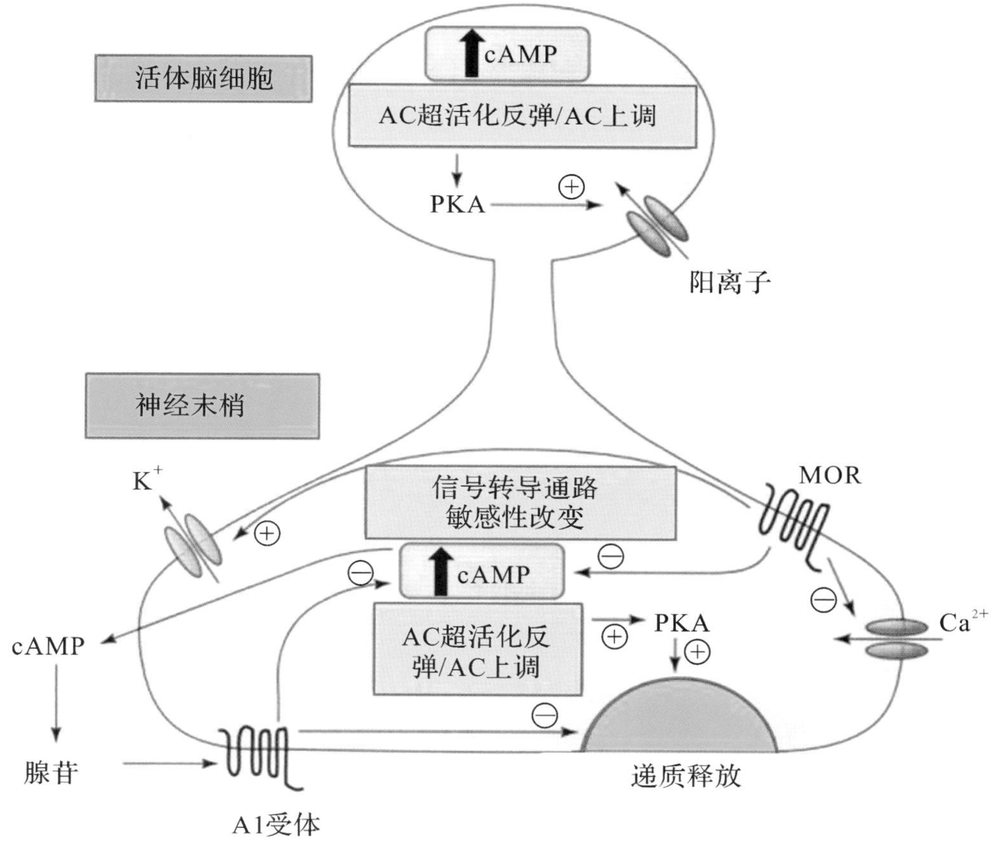

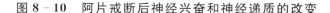

图 8-10　阿片戒断后神经兴奋和神经递质的改变

A1 受体上可以抑制 γ-氨基丁酸的过度释放。其他研究也表明,吗啡戒断后,腺苷酸抑制向伏隔核内神经元突触传递的作用增强,该效应导致了腺苷酸转运的减少。

尽管已有较多证据表明,慢性吗啡给药后在神经末梢上会出现适应性改变,但是目前对戒断后神经元胞体动作电位改变的生物学机制所知尚少。在正常条件下,μ 阿片受体激活导致腺苷酸环化酶被抑制,并可抑制钙离子通道,而开启电压门控性的钾离子通道。在慢性阿片处理戒断后,许多神经元胞体表现出高兴奋性,该过程在一定程度上被认为由 cAMP 通路介导,即 cAMP 反跳式的过度活化或腺苷酸环化酶的上调,导致蛋白激酶 A 被活化,从而诱导阳离子内流增加(图 8-10)。最近发现多巴胺转运蛋白介导的电流可明显影响多巴胺能神经元的动作电位频率,说明在戒断以后类似转运蛋白的活性值得研究。也有证据表明经慢性吗啡处理后,神经胶质、脊髓和海马神经元内谷氨酸转运蛋白的表达水平发生改变,这种改变是否发生在对阿片敏感的神经元中尚不清楚。这些转运蛋白在阿片戒断后神经元兴奋性改变中的作用需要进一步研究。

2.与阿片适应性相关的转录因子的改变

突触可塑性(synaptic plasticity)在介导特定的慢性阿片效应中发挥了重要作用。cAMP 激活的转录因子 cAMP 反应元件结合蛋白(cAMP response element binding protein,CREB)参与了突触可塑性改变的多个方面。因此,cAMP 上调一直被认为在阿片戒断症状发生中发挥了中枢作用,CREB 被认为在阿片戒断症状中发挥了重要作用。吗啡戒断之后,大鼠脑内出现区域特异性的磷酸化 CREB 升高现象,这些脑区包括伏隔核、杏仁核和下丘脑。干预这些脑区的 CREB 活性会显著影响大鼠对吗啡的行为反应,如奖赏刺激。然而,还缺乏证据表明 CREB 活性变化与机体对急性或慢性阿片刺激的特定细胞适应性改变之间存在明确联系。仅有一项研究发现,敲除 CREB1 基因将削弱吗啡戒断后小鼠脑蓝斑内神经元的高兴奋性。

3.有丝分裂原活化蛋白激酶通路

有丝分裂原活化蛋白激酶(mitogen-activated protein kinase,MAPK)通路可被包括阿片受体在内的多种 G 蛋白耦联受体激活。MAPK 通路也参与了突触可塑性的变化。急性吗啡处理可以显著上调前扣带回、躯体感觉和联合皮质、蓝斑内 MAPK 分子的磷酸化水平,同时降低伏隔核和杏仁核内 MAPK 的活化水平。有趣的是，在那些 μ 阿片受体区域的临近神经元内也发现了 MAPK 通路的激活，说明通过细胞间通讯调节阿片活性在调节 MAPK 通路中发挥了重要作用。

8.4 阿片依赖的易感性

在过去数十年中，研究人员对阿片成瘾的发病原因、疾病机制、预防和治疗进行了广泛的研究，但目前对其认识仍十分有限。一个被广泛接受的结论是，遗传因素和环境因素共同决定了阿片依赖的发生。早期流行病学调查的两个发现提示，阿片依赖存在遗传易感性。第一，尽管服用阿片类药物的个体很多，但最终发展为成瘾状态的个体仅仅是其中很少的一部分。第二，阿片成瘾存在明显的家族聚集现象。随后对大样本的双生子、寄养子研究最终确定阿片成瘾的遗传度（heritability）大约为 54%，即遗传因素在影响个体是否罹患阿片成瘾中发挥了约一半的作用，或者说个体是否罹患阿片成瘾有一半取决于其携带的遗传特征。进入 21 世纪后，伴随人类基因组计划中 30 亿个碱基序列的初步测定，研究人员应用更加精细的遗传标记开展连锁分析（linkage analysis）和关联分析（association analysis），确定了阿片成瘾疾病的多个潜在易感染色体片段和易感基因。但遗憾的是，这些发现往往不能在后来的重复研究中获得确证，这提醒我们阿片依赖遗传机制的复杂性。探究其机制，众多易感基因中单个基因的弱效应、多基因交互作用和上位效应（epistasis）及不同群体遗传背景的差异，都可能导致群体之间不一致的结果。另外，特别值得注意的是，阿片依赖作为一种混杂多种亚型的复杂疾病，因为影响不同疾病亚型的基因不同，所以应用包含不同亚型的样本，可能捕获到不同的易感位点。最近的一项研究中，J. Sun 等[20]应用不同的表型，从阿片成瘾患者中成功地筛选出两个具备更高遗传度（69% 和 76%）的亚群，也进一步说明目前诊断方法确定的阿片依赖临床表现具有明显异质性。运用人口统计学特征和临床特征对患者进行分类，寻找高遗传度的疾病亚型，并确定其易感基因，是筛选阿片依赖这种复杂疾病易感基因的新方法。除阿片依赖的发病风险受遗传因素影响外，疾病的发生和发展过程，包括药物使用的起始，有规律的使用药物，最终无法控制的使用药物，都被认为受到遗传和环境因素的双重影响。另外，用药后的个体反应和美沙酮维持治疗的效果都受到遗传因素影响。

8.4.1　阿片成瘾相关表型的杂合性

目前对阿片成瘾的诊断依据是美国精神病学会公布的 DSM－Ⅳ－TR 诊断标准。DSM－Ⅳ－TR 指出评估对象在 12 个月内出现以下三种或更多的症状可被认为阿片依赖：①出现药物耐受（tolerance），即个体需使用更高剂量的药物才能获得与之前相同的药物效应，或是使用相同剂量药物所产生的效应比之前明显削弱；②戒断反应，个体药物经历典型的戒断综合征，或者个体为了避免或缓解戒断反应必须继续使用阿片或相似药物；③对使用药物失去控制，个体要么总是使用比计划更多的药物，要么花费比预期更长的时间来用药；④无法停止用药，个体无法减少药物使用剂量，更不能停止药物使用，或总是渴望能停止用药但无法成功；⑤与用药相关的时间显著延长，个体花费大量的时间去获取药物及购买药物所需的资金，花费很多时间使用药物，让自己处于药物效应下，需要更多的时间才能从药物效应中恢复；⑥明显干预正常活动，个体放弃或减少正常生活休闲活动、社交活动，或减少工作；⑦不顾恶性后果地持续用药，尽管药物已经导致恶化个体躯体或精神的问题，但其仍然继续使用药物。与其他精神疾病的诊断一样，对阿片成瘾的诊断也是主要依据个体自述的异常行为表现。不同于对躯体疾病的诊断，对阿片成瘾的诊断缺乏客观的生物学指标，如生化指标、影像学或电生理改变。

尽管阿片成瘾是高度遗传的，但是目前也仅确定了部分促发疾病的易感基因[21]。这主要因为阿片成瘾是一种杂合性疾病（heterogeneous disease），它的发病原因、临床表现、发病过程和治疗结果在患者中变化很大。疾病的不同阶段或不同方面受到不同遗传因素的影响，因而无论采用连锁分析还是关联分析，其结果都会受到样本内疾病组分变化的显著影响，导致实验结果的稳定性变差。不同研究结果的差异，除由实验误差导致外，更多地由疾病相关表型的杂合性所决定。在最近几年对阿片遗传因素的探索中，下面的观点受到越来越多的关注：寻找表型更加均一的疾病亚型比单纯依靠 DSM－Ⅳ 诊断的疾病总体表型更易于定位疾病易感基因，同时这种表现更加均一的疾病亚型也能帮助我们靠近疾病本质[20]，甚至改善对疾病的治疗。

J. Gelernter 等[22]应用聚类分析方法（cluster analytic method），依据阿片滥用的严重程度及是否伴有其他药物滥用，将 393 个至少有一名阿片依赖先证者（proband）的小核心家系（small nuclear family）内的成员分为 5 个阿片依赖相关症状簇（opioid dependence-related symptom clusters），分别为非阿片使用者（non-opioid users）、轻度阿片使用者（low-opioid users）、中度阿片使用者（moderate-opioid users）、重度多种药物使用者（heavy and mixed-substance users）、重度阿片使用者（heavy-opioid users），然后对这五种表型开展全基因组连锁分析（409 个遗传标记），发现最强的连锁结果出现在非阿片使用者和重度使用者亚群内（LOD 值大于 3）。这五种表型的遗传度也不同，中度阿片使用者和重度多种药物使用者遗传度最高（大于0.6），说明这些亚群在疾病机制和遗传易感性上存在差别。应用类似的方法，R. Chan 等[23]发现两种阿片依赖亚型具有更高的遗传度（大于 0.6），即早发重度伴其他物质依赖和精神疾病的阿片使用者（heavy, early-onset, highly co-morbid opioid users）和重度早发阿片使用者（heavy, early-onset opioid users）。

在对阿片易感性的研究中，应用一些与成瘾相关的特征（如发病年龄、是否伴有其他药物依赖、药物滥用量等）来将依赖患者划分为一些疾病特征更均一的亚群体（subgroup），这对筛选出遗传效应和特异性更强的易感基因意义重大。从大量的成瘾相关表型中筛选出这样的分类特征，对我们认识疾病发生机制也有很大帮助。

8.4.2 阿片成瘾的遗传易感性

1.阿片成瘾具有高遗传度

研究人员很早就注意到阿片成瘾具有家族聚集现象。B. J. Rounsaville 等[24]对 201 例阿片成瘾患者的 877 个一级亲属和 82 个健康对照的 360 名一级亲属进行比较，发现在阿片成瘾者亲属中酗酒（alcoholism）、药物滥用（drug abuse）、抑郁症（depression）和反社会性人格（antisocial personality）的发病率要显著地高于正常人。S. S. Luthar 等[25]也发现抑郁症、反社会性人格、焦虑症（anxiety）和药物滥用的发病率在阿片成瘾患者的亲属中显著升高，说明遗传因素可能促发了药物成瘾的发生，并且药物滥用和其他精神疾病之间共享了部分的遗传因素。

遗传因素影响阿片依赖发病效应尺度的进一步量化，得益于一系列的双生子研究（twins study）。同卵双胎（monozygotic twins）的遗传物质完全相同，而异卵双胎（dizygotic twins）的遗传物质有一半相同。如果遗传因素没有影响个体患病风险，则同胞间同时发病的概率被称为一致率（concordance rate），其在两种双胞胎之间将无差异，相反，若遗传因素对疾病易感性有较强影响，则同胞之间患病的一致率在两种双胞胎之间有明显差异。多项研究均表明,海洛因依赖的遗传度大约为50%,即遗传因素和环境因素对影响个体发生阿片成瘾具有相似的效应尺度。

2. 阿片成瘾的易感基因

阿片成瘾在家系中的遗传方式明显不符合经典孟德尔遗传规律,是多基因复杂疾病(multifactorial and complex disease)。定位多因素复杂疾病易感基因的方法包括连锁分析和关联分析。

(1)阿片成瘾易感基因的连锁分析 遗传连锁(genetic linkage)是指在细胞减数分裂过程中染色体距离较近的基因倾向于在同一染色单体上传递给配子细胞,而距离较远的基因则通过染色体重组分离到不同的染色单体上传递给不同的配子细胞。在家系中疾病遗传给后代必然伴随易感基因的共同传递,基于遗传连锁原理,与疾病表型共同传递的遗传标记附近染色体区域内将包含有易感基因。利用此方法,可定位出疾病易感基因的大概位置。通过对194对同胞(sibling pairs)的基因分型数据分析,发现STR D4S1644所在的4q31.21染色体区域最有可能包含海洛因依赖易感位点(susceptibility loci)。而另一项在欧洲裔美国人和非洲裔美国人中开展的全基因组连锁分析证实与阿片依赖连锁度最强的基因组区域在17号染色体上。此外,一个基于全基因组范围内10204个单核苷酸多态性(single nucleotide polymorphism,SNP)的研究,发现14q染色体区域可能包括易感位点,其中连锁最强的位置上包含轴突蛋白3基因(neurexin 3,NRXN3)。相对于人类基因组30亿个碱基,404个STR和10204个SNP所能捕获的信息仍非常有限,然而这些研究却开启了阿片依赖易感位点全基因组扫描的先河。

(2)阿片成瘾易感基因的遗传关联分析 不同于在家系中开展的连锁分析,遗传关联分析主要基于无关个体,是通过分析遗传标记在疾病群体和健康对照群体中分布频率的差异来推断其与疾病发生的关系。依据分析的染色体片段的大小,遗传关联分析又可分为候选基因的关联分析和全基因组关联分析(genome-wide association study,GWAS)。目前未见到阿片依赖的相关GWAS报道,但是应用候选基因关联分析已经发现了多个疾病易感基因,主要为单胺通路(5-羟色胺和多巴胺系统)和阿片通路(阿片受体基因)上的基因,还包括一些谷氨酸通路基因和神经营养因子基因。

阿片受体μ亚型(μ-opioid receptor,OPRM1)基因是目前被研究最多的阿片依赖候选基因。OPRM1是阿片及其代谢物进入脑内起起始作用的受体,此受体的激活介导了阿片类药物的奖赏和强化效应,应用药理学拮抗和基因敲除方法,均证实抑制阿片受体激活可显著地抑制阿片诱导动物条件性位置偏爱和自身给药行为。在过去十年中,多个基于不同群体的研究,调查了 *OPRM1* 遗传多态性和阿片依赖发病风险及相关滥用表型的关系。*OPRM1* 基因 rs1799971 SNP(又被称为 A118G 或 Asn40Asp)是最受关注的多态性位点,该位点可导致表达产物氨基酸序列改变,并影响产物在脑内的表达。C. Y. Szeto 等[26]首次在中国香港群体中发现 rs1799971 与海洛因依赖关联,然而随后 J. Shi 等[27]在中国南京群体中的重复实验未发现相同的结果。rs1799971 位点还被报道与中国汉族海洛因依赖者首次用药后欣快感的强度相关联。

【参考文献】

[1] Brownstein M J. A brief history of opiates, opioid peptides, and opioid receptors[J]. Proc Natl Acad Sci U S A, 1993, 90(12): 5391 – 5393.

[2] Trescot A M, Datta S, Lee M, et al. Opioid pharmacology[J]. Pain Physician, 2008, 11(2 Suppl): S133 – S153.

[3] Rehni A K, Singh N. Modulation of src-kinase attenuates naloxone-precipitated opioid withdrawal syndrome in mice[J]. Behav Pharmacol, 2011, 22(2): 182 – 190.

[4] El-Kadi A O, Sharif S I. The role of dopamine in the expression of morphine withdrawal[J]. Gen Pharmacol, 1998, 30(4): 499 – 505.

[5] Hofford R S, Wellman P J, Eitan S. Morphine alters the locomotor responses to a D2/D3 dopamine receptor agonist differentially in adolescent and adult mice[J]. J Psychopharmacol, 2012, 26(10): 1355 – 1365.

[6] Huidobro F, Huidobro-Toro J P, Leong Way E. Studies on tolerance development to single doses of morphine in mice[J]. J Pharmacol Exp Ther, 1976, 198(2): 318 – 329.

[7] Bläsig J, Herz A. Precipitated morphine withdrawal in rats as a tool in opiate research[J]. Curr Dev Psychopharmacol, 1977, 4: 129 – 149.

[8] Buckett W R. A new test for morphine-like physical dependence (addiction liability) in rats[J]. Psychopharmacologia, 1964, 6(6): 410 – 416.

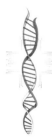

[9] Collier H O，Francis D L，Schneider C. Modification of morphine withdrawal by drugs interacting with humoral mechanisms：some contradictions and their interpretation[J]. Nature，1972，237(5352)：220 - 223.

[10] Wei E T. Pharmacological aspects of shaking behavior produced by TRH，AG-3-5，and morphine withdrawal[J]. Fed Proc，1981，40(5)：1491 - 1496.

[11] Francis D L，Schneider C. Jumping after naloxone precipitated withdrawal of chronic morphine in the rat[J]. Br J Pharmacol，1971，41(2)：424 - 425.

[12] 何学令，尹海林，王雪. 大鼠吗啡依赖模型的建立[J]. 四川动物，2005，24(4)：625 - 626.

[13] Wang C，Mo Z，Zhu Q，et al. Effect of sinamine on withdrawal symptom and neurotransmitter of morphine-dependent rats[J]. Zhong Yao Cai，2002，25(5)：337 - 339.

[14] Rasmussen K，Kendrick W T，Kogan J H，et al. A selective AMPA antagonist，LY293558，suppresses morphine withdrawal-induced activation of locus coeruleus neurons and behavioral signs of morphine withdrawal[J]. Neuropsychopharmacology，1996，15(5)：497 - 505.

[15] Maldonado C，Rodriiuez-Arias M，Aguilar M A，et al. GHB differentially affects morphine actions on motor activity and social behaviours in male mice[J]. Pharmacol Biochem Behav，2003，76(2)：259 - 265.

[16] Zachariou V，Thome J，Parikh K，et al. Upregulation of galanin binding sites and GalR1 mRNA levels in the mouse locus coeruleus following chronic morphine treatments and precipitated morphine withdrawal[J]. Neuropsychopharmacology，2000，23(2)：127 - 137.

[17] Holmes A，Picciotto M R. Galanin：a novel therapeutic target for depression，anxiety disorders and drug addiction？[J]. CNS Neurol Disord Drug Targets，2006，5(2)：225 - 232.

[18] Darvishzadeh-Mahani F，Esmaeili-Mahani S，Komeili G，et al. Ginger (Zingiber officinale Roscoe) prevents the development of morphine analgesic tolerance and physical dependence in rats[J]. J Ethnopharmacol，2012，141(3)：901 - 907.

[19] Bailey C P,Connor M. Opioids：cellular mechanisms of tolerance and physical dependence[J]. Curr Opin Pharmacol,2005,5(1)：60－68.

[20] Sun J,Bi J,Chan G,et al. Improved methods to identify stable,highly heritable subtypes of opioid use and related behaviors[J]. Addict Behav,2012,37(10)：1138－1144.

[21] Bierut L J. Genetic vulnerability and susceptibility to substance dependence [J]. Neuron,2011,69(4)：618－627.

[22] Gelernter J,Panhuysen C,Wilcox M,et al. Genomewide linkage scan for opioid dependence and related traits[J]. Am J Hum Genet,2006,78(5)：759－769.

[23] Chan R,Irvine R,White J. Cardiovascular changes during morphine administration and spontaneous withdrawal in the rat[J]. Eur J Pharmacol,1999,368(1)：25－33.

[24] Rounsaville B J,Kosten T R,Weissman M M,et al. Psychiatric disorders in relatives of probands with opiate addiction[J]. Arch Gen Psychiatry,1991,48(1)：33－42.

[25] Luthar S S,Anton S F,Merikangas K R,et al. Vulnerability to substance abuse and psychopathology among siblings of opioid abusers[J]. J Nerv Ment Dis,1992,180(3)：153－161.

[26] Szeto C Y,Tang N L,Lee D T,et al. Association between mu opioid receptor gene polymorphisms and Chinese heroin addicts[J]. Neuroreport,2001,12(6)：1103－1106.

[27] Shi J,Hui L,Xu Y,et al. Sequence variations in the mu-opioid receptor gene (*OPRM1*) associated with human addiction to heroin[J]. Hum Mutat,2002,19(4)：459－460.

（朱　峰）

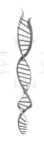

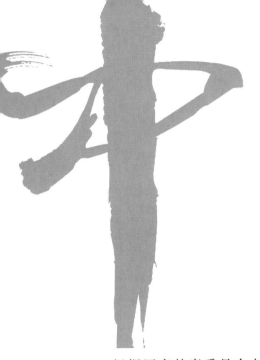

第 9 章　可卡因成瘾

根据国家禁毒委员会办公室《2015 年中国毒品形势报告》中的数据显示，截至 2015 年底，全国现有吸毒人员 234.5 万名（不含戒断三年未发现复吸人数、死亡人数和离境人数），其中，滥用海洛因等阿片类毒品人员 98 万名，占 41.8％，其次是可卡因和合成毒品等。

9.1　可卡因概况

1.定义及分类

可卡因俗称"可可精"，又称苯甲酰甲荃芽子碱，是 1860 年德国化学家尼曼从古柯叶中分离出来的一种最主要的生物碱，属于中枢神经兴奋剂，其盐类呈白色晶体状，无气味，味略苦而麻，易溶于水和酒精，兴奋作用强，也是一种局部麻醉剂，它对人体有以下两种作用。

• 可卡因能阻断神经传导，产生局部麻醉作用，尤其对眼、鼻、喉的黏膜神经效果更为明显，因此曾被广泛用作眼、鼻、喉等五官外科手术的麻醉剂，但由于其不良反应大，临床上已被其他麻醉剂所取代。

• 可卡因能增强人体内某些化学物质的活性，刺激大脑皮质并兴奋中枢神经，继而兴奋延髓和脊髓，表现为情绪高涨、思维活跃、好动、健谈，能较长时间地从事紧张的体力和脑力劳动，甚至胜任繁重的、平时不能承担的工作，但具有攻击性。可卡因能使呼吸加深、加快，换气量增大，同时心率也加快，心脏收缩力加强，血管平滑肌松弛，对肺血管、冠状动脉等全身血管都有不同程度的扩张作用，对支气管平滑肌、胆道和胃肠平滑肌也有一定的舒张作用。

2.生理功能

可卡因和苯丙胺等精神兴奋剂能够产生相似的生理和主观效应，包括血压增加、心率和呼吸加快、警觉、欣快、不知疲劳、食欲减退，同时简单认知和运动功能增强。长期服用能引起易激惹、冲动、刻板行为、痉挛、产生幻觉、妄想性精神病。精神兴奋剂戒断症状比较轻，仅有精神依赖性而没有躯体依赖性，表现为淡漠、抑郁、乏力和失眠，但其对药物的渴求十分强烈[1]。可卡因通过抑制突触间隙递质转运蛋白——多巴胺转运体(dopamine transporter，DAT)、5-羟色胺转运体(serotonin transporter，SERT)和去甲肾上腺素转运体(norepinephrine transporter，NET)等阻止多巴胺、5-羟色胺和去甲肾上腺素的重摄取，导致伏隔核突触间隙多巴胺、5-羟色胺和去甲肾上腺素水平升高；苯丙胺则主要通过作用于突触前囊泡，直接引起神经递质释放入突触间隙，从而抑制膜转运体对神经递质的吸收，增加突触间隙多巴胺、5-羟色胺和去甲肾上腺素水平(图 9-1)[1]。

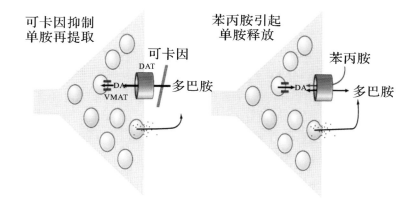

图 9-1　精神兴奋剂作用机制

9.2　可卡因成瘾相关脑区

　　成瘾药物多种多样，但是几乎所有的药物都可以直接或间接地作用于中脑边缘系统的多巴胺神经通路，通过长时程增强和长时程抑制作用使神经细胞的基因表达水平发生改变，最终使神经突触发生形态和功能的改变。

　　在中脑边缘多巴胺系统中，中脑腹侧被盖区、伏隔核、前额叶皮质和基底外侧杏仁核及海马之间的相互作用在成瘾药物诱导的条件性学习中起关键作用。伏隔核是关键脑区，这是由于伏隔核不仅接受来自中脑腹侧被盖区和基底外侧杏仁核

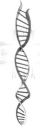

的传入神经,整合信息后发出信号至前额叶皮质,而且接受来自前额叶皮质的反馈调节,是生理或病理奖赏性学习的枢纽。在可卡因诱导的成瘾的各时程内,可观察到伏隔核中存在不同程度和类型的神经元可塑性变化。

9.2.1　中脑腹侧被盖区

中脑腹侧被盖区(ventral tegmental area,VTA)位于中脑底部中线的两侧,是中脑边缘皮质系统多巴胺能神经元的胞体所在部位。从 1964 年起的大量研究发现,几乎所有哺乳动物的中脑腹侧被盖区都有相似性,包括大鼠、兔、猫、狗、豚鼠、灵长类和人类。但是,中脑腹侧被盖区中多巴胺能神经元的数量随着进化等级的升高而增多,如小鼠的神经元数量约为 25000 个,而成年男性的神经元数量约为·450000 个。中脑腹侧被盖区与黑质位置相近,在解剖上不易区分。为了与周围其他组织区别,中脑腹侧被盖区中的细胞被称为 A10 细胞。

1987 年,澳大利亚生理学家 R. D. Oades[2]首次将中脑腹侧被盖区中的细胞分成四组。目前,研究人员重新将中脑腹侧被盖区的 A10 细胞群分组,与 R. D. Oades 分组较类似,分别为:黑质旁核(paranigral nucleus,PN),臂旁色素核(parabrachial pigmented area,PBP),后屈束旁核(parafasciculusretroflexus area,PFR)和顶盖腹侧带(ventral tegmental tail,VTT)。其中 PN 和 PBP 细胞群中多巴胺能神经元含量较高,PFR 和 VTT 细胞群中多巴胺能神经元含量较低,同时这两群细胞的体积较小,酪氨酸羟化酶(tyrosine hydroxylase,TH)的含量也较低。

中脑边缘多巴胺系统对于认知、动机和情绪有调节作用,与生理和病理奖赏作用密切相关。神经电生理研究证明,新奇刺激、未预料奖赏和奖赏条件化线索都能引起中脑腹侧被盖区的放电,中脑腹侧被盖区的放电模式与奖赏性学习记忆——奖赏预料错误编码一致。与黑质相似,中脑腹侧被盖区主要由多巴胺能神经元组成。最近的研究表明,多巴胺能神经元占中脑腹侧被盖区中细胞总数的 $50\%\sim60\%$[3]。数量居第二位的是 GABA 能神经元,包括中间神经元和投射神经元。在中脑腹侧被盖区中,可观察到大量的 GABA 能神经元之间存在间隙连接,通过电信号进行交流,电信号的传递速度远大于化学信号的传递速度。中脑腹侧被盖区中还含有一定数量的谷氨酸能神经元。

中脑腹侧被盖区接受来自广泛的大脑皮质和各核团的神经投射。除了伏隔核和中隔,中脑腹侧被盖区接受大脑各部分的谷氨酸能神经元投射,谷氨酸能神经元的兴奋能增加中脑腹侧被盖区内多巴胺能神经元释放多巴胺的频率,并引起多巴胺的局部释放。中脑腹侧被盖区还接受来自苍白球的 GABA 能神经投射。生理状态下, GABA 能神经元投射和谷氨酸能神经元投射共同控制多巴胺释放的平衡,病理状态下,GABA 能神经投射被抑制,多巴胺的释放增强,引起一系列症状。

由中脑腹侧被盖区发出的两条重要神经通路是中脑边缘系统和中脑皮质系统,可合称为中脑边缘皮质系统。中脑边缘系统由中脑腹侧被盖区发出,到达边缘皮质、中隔海马复合体、伏隔核和杏仁核;中脑皮质系统由中脑腹侧被盖区发出,到达前额叶皮质和岛叶皮质(包括眶额叶皮质和扣带回皮质),两条通路共同调控情感和奖赏效应。

按照功能分类,多巴胺奖赏效应由两组投射神经元组成:第一,边缘腹正中投射,由后正中中脑腹侧被盖区和中间的 raphe 细胞发出,投射到纹状体的腹正中部,包括嗅结节正中部和伏隔核的壳部;第二,边缘腹外侧投射,由外侧中脑腹侧被盖区发出,投射到纹状体的腹外侧部,包括伏隔核的核部、壳部和外侧嗅结节。边缘腹正中投射更多的是与行为决策相关,而边缘腹外侧投射则更多的是与病理性奖赏相关。

在药物的作用下,涉及多种递质和脑区的奖赏环路相互作用从而形成病理性适应。在正常状态下,刺激可引起多巴胺的局部释放;在药物作用下,可引起多巴胺在伏隔核内的"大量"释放。伏隔核中的中等棘刺神经元在同时接受来自大脑和杏仁核兴奋性神经冲动的条件下,增强对苍白球 GABA 能神经元的抑制,进而解除了苍白球对下丘脑的抑制,下丘脑发出的神经纤维投射到皮质,最终增强皮质对于中脑腹侧被盖区兴奋性投射神经元的活动。

有研究显示,中脑腹侧被盖区到海马 CA3 区的神经环路在奖赏性学习中也起了重要作用[4]。向一侧中脑腹侧被盖区中注入示踪剂伪狂犬病病毒,48h 后在双侧 CA3 区中检测到此示踪剂,并且能够被侧间隔毁损阻断。使用 θ 电波激动 CA3 后可检测到中脑腹侧被盖区中多巴胺能神经元活动增强,GABA 能神经元活动减弱。CA3 区的谷氨酸能神经元激活,增强侧间隔中 GABA 能神经元的活动,抑制中脑腹侧被盖区中 GABA 中间神经元的作用,是多巴胺释放由"少量"转向"局部"甚至"大量"引起的。

多种成瘾性药物通过延长多巴胺在伏隔核内作用,或通过增强伏隔核和中脑腹侧被盖区作用诱导药物成瘾。神经元最终功能和形态的改变造成了成瘾者不可控制的药物摄取,同时伴随有分子水平上信号通路分子活化水平的改变和基因表

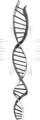

达水平的改变，包括酪氨酸羟化酶水平的升高，CREB磷酸化增强和GluR1数量的上升等。

9.2.2 纹状体

纹状体位于前脑，是基底核传入神经纤维主要的胞体所在区。纹状体内约96%的神经元是中等棘刺神经元（medium spiny neurons，MSNs），同时含有少量GABA能神经元和乙酰胆碱能神经元。

在灵长类动物中（包括人类），纹状体被大脑白质神经纤维包围并间隔分为两部分，称为壳核和尾状核，两部分之间的神经纤维束称为内囊，见图9－2。纹状体不同亚区主要根据传入神经纤维来源不同而划分，但是各个亚区在功能上和解剖上并没有明显的区分标志。在各种文献报道中，背侧纹状体基本相当于尾状核，腹侧纹状体主要指伏隔核，但是，腹侧纹状体指中脑边缘系统投射区，其所占据的区域超出了伏隔核，并向尾状核有一定的延伸。

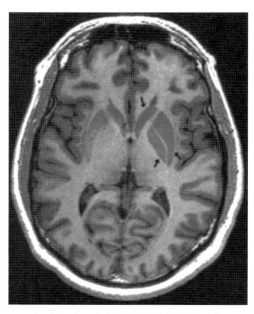

图9－2 大脑横截面MRI图像

上部箭头为尾状核，下右部箭头为壳核，下左部箭头为苍白球，三个区域颜色均被加强，对侧为原始图像。

1.背侧纹状体

背侧纹状体(dorsal striatum)占据了较大的连续性区域,分为尾状核、壳核和基底连接部,尾状核与壳核由内囊纤维束分隔开。然而,解剖学划分与神经纤维来源划分并不完全一致。来自皮质与感觉运动相关的神经纤维主要投射在壳核部及尾状核的腹外侧部,来自额叶、顶叶和颞叶皮质的神经纤维投射在尾状核的背侧。这两种不同的神经投射区存在明确分界标志,而且采用钙结合蛋白(calbindin)免疫组织化学染色可观察到不同亚区划分区域。基底连接部的划分标志不明显。

背侧纹状体的一部分传入神经纤维来源于大脑皮质,发出投射的皮质锥体细胞分布在Ⅱ到Ⅵ层,主要位于第Ⅴ层。传入神经为兴奋性谷氨酸能神经纤维,终止于棘突细胞的树突。另一部分传入神经纤维来源于黑质致密区的多巴胺能神经元,终止于棘突细胞的胞体,调控突触前神经递质的释放。纹状体还接受来自下丘脑的谷氨酸能神经纤维投射和苍白球的 GABA 能神经纤维投射。

纹状体的传出神经纤维包括纹状体-苍白球通路和纹状体-下丘脑通路。纹状体-苍白球通路是由纹状体发出的致密有髓神经纤维,支配四个连续的投射区域,包括苍白球外侧部(GPe)、苍白球内侧部(GPi)、黑质致密区(SNc)和黑质网状区(SNr)。此投射通路可被 GABA 能神经元抑制。外侧苍白球无投射神经元,其他三个区域发出的神经纤维投射至下丘,见图 9-3。纹状体-下丘脑通路包含两条投

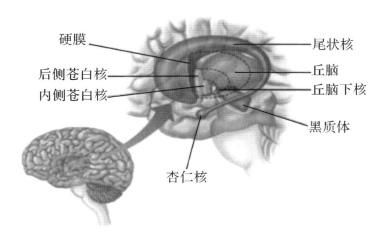

图 9-3 纹状体、基底核和丘脑位置的模式图

射途径:纹状体→苍白球内侧部→丘脑腹侧→运动辅助区皮质(SMA),纹状体-黑质→丘脑腹侧-额叶皮质和动眼神经皮质。

皮质和纹状体相关亚区通过神经环路参与各种感觉运动、认知、情感和奖赏作用的调节,背侧纹状体整合了来源于皮质和其他纹状体亚区的信息,直接参与决策、动作发起和选择的调节。越来越多的针对人类和动物的心理学、神经电生理学和影像学研究结果支持这一观点。PET显影实验显示,使用放射性标志物标记内源性多巴胺,给予实验个体奖赏刺激后,如饥饿后给予食物,可观察到背侧纹状体内多巴胺释放量增加。采用fMRI研究显示,给予条件化奖赏刺激或非条件化奖赏刺激都可以诱导背侧纹状体的活动增强。

2. 腹侧纹状体

腹侧纹状体(ventral striatum)界限清晰,包括伏隔核和嗅结节。伏隔核位于壳核前部和尾状核头部并紧邻中隔(图9-4),分为核部和壳部,两部分具有不同的细胞形态和功能。腹侧纹状体与嗅结节、基底核有广泛的神经纤维连接。基底核是以功能和解剖结构为基础的概念,通常认为基底核与感觉运动相关,腹侧纹状体、基底核、下丘脑、前额叶皮质的神经纤维连接和多项研究结果表明基底核也与认知和奖赏调节相关。

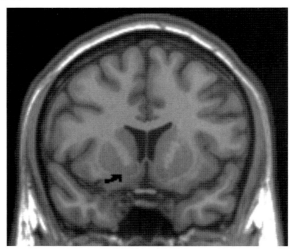

图9-4 大脑冠状切面的MRI图像
箭头所示为伏隔核,边界颜色被加强。

腹侧纹状体由起源于中脑腹侧被盖区和黑质致密区的多巴胺能神经投射支配,并且与边缘系统有密切关系,包括杏仁核、海马、下丘脑和前额叶皮质的特定区域。背侧伏隔核接受来自海马下脚和 CA1 区的神经投射,与伏隔核神经细胞的轻微去极化相关,这种轻微去极化使伏隔核对于刺激的反应更敏感。腹侧纹状体同时接受来自中脑腹侧被盖区的 5 - HT 能神经纤维投射。

纹状体还接受来自下丘脑的谷氨酸能神经纤维投射和苍白球的 GABA 能神经纤维投射。腹侧纹状体,尤其是伏隔核的传出神经纤维环路投射至腹侧苍白球-丘脑背侧-前额叶皮质、纹状体。另外一条投射纤维至黑质和网状结构。

前额叶皮质位于额叶皮质前半部,参与调节复杂认知、个性形成、表达和决策[4]。研究人员对前额叶皮质有三种定义方法。第一种定义方法于 20 世纪初被提出,根据第Ⅳ颗粒细胞层的细胞结构,前额叶皮质被定义为颗粒细胞额叶皮质,在定义的演化过程中,一些在解剖位置上相近的非颗粒细胞皮质区也被划入前额叶皮质中,而非灵长类哺乳动物更是缺乏第Ⅳ颗粒细胞层。第二种定义方法,给予电刺激信号使额叶皮质细胞激动,将不产生运动效应的皮质区定义为前额叶皮质,但是不产生运动效应的细胞既包括颗粒细胞也包括非颗粒细胞,在细胞结构上不具有一致性。第三种定义方法是将前额叶皮质定义为丘脑背侧正中核的投射区。K. Akert[5] 于 1964 年首次提出关于灵长类和非灵长类前额叶皮质细胞群的概念,这种划分方法现已被广泛接受。但是,丘脑背侧正中核的投射区却不局限于前额叶皮质的颗粒细胞层,因此,有研究人员建议将前额叶皮质定义为"相对于丘脑其他核团,与丘脑背侧正中核交互神经纤维更多的大脑皮质区"[6]。

前额叶皮质的主要传出神经是由锥体细胞发出的兴奋性谷氨酸能神经纤维,锥体细胞的活动受到中间 GABA 能神经元的严格控制。不同亚区经过不同的神经环路整合信息并调控行为,包括两条涉及前额叶皮质的神经环路,皮质-纹状体→苍白球-丘脑→皮质,皮质→苍白球-黑质→丘脑→皮质。前额叶皮质通过谷氨酸的直接兴奋作用或激动中间 GABA 能神经元,可以调控大脑内多巴胺、乙酰胆碱、5 - HT 和去甲肾上腺素等多种神经递质环路。

前额叶皮质的核心功能是"执行",包括处理矛盾、区分好坏、最优选择、结果预测、目的导向性工作和期望值估计。最近的研究结果表明,前额叶皮质的功能与个性相关,Phineas Gage 对前额叶皮质损伤后个性改变的分析是该研究的经典案例。其他关于前额叶皮质损伤的研究发现,前额叶皮质损伤的患者能够描述在复杂社会活动中的最优选择,但在执行时,在明确知道长期后果有害的情况下,前额叶皮质损伤的患者更倾向于选择短期获利行为,这与药物成瘾行为具有相似性,明知药物的有害后果却强迫性用药。以上研究结果说明,前额叶皮质的功能不仅在于理解和比较可能产生的结果,更在于克制行为以求更强烈的奖赏效应,这是人脑所特有的最优选择能力。

9.2.3　杏仁核

杏仁核(amygdala)位于颞叶中间深部(图9-5),可分为四个亚核团区:基底杏仁核、皮质杏仁核、内侧杏仁核、中央杏仁核。四个亚核团区分别向下丘脑、皮质和中脑腹侧被盖区发出神经纤维投射,调控情感和记忆。

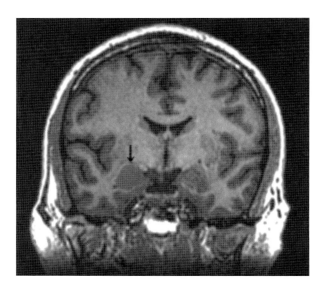

图 9 - 5　大脑冠状切面的 MRI 图像

箭头所示为杏仁核,区域颜色被加强,对侧为原始图像。

在脊椎动物中,杏仁核参与调节恐惧反射,包括寒冷刺激、心率上升、呼吸增强和应激激素分泌。杏仁核毁损影响恐惧性条件反射的形成和表达。同时,杏仁核对奖赏性条件反射也有调节作用,但是不同的亚区功能不同。虽然杏仁核不直接参与记忆储存,但可通过间接作用调节其他脑区的相关功能。杏仁核可增强刺激引起的感情表达,更强烈的感情体验有助于条件性刺激和非条件性刺激的关联,从而增强线索性记忆的获得。

9.3　可卡因成瘾的神经生理学机制

从 20 世纪 50 年代至今,研究人员对于药物成瘾及条件化学习记忆的研究不断深入,从简单的躯体反应与躯体依赖到复杂的操作式条件反射,从简单的单一蛋白或基因的调控到复杂的信号通路及蛋白之间的相互作用,为阐明药物成瘾的相关机制提供了重要的理论依据。然而,中枢神经系统由多个神经环路调节,同时多巴胺和谷氨酸共同介导的短期记忆向长期记忆转变的机制仍存在多种假说,因此神经元内信号通路的相互作用仍是毒品成瘾研究的重要内容。

9.3.1　各种神经递质在可卡因成瘾中的作用

1.多巴胺及多巴胺受体

多巴胺能神经元主要分布于中脑腹侧被盖区、黑质致密部和下丘脑弓状核。中枢神经系统中共有四条多巴胺神经投射通路:①中脑皮质通路(midbrain cortical pathway),从中脑腹侧被盖区发出,到达额叶皮质,与学习记忆及决策相关;②中脑边缘通路系统(mesolimbic pathway system),从中脑腹侧被盖区发出,经杏仁核和海马,到达伏隔核,与奖赏性行为、条件性学习和药物成瘾相关;③黑质纹状体通路(nigrostriatal pathway),从黑质致密部发出,到达纹状体的壳核和尾核,与基底核控制的运动调节相关,损伤后出现锥体外系症状;④漏斗结节通路(funnel nodal pathway),从下丘脑发出,到达脑垂体,与激素分泌相关,调节怀孕状态和泌乳行为。多巴胺是一种能使人获得奖赏效应和愉快体验的神经递质,在进食或性活动等正常奖赏过程中,或接近与之相关的线索,可在中枢神经系统尤其是伏隔核和前额叶皮质中观察到多巴胺含量上升[6]。在各种成瘾药物尤其是精神兴奋剂,如可卡因和苯丙胺类药物诱导的成瘾中,成瘾者不仅存在精神依赖,而且存在躯体依赖,此外还可观察到多巴胺系统的病理性改变[7]。但是,最近的研究发现,并不是所有的多巴胺能神经元都与奖赏性学习相关。从黑质致密区腹侧正中部和中脑腹侧被盖区发出,投射到腹侧纹状体的多巴胺能神经元与奖赏性学习密切相关,而从黑质致密区背侧发出,投射到背侧纹状体的多巴胺能神经元与奖赏性学习无关,这

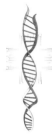

是由不同脑区的输入神经元来源不同所导致。

位于突触后膜上的多巴胺受体在进化上高度保守,是一种七次跨膜的 G 蛋白耦联受体。多巴胺受体共包括五种亚型,可分为两类,第一类多巴胺受体包括多巴胺 D1 受体和多巴胺 D5 受体,其具有较小的与 G_s 蛋白相耦联的第三跨膜区;第二类受体包括多巴胺 D2 受体、多巴胺 D3 受体和多巴胺 D4 受体,其具有较大的与 G_i 蛋白相耦联的第三跨膜区。多巴胺受体与多巴胺结合活化后,通过激活兴奋性或抑制性 G 蛋白,调节腺苷酸环化酶,影响细胞内 cAMP 含量,调节 PKA 活性,进而通过调节细胞内 Ca^{2+} 浓度、MAPK 信号通路活性和离子通道,最终引起核内转录因子和蛋白质表达的改变。

突触前膜多巴胺释放的改变对奖赏性学习具有较大影响。多巴胺的释放有两种方式,"少量"和"局部"。"少量"释放发生在神经元未接受神经冲动时,与其他神经元活动(如谷氨酸能神经元对于多巴胺能神经元的调节)和多巴胺再摄取相关,是小剂量低频释放。"局部"释放由传入神经元的电冲动或奖赏性刺激引起,是高强度高频释放,通常由 2~6 个峰值组成。位于中脑腹侧被盖区的多巴胺能神经元胞体在不同的传入神经调节下,发出不同的电信号,激发不同的多巴胺释放方式。在传入神经 PPTg 释放的谷氨酸影响下,中脑腹侧被盖区神经投射以"局部"方式释放多巴胺;中脑腹侧被盖区神经投射的"少量"多巴胺释放受神经环路 vSub -伏隔核-腹侧苍白球-中脑腹侧被盖区的间接调控,此环路可被 vSub 注射的 GABA 激动剂抑制。多巴胺的两种释放方式共同调节神经系统正常的生理功能。生理状态下,"少量"释放的小剂量多巴胺不足以兴奋突触后膜上的多巴胺受体,但足以兴奋突触前膜上的抑制性第二类多巴胺受体,从而抑制突触前膜多巴胺的释放,使突触间隙的多巴胺含量不会过多。长期反复接受药物,引起频繁的"局部"释放,激活了 GABA 负反馈环路的抑制作用(从伏隔核到中脑腹侧被盖区),降低了突触后膜的敏感性,升高了"少量"背景释放的强度,同时升高了能激发"局部"释放的刺激水平[8]。成瘾者需要维持"局部"释放而维持欣快感,引发觅药行为。有研究表明,"局部"释放对于 LTP/LTD 的形成具有决定性作用,而"少量"释放的强弱决定形成 LTP 或 LTD,以及所形成的 LTP/LTD 的强弱[9]。不同亚型的多巴胺受体在"少量"和"局部"释放过程中的作用不同:在急性给药引发的"局部"释放中,多巴胺 D1 受体起关键性作用;在戒断期诱发的"少量"释放中,多巴胺 D2 受体起主要作用。

不同脑区中多巴胺再摄取方式的不同也影响了多巴胺的作用时程。在广泛的中枢神经系统中，突触间隙的多巴胺由多巴胺转运体转运回突触前膜内，再合成囊泡或由单胺氧化酶水解。而前额叶皮质中缺乏多巴胺转运体，突触间隙中的多巴胺可扩散，由相邻的去甲肾上腺素转运体运至细胞内，再由酚甲基转移酶水解。由于去甲肾上腺素转运体的效能比多巴胺转运体低一个数量级，所以多巴胺可对前额叶皮质脑区神经元造成广泛影响。

2. 谷氨酸和谷氨酸受体

谷氨酸是中枢神经系统内的兴奋性递质，在中枢神经系统中广泛分布，包括皮质-皮质通路，皮质-丘脑通路和锥体外束（皮质-纹状体）通路，其他通路还包括皮质、黑质、下丘脑和苍白球之间的神经联系。谷氨酸与 LTP 和学习记忆有密切关系，也与毒品成瘾有一定关系。谷氨酸能神经元位于前额叶皮质、杏仁核和海马，发出神经纤维投射至伏隔核核部和中脑腹侧被盖区，可经由中脑腹侧被盖区或直接作用于伏隔核。研究发现，释放至细胞外的谷氨酸并不局限在点对点的突触间隙，而能以扩散的方式作用于临近突触[10]。因此，谷氨酸不仅能增加伏隔核中多巴胺的释放，而且可与多巴胺共同作用于神经元，在细胞内信号分子水平上与多巴胺受体一起共同影响药物引起的可塑性改变。

谷氨酸受体分为代谢型和离子型。代谢型谷氨酸受体又称为 mGluR，是七次跨膜受体，可分为三个区域：细胞外区、跨膜区和细胞内区。细胞外区由两个部分组成，一个是可与谷氨酸结合的 VFT 区，另一个是能传递由谷氨酸引起的构象改变的富含半胱氨酸区。谷氨酸与 mGluRs 结合，使耦联于细胞内区的 G 蛋白磷酸化，引起突触后神经元兴奋性的升高或降低，进而引起一系列生理改变。mGluRs 共有八种亚型，可按照结构和生理功能的不同分为三组。第一组包括 mGluR1 和 mGluR5，与磷脂酶 C 耦联，激活后可将质膜上的 PIP_2 水解成 DAG 和 IP_3。IP_3 与内质网上的受体结合，打开 Ca^{2+} 通道，使细胞质中 Ca^{2+} 浓度上升。DAG 留在质膜上，与 Ca^{2+} 共同激活 PKC，引起一系列信号通路的激活和蛋白质的表达。mGluR1 和 mGluR5 还可影响 Na^+、K^+ 和 Ca^{2+} 通道，增强或抑制谷氨酸的释放。第二组包括 mGluR2 和 mGluR3，第三组包括 mGluR4、mGluR6、mGluR7 和 mGluR8。第二组和第三组代谢型谷氨酸受体与抑制性 G 蛋白耦联，在突触前后膜上都有分布，但位于突触前膜上的受体其主要作用是抑制谷氨酸释放。各受体亚型在各脑区的分布并不平均，mGluRs 主要与神经兴奋毒性相关。

　　离子型谷氨酸受体包括 NMDA 受体和 AMPA 受体,与谷氨酸结合后调控多种离子通道。NMDA 受体是由两个 NR1 亚基和两个 NR2 亚基组成,NR1 共有八种亚型,NR2 共有四种亚型。NR1 亚基蛋白对于 NMDA 受体有抑制作用。NR2 亚基的细胞外区可与谷氨酸结合,并具有三个跨膜区。每个亚基都具有一个细胞内区,NR2A 和 NR2B 亚型与不同种类的酶相耦联,执行不同的功能,不同脑区的受体亚型组合不同。AMPA 受体由 GluR1、GluR2、GluR3 和 GluR4 四个亚基组成,其对 Na^+ 和 K^+ 具有通透性,某些受体亚型也对 Ca^{2+} 有一定通透性,其对 Ca^{2+} 的通透性由 AMPA 受体中 GluR2 的相对含量决定。

　　AMPA 受体和 NMDA 受体同时对神经元的兴奋性进行调控。首先,非强直性刺激到达突触前膜,引起突触前膜兴奋性递质谷氨酸的释放,谷氨酸与突触后膜上的 AMPA 受体结合,激活受体门控 Na^+ 和 K^+ 通道,促进 Na^+ 和 K^+ 内流,使突触后膜去极化,产生兴奋性突触后电位。反复给突触前膜施加高频刺激,可使突触后膜的去极化效应叠加。当突触后膜去极化达到阈值时,NMDA 受体被激活而与 Mg^{2+} 解离,进而电压门控 Ca^{2+} 通道打开,大量 Ca^{2+} 内流,同时 Na^+ 内流。Ca^{2+}/钙调蛋白复合物形成后持续激活 CaMKⅡ,通过磷酸化激活蛋白激酶并调控转录因子诱导突触后膜 AMPA 受体数量上升,形成 LTP。

　　在不间断的学习记忆过程中,细胞膜上的 AMPA 可发生更替变换,这种更替被两种机制调控,监管途径(regulated pathway)和本构途径(constitutive pathway)。监管途径引发的细胞膜 AMPA 受体上调受 NMDA 受体的调控,并且只与 GluR1 相关。此模式在基础背景下处于静息状态,只在 LTP 诱导下被激活,与突触效能的增强和新记忆的形成有密切联系。本构途径引发的 AMPA 受体的置换是 GluR2 和 GluR3 对 GluR1 的替代,此过程在神经电冲动的作用下完成,一对一的替换方式可保持细胞膜上 AMPA 受体总数不变。此模式在基础条件下处于激活状态,对记忆的维持有重要的作用。

　　与 AMPA 受体相关的另一个与 LTP 相反的过程是 LTD,此过程与药物成瘾的形成密切相关。LTD 除了与 GABA 受体的抑制性调控相关,还与低频电诱导的 NMDA 受体依赖的 Ca^{2+} 内流有关,这说明 LTD 发生于 LTP 之后。钙调磷酸酶被激活后与细胞膜上的 AMPA 细胞内区形成复合体,再由网格蛋白介导并提供动力,完成 AMPA 受体的内吞。LTD 与突触的可塑性改变关系密切,有研究表明,采用自身给药实验,成瘾动物表现出不可恢复的 LTD 损伤,尤其是在可卡因诱导成瘾后,同时 LTD 的抑制也与行为敏化相关[11-12]。

在可卡因诱导下,多巴胺受体与谷氨酸受体相互作用,通过中脑腹侧被盖区与伏隔核核团内突触效能提高和 LTP 形成,最终引起毒品成瘾。此过程通过 CaMKⅡ参与的 NMDA 依赖的 AMPA 受体上调而完成。各谷氨酸受体亚型在不同的脑区、成瘾的不同阶段起了不同的作用,其下游信号通路的分子机制有待进一步研究。

3.5 - HT 和 5 - HT 受体

5 - HT 是单胺类物质,广泛存在于神经系统、胃肠道系统和血小板中。90％的 5 - HT 位于肠嗜铬细胞中,调节肠道运动。中枢神经系统中的 5 - HT 是一种重要的神经递质,可引起舒适感和欣快感。5 - HT 可通过兴奋或抑制性作用调节谷氨酸、γ-氨基丁酸、多巴胺、肾上腺素/去甲肾上腺素、乙酰胆碱和多种激素的合成及释放,从而引起食欲、焦虑、攻击、嗜睡和学习记忆及成瘾等多种行为学改变。

5 - HT 由位于脑干的九对集中于网状结构的中缝核分泌,下半部中缝核的投射纤维主要分布在小脑和脊髓,上半部中缝核的投射纤维分布在整个大脑区域。5 - HT被分泌到神经元之外,可通过扩散作用影响突触后神经元的棘突、胞体,甚至与突触前神经元相互作用。

5 - HT 受体有七种亚型,其中 5 - HT₃ 是配体门控离子通道,激活后可引起兴奋性突触后电位,其他六种亚型是与 G 蛋白耦联的七次跨膜受体。5 - HT₁ 和 5 - HT₅ 与 G_i/G_o 蛋白耦联,具有抑制性作用;5 - HT₂ 与 G_q/G_{11} 蛋白耦联,5 - HT₄、5 - HT₆ 和 5 - HT₇ 与 G_s 蛋白耦联,具有兴奋性作用。

可卡因作用于中枢神经系统,不仅抑制多巴胺转运体使突触间隙多巴胺含量升高,也作用于 5 - HT 神经元突触前膜的单胺转运体,使细胞外 5 - HT 含量升高。可卡因主要作用于伏隔核、杏仁核和前额叶皮质,其对中枢神经系统的影响与5 - HT 的多个受体亚型相关。突触前膜的 5 - HT₁ₐ 受体可促进精神兴奋剂诱导的成瘾作用,突触后膜的 5 - HT₁ₐ 受体可抑制其成瘾作用。5 - HT₂ₐ 受体也可促进精神兴奋剂的作用。5 - HT₂ 受体与急、慢性可卡因诱导的活动度上升有关,前额叶皮质中的 5 - HT₂c 与包括药物摄取在内的行为决策相关。可卡因条件化训练可导致 5 - HT₃ 受体的再摄取障碍,可观察到训练后大鼠脑中 5 - HT₃ 受体的数量上升。5 - HT 受体对于可卡因成瘾的调节较复杂,多种受体亚型在诱导成瘾各阶段的作用机制尚不完全清楚。

4. GABA 和 GABA 受体

GABA 是中枢神经系统中一种重要的抑制性神经递质,对于肌张力的调节具有重要作用。谷氨酸是兴奋性递质,大脑内约一半的突触可释放谷氨酸,30%～40%的突触可释放 GABA,GABA 与谷氨酸共同调节大脑兴奋与抑制的平衡。GABA 能神经元在大脑中广泛分布,下丘脑、海马、大脑皮质和小脑皮质都可见 GABA 能神经元。50%的抑制性突触由 GABA 调控。GABA 能神经元树突可作用于突触前神经元或突触后神经元,影响神经元的去极化。

GABA 受体包括两种亚型,即 $GABA_A$ 和 $GABA_B$。$GABA_A$ 是配体门控离子通道,与 GABA 结合激活后打开 Cl^- 通道,允许 Cl^- 内流,使神经细胞的静息电位更低,抑制其后即将产生的动作电位。然而,$GABA_A$ 受体控制的 Cl^- 通道的离子流向在处于早期发育阶段的大脑中和成年的大脑中不同。在处于早期发育阶段大脑中,Cl^- 通道被激活后 Cl^- 外流,$GABA_A$ 受体起兴奋性作用;在成熟大脑中 Cl^- 通道被激活后 Cl^- 内流,$GABA_A$ 受体起抑制性作用。在一些 Cl^- 浓度较高的神经细胞中,$GABA_A$ 受体激活的 Cl^- 通道可引起 Cl^- 外流,虽然造成神经细胞膜的去极化,但是仍可通过分流作用抑制兴奋性电流。同时,由微弱的 Cl^- 外流引起的去极化还可抑制 Na^+ 通道。$GABA_B$ 受体反应较慢,是七次跨膜 G 蛋白耦联受体。$GABA_BR-1$ 单独存在于囊泡中,$GABA_BR-2$ 单独固定于细胞膜上,当两种亚型同时表达在同一个神经元内,$GABA_BR-1$ 和 $GABA_BR-2$ 可结合形成异二聚体,固定于细胞膜上,此异二聚体可与 GABA 结合从而激活细胞内区耦联的 G 蛋白。

大量研究表明,GABA 可通过 $GABA_B$ 受体抑制多巴胺的"少量"释放。临床上采用 $GABA_B$ 受体激动剂氨己烯酸(vigabatrin)和巴氯芬(baclofen)进行抗痉挛治疗,这两种药物在抑制成瘾的研究中也具有重要地位。在动物研究中,巴氯芬能降低背侧和腹侧纹状体内多巴胺的释放[13],在临床研究中,氨己烯酸和巴氯芬可降低精神兴奋剂诱导的强迫给药和觅药行为。同时,在参与行为决策的前额叶皮质内,精神兴奋剂可诱导 GABA 神经元内 $5-HT_{2C}$ 受体表达水平上升,说明 $5-HT_{2C}$ 受体在药物成瘾中通过 GABA 能神经元对前额叶皮质的作用进行调控。

9.3.2 可卡因成瘾机制

可卡因作为一种中枢兴奋类成瘾药物,对中枢神经系统、心血管系统、体温、交感神经系统和神经传导具有多种药理效应,可以引起多种生理和主观效应,包括血压增高、心率和呼吸加快、警觉、欣快、不知疲劳、食欲减退、简单认知和运动功能提高,长期服用可卡因能引起易激惹、冲动、刻板行为、痉挛、幻觉、妄想性精神病等[14-15]。可卡因戒断症状比较轻,仅有精神依赖性而没有躯体依赖性,成瘾者表现为淡漠、抑郁、乏力和失眠,但其对药物的渴求十分强烈。

可卡因通过抑制突触间隙递质转运蛋白多巴胺转运体(dopamine transporter,DAT)、5-羟色胺转运体(serotonin transporter,SERT)和去甲肾上腺素转运体等阻止了多巴胺、5-羟色胺和去甲肾上腺素的重摄取,引起了大脑内与奖赏机制有关的结构(如伏隔核)内突触间隙多巴胺、5-羟色胺和去甲肾上腺素水平的升高。可卡因对多巴胺转运体的抑制作用最强,可直接作用于伏隔核内的多巴胺转运体,抑制该转运体,从而使突触间隙多巴胺浓度升高。

多巴胺在释放入突触间隙后,大部分通过与多巴胺转运体相结合,被突触前膜重新摄取,从而及时终止其作用。研究发现可卡因自身给药引起的强化效应和精神运动性兴奋与它抑制纹状体内多巴胺与多巴胺转运体结合的能力有关,可卡因可阻断中脑边缘系统多巴胺神经通路上多巴胺转运体对多巴胺的重摄取,造成突触间隙中多巴胺浓度的升高并持续作用于突触后膜上的相应受体,最终产生可卡因成瘾的强化效应[1]。多巴胺转运体基因敲除小鼠自发活动增加且细胞外多巴胺水平显著升高,多巴胺转运体基因敲除小鼠虽然仍能可卡因自身给药,但对运动刺激不敏感,不引起自主活动增强和多巴胺释放增加,证实多巴胺转运体是可卡因等兴奋剂作用的靶点。

脑内存在五种多巴胺受体,研究发现五种多巴胺受体都与可卡因的奖赏效应有关。多巴胺 D1 受体与可卡因的运动效应和奖赏/强化效应有关。多巴胺 D1 受体拮抗剂 SCH23390 能够阻断可卡因引起的 CPP。多巴胺 D1 受体基因敲除小鼠急、慢性可卡因作用后自主活动不增强且不能完成可卡因自身给药,同时发现可卡因不能诱导多巴胺 D1 受体基因敲除小鼠纹状体的 ERK 激活和即刻早反应基因 c-Fos 的表达,还有证据表明多巴胺 D1 受体参与奖赏预测和空间学习[16]。多巴胺 D2 受体在可卡因成瘾中也起着重要作用,多巴胺 D2 受体减少或敏感性下降都会导致多巴胺系统功能减弱和多巴胺水平的增加,增加药物成瘾的可能性和持续性。多巴胺 D3 参与调节多巴胺的释放及多巴胺能神经元的功能,多巴胺 D3 受体基因敲除小鼠细胞外多巴胺水平是野生型小鼠的 2 倍。多巴胺 D3 受体可以抑制可卡因的行为效应和基因调控作用,急性给予可卡因后,能显著增加多巴胺 D3 受体基因敲除小鼠 c-Fos 和强啡肽的表达,纹状体 ERK 磷酸化水平也显著升高,此转基因小鼠对可卡因的行为反应明显增强。多巴胺 D4 受体与精神活动有关,在精神分裂症发病中起重要作用。多巴胺 D4 受体基因敲除小鼠基础活动降低,对多巴胺 D4 受体激动剂氯氮平的敏感性也降低,但不影响进食和可卡因引起的行为反应[17]。对多巴胺 D5 受体的研究比较少,局限于兴奋剂成瘾,其与可卡因的运动刺激作用有关。

多巴胺 D1 受体主要分布在背侧纹状体、伏隔核、前额叶皮质、杏仁核和海马中。多巴胺 D3 受体特异性地分布在中脑边缘系统多巴胺能神经元,在伏隔核和嗅结节有较高的表达水平,在背侧纹状体、杏仁核和前额叶皮质也有表达。大部分表达多巴胺 D3 受体的神经元同时也表达多巴胺 D1 受体,尤其是在伏隔核中。已有研究发现多巴胺 D1 和多巴胺 D3 受体参与调节可卡因的运动刺激、正性强化效应和暗示引起的可卡因寻觅复燃。多巴胺 D1 受体基因敲除小鼠经急、慢性可卡因作用后自主活动不增强,多巴胺 D3 受体基因敲除小鼠对可卡因的行为反应明显增强。

ERK 信号通路在可卡因引起的突触可塑性和行为改变中起重要作用。急性和慢性可卡因刺激均可增加中脑边缘多巴胺系统投射区 ERK 的磷酸化水平。活化状态的 ERK 转入细胞核,继而激活下游靶分子 MSK-1、转录因子 CREB 和 Elk-1,使即刻早期基因 Zif268 和 Fos 表达水平上升,从而改变相关基因的表达水平,最终引起行为效应。ERK 的激活也受多巴胺 D1 和 D3 受体的调节,多巴胺 D1 受体拮抗剂能阻断可卡因引起的 ERK 激活,多巴胺 D1 受体基因敲除也能抑制可卡因引起的背侧纹状体内的 ERK 激活,多巴胺 D3 受体基因敲除小鼠经急性可卡因作用后纹状体 ERK 的磷酸化水平显著升高。药物相关环境暗示是引起复吸的重要因素之一,ERK 的激活在调节可卡因的奖赏效应和暗示引起的可卡因寻觅中也起重要作用。CPP 条件性训练期,伏隔核内 ERK 的激活参与调节药物的非条件性奖赏效应和药物相关环境学习,CPP 测试时 ERK 的激活则调节对可卡因相关条件性暗示反应的急性表达。MEK 抑制剂 SL327 和 PD98059 均可阻断成瘾药物引起的 CPP 表达[18]。CPP 测试期暴露于伴药环境可增加伏隔核壳区 ERK 的磷酸化水平,在伏隔核壳区注射 MEK 抑制剂 U0126 可阻断大鼠 ERK 的磷酸化和可卡因诱导的 CPP 的表达。提示 ERK 通过调节基因表达水平,改变成瘾药物引起的行为变化,并引起突触可塑性的长期改变。

9.4　多巴胺 D1 和 D3 受体在可卡因成瘾信号通路中的作用

所有的成瘾药物都能使中脑边缘系统中的多巴胺水平提高,多巴胺与突触后膜多巴胺受体结合,激活 MAPK 家族的 ERK 激酶,活化状态的 ERK 转入细胞核,通过作用于转录因子引起基因表达的变化,使神经系统发生适应性改变,导致永久性的行为改变。中脑边缘多巴胺系统由中脑腹侧被盖区的多巴胺神经元胞体投射至边缘结构(即边缘通路,包括伏隔核、杏仁核、腹侧苍白球和海马)和皮质区(即皮质通路,包括前额叶皮质、眶额叶皮质和扣带回前部)。多巴胺 D1 受体在伏隔核、前额叶皮质和杏仁核等中均有分布。伏隔核、前额叶皮质和杏仁核与暗示引起的可卡因寻觅有关,条件性暗示可激活伏隔核、前额叶皮质和杏仁核。

多巴胺 D1 和 D3 受体对精神兴奋类药物引起的行为效应和生化反应起相反的调节作用,急性可卡因作用后,多巴胺 D1 受体基因敲除小鼠的自主活动缺失,多巴胺 D3 受体基因敲除小鼠的自主活动增强。多巴胺 D1 与 D3 受体对 ERK 的表达也起相反的调节作用,在可卡因诱导下,多巴胺 D1 受体基因敲除小鼠尾状核内 ERK 的激活减弱,而多巴胺 D3 受体基因敲除小鼠尾状核内 ERK 的激活增强。MAPK 信号通路是细胞内重要的信号传导系统,能够将细胞外信号刺激传递至细胞内。ERK、p38 激酶和 JNK/SAPK 是 MAPK 家族的主要成员[19],其中 ERK 通路参与调节成瘾药物的行为和神经化学效应[20]。西安交通大学卫生部法医学重点实验室研究发现急性和慢性可卡因作用均可在 5～20min 迅速激活背侧纹状体、伏隔核、前额叶皮质等中脑边缘多巴胺系统内中等棘刺神经元的 ERK,ERK 抑制剂 SL327 可阻断可卡因引起的背侧纹状体和伏隔核内转录因子 Elk - 1 的激活和 Fos 蛋白的表达。多巴胺 D1 受体可调控 ERK 的激活,多巴胺 D1 受体拮抗剂能阻断由可卡因引起的伏隔核和背侧纹状体等脑区内的 ERK 磷酸化,多巴胺 D1 受体拮抗剂亦能抑制可卡因诱导的 CPP 表达,此外,可卡因不能诱导多巴胺 D1 受体基因敲除小鼠 ERK 的磷酸化和自主行为增强。这表明多巴胺 D1 受体对 ERK 磷酸化水平的调节在可卡因引起的突触可塑性和行为改变中起重要作用。检测多巴胺 D1 受体基因敲除小鼠伏隔核、前额叶皮质和杏仁核内相关蛋白的磷酸化水平,结果发现,可卡因相关环境暗示不能引起多巴胺 D1 受体基因敲除小鼠上述三个脑区

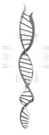

中 ERK 磷酸化水平的升高,也不能引起 JNK 和 p38 激酶磷酸化水平的升高。与既往报道相似,暴露于药物相关环境暗示中对野生型和多巴胺 D1 受体基因敲除型小鼠伏隔核、前额叶皮质、杏仁核内 JNK 和 p38 的磷酸化水平均无显著影响。

多巴胺 D3 受体与多巴胺的亲和力最强,其特异性地分布在中脑边缘系统多巴胺能神经支配的结构中,在伏隔核和嗅结节中有较高的表达,表明多巴胺 D3 受体参与中脑边缘多巴胺系统的奖赏效应。多巴胺 D3 受体基因敲除小鼠细胞外多巴胺的水平是野生型小鼠的 2 倍,但组织内多巴胺的水平和代谢产物没有变化,这充分证明多巴胺 D3 受体控制多巴胺的释放。急性给予可卡因后,能显著提高多巴胺 D3 受体基因敲除小鼠 c - Fos 和强啡肽基因的表达水平,基因敲除小鼠对可卡因的行为反应明显增加,表明多巴胺 D3 受体可以抑制可卡因的行为效应和基因调控作用。多巴胺 D3 受体激动剂 BP - 897 可以抑制与药物有关的暗示,引起大鼠产生觅药行为。阻断多巴胺 D3 受体不直接影响精神兴奋剂的自身给药,但可减弱高频率使用药物的动机,同时可减弱药物相关的暗示对行为的影响。阻断多巴胺 D3 受体可减轻应激引起的觅药行为的复燃、可卡因诱导的 CPP 的表达和暗示引起的觅药行为的复燃。多巴胺 D3 受体与成瘾药物的强化效应没有直接关系,但与药物引起的行为动机和暗示效果有关。

多巴胺 D1 和 D3 受体在生化活动的机制中具有显著差异,在药物成瘾发生、发展中发挥各自的作用,甚至相反的作用。应用基因敲除动物模型发现,多巴胺 D1 受体敲除可导致小鼠对急性可卡因诱导的自主活动缺失,而多巴胺 D3 受体敲除小鼠则表现为自主活动增强。多巴胺 D1 与 D3 受体对急性可卡因作用后 ERK 的表达也起相反的调节作用。同时还发现,大部分表达多巴胺 D3 受体的神经元同时也表达多巴胺 D1 受体,尤其是在伏隔核中。已有研究发现多巴胺 D1 和 D3 受体参与调节可卡因的运动刺激、正性强化效应及暗示,可引起可卡因的寻觅。多巴胺 D1 受体基因敲除小鼠不能获得 CPP,其 ERK 激酶也不能被激活,说明多巴胺 D1 受体可通过影响 ERK 的激活调节药物的奖赏效应。多巴胺 D3 受体基因敲除小鼠表现出与野生型小鼠相似的 CPP 获得与复燃,但表现出明显的 CPP 熄灭延迟,这种延迟是否与 ERK 的激活有关尚不能确定。

【参考文献】

[1] Hyman S E,Malenka R C,Nestler E J. Neural mechanisms of addiction:the

role of reward-related learning and memory[J]. Annu Rev Neurosci,2006,29:565 – 598.

[2] Oades R D，Halliday G M. Ventral tegmental (A10) system：neurobiology. 1. anatomy and connectivity[J]. Brain Res,1987,434(2):117 – 165.

[3] Mendelson J H,Mello N K. Management of cocaine abuse and dependence [J]. N Engl J Med,1996,334(15):965 – 972.

[4] Margolis E B,Lock H,Hjelmstad G O,et al. The ventral tegmental area revisited：is there an electrophysiological marker for dopaminergic neurons? [J]. J Physiol,2006,577(Pt 3):907 – 924.

[5] Akert K. Neurophysiological observations on the problem of the topography of skin diseases[J]. Arch Klin Exp Dermatol，1964，219：54 – 63.

[6] Fuster J M. The prefrontal cortex[M]. 4th. Boston：Academic Press,2008.

[7] Arias-Carrión O,Pöppel E. Dopamine,learning,and reward-seeking behavior [J]. Acta Neurobiol Exp (Wars),2007,67(4)：481 – 488.

[8] Nestler E J. Is there a common molecular pathway for addiction? [J]. Nat Neurosci,2005,8(11):1445 – 1449.

[9] Kauer J A,Malenka R C. Synaptic plasticity and addiction[J]. Nat Rev Neurosci,2007,8(11):844 – 858.

[10] Sheynikhovich D,Otani S,Arleo A. The role of tonic and phasic dopamine for long-term synaptic plasticity in the prefrontal cortex：a computational model[J]. J Physiol Paris,2011,105(1 – 3):45 – 52.

[11] Okubo Y,Sekiya H,Namiki S,et al. Imaging extrasynaptic glutamate dynamics in the brain[J]. Proc Natl Acad Sci U S A,2010,107(14):6526 – 6531.

[12] Yang Y,Mayer K M,Wickremasinghe N S,et al. Probing the lipid membrane dipole potential by atomic force microscopy[J]. Biophys J,2008,95(11):5193 – 5199.

[13] Kalivas P W,O'Brien C. Drug addiction as a pathology of staged neuroplasticity[J]. Neuropsychopharmacology,2008,33(1):166 – 180.

[14] Filip M,Frankowska M. GABA(B) receptors in drug addiction[J]. Pharmacol Rep,2008,60(6):755 – 770.

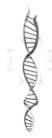

[15] Sarnyai Z,Shaham Y,Heinrichs S C. The role of corticotropin-releasing factor in drug addiction[J]. Pharmacol Rev,2001,53(2):209 – 243.

[16] Peakman M C,Colby C,Perrotti L I,et al. Inducible,brain region-specific expression of a dominant negative mutant of c-Jun in transgenic mice decreases sensitivity to cocaine[J]. Brain Res,2003,970(1 – 2):73 – 86.

[17] Tran A H,Tamura R,Uwano T,et al. Dopamine D1 receptors involved in locomotor activity and accumbens neural responses to prediction of reward associated with place [J]. Proc Natl Acad Sci U S A,2005,102(6):2117 – 2122.

[18] Thanos P K,Habibi R,Michaelides M,et al. Dopamine D4 receptor (D4R) deletion in mice does not affect operant responding for food or cocaine[J]. Behav Brain Res,2010,207(2): 508 – 511.

[19] Gerdjikov T V,Ross G M,Beninger R J. Place preference induced by nucleus accumbens amphetamine is impaired by antagonists of ERK or p38 MAP kinases in rats[J]. Behav Neurosci,2004,118(4): 740 – 750.

[20] Adams J P,Sweatt J D. Molecular psychology:roles for the ERK MAP kinase cascade in memory[J]. Annu Rev Pharmacol Toxicol,2002,42: 135 – 163.

（魏曙光　陈丽萍）

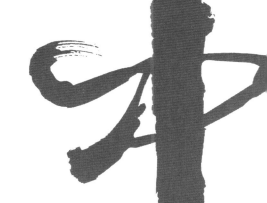

第 10 章　酒精依赖大鼠中脑边缘多巴胺系统 NR1-MAPK 信号转导通路

酒精依赖是一种慢性、复发性脑病，以长期饮酒、戒断、复饮及行为障碍为特征，《精神障碍诊断与统计手册 第四版》已对其进行了完整描述。一般认为，酒精的正性强化作用会促进饮酒行为，即使个体反复体验初次饮酒时的快感，而慢性饮酒会使大脑对酒精产生适应，并最终产生依赖。然而，酒精依赖大脑神经适应性变化机制尚未阐明。谷氨酸受体调控的 MAPK 信号通路参与了酒精依赖的形成。纹状体接收的前额叶皮质（prefrontal cortex，PFC）、杏仁核（amygdala，Amy）和海马（hippocampus，Hip）的谷氨酸信号可能与酒精依赖患者产生强迫性觅酒行为有关。神经细胞形态和功能变化是神经可塑性变化的基础，这种变化会强化依赖个体对酒精和酒精相关线索的反应，降低其对"正常"生物奖赏刺激的反应。谷氨酸受体调控的 MAPK 信号通路可能是个体对酒精产生依赖的基础所在。

10.1　酒精依赖研究意义

酒精是应用最为广泛、历史最长、最容易获得的依赖物质，在全球范围内以惊人的数量被消耗，酒精滥用和依赖对家庭和社会构成了严重危害。

1.酒精依赖是严重的公共健康问题

由于酒精滥用、酒精中毒导致的生理和心理上的损伤已成为受全球关注的公共健康问题。据世界卫生组织统计，全球酒精依赖患者约 1.4 亿，还有 4 亿多人因过度饮酒发生事故、损伤、疾病和死亡。在美国，约 70% 的成年人有酒精滥用的习惯，住院患者中约 20% 的人所患疾病与饮酒过度有关[1]。在我国，随着社会经济水平的不断提高，过度饮酒人数不断增加，与酒精依赖和损伤相关的个人健康和社会

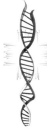

问题已成为比较突出的问题。

2.酒精依赖生物学机制的研究意义

酒精依赖是一种慢性、复发性精神疾病,长期饮酒会引起酒精耐受、戒断、复发并出现焦虑、抑郁等症状。随着神经科学的发展,目前在细胞和分子水平上对酒精依赖的神经生物学机制研究取得了一定进展。酒精奖赏效应会促进个体反复的饮酒行为,从而体验饮酒时的愉悦感;而慢性饮酒会使大脑对酒精产生适应,改变中枢神经系统的正常结构和功能,使个体最终产生依赖。然而,酒精依赖患者大脑适应性变化的中枢神经生物学机制尚未阐明。因此,研究酒精依赖的神经生物学机制具有重要的医学和社会学意义。

酒精既是水溶性也是脂溶性物质,可以通过血脑屏障和细胞膜。以往的研究认为,酒精的急性作用是其插入到细胞膜内,增加了细胞膜的流动性造成的;而慢性作用则是通过改变膜的脂质成分来实现的,但是这个理论不能解释酒精依赖患者短期和长期特征性的中枢神经效应,如酒精中毒、短期记忆丢失、酒精耐受及戒断综合征等。

近年来的研究结果发现,酒精作用的靶点是神经细胞膜上介导信号转导的特异性膜蛋白,如离子通道、神经递质受体、G蛋白,酒精与这些效应蛋白相互作用,最终导致酶活性和基因表达调控因子的改变[2]。酒精通过影响多种神经细胞膜受体及胞内信号转导引起神经系统短期的功能失调和长期的基因表达改变,这些变化构成了酒精依赖形成的急性和慢性神经解剖学基础。

长期饮酒会使机体对酒精产生耐受,中断饮酒后个体会出现戒断综合征,还表现为个体对酒精产生强烈的渴求并出现强迫性觅酒行为。而且,这些症状即使在戒断酒精数年后也可能再次出现。长期饮酒可产生慢性中毒,造成神经系统难以逆转的损害,大脑皮质功能减弱,灵活性降低,这是慢性酒精中毒的主要发病机制,其病理改变是神经细胞的炎性改变及变性改变,严重者出现脑萎缩,脑体积减小,除中枢神经外,周围神经同样受累,并可导致其他脏器的病理改变,从而产生临床症状。

10.2 谷氨酸-MAPK与酒精依赖

酒精依赖涉及大脑中的许多化学变化,如神经信号传递系统中的相关变化,导致戒酒时个体出现酒精戒断综合征,同时使有酒精依赖史的个体更容易复饮。神经适应性变化常发生在神经信号传递系统,这是因为神经信号传递系统对酒精所产生的早期、急性反应最敏感,其能够增加酒精依赖患者的酒精消耗量,从而产生耐受。在对酒精依赖神经适应性变化的研究过程中发现,急性和慢性饮酒对谷氨酸神经信号传递系统产生了影响。

10.2.1　谷氨酸受体分类

谷氨酸受体分为离子型谷氨酸受体和代谢型谷氨酸受体(图 10－1)。

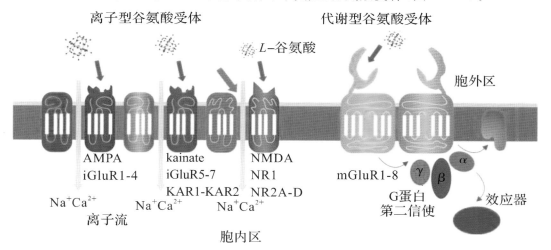

图 10－1　谷氨酸受体分类示意图[1]

1.离子型谷氨酸受体

离子型谷氨酸受体(ionotropic glutamate receptors,iGluRs),位于突触后细胞树突上的微小凸起(树突棘),引起相对较快的反应,介导快神经反应。离子型谷氨酸受体分为以下三种类型。

• N-甲基-D-天冬氨酸(N-methyl-D-aspartic acid,NMDA)受体,该受体分为三个亚型:NR1、NR2A-D 及 NR3A-B。

• α-氨基羟甲基噁唑丙酸(α-amino-3-hydroxy-5-methyl-4-isoxazole propionic acid)。

• 红藻氨酸盐受体(kainate receptor,KAR)。

每一个 NMDA 受体包含数个亚基,共同组成膜通道。目前已鉴定出一种

NR1 亚基、四种 NR2 亚基和两种 NR3 亚基。每个 NMDA 受体至少包含一个 NR1 亚基、一个 NR2 亚基复合体或一个 NR2 和 NR3 亚基复合体，它们共同组成一个离子型通道，当受体被激活时，带正电荷的离子（如 Ca^{2+}）可以从此通道通过[3]。在这些亚基中，NR2 亚基主要通过影响受体的亲和力、离子通道激活或关闭的频率而发挥调节作用。当谷氨酸被释放到突触间隙时，能同时激活 AMPA 和 NMDA 受体。AMPA 受体调节兴奋性信号的快速传递。当 AMPA 受体被谷氨酸激活后，阳离子（Na^+、Ca^{2+}）会迅速内流进入细胞，降低细胞内、外电位的差异。电位降低主要发生在去极化时期。当 AMPA 受体被激活引起细胞去极化时，NMDA 受体也同样被激活。NMDA 受体被谷氨酸（协同激动剂，甘氨酸）激活时，会使剩余的 Na^+ 和 Ca^{2+} 进入细胞内。上述变化同时引起了受体部位细胞膜上的电压门控钙通道的开放。这样，一个电信号（动作电位）就产生了，并从胞体扩散至轴突。而且，细胞内 Ca^{2+} 的浓度增加激活了第二信使信号转导通路，第二信使包括蛋白激酶 A（protein kinase A，PKA）和其他激酶。以上反应能产生持久的效应，而且 NMDA 受体不但能在大脑生成新突触联系（新突触生成）中发挥作用，还能识别并整合同时出现在突触前膜和突触后膜上的信号。神经活动持久的增强或抑制，包括长时程增强（long-term potentiation，LTP）和长时程抑制（long-term depression，LTD），对神经可塑性的变化具有重要意义。AMPA 受体在神经可塑性方面也发挥重要作用，其在突触上的位置并不固定，可以根据需要转运到突触后膜或者远离突触后膜，对突触强度的长时程变化起到重要作用。

2.代谢型谷氨酸受体

代谢型谷氨酸受体（metabotropic glutamate receptors，mGluRs），位于突触周围的细胞膜上（环突触细胞膜），通常在突触部位产生缓慢而持久的效应，起调节作用，并不产生新的神经信号。代谢型谷氨酸受体均可通过激活 G 蛋白发挥缓慢的调节作用，分为以下两种类型。

• Ⅰ型受体（mGluR1，mGluR5）激活 G_{α_q} 蛋白。

• Ⅱ型受体（mGluR2 和 mGluR3）和Ⅲ型受体（mGluR4、mGluR6、mGluR7 和 mGluR8）激活 G_{α_i} 蛋白。Ⅱ型受体和Ⅲ型受体都位于突触前神经元的轴突终末。当它们被谷氨酸激活时，可以改变突触前神经元的活性，阻止谷氨酸的进一步释放，即所谓的负反馈调节机制。

代谢型谷氨酸受体通过激活不同信号转导通路调节谷氨酸能神经传导，它们不参与细胞膜去极化过程，而是间接调节兴奋性信号传递。例如，Ⅰ型受体（mGluR1 和 mGluR5）可以通过 $G_{\alpha q}$ 蛋白激活蛋白激酶 C（protein kinase C，PKC）来增强 NMDA 受体的作用。Ⅱ型受体和Ⅲ型受体通过 $G_{\alpha i}$ 蛋白抑制某些对谷氨酸释放有重要作用的酶，如蛋白激酶 C，来调节突触前膜谷氨酸的释放。此外，Ⅱ型受体和Ⅲ型受体也分布于邻近释放 γ-氨基丁酸（γ-aminobutyric acid，γ-GABA）的神经元上，参与调节这些神经元的活动。可以看出，代谢型谷氨酸受体可能在保持谷氨酸能信号传递的平衡（内稳态）和调节兴奋性神经活动中发挥作用。

10.2.2 急、慢性饮酒对谷氨酸系统的作用

1.急性饮酒对谷氨酸系统的作用

从药理学观点来看，酒精抑制谷氨酸能信号传递，主要通过作用于离子型受体发挥作用，当然，代谢型受体的作用同样不可小觑。早期的报道显示，急性饮酒会使海马和小脑神经元上的 NMDA 受体通道功能受到抑制。随后，这一发现在其他脑区神经元上得到重复，包括前额叶皮质、伏隔核、杏仁核和中脑腹侧被盖区。这些研究进一步揭示了酒精对 NMDA 受体的抑制是非竞争性的，即酒精分子不会与谷氨酸竞争并替代其与 NMDA 结合，而且，即使谷氨酸和 NMDA 已经结合在一起，也不影响酒精的抑制作用。酒精还通过非竞争性机制抑制 AMAP 受体通道。

兴奋性神经信号传递时，阳离子通过 iGluRs 内流，诱发胞内信号通路发生变化，所以并不意外，在急性饮酒作用下，酒精抑制了 NMDA 依赖的长时程增强并促进长时程抑制。并非所有的 iGluRs 对急性饮酒的敏感性都相同。早期的研究显示，在急性酒精作用下，NMDA 受体的敏感性与 NR2 亚基有关。然而将人工重组受体（重组体），注入正常情况下不含此种受体的细胞（异质细胞）中，发现受体敏感性的差异很小，而且使用不同类型的细胞会出现不同的结果。AMPA 受体则相反，它们对酒精的敏感性有显著性的差异，这是由构成受体的亚基不同所决定的。包含 GluR2、GluR3 亚基的受体和只包含 GluR3 亚基的受体，与其他不同构成的受体相比，对酒精抑制作用的敏感性较低。

急性饮酒导致的很多行为变化可能与酒精作用于谷氨酸系统有关。有些与酒精类似的药物能抑制 iGluRs 的活性。大鼠对酒精样刺激具有识别特性。在某些情况下，这些药物能使大鼠对低剂量酒精的活动刺激效应更加敏感。与此类似，在给予戒酒剂的酒精依赖患者中，NMDA 受体拮抗剂，如氯胺酮可以使患者主观上感到兴奋，

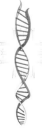

其作用类似于酒精。mGluRs 也参与酒精相关性行为。在动物实验中,给予动物 mGluR5 抑制剂,在特定实验情景下能降低酒精的奖赏效应,降低小鼠的饮酒量,阻止酒精依赖动物中脑腹侧被盖区谷氨酸和多巴胺的释放[4]。对急性饮酒的研究有助于阐明谷氨酸能信号传递的突触前作用机制。在新生大鼠脊髓运动神经元中,酒精降低了 NMDAR 和 AMPAR 依赖的突触后电信号传递频率(兴奋性突触后电位),表明酒精抑制谷氨酸向突触间隙的释放[5]。同样,急性饮酒会降低中脑腹侧被盖区神经细胞 NMDA 调节的兴奋性突触后电位的频率和幅度[6]。这些调节作用又可能受到分布在轴突末端突触前膜上 mGluRs 的调节。还有些研究发现,当突触前膜 mGluR2/3 被抑制时,酒精对小鼠的急性镇静催眠作用会减弱[7],表明酒精促进 mGluRs 的激活。

2.慢性饮酒对谷氨酸系统的作用

当谷氨酸受体持续受到酒精抑制,机体会通过几种代偿适应机制保持酒精持续存在下受体的正常活动。研究表明,NMDA 复合体的 NR1 亚基是酒精分子的结合位点(图 10 - 2),AMPA 受体的突触数量也随着长期的酒精暴露而发生相应变化。

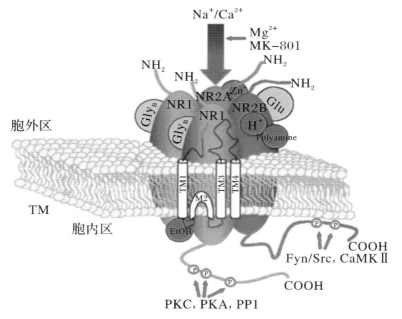

图 10 - 2　NR1 受体是酒精分子的结合位点[2]

慢性饮酒会增加神经细胞 AMPA 介导的 Ca^{2+} 内流，并增加体外培养的神经细胞和部分脑区活体细胞中 GluR1 和 GluR2/3 亚基的生成。然而，与 NMDA 受体不同的是，体外培养的海马细胞在长期酒精暴露后，AMPA 受体在突触部位的聚集并没有增加[8]。最后，对大鼠进行慢性间断性酒精暴露，在其杏仁核组织切片中发现，AMPA 介导的自发性兴奋性突触后电位频率（谷氨酸释放增加）和幅度都增高[9]。

10.2.3　酒精戒断与复饮对谷氨酸系统的作用

1.酒精戒断对谷氨酸系统的作用

在慢性酒精的作用下，iGluRs 受体表达水平上升，功能增强；当酒精突然戒断，中枢神经系统就呈现一种过度激活状态（过度兴奋）。在动物实验中，这种状态表现为癫痫发作。这种癫痫发作可以被 NMDA 受体拮抗剂阻断，其作用机制或为受体通道被阻断（如，地佐环平 MK-801），或为与受体特定位点结合以阻止 NMDA 激动剂和 NMDA 受体间正常的相互作用[10]。慢性饮酒后的戒断也会引发长久且过度的 NMDA 受体的依赖性反应，这种反应出现在从海马分离出的特定神经细胞中（CA1 锥体细胞），这与癫痫发作时的反应很相似[11]。如果 NMDA 受体过度兴奋，则酒精戒断诱发的过度兴奋常会产生兴奋性毒素致使细胞死亡。NMDA 受体拮抗剂，包括地佐环平和艾芬地尔，可以保护细胞使其免受戒断诱发的神经毒素的影响。

戒断慢性饮酒后，突触后谷氨酸受体的长期抑制会缓解，中脑腹侧被盖区、海马、杏仁核和背侧纹状体神经细胞外（突触间隙）谷氨酸的水平也会提高，这可能与慢性饮酒使突触前膜Ⅱ型和Ⅲ型 mGluRs 受体数量减少或活性减弱有关（受体下调），以此控制神经递质的释放，这样就会增加谷氨酸的释放，使细胞间隙中谷氨酸水平增高。支持这一假说的依据为，在慢性饮酒的大鼠的海马区，可见对生成 mGluR3 和 mGluR7 必不可少的中介分子 mRNA 水平的降低。而且，有证据显示，Ⅱ型 mGluRs 激动剂可以有效阻断与细胞外谷氨酸水平增高有关的癫痫发作[12]。慢性饮酒通过抑制邻近星形胶质细胞摄取神经递质，从而参与谷氨酸的清除过程。

在突触后 NMDA 受体功能增强和酒精戒断之后突触中谷氨酸水平增高的共同作用下，产生了与癫痫发作和神经损伤相关的"谷氨酸能亢进"状态。这种状态可能催生急性酒精戒断的症状和体征，包括定向障碍、易激惹和焦虑。戒断相关的焦虑又会显著促使酒精滥用，并与戒断期的复饮有关。

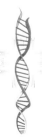

2.酒精复饮对谷氨酸系统的作用

在慢性酒精作用下，谷氨酸受体发生的绝大多数变化都是短暂的。因此，这些变化有可能与急性戒断的症状和体征有关（如强迫和焦虑）[12]。然而，由于 NMDA 受体活性增加，突触后膜上由谷氨酸释放引发的电信号总体强度（突触的强度）也得到了提高。突触强度提高也许会产生一种所谓"可塑性变化"的现象，由此神经系统对随后发生的突触可塑性变化会更加敏感。因此，慢性饮酒及戒断所致的短期效应作用于谷氨酸能神经传递系统就能引起长期的改变。

酒精戒断时，使用 NMDA 受体拮抗剂，可以降低酒精的剥夺效应[13]，并且减少线索诱导的觅酒行为的复发[14]。对酒精依赖患者来说，这些拮抗剂能降低线索诱导的对酒精的渴求。同样，动物实验表明，运用 AMPA 受体拮抗剂能减弱动物线索诱导的反复觅酒行为，并减弱酒精剥夺后的不适反应[15]。mGluRs 在复饮中的作用也很重要。代谢型谷氨酸受体拮抗剂同样可以减弱酒精的剥夺效应，减轻焦虑，减少线索诱导的复饮动物模型的觅酒行为。

阿坎酸能延长酒精依赖患者的戒断期，其在美国已经被批准用于酒精依赖的治疗。阿坎酸主要作用于 NMDA 和 mGluR5 受体，它能抑制 NMDA 介导的 Ca^{2+} 内流。而且，近来发现阿坎酸能抑制 mGluR5 受体的信号传递，但对缺乏 mGluR5 受体的小鼠不起作用。一般说来，阿坎酸能恢复慢性饮酒和戒断后兴奋性（谷氨酸）和抑制性（GABA）神经递质之间的平衡。托吡酯是一种抗惊厥药物，也可以减弱患者对酒精的渴求及饮酒量。它的作用机制复杂，其不但能抑制红藻氨酸 iGluRs，还可以激活 GABA 受体。最近的临床试验显示，托吡酯治疗酒精依赖患者的饮酒行为效果明显，并且能增强其身心健康[16]。

目前仍不清楚，实验药物是否能够影响与慢性饮酒、戒断及复饮相关的神经可塑性变化。但是，了解酒精诱导的谷氨酸能神经传递的变化有助于找到治疗酒精依赖的方法。

10.2.4　酒精依赖与 MAPK 信号转导通路

MAPK 家族在酒精依赖的形成中起重要作用。MAPK 信号通路在细胞的增殖、分化、生长、死亡、应激和免疫应答等过程的初始阶段发挥重要作用。MAPK 家族由 ERK、JNK 和 p38 蛋白激酶组成（图 10－3）。ERK 的激活与细胞增殖有关，参与介导神经元分化、凋亡、神经元突触可塑性及长时程增强等重要的生理、病理反应。JNK

与细胞应激和细胞凋亡有关,也参与某些疾病和肿瘤的发生、发展。p38 与炎症反应有关。尽管适度饮酒会降低冠心病的发生率,但是慢性酒精滥用会导致肝损害、神经毒性损害、高血压、心肌损害、免疫应答变化和增加患肿瘤的风险。然而,目前相关的信号转导机制尚不清楚。

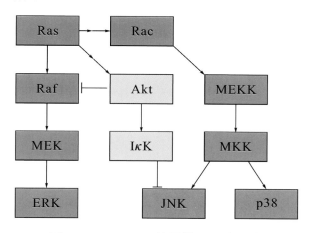

图 10 - 3　MAPK 信号转导通路组成

酒精对 MAPK 信号转导的调节作用受多种因素影响,如细胞的种类,急性或慢性饮酒,正常或转换的细胞类型及激活 MAPK 的激动剂类型等。急性酒精暴露会适度激活神经细胞 MAPK 信号通路,慢性饮酒则会导致 ERK1/2 活性降低,酒精的这些作用与 DNA 合成受到抑制、突触可塑性受损及神经毒性作用有关。与此相反,在库普弗细胞中,慢性饮酒增强内毒素刺激的 ERK1/2 和 p38 信号转导,由此增加肿瘤坏死因子的合成。急性酒精暴露激活细胞凋亡 JNK 通路和抗细胞凋亡的 ERK1/2 通路。慢性饮酒所致的细胞凋亡可能是因为酒精增强了肿瘤坏死因子(tumor necrosis factor,TNF)诱导的 p38 的激活。酒精对 MAPK 有"三重作用",包括酒精的直接作用,酒精代谢过程中的调节剂作用和氧化应激作用。细胞核的 MAPK 也受到酒精的影响。酒精对细胞核内 ERK1/2 的调节作用表现在细胞核 ERK1/2 的移位及激活。值得注意的是,酒精引起组蛋白 3 中赖氨酸 9 的选择性乙酰化,酒精对组蛋白磷酸化和乙酰化之间的交叉调控可能会使染色质发生重构[16]。近来的研究表明,在酒精对细胞活动产生影响的过程中,MAPK 发挥至关重要的作用。而且,这些研究使我们看到酒精作用的特殊性,并使对 MAPK 信号转导的药理学调节成为可能。这些

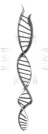

分子信号转导通路很有希望成为酒精依赖治疗的靶点。因 MAPK 在毒品依赖中的分子机制在前几章中已进行过详细介绍,故其在酒精依赖中的作用将不进行过多赘述。

10.3 中脑多巴胺系统−谷氨酸−MAPK 在中脑边缘多巴胺系统中的交互作用

中脑腹侧被盖区(ventral tegmental area,VTA)是多巴胺神经元集中的重要神经核团之一。由中脑腹侧被盖区的多巴胺神经元投射到边缘系统有关脑区的通路,称为中脑边缘多巴胺系统(mesolimbic dopamine system,MLDS)。中脑腹侧被盖区的投射区域主要是伏隔核、前额叶皮质、海马、杏仁核和嗅结节。大量的研究发现,中脑腹侧被盖区−伏隔核−前额叶皮质是毒品依赖引起奖赏效应或正性强化作用最后的公共通路。

1. MAPK 在中脑多巴胺系统中的作用是毒品依赖的神经生物学基础

形态学研究发现,前额叶皮质、腹侧纹状体和伏隔核内存在谷氨酸能和多巴胺能的轴突−轴突触联系,为谷氨酸与多巴胺在中脑边缘多巴胺系统中的相互作用提供了形态学证据。谷氨酸和多巴胺的共同释放,对中枢神经元的可塑性表现为长时程调节作用。药物依赖时,不同多巴胺能投射也会做出相应不同的改变,从而形成一种多巴胺−谷氨酸相互作用,最终导致对行为的异常控制及强迫性服药行为。

中脑边缘多巴胺系统对于依赖性药物激活 ERK 信号通路至关重要。几乎所有依赖性药物(如可卡因、苯丙胺、四氢大麻酚、尼古丁、吗啡和酒精)都可作用于 MLDS。可卡因和苯丙胺可通过抑制多巴胺转运体,增加突触间隙中游离多巴胺的含量和延长多巴胺受体的活化。在可卡因急性治疗时,D1 受体的激活可增强可卡因诱导尾状核中 ERK 磷酸化,而 D3 受体的活化可以抑制可卡因诱导的尾状核中的 ERK 磷酸化。吗啡和其他阿片类物质通过抑制中脑腹侧被盖区中 GABA 神经元的 μ 阿片受体,解除此脑区多巴胺神经元对 GABA 神经元的控制,并增加伏隔核中多巴胺含量。尼古丁作用于中脑腹侧被盖区中多巴胺神经元的乙酰胆碱受体,使多巴胺释放量增加。四氢大麻酚通过激活中脑腹侧被盖区中谷氨酸和GABA能神经元末端的 CB1 大麻素受体,提高中脑腹侧被盖区中多巴胺神经元的放电频率。所有多巴胺受体均为耦合腺苷酸环化酶(adenylyl cyclase,AC)的七次跨膜 G 蛋白耦联受体。随着信号从 AC 和 cAMP 传递至 PKA,多巴胺受体与神经元的 ERK 发生耦合。这种耦合作用使 ERK 信号通路成为调控投射至大脑区多巴胺神经功能性适应的共同通路。

2.谷氨酸受体调控的 MAPK 信号通路在中脑多巴胺系统中的作用

依赖性药物通过 iGluRs 和 mGluRs 参与 ERK 激活。可卡因可以激活 NMDA 受体尾状核中 ERK 的磷酸化。NMDA 受体拮抗剂 MK - 801 和 I 型 mGluRs 抑制剂 PHCCC 可以减少苯丙胺引起的小鼠前额叶皮质和纹状体中 ERK 的磷酸化。吗啡长期诱导中脑腹侧被盖区中 ERK 的过度磷酸化也可以被 MK - 801 阻断。四氢大麻酚对海马中 ERK 磷酸化的增强取决于 NMDA 受体的活性。

在药物和伴药暗示的暴露过程中,中枢神经系统中调控 ERK 磷酸化的谷氨酸信号通路和多巴胺信号通路之间可能存在三种可能性。

第一种可能性:谷氨酸信号通路可以独立调控药物引起的 ERK 激活;停止可卡因自身给药后 1d,于杏仁核中央区注射 NMDA 可明显增加 ERK 的激活并增强个体对可卡因的渴求;在对苯丙胺的研究中发现 MK - 801 阻断 NMDA 受体使小鼠前额叶皮质中 ERK 的磷酸化水平大大降低,但阻断多巴胺受体并不影响 ERK 的磷酸化水平。

第二种可能性:谷氨酸信号通路在调控 ERK 磷酸化的过程中起辅助作用,而多巴胺信号通路起主导作用。急性给予 THC 诱导大鼠背侧纹状体和伏隔核中 ERK 的活化可被 MK - 801 部分抑制,但是 SCH23390(D1 受体拮抗剂)则可以完全阻断伏隔核中 ERK 的活化。

第三种可能性:NMDA 信号通路和多巴胺信号通路之间存在协同作用。苯丙胺可激活背侧纹状体的 ERK,而用 MK - 801 或右旋多巴胺和 cAMP 调节的磷蛋白(DARPP - 32)预处理后发现小鼠背侧纹状体的 ERK 没有被激活。这说明对 ERK 活化而言,NMDA 受体和多巴胺受体的激活都是必不可少的。

大鼠或小鼠长期暴露或急性暴露于酒精中可降低 ERK 磷酸化水平。P. P. Sanna 等[17]利用连续式和间歇式酒精长期暴露大鼠模型研究了酒精对 ERK 磷酸化的影响。在此模型中,大鼠全天或 12h 被置于含酒精蒸气的箱体中,使其血液酒精含量高达 200mg/dl±50mg/dl。连续暴露于酒精使大鼠杏仁核、背侧纹状体、皮质和海马的 ERK 磷酸化水平降低,而间歇性暴露于酒精使大鼠背侧纹状体、伏隔核和海马的 ERK 磷酸化水平降低。酒精急性治疗使新生幼鼠(出生后第 5 天或第 21 天)大脑皮质和海马的 ERK 磷酸化水平降低。此外,酒精急性治疗使小鼠大脑皮质 ERK 磷酸化水平的降低呈剂量和时间依赖性。

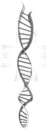

ERK 磷酸化后,进入细胞核会激活特定基因的转录因子,通过调节基因转录,调控多种基因,如 *BDNF* 等的表达,从而使中枢神经系统产生持久的改变。有研究表明,急性酒精处理($1.5\sim3.5\text{g/kg}$)能使小鼠大脑皮质中 p - ERK 的水平明显降低。另一项研究指出,急性酒精处理能减少幼年到成年大鼠大脑皮质和海马中的 p - ERK 水平。大鼠长期被迫暴露于酒精蒸气中,杏仁核、大脑皮质、小脑和尾状核中 ERK 的活化被抑制。撤除酒精蒸气后,大鼠相关核团 ERK 的磷酸化水平提高,12h 达到高峰,24h 维持高水平。Y. Zhu 等[18] 的研究结果表明,大鼠持续饮用 6% 酒精水溶液 28d,其伏隔核、尾状核、杏仁核、海马和前额叶皮质中 p - ERK 水平显著降低,而 JNK 和 p38 水平则无显著变化(图 10 - 4)。有趣的是,该结果与 P. P. Sanna 等的研究结果并不一致。P. P. Sanna 等发现伏隔核中 ERK 的磷酸化水平有降低的趋势,但与对照组相比无显著性差异,这可能与样本量和酒精摄入时间不一致有关。总之,慢性酒精依赖与中脑边缘多巴胺系统 ERK 活化水平下降有关,而与 JNK 或 p38 的活化无关。

早期的报道显示,急性饮酒会使海马和小脑神经元上的 NMDA 受体通道功能受到抑制。随后,这一发现在其他脑区神经元上得到重复,包括大脑皮质、中脑腹侧被盖区、杏仁核。这些研究进一步揭示了酒精对 NMDA 受体的抑制是非竞争性的,酒精分子不会与谷氨酸竞争并替换其与 NMDA 的结合,而且即使谷氨酸和 NMDA 已经结合在一起,也不影响酒精的抑制作用。当谷氨酸受体持续受到酒精抑制,机体会通过几种代偿适应机制以保持酒精持续存在下受体的正常活动。在长期酒精暴露之后,一旦酒精被清除出细胞,小脑及大脑皮质细胞中 NMDA 受体的功能就会增强(对谷氨酸的反应更强烈)。而且,在慢性饮酒作用下,啮齿类动物各个脑区(如海马、杏仁核和大脑皮质)的 NMDA 受体亚基的数量会增加,从而受体复合物的数量也会增加。对酒精依赖患者尸体的研究发现,大脑皮质的配体和 NMDA 受体的结合数目增加。分离海马神经细胞并人工培养发现,在慢性酒精暴露下,一旦离子通道打开,会有更多离子通道(离子通道的传导性提高)打开,而且,更多 NMDA 受体在突触部位聚集,同时这些细胞的突触棘体积增大,能容纳更多 NMDA 受体复合物[19]。

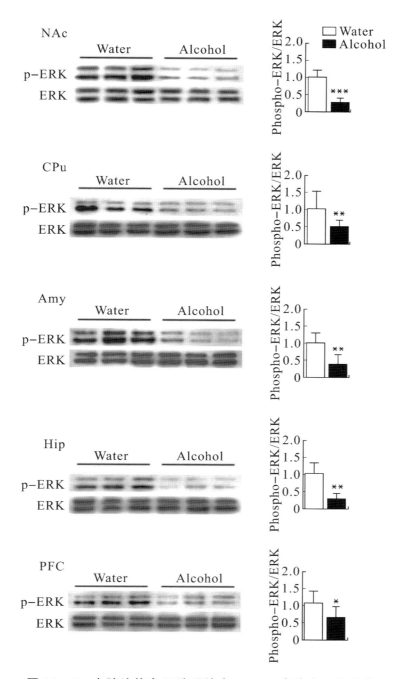

图 10 - 4 中脑边缘多巴胺系统中 p-ERK 表达水平的变化

NAc:伏隔核;CPu:尾状核;Amy:杏仁核;Hip:海马;PFC:前额叶皮质。
∗ :$P<0.05$,∗∗ :$P<0.01$,∗∗∗ :$P<0.0001$。

酒精主要通过作用于离子型谷氨酸受体(iGluRs)抑制谷氨酸能神经传递。慢性酒精暴露后,NMDA 受体复合物数量增加,表明机体为了保持受体的活性而适应了酒精的长期存在。这些结果证实了被酒精持续抑制的是谷氨酸受体的活性而非受体数量。Y. Zhu 等研究发现,ERK 活性下降或许与 NMDA 受体依赖钙离子内流受到抑制有关,从而使腺苷酸环化酶(AC)及 cAMP 依赖蛋白激酶(PKA)受到抑制。PKA 随即触发对 ERK 信号的瀑布式反应,导致 ERK 磷酸化下调并进入核内,并进一步下调基因转录因子的活性。

研究表明,可卡因诱导中脑皮质边缘系统投射区中 ERK 磷酸化时首先激活多巴胺 D1 受体和 NMDA 受体。激活的 D1 受体通过 PKA 激活 L 型 Ca^{2+} 通道和 NMDA 受体。谷氨酸也能激活 NMDA 受体。经药物或电刺激活化的 NMDA 受体及 L 型 Ca^{2+} 通道可增加 Ca^{2+} 内流,这对 Ras 的激活至关重要。Ras - Raf - MEK 信号传导引起 ERK 的磷酸化。最近有研究发现 DARPP - 32 也参与纹状体中 D1 介导的 ERK 磷酸化。药理学研究已应用选择性 MEK 抑制剂(U0126、SL327 和 PD98059)来防止可卡因诱导产生的 ERK 磷酸化及下游反应。磷酸化的 ERK 激活转录因子 CREB 和 Elk - 1。这些激活的转录因子可启动转录因子介导的即刻早期基因 c - Fos 和 $Zif268$ 的表达,并有可能激活一系列后续的基因表达。

Y. Zhu 等[18]检测了 NR1 亚单位(功能性 NMDA 受体的分子基础)的表达及磷酸化水平。结果显示,这五个脑区中 NR1 亚单位的表达水平显著上调(图 10 - 5)。已有研究表明,长期酒精摄入会导致海马、杏仁核、纹状体和内侧前额叶皮质中的 NR1 蛋白水平升高而活性降低,说明大脑对酒精产生了代偿反应。磷酸化是最常见的蛋白翻译后修饰方式之一。Y. Zhu 等研究发现,NR1 蛋白的数量在这五个脑区中均显著增加。此外,磷酸化 NR1 在总 NR1 中占的比例在所检测的脑区中均显著降低。有研究证实,在酒精作用下,海马、皮质和纹状体神经元中 NR1 和 NR2B 磷酸化会导致 ERK 磷酸化水平的显著上升。给予酒精戒断大鼠 NMDARs 拮抗剂MK - 801,可阻断基底外侧杏仁核中 ERK 磷酸化水平的升高[20]。因此,我们有理由推测慢性酒精摄入使 NR1 的活性受到抑制,从而下调 ERK 的活化水平。

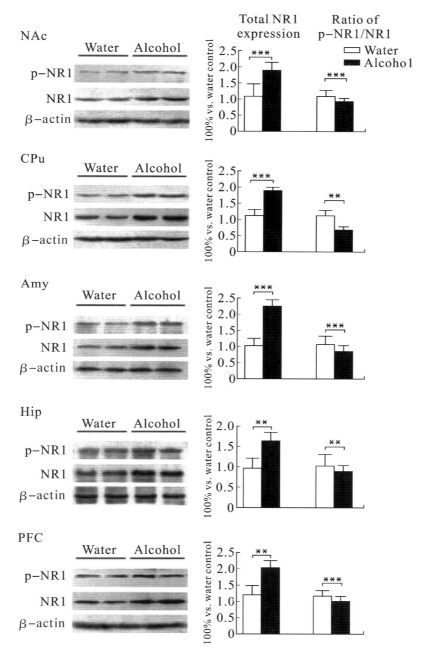

图 10-5　中脑边缘多巴胺系统中 P-NR1 表达水平的变化

NAc:伏隔核;CPu:尾状核;Amy:杏仁核;Hip:海马;PFC:前额叶皮质。
β-actin 作为内参,NR1 的表达量相对于内参表达量进行了校正。＊＊:$P < 0.01$,
＊＊＊:$P < 0.0001$。

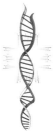

　　总之，中脑边缘多巴胺系统作为奖赏强化系统的重要组成部分，在酒精依赖形成过程中起着重要的作用。在酒精的持续作用下，NMDA 受体受到抑制，机体通过代偿适应机制使 NMDA 受体表达水平增加，而磷酸化水平降低。表明机体为了保持受体的活性而适应了酒精的长期存在。这些结果证实了被酒精持续抑制的是谷氨酸受体的活性而非受体数量。进而，MAPK 信号转导通路的活性受到抑制，其机制可能是 ERK 的活化被抑制，而非 JNK 和 p38。因此，有理由推测慢性酒精摄入使 NMDA 受体的活性受到抑制，从而下调 ERK 的活化水平。

10.4　慢性酒精依赖模型的建立

　　在酒精依赖神经适应性变化的研究中，酒精依赖动物模型的成功建立是非常重要的。理想的酒精依赖动物模型应当是动物可以长时间自主摄入酒精饮料并能够产生持久的躯体依赖和以焦虑、抑郁、兴趣丧失为特征的戒断症状。西安交通大学卫生部法医学重点实验室在对吗啡、苯丙胺、甲基苯丙胺等药物依赖小鼠模型成功建立的基础上，采用给大鼠连续 28d 自主饮用 6％（V/V）酒精水溶液，诱导大鼠形成酒精依赖，通过旷场行为、酒精戒断综合征评分和强迫游泳实验评价，成功建立了大鼠酒精依赖模型，为酒精依赖神经生物学机制研究奠定了基础。

10.4.1　实验原理

　　理想的酒精依赖动物模型，应当是动物通过长时间自主摄入大量酒精，产生持久的生理损害并且出现以焦虑、抑郁、兴趣丧失为特征的一系列戒断症状。然而，相当多的动物模型对于模拟人类酒精依赖所产生的复杂多变的行为都显得非常有限。尽管如此，这些动物模型对人类饮酒行为机制的了解仍起到了巨大的作用。T. J. Cicero 等[21]为酒精依赖动物模型的建立制定了如下标准：①动物应该是自主经口摄入酒精；②摄入的酒精量能够引起血酒精浓度发生相应的变化；③动物对酒精的摄入应该是为了追求它所产生的消化后药理效应，而非为了满足能量需求或是味觉体验；④酒精应该起到正性强化作用，换言之，动物愿意为了获得酒精而工作；⑤慢性酒精摄入应该能导致动物产生代谢和功能性耐受；⑥慢性酒精摄入可以导致依赖，必须以撤除酒精后产生戒断症状来确认。最近，又加入了第 7 条标准，即⑦酒精依赖动物模型应该能够产生复饮状态，因为酒精依赖普遍都会经历戒断阶段和复饮过程。以往的酒精依赖动物模型种类很多,较经典的包括双瓶偏爱、慢性间断饮用、计划性大量饮酒、酒精液体饲料、胃内插管自主给酒及间断性酒精蒸气吸入等。以上模型操作较为繁琐且不符合啮齿动物的习性。因此,建立一种符合酒精依赖模型七大标准的慢性、经口摄入的啮齿类动物模型,对于酒精依赖机制的研究、治疗方案的制订、药物开发等都具有重要意义。

酒精依赖涉及大脑许多化学变化,如神经递质释放和受体表达、修饰等,导致个体戒酒时出现酒精戒断综合征,而且有酒精依赖史的个体更容易复饮。神经适应性变化常发生在神经信号传递系统,因为神经信号传递系统对酒精所产生的早期、急性反应最敏感,并且会增加酒精依赖患者的消耗量,从而产生耐受。慢性酒精依赖的神经适应性变化常会导致个体行为的变化,如强化、焦虑和对应激敏感性增高,这些行为变化都会增加戒酒者的复饮概率。

慢性酒精与其他药物摄入、戒断引起的神经可塑性变化具有共同的神经生物学机制,例如,中脑边缘多巴胺系统多巴胺释放量的减少及谷氨酸递质水平的上升。然而中枢应激系统似乎与急性酒精戒断症状的关系更为紧密。这些变化会使个体产生焦虑情绪(焦虑感)和对酒精戒断的厌恶感,并可以保持较长时间的戒酒状态,但这种适应性变化最终导致高焦虑状态和对应激的高敏感性,因此,酒精依赖个体为了平衡负性情绪状态而再次饮酒。在这一阶段,个体对酒精的摄取不是因为其正性强化作用,而是因为其负性强化作用——为了消除不愉快的感觉,如焦虑。中枢神经适应性变化和形态学变化最终导致个体对酒精产生复饮。此外,酒精剥夺也可引起与戒断相关的焦虑反应。至少有一些神经生物系统不但参与酒精依赖急性戒断/负面影响期的复饮行为,也参与长期戒断期的渴求和复饮行为。同样,环境和遗传变异不但影响个体早期饮酒量,而且影响其慢性饮酒后的适应性变化。总之,在物质依赖为基础的中枢神经适应性变化及酒精依赖特异的中枢神经适应性变化的共同作用下导致了个体对酒精产生了依赖,从而引发个体多种行为、心理变化。

10.4.2　实验方法

本节旨在介绍通过给大鼠连续饮用 6%(V/V)的酒精水溶液建立稳定、可重复的大鼠酒精依赖模型。采用给大鼠自主连续饮用 28d 的 6%(V/V)酒精水溶液,诱导大鼠形成慢性酒精躯体依赖,对大鼠体重、酒精摄入量和血酒精浓度进行检

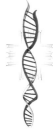

测。综合运用旷场行为、酒精戒断综合征及强迫游泳实验进行评估,从而建立大鼠酒精依赖模型。为评估大鼠酒精依赖模型建立体系提供依据,为酒精依赖相关的遗传学、生理学和行为学提供研究基础,为酒精依赖患者的临床治疗和预防提供理论依据。

1.实验动物分组

实验动物被随机分为两组:慢性酒精依赖饮酒组($n=10$)和饮水对照组($n=10$)。为使大鼠适应对酒精的摄入,酒精水溶液的浓度每天递增 0.5%,从 0.5% 逐渐递增至 6%。参照 J. Turchan 等[22]的方法将酒精依赖组大鼠的饮水换为含 6%(V/V)酒精的水溶液,作为饮水的唯一来源。24h 自由饮水和进食,每天 9:00a.m. 配制更换酒精水溶液并记录大鼠每天的饮酒量。28d 后撤除酒精水溶液改为正常饮水。对照组大鼠自由饮水,每天 9:00a.m. 更换 1 次。每间隔 7d 给饮酒组和对照组大鼠各称量一次体重,至实验结束。实验流程见图 10-6。

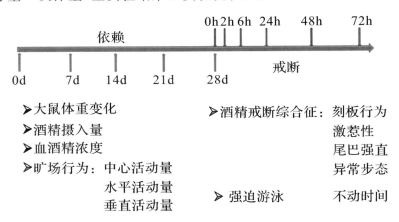

图 10-6 大鼠酒精依赖模型建立和行为学改变的实验流程示意图

大鼠随机分为饮酒组($n=10$)和饮水对照组($n=10$)。黑色箭头表示 28d 内对大鼠体重、酒精摄入量及血酒精浓度进行监测;红色箭头表示旷场行为实验、酒精撤出后不同时间点进行戒断症状评分和强迫游泳实验。

2.血酒精浓度测定方法

分别在大鼠开始饮酒后的第 1 天、7 天、14 天、28 天,每天 9:00a.m. 通过尾静脉取血,每次约 0.5ml,采用 EDTA 抗凝,封口膜密闭保存于冰上。11:00a.m. 左右,采用顶空气相色谱法测定血液中酒精的浓度。

3. 自主活动各项指标的观察

本实验采用旷场行为来反映饮酒组和对照组大鼠的水平动机和探究行为。自制长方形敞口实验箱(100cm×60cm×50cm)(图 10-7)。分别将饮酒组和对照组大鼠于第 7 天、14 天、21 天、28 天及停酒后 2h、4h、6h、24h、48h、72h 逐只放入实验箱中。开启录像追踪程序,设置数据库。大鼠视频追踪分析系统采用 Panlab SMART video-tracking system 软件,记录大鼠活动时间 10min,实验箱上方 60cm 处均匀垂直照明 150lux。实验于 9:00a. m. 在安静的环境中进行,箱体预先用 50%酒精溶液擦拭干净,并自然晾干。实验开始时,每只大鼠放置于外周区并且头朝向箱体壁,实验人员即刻离开动物视线。大鼠开始自由探索实验箱共计 10min,由软件记录并分析其各项行为学指标。一只实验鼠观测结束后,命名结果文件。清理实验箱和大鼠排泄物并再次用酒精清洁。实验箱可分为中央区和外周区,其中中央区占总面积的 40%。分析指标包括:①水平活动量,大鼠爬格数(以大鼠≥1/3 的身体过线);②垂直活动量,大鼠站立次数(以大鼠双前腿举起重量全在后腿上为站立)。

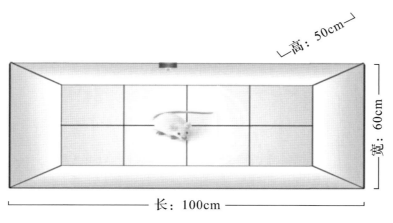

图 10-7　旷场行为所用敞口实验箱

4. 酒精戒断综合征(ethanol withdrawal syndrome,EWS)的观察

参照 B. F. Erden 等[23]的方法但略有改进,观察大鼠撤除酒精后的戒断症状。给大鼠连续饮用 6%(V/V)酒精水溶液 28d,在第 29 天的 9:00a. m. 将 6%(V/V)

酒精溶液换为自来水。在未停饮(0h)、停饮后的 2h、6h、24h、48h 及 72h 对大鼠进行行为学体征评分,评分标准见表 10-1。

表 10-1　酒精依赖大鼠行为体征评分标准

体征	评判标准	评分
刻板行为*	出现 1 种刻板行为	1 分
	出现 2 种刻板行为	2 分
	出现 3 种刻板行为	3 分
	出现 4 种刻板行为	4 分
	出现 5 种刻板行为	5 分
激惹性	轻微或中等激惹	1 分
	极易激惹	2 分
	接触时叫或有中等攻击性	3 分
	接触时叫或极具攻击性	4 分
	自发性叫或极具攻击性	5 分
尾巴强直	轻度尾巴强直	1 分
	中度尾巴强直	2 分
	尾巴强直但行走时有轻度弹性	3 分
	尾巴强直且行走时无弹性	4 分
	尾巴极度强直且行走时无弹性	5 分
异常步态	轻微低头拱背	1 分
	中度低头拱背	2 分
	显著低头拱背	3 分
	低头拱背加后肢分开	4 分
	低头拱背加前肢分开	5 分

注:* 表示刻板行为包括理毛、打喷嚏、摇头、咬、咀嚼五种。

　　观察人员对不同戒断时间(戒断后 0h、2h、6h、24h、48h、72h)的饮酒组和对照组大鼠逐只进行观察。观察时，人员站在距离饲养箱 1m 以外的地方，安静地观察大鼠的刻板行为，观察时间为 5min，间隔 10min 后再次观察 5min，共计观察10min。按照表 10-1 要求进行评分。激惹性、尾巴强直、异常步态在评分时，将动物放置在旷场实验箱中，观察其移动姿态 5min，并按照表 10-1 进行评分。酒精戒断综合征评分即为各项评分相加所得。

5.酒精戒断后抑郁症状评估

本实验参照 R.D.Porsolt 等[24]的实验方法，通过分析大鼠游泳时的不动时间来反映其焦虑和抑郁状态，实验装置见图 10-8。实验开始前，大鼠从其饲养笼中转移至测试实验室内适应环境至少 30min。开启录像追踪程序，设置数据库，记录大鼠活动时间 10min，实验箱上方 60cm 处均匀垂直照明 150lux。实验在安静的环境中进行，箱体预先用 50% 酒精溶液擦拭干净。注入自来水，水深为 50cm，水温控制在 22℃±3℃。实验开始时，将每只大鼠轻轻放置于水中，实验人员立即离开动物视线，并开始记录动物行为共计 10min。观察时间结束后，将大鼠转移到温暖处，擦干水迹，适应 10min 后移回饲养笼中。每只大鼠经强迫游泳实验后，均清理排泄物，实验结束后更换新水并擦拭箱壁。

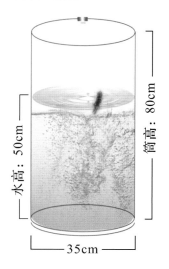

水高：50cm 筒高：80cm

35cm

图 10-8　强迫游泳实验装置

录像分析由对实验分组不知情的人员进行，以避免实验结果偏倚。不动时间

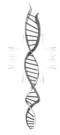

是反映动物在绝望状态下抑郁情绪的重要指标,它的定义是,将动物置于局限的水槽中游泳,动物会先出现划水、下潜、拍壁等行为试图逃脱,不久后即可能出现不动状态,即大鼠出现头和双上肢无划水、拍壁等动作,双下肢仅用以维持头部浮出水面的简单动作,仅有轻微位移。实验时分别将对照组、酒精戒断 0h、24h、48h、72h 大鼠逐只放入圆柱形玻璃水槽中,摄像装置记录 10min,由分析人员分析后 6min 内大鼠的不动时间。

6.实验数据处理方法

采用 SPSS Ver 13.0 软件和 Graphpad Prism Ver 5.0 进行统计学分析,实验结果以均数±标准误(mean±SEM.)表示。对于饮酒组和对照组大鼠体重的变化,以测试时间为组内因素,饮酒 6%(V/V)或饮水为组间因素进行两因素重复测量的方差分析并进行 Dunnett's post hoc 多组之间的两两比较,以 $P<0.05$ 为显著性标准;对于酒精摄入量,按酒精 g/(kg·d)换算,以不同测试时间为组间因素,进行单因素重复测量的方差分析,并进行 Dunnett's post hoc 多组之间的两两比较,以 $P<0.05$ 为显著性标准;对于血液中酒精的浓度,以不同测试时间为组间因素,进行单因素重复测量方差分析并进行 Dunnett's post hoc 多组之间的两两比较,以 $P<0.05$ 为显著性标准;对于自主活动中的行动总距离和站立次数,以不同测试时间为组内因素,以饮酒或者饮水为组间因素,进行两因素重复测量的方差分析并进行 Bonferroni's post hoc 检验,以 $P<0.05$ 为显著性标准;对于酒精戒断综合征评分,以不同测试时间为组间因素,采用单因素重复测量方差分析并进行 Will-Coxson 检验,以 $P<0.05$ 为显著性标准;对于强迫游泳实验的不动时间,采用单因素重复测量方差分析并进行 Dunnett's post hoc 进行多组之间的两两比较,以 $P<0.05$ 为显著性标准。

10.4.3 饮酒期间大鼠基本指标评估

1.饮酒期间大鼠体重变化

每周日 9:00a.m. 给大鼠称重一次,以观察酒精对大鼠生长的影响。在整个实验过程中,饮用 6%(V/V)酒精水溶液共计 28d 对大鼠体重不会产生显著性影响。饮酒组和对照组大鼠在实验期间均会表现出体重的增长(图 10-9)。

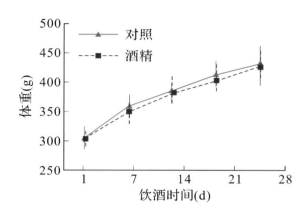

图 10 - 9　大鼠整个实验过程中体重变化

2.饮酒期间大鼠酒精摄入量的变化

大鼠在饲养笼中 28d 内平均每天饮用 6%(V/V)酒精水溶液大约为 95.63ml/kg 体重,相当于摄入酒精 4.85g/(kg·d)±0.79g/(kg·d),实验前后摄入酒精量保持稳定(图 10 - 10);总液体摄入量在饮酒组和对照组之间没有差异。

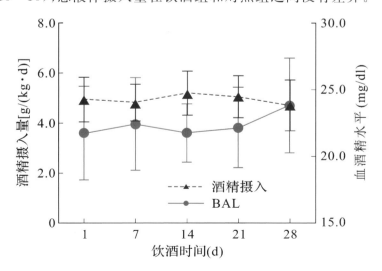

图 10 - 10　慢性酒精依赖大鼠 28d 内酒精摄入量和血内酒精水平(BAL)的变化

3. 饮酒期间大鼠血酒精水平(blood alcohol level,BAL)的变化

可通过气相色谱分析酒精标准曲线线性关系,以确定实验条件稳定可靠。在整个实验过程中大鼠血酒精水平不会发生明显变化并与酒精摄入量相对应。

4. 饮酒期间大鼠旷场行为的变化

将饮酒第 7 天、14 天、21 天、28 天的饮酒组和对照组大鼠放入旷场箱中,从而对不同处理组的动物在新环境中的反应性差异做出对比。分析视频追踪结果,大鼠偏向于在旷场实验箱外周区活动,这符合啮齿类动物的趋壁习性(图 10 - 11)。

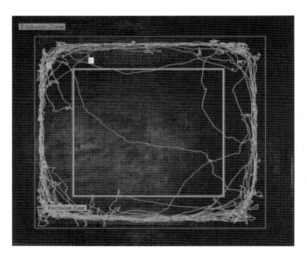

图 10 - 11　酒精依赖大鼠在旷场实验中自主活动运动轨迹示意图

水平活动量在 28d 的实验过程中存在显著的酒精-时间交互作用。水平活动量均随时间增加而增加。饮酒组和对照组相比,在饮酒第 7 天和第 14 天显著降低,随后这种差异在第 14 天、21 天、28 天消失(图 10 - 12)。

在 28d 的实验过程中,大鼠垂直活动量在慢性酒精作用下,出现显著的酒精-时间交互作用。但是,不同的处理时间并未对大鼠的垂直活动产生影响。饮酒组与对照组相比,于第 7 天、14 天、21 天垂直活动量降低明显,饮酒第 28 天饮酒组与对照组大鼠站立次数无统计学差异(图 10 - 13)。

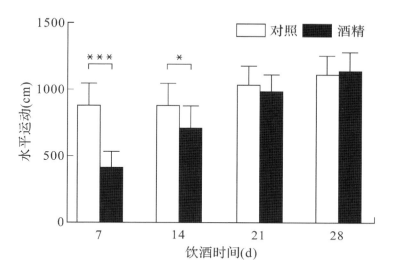

图 10 - 12　酒精依赖大鼠 28d 内水平活动量的变化

水平活动量以 10min 内总活动距离（cm）表示，＊:$P<0.05$，
＊＊＊:$P<0.0001$。

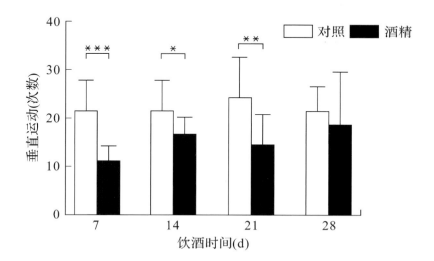

图 10 - 13　酒精依赖大鼠 28d 内垂直活动量的变化

垂直活动量以 10min 内站立次数表示，＊:$P<0.05$，＊＊:$P<0.01$，
＊＊＊:$P<0.0001$。

10.4.4　酒精戒断综合征评估

1.酒精戒断综合征评分

大鼠饮酒期间较为温顺,不易激惹,攻击行为较少。在撤除酒精后的0h(未戒断)、2h、6h、24h、48h、72h饮酒组大鼠表现出较为明显的酒精戒断症状,评分在各个阶段皆与对照组有显著差异,且在戒断第6小时评分最高随后逐渐减小,在戒断第72小时与对照组相比统计学差异消失(图10-14)。

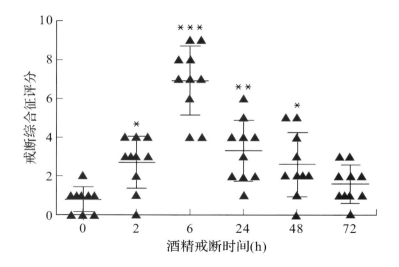

图 10 - 14　酒精依赖大鼠酒精戒断后戒断症状评分的变化

酒精戒断时间分别与戒断0h(即未戒断时)相比,症状评分为各项指标得分的总和,*:$P<0.05$,**:$P<0.01$,***:$P<0.0001$。

2.酒精戒断后大鼠抑郁状态的改变

有研究发现,饮酒组大鼠戒断前不动时间与对照组相比无差异,而戒断24h后饮酒组大鼠的不动时间与对照组相比明显延长;酒精戒断48h后饮酒组大鼠的游泳不动时间与24h后饮酒组大鼠相比虽有缩短,但与对照组相比仍显著延长,而至戒断72h后则与对照组不再有统计学差异(图10-15)。

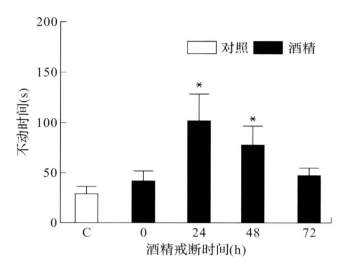

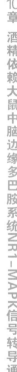

图 10 - 15　酒精依赖大鼠酒精戒断后，强迫游泳实验中抑郁状态的变化

抑郁状态以强迫游泳 10min 内，后 6min 的不动时间表示。所有数据与饮水对照组相比，＊：$P<0.05$。

10.4.5　所建立动物模型的优势及其在酒精依赖机制研究中的意义

与以往文献报道不同的是，我们在以下四个方面对大鼠酒精依赖模型的建立方法进行了改进和完善。

第一，增加了大鼠酒精摄入适应期（第 1 天 0.5％酒精水溶液；第 2 天 1％酒精水溶液；第 3 天 1.5％酒精水溶液；第 4 天 2％酒精水溶液；第 5 天 2.5％酒精水溶液……第 12 天 6％酒精水溶液）。避免了直接给 6％酒精水溶液使大鼠对酒精产生厌恶。

第二，我们改用了大鼠视频追踪分析系统，采用 Panlab SMART video - tracking system 软件，记录大鼠水平和垂直活动量。避免了人工干扰及减少了人工计数法所致的误差。

第三，采用内眦静脉取血法反复测量血酒精浓度，会对大鼠视力、生理、精神及行为学实验带来巨大影响，从而严重影响旷场行为、戒断综合征评估和强迫游泳的实验结果。因此，我们改用大鼠尾注固定架通过尾静脉取血法最大限度地减少对大鼠的损伤和行为学测试的干扰。

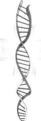

第四，在戒断综合征评估系统中，听源性癫痫发作需要以 100dB 声音刺激大鼠，在 SPF 级动物实验室不具有操作性（在 SPF 级动物实验室，声音要求小于 60dB），且可能诱发大鼠产生强直性阵挛性癫痫发作，甚至死亡，会对大鼠精神及后续行为学实验带来严重影响。因此，我们删除了此项指标，避免了对大鼠酒精依赖模型评估准确性的影响。

理想的酒精依赖动物模型应当是动物通过长时间自主摄入大量酒精，可产生持久的生理损害并且出现以焦虑、抑郁、兴趣丧失为特征的一系列戒断症状。建立动物酒精依赖模型，以往多是以腹腔注射、插管灌胃、气态吸入、液体饲料等方式迫使动物摄入酒精，操作繁琐且不符合啮齿动物习性。此方法以 6%（V/V）的酒精水溶液作为 SD 大鼠饮水的唯一来源，持续饮用 28d，期间自由进食。整个实验过程中，饮酒组大鼠酒精摄入量十分稳定，这说明大鼠体内酒精含量可维持在相对稳定的状态，大鼠饮酒阶段后的行为学变化是长期酒精慢性刺激的结果，而不是酒精蓄积所产生的。饮酒组和对照组大鼠体重未出现显著性差异，表明饮酒组饮用 6%（V/V）酒精水溶液并不影响大鼠的生长和进食。

在饮酒第 7 天、14 天、21 天，饮酒组大鼠水平活动量和垂直活动量比对照组低，表现出慢性酒精刺激对动机性行为的抑制作用。值得注意的是，在连续饮酒 21d 后，饮酒组与对照组大鼠之间爬格数和站立次数差异逐渐缩小，反映了长期饮酒后大鼠对酒精的直接作用出现了适应和补偿。表明给大鼠长期饮用低浓度酒精水溶液可以使其形成对酒精的躯体依赖。

慢性饮酒使饮酒组大鼠产生躯体依赖的另一个判断标准是戒断综合征，即中断酒精摄入后大鼠表现出易激惹、肌肉僵直、刻板行为、战栗等一系列典型症状，评分越高戒断症状越严重。饮酒 28d 后撤除酒精，戒断 2～48h 后饮酒组大鼠戒断综合征评分均明显高于对照组，在戒断的前 48h 大鼠激惹性、尾巴强直、异常姿势和刻板行为表现显著，在第 6 小时达到高峰，随后逐渐减少，与既往的报道一致。在戒断期间，饮酒组大鼠水平和垂直活动量呈现与戒断症状严重程度相反的趋势。在戒断 2～4h 大鼠动机性行为与戒断前（戒断 0h）相比明显减少并在戒断第 6 小时降至最低，随后的 2～3d 开始逐渐恢复。这表明酒精戒断后引起饮酒组大鼠兴趣丧失和动机行为减少，其严重程度与戒断症状存在时间对应关系。

焦虑、抑郁行为是酒精戒断综合征的特征之一，在建立啮齿动物慢性酒精依赖模型中是关键的衡量指标之一。强迫游泳实验一直被认为是测量焦虑、抑郁情绪的有效方法,游泳时的不动时间是一种"行为绝望状态",反映了抑郁情绪的程度。

饮酒组大鼠对酒精慢性刺激产生了躯体依赖,出现了戒断性、耐受性特征,表明饮用低浓度酒精水溶液 28d 可以建立能用主客观指标评定的、稳定、可重复的大鼠酒精依赖模型。这为建立大鼠酒精依赖模型评估体系提供依据,为酒精依赖相关的遗传学、生理学和行为学提供研究基础,为酒精依赖患者的临床治疗和预防提供理论依据。

【参考文献】

[1] Lipperman-Kreda S,Lee J P. Boost your high:cigarette smoking to enhance alcohol and drug effects among Southeast Asian American youth[J]. J Drug Issues,2011,41(4):509 - 522.

[2] Keng N T,Lin H H,Lin H R,et al. Dual regulation by ethanol of the inhibitory effects of ketamine on spinal NMDA-induced pressor responses in rats[J]. J Biomed Sci,2012,19:11.

[3] Paoletti P,Neyton J. NMDA receptor subunits:function and pharmacology [J]. Curr Opin Pharmacol,2007,7(1):39 - 47.

[4] Hodge C W,Miles M F,Sharko A C,et al. The mGluR5 antagonist MPEP selectively inhibits the onset and maintenance of ethanol self-administration in C57BL/6J mice[J]. Psychopharmacology (Berl),2006,183(4):429 - 438.

[5] Ziskind-Conhaim L,Gao B X,Hinckley C. Ethanol dual modulatory actions on spontaneous postsynaptic currents in spinal motoneurons[J]. J Neurophysiol,2003,89(2):806 - 813.

[6] Zhang T A,Hendricson A W,Morriset R A. Dual synaptic sites of D(1)-dopaminergic regulation of ethanol sensitivity of NMDA receptors in nucleus accumbens[J]. Synapse,2005,58(1):30 - 44.

[7] Sharko A C,Hodge C W. Differential modulation of ethanol-induced sedation and hypnosis by metabotropic glutamate receptor antagonists in C57BL/6J mice[J]. Alcohol Clin Exp Res,2008,32(1):67 - 76.

[8] Carpenter-Hyland E P,Woodward J J,Chandler L J. Chronic ethanol induces synaptic but not extrasynaptic targeting of NMDA receptors[J]. J Neurosci,

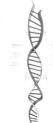

2004,24(36): 7859 - 7868.

[9] Läck A K,Diaz M R,Chappell A,et al. Chronic ethanol and withdrawal differentially modulate pre- and postsynaptic function at glutamatergic synapses in rat basolateral amygdala[J]. J Neurophysiol,2007,98(6):3185 - 3196.

[10] Veatch L M,Becker H C. Lorazepam and MK-801 effects on behavioral and electrographic indices of alcohol withdrawal sensitization[J]. Brain Res, 2005,1065(1 - 2): 92 - 106.

[11] Hendricson A W,Maldve R E,Salinas AG,et al. Aberrant synaptic activation of N-methyl-D-aspartate receptors underlies ethanol withdrawal hyperexcitability[J]. J Pharmacol Exp Ther,2007,321(1): 60 - 72.

[12] Roberto M,Bajo M,Crawford E,et al. Chronic ethanol exposure and protracted abstinence alter NMDA receptors in central amygdala[J]. Neuropsychopharmacology,2006,31(5): 988 - 996.

[13] Vengeliene V,Bilbao A,Molander A,et al. Neuropharmacology of alcohol addiction[J]. Br J Pharmacol,2008,154(2): 299 - 315.

[14] Mansuy I M,Shenolikar S. Protein serine/threonine phosphatases in neuronal plasticity and disorders of learning and memory[J]. Trends Neurosci, 2006,29(12): 679 - 686.

[15] Sanchis-Segura C,Borchardt T,Vengeliene V,et al. Involvement of the AMPA receptor GluR-C subunit in alcohol-seeking behavior and relapse[J]. J Neurosci,2006,26(4): 1231 - 1238.

[16] Melvan J N,Siggins R W,Stanford W L,et al. Alcohol impairs the myeloid proliferative response to bacteremia in mice by inhibiting the stem cell antigen-1/ERK pathway[J]. J Immunol,2012,188(4): 1961 - 1969.

[17] Sanna P P,Simpson C,Lutjens R,et al. ERK regulation in chronic ethanol exposure and withdrawal[J]. Brain Res, 2002, 948(1 - 2):186 - 191.

[18] Zhu Y,Wang Y,Zhao B,et al. Differential phosphorylation of GluN1-MAPKs in rat brain reward circuits following long-term alcohol exposure [J]. PLoS One,2013,8(1): e54930.

[19] Funk C K,Dohrman D P. Chronic ethanol exposure inhibits dopamine release

via effects on the presynaptic actin cytoskeleton in PC12 cells[J]. Brain Res，2007，1185：86 - 94.

[20] Bertotto M E，Maldonado N M，Bignante E A，et al. ERK activation in the amygdala and hippocampus induced by fear conditioning in ethanol withdrawn rats：modulation by MK-801[J]. Eur Neuropsychopharmacol，2011，21(12)：892 - 904.

[21] Cicero T J，Meyer E R，Bell R D. Effects of ethanol on the hypothalamic-pituitary-luteinizing hormone axis and testicular steroidogenesis[J]. J Pharmacol Exp Ther，1979，208(2)：210 - 215.

[22] Turchan J，Przewłocka B，Toth G，et al. The effect of repeated administration of morphine，cocaine and ethanol on mu and delta opioid receptor density in the nucleus accumbens and striatum of the rat[J]. Neuroscience，1999，91(3)：971 - 977.

[23] Erden B F，Ozdemirci S，Yildiran G，et al. Dextromethorphan attenuates ethanol withdrawal syndrome in rats[J]. Pharmacol Biochem Behav，1999，62(3)：537 - 541.

[24] Porsolt R D，Anton G，Blavet N，et al. Behavioural despair in rats：a new model sensitive to antidepressant treatments[J]. Eur J Pharmacol，1978，47(4)：379 - 391.

（赖江华）

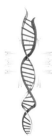

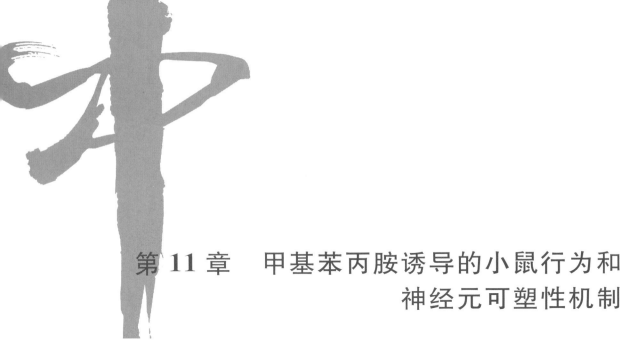

第11章 甲基苯丙胺诱导的小鼠行为和神经元可塑性机制

苯丙胺类中枢兴奋剂(amphetamine-type stimulants,ATS)是世界范围内除大麻之外滥用最为广泛的一类成瘾性药物。它包括甲基苯丙胺、苯丙胺及一些具有相似化学结构的致幻剂类药物如亚甲基二氧甲基苯丙胺等。

甲基苯丙胺是加工制造冰毒、摇头丸等的主要原料。甲基苯丙胺成瘾者的短期症状主要包括易冲动、精力充沛、欣快感增强及食欲减退等,这种作用通常持续6～8h,并伴有坐立不安、失眠、体温增高等负面效应。长期使用会导致成瘾、偏执、情绪障碍、易激惹等精神症状,以及决策能力降低、反应抑制、规划能力降低、记忆力降低及注意力下降等认知功能障碍。这些精神症状和认知障碍可能与甲基苯丙胺反复作用引起的神经毒性有关。甲基苯丙胺停药后会出现严重的戒断症状[1],如抑郁、焦虑、易疲劳、睡眠障碍及食欲增强等。急性的戒断症状通常持续7～10d,而与神经毒性相关的后遗症可能持续几个月甚至更长时间[2]。

由于具有获取制毒原料容易、生产工艺简单、成本低而且成瘾性强等特点,甲基苯丙胺的生产和滥用在世界范围内呈现较快增长趋势,目前已成为除大麻之外流行最广的毒品。尤其是在包括我国在内的东亚和东南亚地区,甲基苯丙胺已成为滥用最为广泛(图11-1)、增长速度最为迅速的毒品。目前有关甲基苯丙胺成瘾的神经生物学机制的研究资料很匮乏,同时全世界范围内尚无治疗和预防甲基苯丙胺成瘾的有效手段和方法。因此,对甲基苯丙胺成瘾的神经生物学机制进行深入研究,不仅具有重要的科学意义,也具有重要的社会意义和经济效益。

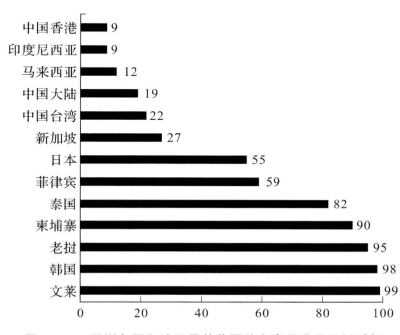

图 11-1 亚洲各国和地区甲基苯丙胺占毒品滥用比例(%)

11.1 药物成瘾与行为敏化

难以从根本上戒断是药物成瘾的一个显著特征,即使已经戒断多年并且戒断症状已经消失很长时间,成瘾者仍然有很强的复吸倾向,这表明成瘾性药物具有持续性的行为学和心理学效应。在动物研究中发现,成瘾性药物也可引起相似的持续性行为学改变,其中最为常用的动物模型为行为敏化(behavioral sensitization)[3]。

反复、间断给予成瘾性药物后,药物的精神运动效应和动机效应增强,这种伴随着反复给药出现的超敏反应被称为行为敏化。在药物成瘾的相关研究中,行为敏化主要研究药物对自主活动的作用。研究发现,反复给予成瘾性药物后,药物增强自主活动的效应呈进行性增加。许多种成瘾性药物都被证实可以引起持续性行为敏化,即使是停药数月甚至数年时间,实验动物的行为敏化现象仍然存在[4]。

行为敏化动物模型的建立通常可以分为三个阶段:①形成期(development),

即药物处理期;②转换期(transfer),即药物撤离期,停药时间可为 3～7d,长的可达数月;③表达期(expression),即用相应的药物或一定强度的应激刺激激发动物的行为敏化,使自主活动明显增强。

虽然以往研究中所采用的行为敏化模型在实验流程上不尽相同,但从相关研究中仍可以归纳出行为敏化模型构建的五种特性。①起效较快的给药途径(通常采用腹腔注射或静脉注射)和间断给药的给药方式是诱导行为敏化所必需的。②较大的药物剂量或者采用剂量递增方式给药可以引起程度较强的行为敏化。在剂量足够大的情况下,一次精神兴奋剂或者吗啡的用药史便可以引起行为敏化的产生。③虽然行为敏化被认为是由介导非条件性药物效应(包括精神运动效应和动机效应)的神经系统适应性改变引起的,基本上属于非关联性学习过程,但是给药环境相关线索在行为敏化的形成和表达过程中仍然起着至关重要的作用[4]。在不同于饲养环境的新异环境中给药可以引起较强的行为敏化,而在以往未曾接受过药物的环境中通常不能诱导行为敏化的表达。④以往研究认为,行为敏化中的动机敏化是成瘾形成过程中从规则的、能自我控制的用药发展到强迫性觅药和用药的潜在机制[4]。该理论认为,反复用药后成瘾者对药物的喜好并没有改变甚至是下降的,而成瘾者表现出来的强迫性觅药和用药等行为主要是由对药物的动机敏化(主要表现为对药物的渴求增多)引起的。⑤虽然行为敏化与人群中成瘾行为的确切联系还不甚明确[5-6],但是行为敏化相关的神经系统可塑性改变一直被认为是成瘾形成过程中从规则的、能自我控制的用药发展到强迫性觅药和用药的神经生物学基础[4,7]。因此,行为敏化相关神经可塑性改变的研究对揭示药物成瘾的神经生物学机制具有极为重要的意义。

11.2 药物成瘾与神经系统结构可塑性

药物滥用可以诱导持续性的行为学和心理学改变,并最终表现为不计后果的药物渴求和滥用(即药物成瘾)[8]。行为学和心理学的持续性改变被认为是由相关神经通路(尤其是奖赏系统)神经结构的可塑性改变引起的。药物成瘾诱发的神经结构可塑性改变反映了相关神经系统突触连接的重塑,并最终导致成瘾者的行为和心理发生持续性改变而使成瘾难以戒断。同时,因为药物成瘾引起的神经结构可塑性改变具有药物特异性、脑区特异性,甚至树突片段特异性[4],所以,由不同药物所导致的神经元结构可塑性改变产生的原因、类型及其神经生物学机制一直是学者们研究的热点问题。神经系统结构重塑在药物成瘾的形成过程中具有重要作用,研究药物成瘾所诱导的神经结构可塑性改变可能会对揭示药物成瘾的神经生物学机制及药物成瘾的防治具有重要意义。

11.2.1　药物成瘾相关神经系统结构可塑性改变

目前有关药物成瘾所致神经系统结构重塑的研究主要集中于树突和树突棘的形态学改变上。传入性神经突触多数位于神经元的树突和树突棘部位,神经元细胞接收传入性冲动的数量取决于其树突表面的有效利用率。大约 90% 以上的兴奋性神经突触位于树突棘,而且学习、复杂环境等与环境相关的突触发生主要表现为树突数量的改变。即便是已有树突棘的形态发生改变,也可以通过改变神经突触的化学微环境或电生理特性,或者是通过改变快速神经递质的释放来改变该神经突触的效能。一直以来,树突和树突棘被认为是成瘾性药物诱导神经结构可塑性改变发生的主要部位[9],因此,树突和树突棘理所当然地成为了有关成瘾是如何改变大脑结构进而引起行为学和心理学终身改变的研究焦点。

1. 神经元结构的形态学研究方法

在以往有关神经元结构可塑性改变的研究中,常用方法是高尔基染色后观察树突结构和树突棘密度的变化,常用量化指标有树突总长度、树突分支的总个数和树突棘密度等[10](图 11 - 2),也有些研究对分枝树突棘的比例进行了量化。

用上述方法观察到的树突结构变化来评估突触结构(连接)的改变存在明显缺陷,因为这种方法并非直接对突触结构进行观察和测量,而是基于神经突触后膜改变的一个间接方法。如果没有超微结构的研究证据,我们就无法肯定树突表面和树突棘的改变是否伴随有神经突触的相应变化。电子显微镜的应用为解决这一问题提供了很好的方法。在应用电子显微镜对突触密度进行直接计数的研究中,已经明确证实了树突结构和突触改变之间具有显著关联,电镜计数的皮质神经元形成突触个数的改变与高尔基染色方法观察到的神经元树突表面的典型改变能够很好地相互印证[10],也有研究报道,在成年大鼠皮质和纹状体神经元细胞上,可以观察到几乎所有树突棘上都形成了一个突触连接[11]。

还有一点必须强调的是,高尔基染色观察到的神经元结构的改变并不能确切说明细胞功能或者神经通路究竟是如何变化的。事实上,结构上完全不同的变化,

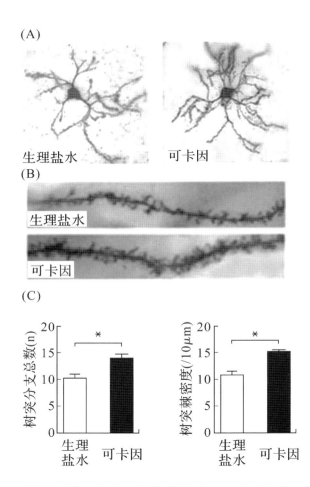

图 11 - 2　可卡因诱导小鼠伏隔核壳部中等棘刺神经元树突分支和树突棘密度增高[5]

　　(A)小鼠的伏隔核壳部中等棘刺神经元的典型树突分支图像;(B)小鼠伏隔核壳部中等棘刺神经元的树突棘典型图像;(C)两组小鼠的树突分支的总数和树突棘密度。* :$P<0.05$(相对于生理盐水组)。

例如,某一树突节段上树突棘密度的增加或者减少,可能引起细胞信号转导及神经通路完全相同的改变,这主要取决于改变的突触后表面信号输入重排的结果。同理,如果信号输入发生不同的重排,不同原因诱发的树突结构看似相同的改变,可能给细胞功能和神经通路带来截然不同的影响。因此,树突结构在该水平的重建并不能确切说明细胞特性究竟是如何改变的。虽然我们可以从超微结构的研究中获得一些信号输入重排的信息,但即使这样也无法确切说明信号重排究竟引起细胞信号转导发生了何种改变。要解决这一问题还需要电生理学数据的支持。尽管如此,上述方法仍可为研究药物成瘾相关神经元结构重塑提供大量信息,例如,药物作用的脑区,药物作用的细胞及树突节段,不同药物是否具有不同的作用,诱导结构重塑的条件(给药剂量、给药次数、给药方式等),药物滥用引起行为学可塑性改变和神经元结构重塑之间有无联系等。

2.重复用药诱发的树突和树突棘结构可塑性改变

精神兴奋剂苯丙胺和可卡因的自身给药和被动给药(实验人员给药)对树突及树突棘结构可塑性的不同作用已有大量报道。最早报道的脑区是伏隔核和前额叶皮质(prefrontal cortex,PFC)。无论是自身给药还是被动给药,可卡因和苯丙胺都可以引起伏隔核壳部(NAc shell,NAcsh)和伏隔核核部(NAc core,NAcc)中等棘刺神经元树突棘密度增高并伴有树突分支的增多。可卡因和苯丙胺对内侧前额叶皮质(medial PFC,mPFC)锥体细胞具有相似的作用。尼古丁作用与此类似,被动给予尼古丁刺激,可以增加实验动物伏隔核壳部和内侧前额叶皮质树突长度和树突棘密度。然而,吗啡的作用与此相反,无论是被动给药还是自身给药,吗啡都可以引起实验动物伏隔核壳部和内侧前额叶皮质树突棘密度显著降低,同时伴有树突分支的减少,慢性吗啡给药及戒断都可以改变中脑腹侧被盖区多巴胺神经元的形态。由此我们可以归纳出成瘾性药物诱导神经结构可塑性改变的以下特点:①四种不同成瘾性药物(可卡因、苯丙胺、尼古丁和吗啡)的滥用都可以诱发神经元结构可塑性改变;②三种中枢兴奋性药物(可卡因、苯丙胺和尼古丁)的作用非常相似(但并非完全一致),即引起伏隔核壳部和内侧前额叶皮质树突棘密度增高;③吗啡可以引起伏隔核壳部和内侧前额叶皮质树突棘密度降低,与上述三种药物的作用截然不同。

(1)药物诱导神经系统结构可塑性改变的药物及脑区特异性 已有研究表明,不同药物对不同脑区树突结构的影响是各不相同的。最显著的差异来自于中枢神经兴奋剂和吗啡,苯丙胺、可卡因和尼古丁均引起伏隔核和内侧前额叶皮质树突棘密度增高,而吗啡却可以引起这两个脑区树突棘密度降低。即使是非常相似的药物(如苯丙胺和可卡因),它们引起的结构重塑也并非完全一致。例如,成年大鼠被动接受可卡因刺激后,内侧前额叶皮质锥体细胞基部树突的树突棘密度增高,而相

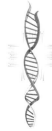

同给药方式的苯丙胺刺激对相同部位的树突棘密度却没有显著作用。

脑区特异性结构改变最显著的例子来自于对内侧前额叶皮质和眶前额叶皮质（orbital PFC,oPFC）锥体细胞的研究。内侧前额叶皮质和眶前额叶皮质是额叶两个关系密切的脑区,它们都接受来自于内侧背核的神经投射,也是多巴胺在皮质的主要靶区[12]。研究表明,主动摄取苯丙胺或者被动给予尼古丁都可增加内侧前额叶皮质树突棘密度,但同时降低眶前额叶皮质树突棘密度。主动摄取可卡因可以增加内侧前额叶皮质树突棘密度,而对眶前额叶皮质树突棘密度却没有影响。无论是被动给予还是主动摄取吗啡,内侧前额叶皮质树突棘密度都降低,而眶前额叶皮质树突棘密度却增加。显然,不同药物对内侧前额叶皮质和眶前额叶皮质这两个密切相关的脑区的结构重塑具有明显药物和脑区特异性（表 11-1）。

表 11-1　成瘾性药物诱导的树突棘密度和树突分支改变

结构可塑性	给药种类和方式		NAc		mPFC		oPFC		Parl		Ocl		Hip	
			C	S	A	B	A	B	A	B	A	B	CA1	DG
树突棘	可卡因	EA	↑	↑	↑	↑	/	/	/	/	/	/	/	/
		SA	↑	↑	↑	↑	NC	NC	↑	↑	NC	↓	/	/
	苯丙胺	EA	↑	↑	↑	NC	/	/	↓	↓	↓	↓	/	/
		SA	/	↑	↑	↓	↓	↓	/	/	/	/	/	/
	尼古丁	EA	/	↑	↑	↑	↓	↓	NC	NC	/	/	/	/
	吗啡	EA	/	↓	↓	↓	↑	↑	↓	↓	NC	↓	NC	NC
		SA	/	/	/	/	/	/	NC	NC	↓	↓	↓	↓
树突分支	可卡因	EA	/	↑	↑	↑	/	/	/	/	/	/	/	/
		SA	/	↑	↑	↑	/	/	NC	↑	NC	NC	/	/
	苯丙胺	EA	↑	↑	↑	NC	/	/	NC	NC	NC	NC	/	/
	尼古丁	EA	/	↑	NC	↑	/	/	NC	NC	/	/	/	/
	吗啡	EA	/	↓	↓	↓	/	/	/	/	/	/	/	/

注:NAc:伏隔核;mPFC:内侧前额叶皮质;oPFC:眶前额叶皮质;Parl:顶叶皮质;Ocl:枕叶皮质;Hip:海马;C:核;S:壳;A:顶端;B:基底部;EA:被动给药;↑:增加;/:无数据;SA:自身给药;NC:无变化;↓:减少。

成瘾性药物诱导脑区特异性的结构可塑性还体现在运动皮质。起初人们并未发现精神兴奋性药物会对运动皮质的突触结构有影响，例如，苯丙胺不影响运动皮质的树突分支。尼古丁作用于胆碱能的皮质传入纤维，故推测胆碱能传入纤维是尼古丁增加运动皮质树突分支的神经通路，但是尼古丁对运动皮质选择性作用的机制尚不明确。

另外一些脑区的研究表明，药物还可以诱导树突棘密度和树突分支发生不同的变化。例如，苯丙胺被动给药对顶叶皮质（parietal cortex，Parl）和枕叶皮质（occipital cortex，Ocl）锥体细胞的树突分支都没有影响，但是可以使这些细胞的树突棘密度降低，同时使内侧前额叶皮质树突棘密度增加，树突分支增多（表11-1）。

药物特异性的神经元结构可塑性改变其机制尚不明确，推测可能与药物的药代动力学甚至药物的效能（苯丙胺可以引起细胞外多巴胺浓度显著增高，而可卡因的此类作用较弱）有关。也有人认为苯丙胺与可卡因（或者其他药物）引起结构可塑性的差异应归咎于不同药物具有不同的活性。例如，可卡因对多巴胺、5-羟色胺和去甲肾上腺素转运体几乎具有相同的亲和力，而苯丙胺却不相同。因此，这两种药物引起单胺类神经递质的转运发生截然不同的改变，并最终导致神经元突触发生不同形式的结构重塑。

（2）药物诱导神经系统结构可塑性改变的树突片段特异性 已有研究表明，神经元树突的近侧段和远侧段可能接受来源不同的神经冲动投射。例如，伏隔核和尾状核（caudate putamen，CPu）内神经元树突远侧段是接受来自于中脑腹侧被盖区的多巴胺能神经冲动和来自于新皮质、海马及杏仁核的兴奋性冲动（推测是谷氨酸）传入的主要靶点。更精确的研究发现，兴奋性冲动的传入主要在树突棘头部形成突触连接，而多巴胺能神经传入主要在树突棘颈部和树突干形成突触[13]。因此，研究药物诱导神经元结构可塑性改变的具体部位对阐明药物改变突触信号传导的神经生物学机制具有重要意义。

既往研究发现，苯丙胺和可卡因诱导伏隔核和尾状核的中等棘刺神经元树突分支和树突棘密度的改变仅局限于树突远侧段，在伏隔核不仅存在树突棘数量的增多，同时还发现多头树突棘比例的显著增加。以上形态学研究表明，精神兴奋性药物引起突触效能的改变主要发生在整合多巴胺和谷氨酸信号的部位。同时，已有多项研究证实，多巴胺和谷氨酸在药物诱导的行为敏化[14]等行为学改变及突触信号传递异常的电生理学改变中具有重要作用。因此，树突片段特异性的神经元

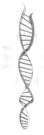

结构可塑性改变为说明其在药物成瘾中的作用提供了强有力的证据。

(3)给药方式对药物诱导神经系统结构可塑性改变的影响 药物的神经生物学效应跟药物的获取方式显著关联。例如,可卡因经静脉到达大脑的比率与其诱导中脑边缘系统即刻早期基因表达的能力密切相关。因此,给药方式是影响药物诱导神经系统结构可塑性改变的重要因素之一。以往有关突触结构可塑性和行为学改变的研究多采用被动给予成瘾性药物(通常为腹腔注射),而不是由实验动物主动摄取(通常为静脉自身给药)。被动给予和主动摄取药物对某些脑区树突棘密度的影响是一致的。如被动给予或主动摄取苯丙胺或可卡因均可增加伏隔核和内侧前额叶皮质的树突棘密度,被动给予或主动摄取吗啡均可降低伏隔核和内侧前额叶皮质的树突棘密度(表 11-1),然而被动给予或主动摄取吗啡在某些脑区引起的树突棘密度变化并不一致。例如,在顶叶皮质,被动给予大鼠吗啡后,锥体细胞树突棘密度降低,而大鼠主动摄取吗啡则无此效应(表 11-1)。相反地,主动摄取吗啡可降低海马树突棘密度,而被动给予吗啡则无此效应(表 11-1)。

给药方式影响神经系统结构可塑性的机制目前尚不明确。推测某些差异可能源自药代动力学差异,或与中枢药物接触总量相关。有证据表明,药物的神经生物学效应是药物传送速率的功能体现[15]。此外,某些差异也可能缘自不同给药方式的心理学差异。同时,学习记忆和应激等因素的参与也可能会对其有一定影响。

(4)药物诱导神经系统结构可塑性改变的持久性 既往研究报道的所有药物诱导的神经系统结构可塑性改变在停药后都可以持续很长时间。苯丙胺和尼古丁在最后一次给药后 1 个月仍可观察到由其诱导的树突棘密度增大,有报道甚至在最后一次给药后 3.5 个月仍然可以观察到该变化。可卡因给药 28d 后,24~48h 内便可观察到树突棘的改变,这种变化可持续到两周甚至 1 个月后。相似的,吗啡诱导的神经元结构可塑性改变在最后一次用药后也可以持续 1 个月时间。在给予一特定的可卡因刺激后,大鼠的行为敏化持续了 3 个月时间,而 3 个月后树突棘的改变也随之变得不再明显。

(5)诱发神经系统结构可塑性改变的药物处理方法 诱发神经系统结构可塑性改变所必需的给药剂量和给药次数目前还没有系统的研究报道。在已有的报道中,多采用如下用药方法。①苯丙胺:连续用药 5 周,剂量从 1mg/kg 递增至 8mg/kg 或者是按 3mg/kg 的剂量给药 20 次。②可卡因:按 15mg/kg 的剂量给药 20 次。然而,这些用药次数和剂量并非诱导神经系统结构可塑性改变所必需的。

例如,2.0mg/kg 剂量的苯丙胺单次给药就可以引起伏隔核壳部树突棘密度明显增高,而重复给药引起的变化会更大。15mg/kg 剂量的可卡因处理实验动物 8d(每天注射 1 次),两周后就可以看到树突棘发生显著的变化。

有证据表明,成瘾性药物对神经系统结构可塑性作用呈现明显的剂量依赖性[16]。一般而言,与被动给药的动物相比,可以自由摄取成瘾性药物的动物在实验中会摄取较大剂量的药物,因而也可能会发生更为显著的结构可塑性改变。虽然没有系统的研究报道,但以上研究足以表明,药物诱导的神经系统结构可塑性改变的程度和持续时间都与用药剂量、用药次数及药物摄取方式密切相关。

11.2.2　神经系统结构可塑性改变与药物成瘾的关系

如前所述,不同药物对不同脑区树突结构的影响具有显著差异(即药物诱导的结构可塑性改变具有药物特异性)。例如,苯丙胺引起伏隔核和内侧前额叶皮质树突棘密度增高,而吗啡却可以引起这两个脑区树突棘密度降低(表 11 - 1)。与此形成强烈对比的是,实验动物对这两种药物的行为学反应却非常相似。产生相反结构可塑性改变的两种药物都可以诱导行为敏化的产生和自主给药的增多。因此,如果说神经系统结构可塑性改变是诱导成瘾产生的重要因素,那么结构可塑性改变必然是具有双重效应的,而且这两种截然相反的改变可以诱导实验动物产生相同的行为学表现。也可能是不同的结构可塑性改变确实可以诱导实验动物产生各自特异的行为学表现,只是我们目前的行为学检测方法尚未发现。另外,这种差异的产生也可能是由药物处理方式的不同引起的。例如,有些研究人员给予高剂量吗啡时多采用皮下植入缓释剂的方法,这种给药方法与阿片类的耐受和依赖过程相似,而精神兴奋性药物(如苯丙胺)的给药流程多是每天一次或几次,这种给药方式可使血药浓度在一定时间内达到峰值并在下次给药前降到基础值,更接近于药物敏化的过程。成瘾者摄入阿片类和精神兴奋性药物的方式是多种多样的,因此,在未来的研究中动物给药应采用更接近于人类摄取药物的剂量和方式,以便更深入地探讨药物诱导的神经系统结构可塑性改变与行为学改变之间的联系。

11.3　神经系统结构可塑性改变在甲基苯丙胺成瘾过程中的作用

难以从根本上戒断是药物成瘾的一个显著特征,即使已经戒断多年并且戒断

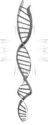

症状已经消失很长时间的成瘾者也仍然有很强的复吸倾向。成瘾样行为的持续性特征提示成瘾性药物可能诱导相关神经通路(如奖赏系统)发生了持续性的可塑性改变,而树突和树突棘被认为是成瘾性药物诱导的神经系统结构可塑性改变发生的主要部位[17]。以往研究表明,反复给予苯丙胺或者可卡因刺激,都可以引起小鼠伏隔核和大脑皮质神经元树突分支和树突棘密度的改变。已有证据证明,伏隔核神经元结构的重塑可以改变个体对成瘾性药物的反应,引起个体对成瘾性药物的渴求增强,摄取量增大,并最终发展为强迫性用药行为即成瘾[18]。

11.3.1　甲基苯丙胺诱导的行为学和神经元可塑性改变

以往有关成瘾性药物诱导神经系统结构可塑性的研究多是采用高尔基染色的方法,观察并分析成瘾性药物诱导的树突和树突棘结构的改变。虽然高尔基染色在以往研究中被广泛应用,但是这种方法始终存在一定缺陷。首先,高尔基染色只能使部分神经元着色,所以高尔基染色样品中观察到的神经系统结构可塑性改变并不一定能反映所有神经元的变化。其次,高尔基染色样品中观察到的树突和树突棘结构的改变并非是直接对突触结构进行观察和测量,而是基于神经突触后膜改变的一个间接实验方法。因此,如果没有超微结构的研究证据,我们就无法肯定树突表面和树突棘的改变是否伴随有神经突触的相应改变。

正因如此,我们应用透射式电子显微镜技术对甲基苯丙胺行为敏化小鼠伏隔核神经突触直接进行观察和分析,研究多巴胺 D3 受体基因敲除小鼠及其相应野生型小鼠行为敏化相关神经系统结构可塑性改变。研究发现,反复、间断的甲基苯丙胺给药不但可以引起小鼠持续性的行为敏化(图 11 - 3),同时还可以诱导小鼠伏隔核超微结构(突触连接)的重塑(图 11 - 4)[19]。停药 1 个月后,行为敏化在多巴胺 D3 受体基因敲除小鼠和野生型小鼠中都仍然存在,同时还可观察到小鼠伏隔核突触密度的增高。甲基苯丙胺诱导的突触连接重塑与持续性行为敏化的高度相关性,提示相关核团神经结构的可塑性改变可能是药物诱导的持续性行为学改变的潜在神经生物学机制。

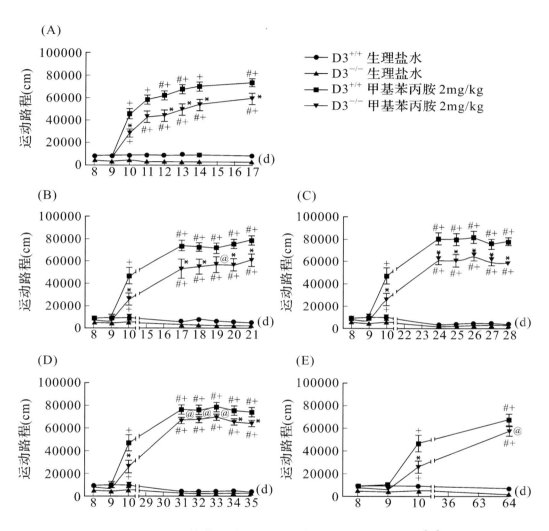

图 11-3　甲基苯丙胺诱导小鼠产生长时程行为敏化[19]

（A）在第 8～17 天（$n=17$/组）、（B）第 18～21 天（$n=8$/组）、（C）第 24～28 天（$n=8$/组）、（D）第 31～35 天（$n=8$/组）、（E）第 64 天（$n=8$/组）给小鼠注射生理盐水或甲基苯丙胺（2mg/kg），在其前后 60min 观察 4 组小鼠的运动活性，展示的值为平均值±标准误。＊：$P<0.01$ 是相对于相同剂量的野生组小鼠；@：$P<0.05$ 是相对于相同剂量的野生组小鼠；♯：$P<0.01$ 是相对于第 10 天；＋：$P<0.01$ 是相对于相同基因型的生理盐水组小鼠。D3$^{+/+}$：野生型小鼠；D3$^{-/-}$：D3 受体基因敲除。

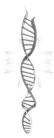

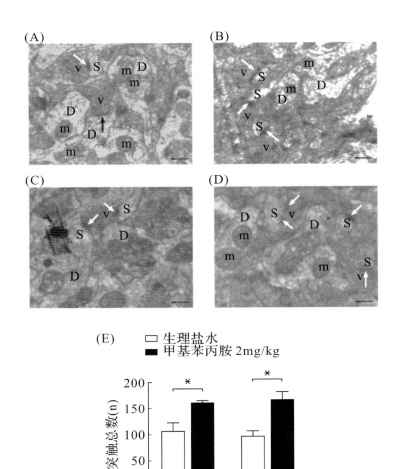

图 11 - 4　甲基苯丙胺诱导小鼠伏隔核突触密度增高[19]

(A)～(D),典型的突触(箭头)图像。野生型生理盐水组(A),野生型甲基苯丙胺组 2mg/kg(B),D3^{-/-} 生理盐水组(C),D3^{-/-} 甲基苯丙胺组 2mg/kg(D)。突触的轴突和轴突末端以棘突(白色箭头)或树突(黑色箭头)形成突触,四组小鼠的突触密度的量化(每组 6 只小鼠)(E)。数据代表平均值±标准误,代表每只小鼠 NAc 壳的每 70650μm² 的突触总数。*:$P < 0.05$ 相对于生理盐水对照组。S:树突棘;D:树突;v:囊泡;m:线粒体;D3^{+/+}:野生型。基准尺=0.5μm。

11.3.2 甲基苯丙胺诱导神经系统结构可塑性改变的机制

1.脑源性神经营养因子及其通路在神经系统结构可塑性改变中的作用

成瘾性药物诱导神经系统结构可塑性改变在成瘾过程中有至关重要的作用，对其相关分子机制的研究可为药物成瘾的防治提供巨大帮助。

脑源性神经营养因子(brain-derived neurotrophic factor,BDNF)是神经营养因子家族的重要成员，在脑内广泛表达。脑源性神经营养因子通过调节磷脂酰肌醇 3 -激酶(phosphatidylinositol 3-kinase,PI$_3$K)、丝裂原活化蛋白激酶、磷脂酶 C (phospholipase C,PLC)及核因子 κB(nuclear factor kappa B,NFκB)等信号通路，影响神经元的生长、分化、存活、凋亡及细胞骨架重建等一系列细胞功能。

以往的研究发现，慢性精神兴奋性药物刺激在引起奖赏系统树突分支和树突棘密度增高的同时引起相关核团脑源性神经营养因子表达水平升高，而慢性阿片类药物刺激在引起相关核团树突分支和树突棘密度降低的同时引起脑源性神经营养因子表达水平下降。另外，阿片类药物引起的中脑腹侧被盖区多巴胺能神经元胞体减小可以被脑源性神经营养因子逆转[20]。脑源性神经营养因子与成瘾性药物诱导的神经系统结构可塑性改变之间的相关性的诸多证据提示，脑源性神经营养因子及其下游通路可能通过调节相关核团神经元结构可塑性及分子表达水平的改变进而调节个体对成瘾性药物的渴求和摄取状态，在成瘾形成过程中由偶然用药发展为强迫用药的过程中起着重要作用。

人群研究发现，可卡因、苯丙胺、酒精和阿片类药物滥用都可以诱导吸食者血清中脑源性神经营养因子的含量发生改变。利用药物成瘾动物模型研究发现，中脑腹侧被盖区或伏隔核局部注射脑源性神经营养因子，可以增强可卡因诱导的自主活动增多和奖赏效应，而脑源性神经营养因子的减少恰好产生了相反效应。最近的研究表明，可卡因自身给药也可增强伏隔核的脑源性神经营养因子信号转导。伏隔核局部注射脑源性神经营养因子可以增强可卡因自身给药、渴求及复吸，而伏隔核局部注射脑源性神经营养因子抗体或者伏隔核组织特异性脑源性神经营养因子基因敲除可以阻断可卡因的这些行为学效应[21]。基于这些研究结果，D. L. Graham 等人认为在可卡因自主给药初期，伏隔核脑源性神经营养因子的释放是药物成瘾形成过程中的一个必要因素。利用海马神经元进行的体外细胞学研究同样发现，脑

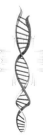

源性神经营养因子的分泌可以引起单个树突棘的增大。所有这些研究都表明,脑源性神经营养因子是成瘾性药物诱导相关神经通路结构可塑性改变的重要调节分子。

脑源性神经营养因子调节成瘾性药物诱导的相关神经通路结构可塑性改变的分子机制目前尚不明确。对其受体及主要信号转导通路的研究发现,脑源性神经营养因子及其 TrkB 受体是神经元增殖和成熟及树突棘增殖所必需的。伏隔核脑源性神经营养因子受体 p75NTR 及其下游信号通路的阻断,可以抑制慢性可卡因刺激诱导的该核团中等棘刺神经元树突棘密度增高,同时,该信号通路的阻断还可以降低大鼠对可卡因奖赏效应的敏感性[20]。这些证据表明,脑源性神经营养因子及其相关信号通路与成瘾性药物诱导的行为学和神经元可塑性改变都具有很强的相关性。

2. 关联性记忆对神经系统结构可塑性改变的影响

以往的研究认为,行为敏化中的动机敏化是成瘾形成过程中从规则的、能自我控制的用药发展到强迫性觅药和用药的潜在机制[4],而行为敏化相关的神经系统可塑性改变是成瘾形成的神经生物学基础[4,7]。虽然行为敏化被认为是由介导非条件性药物效应(包括精神运动效应和动机效应)的神经系统适应性改变引起的,基本上属于非关联性学习过程,但是给药环境相关线索在行为敏化的形成和表达过程中仍然起着至关重要的作用[7]。

在引入关联性记忆因素的研究中,研究人员发现只有在饲养笼外的新异环境(novel cage)中给予可卡因才能诱导大鼠产生明显的敏化行为,而在饲养笼内(home cage)给予相同剂量的可卡因刺激却不能诱导出明显的行为敏化。有趣的是,两组大鼠在伏隔核结构可塑性改变上也存在差异。反复给予可卡因刺激引起的伏隔核核部树突棘密度增高仅出现于表现出行为敏化的新异环境给药组大鼠,而可卡因诱导的伏隔核壳部树突棘密度增高在两组大鼠中都能看到,与大鼠是否表现出行为敏化无关。加大可卡因的给药剂量后发现,即便是在饲养笼内给予可卡因的大鼠也可以产生行为敏化,同时其伏隔核核部树突棘密度也随之增高。由此可见,行为敏化这一特殊的行为学改变依赖于伏隔核核部(而非壳部)的结构可塑性改变。同属于伏隔核的两个亚区,可卡因诱导神经元结构发生可塑性改变所需的给药条件却截然不同。进而有研究人员认为,只有伏隔核核部的结构可塑性改变才与强迫性用药行为直接相关，才是成瘾形成的真正原因，而伏隔核壳部的结构可塑性改变与成瘾性药物诱导的行为学改变没有本质联系，可能只是成瘾性药物的一个药理学作用而已。近来有关苯丙胺的研究也得到了类似的结果，进一步证实了这一理论。

11.4　药物成瘾与脑内多巴胺系统

以往的研究表明，成瘾性药物可以通过抑制突触前膜多巴胺转运体对突触间隙内多巴胺的重吸收或者促进突触前多巴胺的释放，引起突触间隙多巴胺含量增高，进而激活相应受体通路，引起一系列生物学效应。中脑边缘多巴胺系统对成瘾性药物的效应起着至关重要的调节作用[8]。伏隔核是中脑边缘多巴胺系统的重要核团，它通过整合来自于杏仁核、前额叶皮质及中脑腹侧被盖区等多个核团的信息，并将其反馈至运动皮质区，从而调节成瘾性药物的行为学效应。因此，伏隔核一直被认为是中脑边缘系统参与调节成瘾性药物强化效应和奖赏效应的核心核团。

11.4.1　脑内多巴胺通路

多巴胺（dopamine，DA）是脑内主要神经递质之一，以往研究较多的主要有以下 4 条传递通路（图 11－5）[8]：①黑质纹状体通路（nigrostriatal pathway），起自中脑黑质（substantia nigra，SN），投射到背侧纹状体的尾状核，该通路主要与运动调节有关；②中脑边缘系统（mesolimbic system），起自于中脑腹侧被盖区，主要投射到腹侧纹状体的伏隔核等脑区，该系统与动机行为有关，被认为是调节成瘾性药物奖赏效应和强化效应的主要神经通路；③中脑皮质通路，从中脑腹侧被盖区投射到前额叶皮质，参与调节学习和记忆功能；④中脑杏仁核通路，从中脑腹侧被盖区投射到杏仁核，与情绪和记忆调节有关。

从中脑腹侧被盖区投射到伏隔核等脑区的中脑边缘多巴胺系统是调节成瘾性药物作用的主要脑内神经通路[8]。根据解剖学和生物化学差异，伏隔核可以分为壳部和核部。其中伏隔核壳部主要接受来自于中脑腹侧被盖区的多巴胺能神经投射，而核部主要接受来自于杏仁核、前额叶皮质及海马的兴奋性谷氨酸能神经投射（图 11－6）。位于伏隔核的细胞主要是 GABA 能神经元，因此，在接受外来多巴胺和谷氨酸投射的同时，伏隔核 GABA 能神经元投射到中脑腹侧被盖区等脑区，参

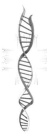

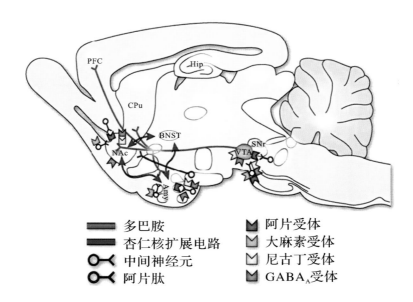

图 11 - 5 小鼠脑内与药物成瘾相关的主要神经通路[8]

Amy:杏仁核;BNST:终纹床核;CPu:尾状核;Hip:海马;NAc:伏隔核;PFC:前额叶皮质;SNr:黑质网状部;VTA:中脑腹侧被盖区。

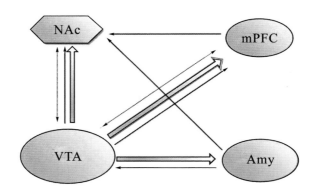

图 11 - 6 小鼠伏隔核相关的主要神经投射系统[22]

多巴胺能的神经传出和传入用空箭头表示。谷氨酸能的神经传出和传入用黑箭头表示。GABA 能的神经传出和传入用带有虚线的箭头表示。Amy:杏仁核;mPFC:内侧前额叶皮质;NAc:伏隔核;VTA:中脑腹侧被盖区。

与其他神经递质的调节。伏隔核通过整合来自于杏仁核、前额叶皮质及中脑腹侧被盖区等多个核团的信息,并将其反馈至运动皮质区,从而调节成瘾性药物的行为学效应。因此,伏隔核一直被认为是中脑边缘系统参与调节成瘾性药物强化效应和奖赏效应的核心核团。

11.4.2 脑内多巴胺受体

以往的研究表明,几乎所有的成瘾性药物都可引起中脑边缘多巴胺系统细胞外多巴胺浓度增高,激动特定脑区内的多巴胺受体,引起中脑边缘多巴胺系统相应受体及其信号传导系统发生复杂的适应性变化,从而产生特定的行为效应即成瘾。

1.脑内多巴胺受体的分类

脑内多巴胺通过激活 5 种不同的 G 蛋白耦联受体(G protein-coupled receptors)而发挥其生理学作用[23]。根据其对环磷酸腺苷(cyclic adenosine monophosphate,cAMP)调节作用和药理学功能的不同,多巴胺受体可分为 D1 样受体和 D2 样受体两个大类。D1 样受体激活后可以引起细胞内 cAMP 浓度升高,而 D2 样受体的激活可以引起细胞内 cAMP 浓度降低。随着基因克隆技术的发展和应用,研究人员先后克隆出了 5 种可以被多巴胺激活的受体亚型。根据结构及生理学、生物化学作用上的不同,D1 受体和 D5 受体归类于 D1 样受体,而 D2 受体、D3 受体和 D4 受体归类于 D2 样受体[23]。D1 样受体和 D2 样受体的各个亚型的跨膜区具有高度同源性,然而它们的功能却截然不同。以往的研究认为,D1 样受体主要激活突触后膜兴奋型 G 蛋白耦联受体,从而引起细胞内 cAMP 浓度升高。D2 样受体在突触前膜和突触后膜都有表达,而且激活后主要作用于抑制型 G 蛋白耦联受体,引起细胞内 cAMP 浓度降低。

2.脑内多巴胺受体的表达和分布

多巴胺受体在脑内和外周都有广泛的分布。

在脑内,D1 受体在黑质纹状体系统、中脑边缘系统及中脑皮质系统都有较高表达,这些系统涉及的核团包括伏隔核、尾状核、黑质、杏仁核、嗅球(olfactory bulb)及额叶皮质(frontal cortex),除此之外,在海马、小脑(cerebellum)、丘脑(thalamic)及下丘脑(hypothalamic)也有较低水平的表达(表 11 - 2)。

D5 受体在脑内的表达水平较低,表达的核团主要有前额叶皮质、前运动皮质

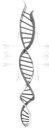

(premotor cortex)、扣带回皮质(cingulated cortex)、内嗅皮质(entorhinal cortex)、黑质、下丘脑、海马、齿状回(dentate gyrus)、尾状核及伏隔核。

表 11 - 2　多巴胺受体在脑内的表达和分布

亚型	高表达脑区	低表达脑区
D1	伏隔核、尾状核、黑质、嗅球、杏仁核和额叶皮质	海马、小脑、丘脑区、下丘脑区
D2	纹状体、伏隔核、嗅球	黑质、中脑腹侧被盖区、下丘脑、皮质区、中隔、杏仁核、海马
D3	伏隔核壳部、嗅球、海马回嗅觉小岛	纹状体、黑质致密部、中脑腹侧被盖区、中隔区、海马及各种皮质区
D4	—	额叶皮质、杏仁核、海马、下丘脑、苍白球、黑质网状核、丘脑
D5	—	前额叶皮质、前运动皮质、扣带回皮质、内嗅皮质、黑质、下丘脑、齿状回、尾状核、伏隔核

多巴胺 D2 受体除高表达于纹状体、伏隔核和嗅球之外,在黑质、中脑腹侧被盖区、下丘脑、皮质区、中隔、杏仁核及海马有较低表达(表 11 - 2)[23]。虽然在某些脑区(如纹状体和额叶皮质)D1 受体和 D2 受体都有表达(表 11 - 2),但更深入的研究发现,这些脑区中只有很少的神经元上存在这两种受体的共表达,而其他大多数神经元则主要表达某一种受体。

D4 受体在脑内的表达水平很低,目前发现其表达的脑区主要有额叶皮质、杏仁核、海马、下丘脑、苍白球(globus pallidus)、黑质网状核及丘脑(表 11 - 2)。

与其他受体亚型在脑内的广泛分布不同,多巴胺 D3 受体的表达具有明显的脑区特异性。高水平的 D3 受体表达只出现在边缘系统,如伏隔核壳部、嗅球及 Calleja 岛(islands of Calleja)等脑区(表 11 - 2)。而在纹状体、黑质致密部、中脑腹侧被盖区及海马等脑区,D3 受体的表达水平都很低。在伏隔核中,有相当一部分表达 D3 受体的神经元同时还表达 D1 受体。

3. 多巴胺 D3 受体在药物成瘾中的作用

伏隔核是脑内调节成瘾性药物强化效应和奖赏效应的核心核团,多巴胺 D3 受体在该脑区的特异性高表达提示,D3 受体在药物成瘾的形成过程中可能起着至关重要的作用。

动物研究表明,在可卡因、尼古丁诱导的自主活动增多及行为敏化等成瘾模型中,大鼠伏隔核多巴胺 D3 受体的表达水平显著增高。慢性吗啡给药也可以引起实验动物尾状壳核、黑质及中脑腹侧被盖区 D3 受体表达增高。酒精成瘾大鼠模型纹状体中同样发现 D3 受体表达增高。相似地,吸毒相关死亡人员以及吸烟人群相关核团内也存在 D3 受体表达增高。

选择性多巴胺 D3 受体拮抗剂的应用为说明 D3 受体在成瘾形成过程中的作用提供了更为有利的证据。研究发现,在成瘾动物模型建立的过程中给予 SB-277011A[*trans-N*-[4-[2-(6-cyano-1,2,3,4-tetrahydro-isoquinolin-2yl)ethyl]cyclo-hexyl]-4-quinolininecarbo-xami-de]等多巴胺 D3 受体拮抗剂,可以显著抑制可卡因诱导的条件性位置偏爱(conditioned place preference,CPP)的获得和表达,同时可以抑制可卡因自身给药的建立和复燃。在既往有关苯丙胺类药物、阿片类药物、酒精及尼古丁等多种药物的多种动物成瘾模型的研究中都有类似发现(表 11-3)。

表 11-3　选择性多巴胺 D3 受体拮抗剂(SB-277011A)在药物成瘾动物模型中的作用[24]

药物	行为学方法	主要发现
可卡因	条件线索性自主活动	抑制
	CPP 的获得	抑制
	CPP 的表达	抑制
	食物 CPP 的表达	无影响
	增强的 BSR	抑制
	低 FR (FR1,FR2)自身给药	无影响
	高 FR (FR10)	抑制
	PR 断点	抑制
	自身给药替换	无影响

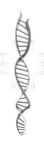

药物	行为学方法	主要发现
可卡因	二阶进度（系统）	抑制
	蔗糖的二阶进度（系统）	无影响
	二阶进度（BLA 内）	抑制
	可卡因诱发的恢复	抑制
	食物/蔗糖诱发的恢复	无影响
	线索触发的恢复	抑制
	线索控制的蔗糖寻求	无影响
	压力诱发的恢复（系统）	抑制
	压力诱发的恢复（NAc 壳部内）	抑制
苯丙胺	甲基苯丙胺增强的 BSR	抑制
	右旋苯丙胺诱发的功能连通	破坏
阿片类	海洛因 CPP 的获得	抑制
	海洛因 CPP 的表达	抑制
	THC 增强的 BSR	抑制
酒精	酒精偏爱 vs. 非偏爱大鼠的酒精摄入	抑制
	ADE	抑制
	线索诱发的恢复	抑制
	线索诱发的恢复	抑制
尼古丁	条件线索性自主活动	抑制
	CPP 的表达	抑制
	增强的 BSR	抑制
	低 FR（FR1,FR2）自身给药	无影响
	PR 断点	抑制
	PR 断点（食物维持）	无影响
	尼古丁诱发的恢复	抑制

注：ADE:酒精剥夺效果；BLA:基底外侧杏仁核；BSR:脑刺激奖赏；CPP:条件性位置偏爱；FR:固定比率；NAc:伏隔核；phMRI:药理学磁共振成像；PR:累进比率；THC:四氢大麻酚。

　　另外，应用多巴胺 D3 受体基因选择性敲除小鼠的相关研究结果同样表明，多巴胺 D3 受体在可卡因和苯丙胺诱导的条件性位置偏爱的建立和消退，以及成瘾性药物诱导自主活动改变的过程中都起着非常重要的调控作用[25]。

11.5　多巴胺D3受体在甲基苯丙胺成瘾形成过程中的作用

多巴胺D3受体主要在伏隔核内表达(表11-2),而伏隔核是脑内调节成瘾性药物强化效应和奖赏效应的核心核团,提示D3受体在药物成瘾的形成过程中可能起着至关重要的作用。

11.5.1　多巴胺D3受体调节急性甲基苯丙胺诱导的自主活动增多

图11-7所示为不同药物剂量及不同基因型(多巴胺D3受体基因敲除小鼠及其相应野生型小鼠)对急性甲基苯丙胺刺激诱导小鼠自主活动改变的影响。析因设计方差分析结果表明,药物剂量$[F_{(3,48)}=17.978,P<0.05]$和基因型$[F(1,$

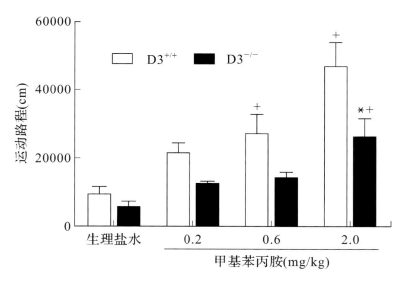

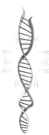

图11-7　多巴胺D3受体调节甲基苯丙胺诱导的急性自主活动增多[19]

野生型和D3$^{-/-}$小鼠腹腔的急性自主活动响应通过注射不同剂量的甲基苯丙胺(0.2mg/kg,0.6mg/kg和2.0mg/kg,n=10)或生理盐水(n=10)。结果均使用平均值±标准误(means±SEM.)表示。*:P<0.05与野生型小鼠对比;+:P<0.05与生理盐水组对比。D3$^{+/+}$:野生型小鼠;D3$^{-/-}$:D3受体突变型小鼠。

48)＝14.669,$P<0.05$]均对急性甲基苯丙胺刺激诱导小鼠自主活动改变有显著性作用,但两者之间的交互作用不具有显著性[$F(3,48)＝1.553,P>0.05$]。

对相同基因型不同剂量甲基苯丙胺组之间的两两比较发现,0.6mg/kg和2.0mg/kg剂量的甲基苯丙胺均可以引起野生型小鼠自主活动增高(图11-7,与同基因型生理盐水组小鼠相比,$P<0.05$),而0.2mg/kg甲基苯丙胺组与生理盐水组相比没有显著性差异(图11-7,$P>0.05$)。在多巴胺D3受体基因敲除小鼠中,0.2mg/kg和0.6mg/kg剂量的甲基苯丙胺均未引起其自主活动发生显著改变(图11-7,$P>0.05$),只有2.0mg/kg剂量的甲基苯丙胺才可引起其自主活动增高(图11-7,与同基因型生理盐水组小鼠相比,$P<0.05$)。这些结果表明,急性甲基苯丙胺可以诱导小鼠自主活动增高,且其作用呈剂量依赖性(图11-7)。

对相同剂量不同基因型小鼠之间的两两比较发现,两基因型小鼠生理盐水组自主活动量没有显著差异(图11-7,$P>0.05$),而2.0mg/kg剂量的甲基苯丙胺作用后,多巴胺D3受体基因敲除小鼠与其相应野生型小鼠相比自主活动量显著降低(图11-7,与同剂量野生型小鼠相比,$P<0.05$)。该结果表明,多巴胺D3受体调节急性甲基苯丙胺诱导的自主活动增多,但不参与调节小鼠的基础活动量。

11.5.2 多巴胺D3受体调节甲基苯丙胺诱导的持续性行为敏化

多巴胺D3受体基因敲除小鼠及其相应野生型小鼠各两组(2.0mg/kg甲基苯丙胺组和生理盐水对照组)接受4周的药物注射和行为学测试(图11-3),之后停药4周,各组小鼠不进行任何处理,最后一天小鼠分别给予相同剂量的甲基苯丙胺或生理盐水注射1次并测试其自主活动表现。双因素重复测量方差分析结果表明,基因型[$F(1,28)＝14.352,P<0.01$]、药物处理[$F(1,28)＝515.062,P<0.001$]及时间[$F(22,616)＝41.241,P<0.001$]均对甲基苯丙胺诱导的持续性行为敏化有显著性作用,基因型和药物处理之间的交互作用[$F(1,28)＝5.934,P<0.05$],以及药物处理和时间的交互作用[$F(22,616)＝53.762,P<0.001$]同样具有显著性。两两比较后发现,生理盐水组中多巴胺D3受体基因敲除小鼠与其相应野生型小鼠自主活动随时间变化的趋势没有显著性差异(图11-3,$P>0.05$),而2.0mg/kg甲基苯丙胺组两基因型小鼠之间的差异具有显著性(图11-3,$P<0.001$),提示多巴胺D3受体不参与调节小鼠基础自主活动量,但可以调节反复、间断甲基苯丙胺给药所诱导的持续性行为学改变。

以往的研究还发现,多巴胺 D3 受体基因敲除小鼠对较低剂量苯丙胺或者可卡因的反应强度较其野生型小鼠增强,提示多巴胺 D3 受体对精神兴奋性药物的行为学效应具有抑制作用。但给予较高剂量的两种药物时,两基因型小鼠之间没有显著性差异,与野生型小鼠相比,多巴胺 D3 受体基因敲除小鼠甚至会表现出较低的反应强度。多巴胺 D3 受体对不同剂量的同种药物表现出不同的调控作用,其机制目前尚不明确,推测可能与 D3 受体亚型对多巴胺的高亲和力有关。在伏隔核中,相当一部分神经元上存在 D3 受体和 D1 受体的共表达,当受到较低剂量的成瘾性药物刺激时,突触间隙增加的多巴胺首先作用于具有较高亲和力的 D3 受体,表现为对药物效应的抑制作用。而当受到较高剂量的成瘾性药物作用时,D1 受体及D2 受体便参与其中,并发挥了更为复杂的作用。虽然多巴胺 D3 受体与其他受体亚型的相互作用机制还不甚明确,但已有证据表明,它可以下调突触后膜 D1 和 D2样受体的过度激活,从而共同参与调节运动和动机行为。

【参考文献】

[1] Martin W R,Sloan J W,Sapira J D,et al. Physiologic,subjective,and behavioral effects of amphetamine,methamphetamine,ephedrine,phenmetrazine,and methylphenidate in man[J]. Clin Pharmacol Ther,1971,12(2):245 - 258.

[2] Cruickshank C C,Dyer K R. A review of the clinical pharmacology of methamphetamine[J]. Addiction,2009,104(7):1085 - 1099.

[3] Robinson T E,Becker J B. Enduring changes in brain and behavior produced by chronic amphetamine administration:a review and evaluation of animal models of amphetamine psychosis[J]. Brain Res,1986,396(2):157 - 198.

[4] Robinson T E,Berridge K C. Addiction[J]. Annu Rev Psychol,2003,54:25 - 53.

[5] Lin K Y,Cherng C G,Yang F R,et al. Memantine abolishes the formation of cocaine-induced conditioned place preference possibly via its IL-6-modulating effect in medial prefrontal cortex[J]. Behav Brain Res,2011,220(1):126 - 131.

[6] Sax K W,Strakowski S M. Behavioral sensitization in humans[J]. J Addict Dis,2001,20(3):55 - 65.

[7] Robinson T E,Berridge K C. The psychology and neurobiology of addiction:

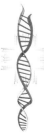

an incentive-sensitization view[J]. Addiction,2000,95(Suppl 2)：S91 - S117.

[8] Koob G F,Volkow N D. Neurocircuitry of addiction[J]. Neuropsychopharmacology,2010,35(1)：217 - 238.

[9] Lamprecht R,LeDoux J. Structural plasticity and memory[J]. Nat Rev Neurosci,2004,5(1)：45 - 54.

[10] Kolb B,Whishaw I Q. Brain plasticity and behavior[J]. Annu Rev Psychol，1998,49：43 - 64.

[11] Peters A,Feldman M L,The projection of the lateral geniculate nucleus to area 17 of the rat cerebral cortex. I. general description[J]. J Neurocytol,1976,5(1)：63 - 84.

[12] Kolb B,Tees R C. The cerebral cortex of the rat[M]. Cambridge,MA：MIT Press,1990：437 - 458.

[13] Mameli M，Luscher C. Synaptic plasticity and addiction：learning mechanisms gone awry[J]. Neuropharmacology,2011,61(7)：1052 - 1059.

[14] Wolf M E. The role of excitatory amino acids in behavioral sensitization to psychomotor stimulants[J]. Prog Neurobiol,1998,54(6)：679 - 720.

[15] Porrino L J. Functional consequences of acute cocaine treatment depend on route of administration[J]. Psychopharmacology (Berl),1993,112(2 - 3)：343 - 351.

[16] Ahmed S H,Koob G F. Transition from moderate to excessive drug intake：change in hedonic set point[J]. Science,1998,282(5387)：298 - 300.

[17] Wolf M E,Sun X. Mangiavacchi S,et al,Psychomotor stimulants and neuronal plasticity[J]. Neuropharmacology,2004,47(Suppl 1)：S61 - S79.

[18] Koob G F,Le Moal M. Plasticity of reward neurocircuitry and the "dark side" of drug addiction[J]. Nat Neurosci,2005,8(11)：1442 - 1444.

[19] Zhu J,Chen Y,Zhao N,et al. Distinct roles of dopamine D3 receptors in modulating methamphetamine-induced behavioral sensitization and ultrastructural plasticity in the shell of the nucleus accumbens[J]. J Neurosci Res,2012,90(4)：895 - 904.

[20] Russo S J,Bolanos C A,Theobald D E,et al. IRS2-Akt pathway in midbrain

dopamine neurons regulates behavioral and cellular responses to opiates[J]. Nat Neurosci,2007,10(1): 93 - 99.

[21] Graham D L,Edwards S,Bachtell R K,et al,Dynamic BDNF activity in nucleus accumbens with cocaine use increases self-administration and relapse [J]. Nat Neurosci,2007,10(8): 1029 - 1037.

[22] Guo Y,Wang H L,Xiang X H,et al. The role of glutamate and its receptors in mesocorticolimbic dopaminergic regions in opioid addiction[J]. Neurosci Biobehav Rev,2009,33(6): 864 - 873.

[23] Vallone D,Picetti R,Borrelli E. Structure and function of dopamine receptors [J]. Neurosci Biobehav Rev,2000,24(1): 125 - 132.

[24] Heidbreder C. Selective antagonism at dopamine D3 receptors as a target for drug addiction pharmacotherapy: a review of preclinical evidence[J]. CNS Neurol Disord Drug Targets,2008,7(5): 410 - 421.

[25] Liu X Y,Mao L M,Zhang G C,et al. Activity-dependent modulation of limbic dopamine D3 receptors by CaMKⅡ[J]. Neuron,2009,61(3): 425 - 438.

（朱 杰）

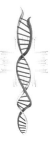

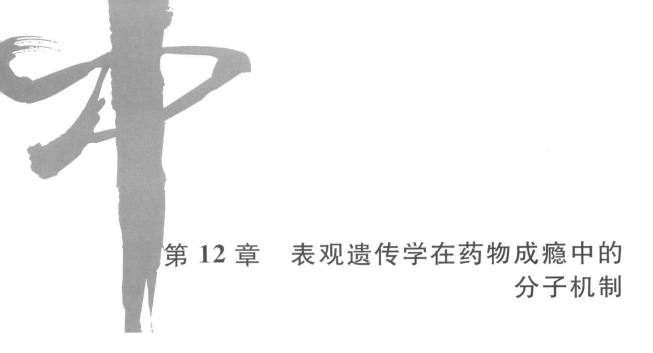

第 12 章　表观遗传学在药物成瘾中的分子机制

药物刺激诱导的脑内奖赏回路神经适应性变化在药物成瘾中扮演重要角色，而相关基因的表达改变则是引起神经适应性变化的重要原因，因此探究药物刺激所引起的基因表达改变的分子机制对药物成瘾的研究具有重要意义。

12.1　药物成瘾的表观遗传学

药物成瘾是一种长期、反复的强迫性用药行为，其病理生理机制主要表现为某些脑区结构和功能的可塑性变化，其中有些变化长期存在，可以持续到停药后数周甚至数月。以往研究认为表观遗传机制参与了药物成瘾相关的神经可塑性和行为可塑性。

表观遗传是指与 DNA 序列无关、可通过减数分裂或有丝分裂传递的遗传学现象。表观遗传学是连接基因型和表型之间的桥梁，在不影响基因型的前提下，通过对 DNA 碱基和蛋白质的修饰改变染色质结构而引起转录水平上基因表达的变化，进而引起表型改变。表观遗传所携带的信息可以从母细胞传递给子细胞及从母代传递给子代。

表观遗传主要通过对染色质结构的影响而改变基因转录水平的表达。高等真核生物的染色质由 DNA 分子和组蛋白结合形成，染色质的基本构成单位是核小体（图 12-1）。核小体是由四种组蛋白 H2A、H2B、H3、H4 各两分子构成的八聚体为核心，外部缠以 147bp（约 1.75 圈）的双链 DNA 而成。核小体间通过组蛋白 H1 等连接，将染色质进一步包装压缩，形成高度聚集、有序的结构。转录调节因子与其 DNA 序列上相应靶位点结合而调节基因转录，其首要条件为转录因子须靠近并结合于 DNA 序列上，表观遗传学因素可通过对核小体的 DNA 和组蛋白修饰而使染色质结构发生变化，进而有利于转录因子结合 DNA 序列。DNA 甲基化和组蛋白修饰为两种最主要的表观遗传学标记。

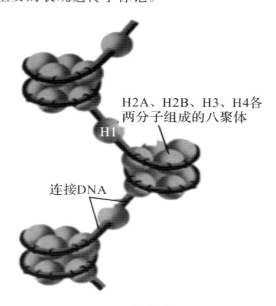

H2A、H2B、H3、H4各
两分子组成的八聚体

H1

连接DNA

图 12 - 1　核小体结构示意图

12.1.1　DNA 甲基化

　　DNA 甲基化由 S-腺苷甲硫氨酸提供甲基,在 DNA 甲基转移酶催化下,使胞嘧啶第 5 位碳原子甲基化而转化为 5-甲基胞嘧啶[图 12 - 2(A)]。成年哺乳动物基因组内,DNA 甲基化主要发生于 CpG 二核苷酸位点,在胚胎干细胞的研究中发现甲基化也可以发生在非 CpG(CpA、CpT、CpC)的位点。正常情况下人类 DNA 序列中 3%～6% 的胞嘧啶核苷酸发生了甲基化[1],甲基化的 CpG 在基因组中分布不均匀。有些区域内 CpG 密度比平均水平高出 10～20 倍,G+C 含量大于 50%,长度大于 200 个碱基,这些区域被命名为 CpG 岛。大约 50% 的人类基因中含有 CpG 岛,广泛分布在管家基因或组织特异表达基因的 5′末端区域(包括启动子区、5′非翻译区和第一个外显子)[2]。大部分 CpG 岛在正常生理状态下处于非甲基化状态,基因可正常表达,当其发生甲基化时,可影响基因转录调控,使基因沉默。此外,散在分布于基因组中的 CpG 二核苷酸通常处于甲基化状态。

　　DNA 甲基化由 DNA 甲基转移酶催化完成,已知哺乳动物体内有活性的 DNA

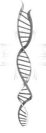

甲基转移酶主要包括 DNMT1、DNMT3a 和 DNMT3b。作为 DNA 复制复合物（DNA synthesome）中的组分，DNMT1 催化子链 DNA 半甲基化位点的甲基化，保持复制过程中 DNA 甲基化位点的遗传稳定性；DNMT3a、DNMT3b 主要负责 DNA 的重新甲基化，以非甲基化的 DNA 为模板，催化新的甲基化位点形成，在胚胎发育中起重要作用［图 12－2（B）］。作为一个催化调节因子，DNMT3L 可与 DNMT3a、DNMT3b 结合而提高其酶活性[3]。

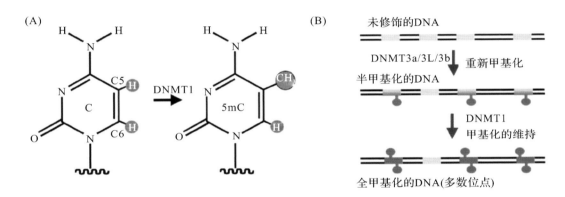

图 12－2　DNA 甲基化及 DNA 甲基转移酶

（A）DNMT 催化胞嘧啶的第 5 位碳原子甲基化而转化为 5－甲基胞嘧啶；（B）DNMT1 催化 DNA 半甲基化位点甲基化，DNMT3a、DNMT3b 主要负责 DNA 重新甲基化，DNMT3L 与 DNMT3a、DNMT3b 结合而提高其酶活性。

12.1.2　组蛋白修饰

　　组蛋白（histone）是真核生物染色体的基本结构蛋白，大多数是由一球状区和一突出核小体外的组蛋白尾部组成的小分子碱性蛋白质，包含 5 种类型：H1、H2A、H2B、H3 和 H4，其中 H2A、H2B、H3、H4 各两分子构成核小体八聚体核心，H1 不参加核小体的组建，在构成核小体时起连接作用，并赋予染色质极性。组蛋白有两个重要的活性末端，其羧基末端介导组蛋白分子之间相互作用和 DNA 缠绕，而氨基末端则介导与其他蛋白或 DNA 相互作用。组蛋白可发生乙酰化、甲基化等共价修饰而构成复杂多样的组蛋白密码，组蛋白密码可被一系列调节蛋白所识别而改变染色质状态，实现对特定基因转录的调节。

1.组蛋白乙酰化

组蛋白乙酰化(histone acetylation)是指在组蛋白乙酰化酶(histone acety-lases,HATs)催化下,通过在 H3、H4 组蛋白 N 端赖氨酸(lysine,Lys)残基上引入疏水的乙酰基,使 DNA 骨架与组蛋白间的相互作用减弱,DNA 易于解聚,染色质呈疏松转录活性状态,宜于转录因子与 DNA 模板相结合,进而激活基因转录。组蛋白乙酰化可发生在 H3 组蛋白 N 端赖氨酸残基 K9、K14、K18 和 K23 位点及 H4 组蛋白 N 端赖氨酸残基 K5、K8、K12 和 K16 位点(图 12-3)。已知的 HATs 包含的种类有 CBP、Gcn5、p300 及 p300/CBP 相关因子(p300/CBP-associated factor,PCAF)等,在药物成瘾、应激及学习记忆相关活动中发挥重要作用[4]。

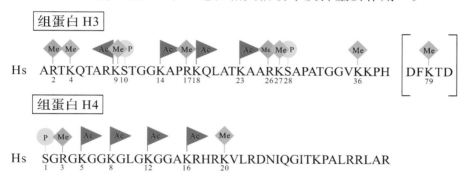

图 12-3 组蛋白修饰

组蛋白乙酰化修饰位点有 H3 组蛋白 N 端 K9、K14、K18 和 K23 位点及 H4 组蛋白 N 端 K5、K8、K12 和 K16 位点;组蛋白甲基化修饰位点有 H3 组蛋白 N 端 K4、K9、K27、K36、K79 位点,R2、R17、R26 位点,以及 H4 组蛋白 N 端 K20 位点、R3 位点;磷酸化修饰位点有 H3 组蛋白 N 端 S10、S28 位点以及 H4 组蛋白 N 端 S1 位点。K:赖氨酸(lysine);R:精氨酸(arginine);S:丝氨酸(serine)。

组蛋白去乙酰化是由组蛋白去乙酰化酶(histone deacetylases,HDACs)催化,去除乙酰基,使组蛋白与 DNA 骨架紧密结合,染色质呈致密卷曲的阻抑结构而抑制基因转录。组蛋白去乙酰化酶可分为四个大类:第 Ⅰ 类包括 HDAC1、HDAC2、HDAC3、HDAC8,广泛存在并催化细胞内大多数去乙酰化过程;第 Ⅱ 类包括 HDAC4、HDAC5、HDAC6、HDAC7、HDAC9、HDAC10,在大脑、心脏细胞中表达较高;第 Ⅲ 类依赖于辅酶烟酰胺腺嘌呤二核苷酸(nicotinamide adenine dinucleotide,

NAD），在新陈代谢调节中发挥重要作用[5]；HDAC11 被单独划分为第 Ⅳ 类，与第 Ⅰ 类、第 Ⅱ 类组蛋白去乙酰化酶具有同源性[6]。这些不同的组蛋白去乙酰化酶定位到不同的乙酰化位点调节基因转录，在染色体易位、转录调控、基因沉默、细胞周期、细胞分化和增殖及细胞凋亡过程中发挥重要作用。

2. 组蛋白甲基化

组蛋白甲基化一般发生于 H3 组蛋白 N 端赖氨酸残基 K4、K9、K27、K36 和 K79 位点，精氨酸（arginine，Arg）残基 R2、R17、R26 位点及 H4 组蛋白 N 端赖氨酸残基 K20 位点，精氨酸残基 R3 位点（图 12 - 3）。组蛋白甲基化由数种组蛋白甲基转移酶（HMTs）催化完成[7]，迄今已发现了几种功能不同的赖氨酸甲基转移酶和精氨酸甲基转移酶（PRMTs）[8]。同理，组蛋白去甲基化则由去甲基酶催化完成[9]，如赖氨酸特异的去甲基酶 1（LSD1）能催化组蛋白 H3K4 残基去甲基化。赖氨酸残基存在单甲基化、双甲基化或三甲基化等修饰方式，不同位点不同甲基化状态参与不同的转录调节过程，已知 H3K4 位点甲基化与基因转录激活相关，而 H3K9、H3K27 则可抑制基因转录[10]。

组蛋白氨基 N 端共价修饰除甲基化和乙酰化外，还有泛素化、磷酸化和 ADP 核糖基化等[11]。不同的组蛋白修饰之间存在着相互作用，产生不同的修饰模式，在基因组表观遗传调控方面出现多种多样的效果。

12.1.3　表观遗传标记的调节机制

DNA 甲基化可以直接影响转录因子与其靶基因位点的结合，也可以与组蛋白修饰相互作用，共同调节染色质状态而影响转录因子的调节作用。一方面甲基化的 DNA 可以直接阻碍转录因子的结合（图 12 - 4）。研究发现，一种 CCCTC 位点结合因子（CCCTC-binding factor，CTCF）可以结合于母源性胰岛素样生长因子 2（insulin-like growth factor 2，IGF2）的远端转录调控区域而使其表达沉默，相反，由于父源性 IGF2 基因远端调控区域富含甲基化的 CpG 位点，因而可以阻碍 CTCF 的结合而保持 IGF2 基因的表达活性。另一方面，甲基化的 DNA 可吸引甲基化 CpG 结合蛋白 2（methyl-CpG-binding protein 2，MeCP2）和 MBD（methyl-CpG binding domain）并与之结合，MeCP2 随后可以富集组蛋白去乙酰化酶，进而使组蛋白去乙酰化而调节基因沉默（图 12 - 4）。后续研究发现 MBD2 亦可直接结合 HDAC1，HDAC1 或 HDAC2 又可与 DNMT1 结合，从而形成 DNA 甲基化、组蛋白修饰相互作用的共同调节机制。

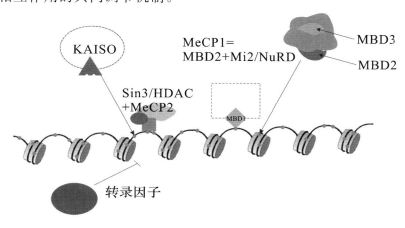

图 12-4　表观遗传标记的调节机制

　　甲基化的 DNA(红色圈状)可以直接阻碍一部分转录因子与其结合,也可吸引甲基化结合蛋白 MeCP2、MBD 与其结合,进而通过富集 HDAC、Mi-2/NuRD 等形成转录调节复合物共同调节基因转录过程。

12.1.4　表观遗传学在药物成瘾中的作用

　　急性可卡因刺激可诱导大鼠纹状体内 c-Fos、FosB 表达升高,同时 FosB 基因启动子区 H4 组蛋白乙酰化水平升高,CBP 的内在组蛋白乙酰化酶活性介导了该种组蛋白乙酰化。同时,急性可卡因刺激可诱导 c-Fos 基因启动子区 H3 组蛋白磷酸化水平升高。慢性可卡因刺激诱导 BDNF、周期素依赖性蛋白激酶 5(cyclin dependent kinase,Cdk5)表达升高的同时,还可引起其基因启动子区的 H3 组蛋白乙酰化水平升高[11]。急、慢性可卡因刺激引起的组蛋白乙酰化变化差异对理解药物成瘾的形成机制具有重要的启示意义。对组蛋白乙酰化酶和组蛋白去乙酰化酶的研究是理解组蛋白乙酰化的重要途径。慢性苯丙胺刺激可诱导大鼠纹状体内 ΔFosB 表达升高,ΔFosB 可协助富集 HDAC1,引起 c-Fos 基因启动子区的去乙酰化,进而降低 c-Fos 基因的表达[12]。伏隔核内注射组蛋白去乙酰化酶的抑制剂亦能显著增加可卡因在大鼠体内的奖赏效应。此外,可卡因刺激还可以显著降低未成年大鼠前额叶皮质内组蛋白 H3K4 三甲基化(H3k4 me3)、组蛋白 H3K27 三甲基化(H3k27 me3)水平。

　　慢性可卡因处理可引起大鼠脑内 MeCP2 和 MBD2 的表达升高,已知 MeCP2

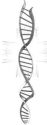

和 MBD2 可以结合甲基化的 DNA,通过富集其他调节蛋白如组蛋白去乙酰化酶、组蛋白甲基转移酶等来发挥转录调节作用,从而揭示了 DNA 甲基化在药物成瘾中的潜在作用。研究发现急、慢性可卡因处理可诱导小鼠伏隔核中蛋白磷酸酶 1 催化亚基(protein phosphatase-1 catalytic subunit,Pp1c)基因及 Fos 基因启动子区的高甲基化,从而抑制其基因表达[13]。在人类中也发现海洛因戒断患者白细胞中 μ 阿片受体 1 基因(opiate receptor mu gene,Oprm1)启动子区呈高甲基化状态[14]。

12.2 可卡因奖赏效应中的整体 DNA 甲基化水平

DNA 甲基化是除组蛋白修饰以外的另一重要的调节基因表达的表观遗传学机制。以 S-腺苷甲硫氨酸为甲基供体,在 DNA 甲基转移酶催化下,使 DNA 胞嘧啶的第 5 位碳原子甲基化而转化为 5-甲基胞嘧啶,DNA 甲基化经常发生于 CpG 二核苷酸位点[15]。关于 DNA 甲基化调节基因转录的机制,一般认为有两种方式:一方面,基因启动子区特定位点 DNA 甲基化可通过甲基化结合蛋白富集转录调节复合体,改变染色质状态而沉默基因表达;另一方面,甲基化的 DNA 亦可直接阻碍转录调节因子与其结合而调节基因的转录。DNA 甲基化与药物成瘾相关基因的调节存在紧密的关系。研究发现急、慢性可卡因处理可诱导小鼠伏隔核中 Pp1c 基因及 Fos 基因启动子区的高甲基化,从而抑制其基因表达[13]。在人类中也发现海洛因戒断患者白细胞中 Oprm1 基因启动子区呈高甲基化状态[14]。此外发现,组织、细胞内的整体 DNA 甲基化水平改变与癌症、衰老有着密切关系,提示 DNA 甲基化在特定的生命进程或疾病中可能发挥重要作用。

利用条件性位置偏爱(conditioned place preference,CPP)模型,发现了可卡因诱导的 CPP 小鼠前额叶皮质(prefrontal cortex,PFC)中整体 DNA 甲基化水平较对照组显著下降,而伏隔核(nucleus accumbens,NAc)中整体 DNA 甲基化水平较对照组无明显差异。这种变化在食物、吗啡诱导的 CPP 小鼠中均未发现。甲硫氨酸(methionine)作为一种 DNA 甲基化过程中的甲基供体,可以显著抑制小鼠可卡因 CPP 的建立,同时可逆转可卡因诱导的前额叶皮质中整体 DNA 低甲基化水平。通过实时定量 PCR 及 Western 印迹检测,进一步发现可卡因诱导的 CPP 可导致小鼠前额叶皮质中 DNA 甲基转移酶的 mRNA 及蛋白表达水平显著降低,而这种降低的表达水平可因甲硫氨酸的使用而逆转。在对 BDNF 的研究中,发现了可卡因诱导的

CPP 及单纯可卡因处理均可引起小鼠伏隔核内 BDNF I 的表达升高,而 BDNF Ⅳ仅在可卡因诱导的 CPP 小鼠伏隔核内特异性地表达升高,进一步研究发现这种特异性表达升高的 BDNF Ⅳ启动子区内-148bp CG 位点的甲基化水平显著降低。分析表明该-148bp CG 位点包含于一潜在 c-Myb 结合位点之内。利用体外荧光素酶报告基因检测系统发现,以点突变方式将该-148bp CG 位点甲基化后可以显著降低转录激活因子 MYB 抗体(c-Myb)介导的 BDNF Ⅳ启动子的转录活性,从而表明 BDNF Ⅳ的特异性高表达可由该位点的低甲基化所介导。

研究发现,整体 DNA 低甲基化在可卡因奖赏效应中具有重要作用;同时发现整体 DNA 甲基化水平改变在自然奖赏与药物奖赏效应中具有显著差异,在先前研究基础上进一步扩充了对自然奖赏及药物奖赏不同调节机制的认识。甲硫氨酸处理可通过逆转整体 DNA 甲基化水平而抑制可卡因的奖赏效应,表明对 DNA 甲基化水平的干预可作为一种潜在发展的治疗手段用于可卡因依赖患者的相关治疗。关于 DNA 甲基化对药物成瘾中特定基因的调节,研究表明可卡因的不同效应可诱导不同脑区 BDNF 可变剪接体的特异性表达。同时,首次发现了 c-Myb 在 BDNF Ⅳ的转录调节中发挥重要作用。可卡因诱导的奖赏效应中环境因素的存在必不可少,而 BDNF Ⅳ启动子区 DNA 低甲基化的发生为其潜在的调节机制。因此,对甲基化水平的调节可作为可卡因成瘾治疗中一种潜在发展的治疗手段,用于阻断可卡因自身药理作用及与相关外界环境因素的联系。

以下内容主要介绍利用条件性位置偏爱模型研究小鼠不同脑区整体 DNA 甲基化水平在药物奖赏效应中的作用,进而探索影响 DNA 甲基化水平的因素,如DNA 甲基转移酶、MBD2 等在药物奖赏效应中的作用。

12.2.1 可卡因诱导的 CPP 在整体 DNA 甲基化中的作用

我们的一项研究将小鼠分为吗啡组、可卡因组、食物组、甲硫氨酸预处理组及生理盐水对照组。采用 CPP 模型对各组小鼠进行 CPP 训练。CPP 测试结束后,获取小鼠前额叶皮质和伏隔核组织,随后进行 DNA 和 RNA 提取,进行整体 DNA 甲基化水平检测,反转录 RNA,再进行定量 PCR。提取前额叶皮质和伏隔核组织的总蛋白进行 Western 印迹实验,最后进行数据分析。

研究成功建立了可卡因、吗啡及食物诱导的小鼠 CPP 模型,各 CPP 模型中,小鼠在伴药(食物)侧停留时间明显增长,图 12-5(A)显示,训练后 CPP 评分与训练

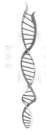

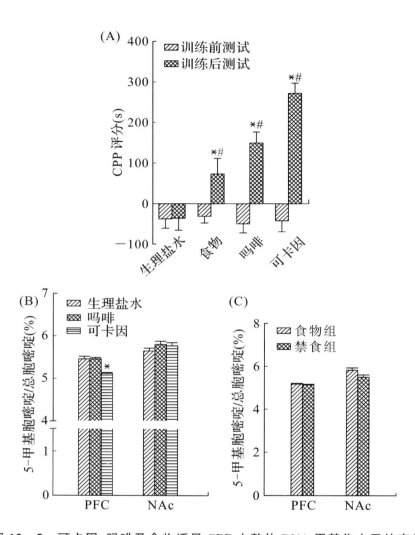

图 12 - 5　可卡因、吗啡及食物诱导 CPP 中整体 DNA 甲基化水平的变化

（A）食物、吗啡及可卡因诱导的 CPP 模型建立。＊：$P<0.05$，代表各组内训练后与训练前 CPP 评分之间的差异；♯：$P<0.05$，代表各组训练后 CPP 评分之间差异（生理盐水组 $n=16$；食物组 $n=20$；吗啡组 $n=18$，可卡因组 $n=18$）；（B）吗啡、可卡因诱导 CPP 中，小鼠前额叶皮质、伏隔核中整体 DNA 甲基化水平变化＊：$P<0.05$，代表各组与生理盐水组之间的差异（生理盐水组 $n=16$；吗啡、可卡因组 $n=9$）；（C）食物诱导 CPP 中，小鼠前额叶皮质、伏隔核中整体 DNA 甲基化水平没有显著改变（$n=10$）。所有数据以平均值±标准误（mean±SEM.）表示。

前 CPP 评分相比较有明显增高（食物，$t = 2.42$，$P = 0.021$；吗啡/可卡因，$P < 0.001$）；同时，药物诱导 CPP 训练后 CPP 评分明显高于生理盐水对照组训练后的 CPP 评分〔生理盐水 vs. 吗啡[$F_{(1,32)} = 8.69$，$P = 0.006$]；生理盐水 vs. 可卡因[$F_{(1,32)} = 21.68$，$P < 0.001$]〕。为了探究 DNA 甲基化在可卡因、吗啡和食物诱导的小鼠 CPP 中的作用，CPP 测试结束 2h 后，前额叶皮质、伏隔核组织被迅速分离，提取基因组 DNA 用作整体 DNA 甲基化水平检测。发现可卡因（而非吗啡）诱导的 CPP 可引起小鼠前额叶皮质中整体 DNA 甲基化水平降低[$F_{(2,6)} = 13.86$，$P = 0.006$]，而在伏隔核中则未发现显著性变化[图 12 - 5(B)]。较之对照组，食物诱导 CPP 小鼠前额叶皮质及伏隔核中整体 DNA 甲基化水平无显著改变[图 12 - 5(C)]。

12.2.2 甲硫氨酸在可卡因诱导的 CPP 建立中的作用

为了研究甲硫氨酸对食物、吗啡及可卡因不同奖赏效应的作用，在 CPP 训练开始前 15d 给予小鼠甲硫氨酸处理，并贯穿整个 CPP 过程。单因素方差分析结果发现，甲硫氨酸处理小鼠可卡因 CPP 的建立较之生理盐水对照组有明显差异[20mg/kg 可卡因 $F_{(3,31)} = 14.08$，$P < 0.001$；5mg/kg 可卡因 $F_{(3,24)} = 3.89$，$P = 0.02$]，进一步 Post hoc 分析发现，甲硫氨酸处理能有效降低高剂量（20mg/kg）可卡因（S-C vs. M-C，$P = 0.04$）的 CPP 诱导效应[图 12 - 6(A)]，并能完全阻止低剂量（5mg/kg）可卡因（S-C vs. M-C，$P < 0.001$）诱导 CPP 的建立[图 12 - 6(B)]。同时发现，甲硫氨酸处理对吗啡[图 12 - 6(C)]和食物[图 12 - 6(D)]诱导的 CPP 建立较之对照组无显著差异。

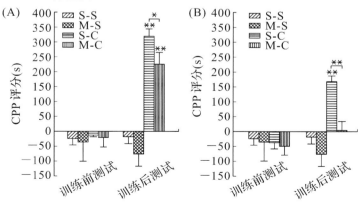

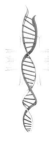

图 12 - 6　甲硫氨酸注射对小鼠可卡因、吗啡及食物诱导 CPP 的影响

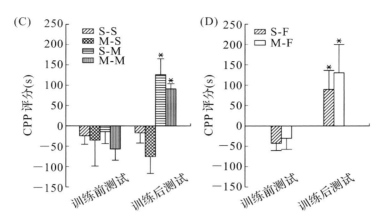

图 12 - 6(续)　甲硫氨酸注射对小鼠可卡因、吗啡及食物诱导 CPP 的影响

CPP 训练开始前 15d 给予小鼠甲硫氨酸(1g/kg)皮下注射,每天 2 次并贯穿整个 CPP 训练过程。(A)甲硫氨酸处理能有效降低高剂量(20mg/kg)可卡因诱导 CPP 的效应。(B)甲硫氨酸处理能完全阻止低剂量(5mg/kg)可卡因诱导 CPP 的建立。(C)甲硫氨酸处理对吗啡诱导的 CPP 建立较之对照组无显著差异。(D)甲硫氨酸处理对食物诱导的 CPP 建立较之对照组无显著差异。＊:$P<0.05$,＊＊:$P<0.001$,所有数据以平均值±标准误(mean±SEM.)表示。[生理盐水预处理的生理盐水 CPP 组(S-S)$n=8$;甲硫氨酸预处理的生理盐水 CPP 组(M-S)$n=7$;生理盐水预处理的可卡因 CPP 组(S-C)$n=10$(20mg/kg),$n=7$(5mg/kg);甲硫氨酸预处理的可卡因 CPP 组(M-C)$n=10$(20mg/kg),$n=6$(5mg/kg);生理盐水预处理的吗啡 CPP 组(S-M)$n=10$;甲硫氨酸预处理的吗啡 CPP 组(M-M)$n=8$;生理盐水预处理的食物 CPP 组(S-F)$n=10$;甲硫氨酸预处理的食物 CPP 组(M-F)$n=8$]。

12.2.3　甲硫氨酸对整体 DNA 甲基化的作用

单因素方差分析显示注射甲硫氨酸之后,S-S(生理盐水预处理的生理盐水 CPP)、M-S(甲硫氨酸预处理的生理盐水 CPP)、S-C(生理盐水预处理的可卡因 CPP)和 M-C(甲硫氨酸预处理的可卡因 CPP)四组小鼠前额叶皮质中整体 DNA 甲基化水平有明显差异[$F(5,12)=8.91,P<0.001$]。与行为学结果一致的是,Post hoc 分析显示甲硫氨酸可逆转由可卡因 CPP 引起的小鼠前额叶皮质中整体 DNA 低甲基化水平[S-C(5mg/kg) vs. M-C(5mg/kg),$P<0.001$;S-C(20mg/kg) vs. M-C(20mg/kg),$P=0.001$][图 12 - 7(A)]。这些结果表明,前额叶皮质中整体 DNA 低甲基化在可卡因诱导的 CPP 中发挥重要作用。同时发现,甲硫氨酸处理对

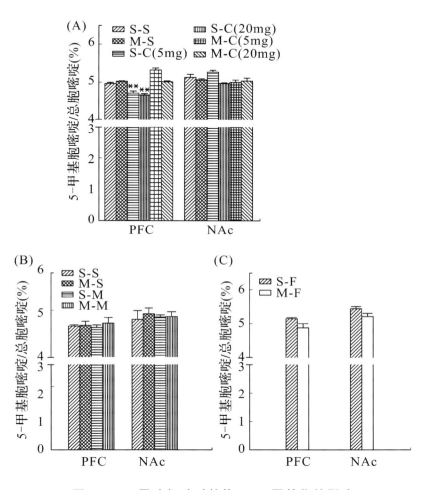

图 12 - 7　甲硫氨酸对整体 DNA 甲基化的影响

　　(A)甲硫氨酸可逆转由可卡因 CPP 引起的整体 DNA 低甲基化水平。＊＊:$P<0.001$。(B)甲硫氨酸对吗啡 CPP 中整体 DNA 低甲基化无显著影响。(C)甲硫氨酸对食物 CPP 中整体 DNA 低甲基化无显著影响。所有数据以平均值±标准误(mean±SEM.)表示。[生理盐水预处理的生理盐水 CPP 组(S-S)$n=8$;甲硫氨酸预处理的生理盐水 CPP 组(M-S)$n=7$;生理盐水预处理的可卡因 CPP 组(S-C)$n=10$(20mg/kg),$n=7$(5mg/kg);甲硫氨酸预处理的可卡因 CPP 组(M-C)$n=10$(20mg/kg),$n=6$(5mg/kg);生理盐水预处理的吗啡 CPP 组(S-M)$n=10$;甲硫氨酸预处理的吗啡 CPP 组(M-M)$n=8$;生理盐水预处理的食物 CPP 组(S-F)$n=10$;甲硫氨酸预处理的食物 CPP 组(M-F)$n=8$]。

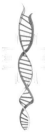

吗啡 CPP[图 12-7(B)]和食物 CPP[图 12-7(C)]组小鼠前额叶皮质中整体 DNA 甲基化的影响较之对照组无显著差异。

12.2.4 甲硫氨酸对 DNA 甲基转移酶、MBD2 的 mRNA 和蛋白质表达的影响

迄今为止,越来越多的研究表明 DNA 甲基化是一个可逆转的过程,相对稳定的 DNA 甲基化水平是处于平衡状态下的甲基化和去甲基化的反映[16]。研究表明,DNA 甲基化是在 DNMT1、DNMT3a 和 DNMT3b 等 DNA 甲基化转移酶催化下完成的[16],DNMT3a 通过一种脱氨基机制兼具去甲基化酶的作用[17],同时发现,MBD2 可直接催化 CpG 中甲基化 C 的脱甲基过程。甲硫氨酸可阻碍可卡因诱导 CPP 的建立,同时可逆转可卡因 CPP 中的低甲基化水平,DNA 甲基化或者去甲基化在此过程中应该发挥着重要作用。研究发现,在 S-S、M-S、S-C 和 M-C 组中,DNMT3a 和 DNMT3b 基因 mRNA 表达水平有显著差异[DNMT3a $F(3,8)=30.54,P<0.001$;DNMT3b $F(3,8)=8.23,P=0.04$][图 12-8(A)]。Post hoc 分析发现可卡因 CPP 中 DNMT3b 表达水平显著降低(S-S vs. S-C,$P<0.05$),并且这种 DNMT3b 的低表达水平可因甲硫氨酸处理而逆转(S-C vs. M-C,$P<0.05$)。虽然可卡因 CPP 中 DNMT3a 表达水平显著升高(S-C vs. M-C,$P<0.001$),但升高的 DNMT3a 表达水平没有因为甲硫氨酸处理而逆转(S-C vs. M-C,$P=0.548$)。同时,发现 DNMT1 和 MBD2 的 mRNA 表达水平在 S-S、M-S、S-C 和 M-C 组中没有显著差异。

因在组织细胞中最终发挥效应的是蛋白质而非 mRNA,故同时检测了小鼠前额叶皮质中 DNMT3a 和 DNMT3b 的蛋白表达水平。发现可卡因 CPP 中 DNMT3b 蛋白表达水平显著降低(S-S vs. S-C,$P<0.001$),并且降低的 DNMT3b 蛋白表达水平可因甲硫氨酸的处理而逆转(S-C vs. M-C,$P=0.004$)[图 12-8(B)]。虽然 DNMT3a mRNA 表达水平在各组之间有显著差异,但其蛋白表达水平未发现显著变化。这些研究结果表明,DNMT3b 在可卡因诱导的 CPP 及甲硫氨酸干预的小鼠前额叶皮质整体 DNA 甲基化变化中发挥重要作用。

以往的研究表明,MeCP2 在可卡因相关效应中发挥重要作用[18],但在甲硫氨酸处理可卡因诱导 CPP 小鼠前额叶皮质中,没有发现其 mRNA 表达有显著变化(图 12-9)。同时,还检测了在可卡因 CPP 中可能发挥作用的一些潜在靶基因,如 BDNF、络丝蛋白(reelin)和谷氨酸脱羧酶 1(glutamic acid decarboxylase 1,GAD-1)的表达水平,均未发现显著变化(图 12-10)。

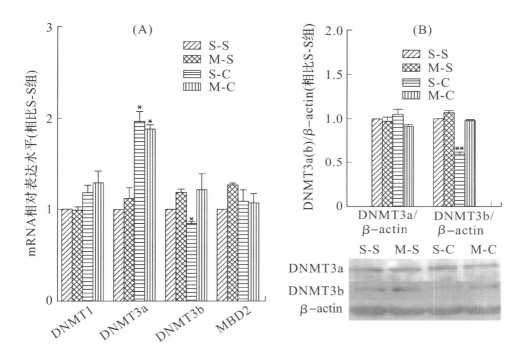

图 12-8　甲硫氨酸对 DNA 甲基转移酶、MBD2 的 mRNA 和蛋白质的表达影响

（A）甲硫氨酸对可卡因 CPP 中 DNA 甲基转移酶和 MBD2 的 mRNA 表达变化的影响。数据以平均值±标准误（mean±SEM.）表示。＊：$P<0.05$，代表所有组与 S-S 组的比较［生理盐水预处理的生理盐水 CPP 组（S-S）$n=$8；甲硫氨酸预处理的生理盐水 CPP 组（M-S）$n=7$；生理盐水预处理的可卡因 CPP 组（S-C）$n=10$；甲硫氨酸预处理的可卡因 CPP 组（M-C）$n=10$］。（B）甲硫氨酸对可卡因 CPP 中 DNMT3a 和 DNMT3b 的蛋白表达变化的影响。数据以平均值±标准误（mean±SEM.）表示。＊＊：$P<0.01$，代表所有组与 S-S 组的比较［生理盐水预处理的生理盐水 CPP 组（S-S）$n=10$；甲硫氨酸预处理的生理盐水 CPP 组（M-S）$n=9$；生理盐水预处理的可卡因 CPP 组（S-C）$n=9$；甲硫氨酸预处理的可卡因 CPP 组（M-C）$n=8$］。

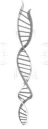

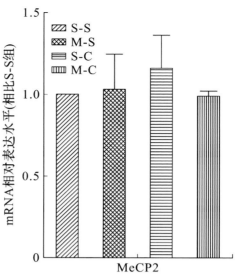

图 12 - 9　甲硫氨酸对 MeCP2 的 mRNA 表达影响

数据以平均值±标准误(mean±SEM.)表示。[生理盐水预处理的生理盐水 CPP 组(S-S)$n=8$；甲硫氨酸预处理的生理盐水 CPP 组(M-S)$n=7$；生理盐水预处理的可卡因 CPP 组(S-C)$n=10$；甲硫氨酸预处理的可卡因 CPP 组(M-C)$n=10$]。

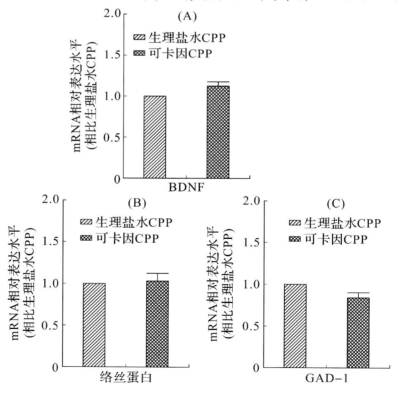

图 12 - 10　可卡因诱导 CPP 中 BDNF、络丝蛋白和 GAD-1 的表达

可卡因诱导 CPP 小鼠前额叶皮质中 BDNF、络丝蛋白和 GAD - 1、mRNA 的表达。图中数据以平均值±标准误(mean±SEM.)表示。

上述研究主要有以下发现：可卡因诱导 CPP 小鼠前额叶皮质中整体 DNA 甲基化水平较对照组显著下降，而 NAc 中整体 DNA 甲基化水平较对照组无明显差异。这种变化在食物、吗啡诱导的 CPP 小鼠中均未发现。甲硫氨酸作为一种 DNA 甲基化过程中的甲基供体，可以显著降低或完全阻止小鼠可卡因 CPP 的建立，同时可以逆转可卡因诱导的前额叶皮质中整体 DNA 低甲基化水平。这些结果表明，前额叶皮质中整体 DNA 甲基化水平与可卡因诱导的奖赏效应密切相关。最后，通过实时定量 PCR 及 Western 印迹方法，发现可卡因诱导的 CPP 可导致小鼠前额叶皮质中 DNMT3b 的 mRNA 及蛋白表达水平显著降低，这种降低的表达水平可通过甲硫氨酸干预而得到逆转。

前额叶皮质为中脑边缘系统多巴胺神经通路中重要的脑区，在药物成瘾相关行为的发生、发展中扮演重要角色。研究发现，特异性地损害前额叶皮质可以阻碍可卡因诱导 CPP 的建立。干扰前额叶皮质的去甲肾上腺素能及 5-羟色胺能神经冲动传递可以显著降低可卡因诱导的奖赏效应[19]。上述研究发现可卡因诱导的 CPP 能显著降低小鼠前额叶皮质中整体 DNA 甲基化水平，说明 DNA 甲基化在可卡因诱导的奖赏效应的分子机制中发挥重要作用。与研究结论相似的是，有报道称在可卡因诱导猕猴 CPP 模型中，发现 *TACR3* 基因编码区一特异性 CpG 位点甲基化降低[20]。在正常基因组中，甲基化的胞嘧啶（C）较少存在于特定基因编码区（小于 5%），大多位于基因组的重复序列之中，DNA 甲基化的改变在两种情况基因组中的位置亦都有可能发生。所以，上述研究中可卡因诱导 CPP 小鼠前额叶皮质中整体 DNA 甲基化水平的降低，既可能与特定基因编码区甲基化水平的降低有关，亦可反映基因组重复序列甲基化水平的降低。

可卡因诱导 CPP 小鼠前额叶皮质中整体 DNA 甲基化水平降低的分子机制是什么呢？

越来越多的研究表明，即使在成熟神经元中，DNA 甲基化也是一个可逆转的过程，相对稳定的 DNA 甲基化水平只是处于平衡状态下的甲基化和去甲基化的反映[21]。DNA 甲基化过程由 DNA 甲基转移酶催化完成，而 DNA 去甲基化报道不一，MBD2[22] 和 DNMT3a[17] 都可发挥去甲基化酶的作用。可卡因诱导 CPP 小鼠前额叶皮质整体 DNA 甲基化水平降低既可由于基因组去甲基化作用增强引起，又或是基因组的甲基化作用减弱所致。而甲基化酶与去甲基化酶催化效力动态平衡的打破或多或少参与其中。作为甲基化转移酶，DNMT3b 缺陷在免疫缺陷、染色

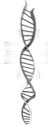

质着丝粒的不稳定及面部异常综合征中整体 DNA 低甲基化水平中发挥重要作用[14]。研究发现可卡因诱导 CPP 小鼠前额叶皮质中 DNMT3b 的 mRNA 及蛋白质表达水平明显降低,表明其在整体 DNA 甲基化水平降低中发挥重要作用。

甲硫氨酸对可卡因诱导的 CPP 具有抑制作用,并可逆转可卡因 CPP 小鼠前额叶皮质中整体 DNA 的低甲基化水平。这种抑制作用仅限于可卡因诱导的 CPP,而对吗啡、食物诱导的 CPP 无明显抑制作用。同时在吗啡、食物诱导的 CPP 中,未发现 DNA 甲基化水平的明显改变。不影响食物诱导的 CPP 表明甲硫氨酸未引起快感缺失,不影响正常的学习记忆过程。研究进一步发现甲硫氨酸可逆转可卡因 CPP 中 DNMT3b 的低表达水平。研究结果表明,甲硫氨酸通过增强 DNMT3b 对 DNA 甲基化的催化作用,抑制可卡因 CPP 引起的 DNA 低甲基化,进而影响可卡因 CPP 的建立。

自然奖赏与药物相关奖赏效应在神经生理上有诸多差异。研究表明,重复性电刺激奖赏效应相关脑区可影响可卡因的强化效应,而对自然强化效应没有影响。可卡因自身给药可引起组蛋白乙酰化改变,大鼠前额叶皮质中组蛋白去乙酰化酶活性受到明显抑制,组蛋白去乙酰化酶抑制剂可显著降低大鼠对可卡因的渴求,而给予大鼠糖水,则未发现相关变化[20]。研究结果进一步拓宽了人们对自然奖赏与药物奖赏之间区别的认识,那就是,二者在 DNA 甲基化方面的变化存在显著差异。

由于药理机制的不同,导致可卡因与吗啡相关行为学的差异。可卡因通过直接抑制多巴胺转运体的功能而引起突触间隙多巴胺浓度升高,结合于多巴胺受体而增加多巴胺神经元活性。而吗啡则通过作用于 GABA 能神经元上的 μ 阿片受体,抑制 GABA 能神经元,解除 GABA 能神经元对中脑腹侧被盖区内多巴胺神经元的抑制作用,使多巴胺神经元的活性增加,进而间接地达到药物的强化效应[21-22]。除此之外,GR 及 neurokinen - 1 受体[21]分子通路在吗啡、可卡因相关效应中的作用机制中也不尽相同。虽然 DNA 甲基化作用机制尚不清楚,但可推知其在可卡因、吗啡相关效应中的作用机制不尽相同。

在我们的研究中,吗啡、食物诱导 CPP 未能引起整体 DNA 甲基化改变,但不能因此而排除 DNA 甲基化的作用,可能原因有两点,其一,DNA 甲基化与去甲基化同时发生,并且处于动态平衡之中;其二,特定基因相关区域发生单个 DNA 甲基化点突变。因而,后续的研究应着重探究吗啡、食物诱导奖赏效应中单个基因特异位点甲基化的作用。

总之,研究发现整体 DNA 低甲基化在可卡因诱导的 CPP 中发挥重要作用,DNMT3b 功能抑制在这一过程中扮演重要角色。慢性甲硫氨酸处理可通过增强 DNMT3b 功能而抑制可卡因诱导 CPP 的建立。研究结果表明,对 DNA 甲基化水平的干预可作为一种潜在发展的治疗手段用于可卡因依赖患者的相关治疗。

12.3　可卡因奖赏效应中 BDNF 的 DNA 甲基化调节机制

　　BDNF 为神经营养因子(neurotrophins,NTs)家族成员之一,主要于脑组织中合成,在海马及大脑皮质中的表达量较高,也可存在于纹状体、基底前脑、丘脑、脑干和小脑之中。BDNF 参与调节中枢神经系统发育过程中神经元的生长、发育、存活、分化及维持神经元的正常功能,同时可协助抵抗伤害性刺激,促使神经元的损伤后再生,在脑神经相关活动如学习记忆、药物成瘾中发挥重要作用。BDNF 合成后,由轴突运输,与神经元膜上高亲和力的酪氨酸受体激酶(tyrosine receptor kinase,Trk)受体相结合,引起 TrkB 同源二聚体形成,进而通过激活受体酪氨酸激酶活性引起受体自身酪氨酸残基的磷酸化,活化的 TrkB 顺序激活 Ras - Raf - MEK - ERK 级联反应,将 BDNF 信号传至胞核,调控相关基因的转录或直接参与多种生理过程。

　　BDNF 基因结构较为复杂(图 12 - 11)。小鼠 *BDNF* 基因具有 9 个 mRNA 可变剪接体,大鼠 *BDNF* 基因具有 5 个 mRNA 可变剪接体,不同剪接体具有共同的蛋白编码区[23],可翻译形成相同的蛋白产物[24],在药物成瘾中发挥重要作用。研究发现,急、慢性可卡因处理及可卡因戒断大鼠伏隔核中 BDNF mRNA 表达水平均显著升高[25],其蛋白水平在可卡因自身给药大鼠伏隔核中也有短时升高。伏隔核或中脑腹侧被盖区局部注射 BDNF 均可增强可卡因诱导的自发活动,易化可卡因诱导的奖赏效应及戒断后对药物的渴求。相反,伏隔核局部注射 BDNF 或者 TrkB 的抗体可抑制甲基苯丙胺诱导的多巴胺释放及自发活动。此外,急性可卡因处理可诱导大鼠纹状体内 BDNF Ⅳ剪接体的表达显著升高,而其他剪接体的表达水平未见明显变化。由此可见 BDNF 及其信号传导通路在药物成瘾相关神经活动中扮演重要角色。

　　尽管各个可变剪接体的具体功能尚不清楚,但有研究发现,急性可卡因处理可诱导大鼠纹状体内 BDNF Ⅳ剪接体的表达显著升高,而其他剪接体的表达水平未见明显变化,表明 BDNF 不同剪接体的表达受控于不同启动子区的转录调节,进而发挥不同的生物功能。

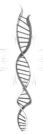

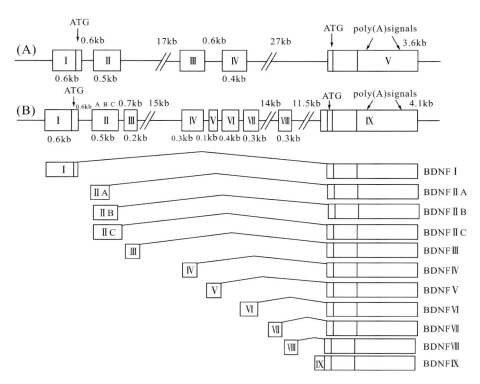

图 12 - 11　大鼠和小鼠 *BDNF* 基因结构

（A）大鼠 *BDNF* 基因结构，包含 4 个 5′端的非编码外显子及一个编码外显子，编码外显子可单独或与非编码外显子组合，共可形成 5 种可变剪接体。（B）小鼠 *BDNF* 基因结构，包含 8 个 5′端的非编码外显子及一个编码外显子。编码外显子可单独或与非编码外显子组合，共可形成 9 种可变剪接体。

不同外界刺激因素，可诱导 BDNF 及其可变剪接体表达的差异。虽然其具体的分子调控机制尚不清楚，但越来越多的研究表明，包括 DNA 甲基化及组蛋白修饰在内的表观遗传学机制或多或少地参与其中。体外培养的皮质神经元去极化可诱导 BDNF 表达显著升高，其转录调节区 CpG 位点亦呈低甲基化状态，DNA 甲基化转移酶抑制剂 5azaC 可引起成熟海马神经元中 BDNF Ⅰ 转录调节区的去甲基化[26]，同时发现 DNA 甲基化和染色质重塑在恐惧环境诱导的 BDNF 转录调节中发挥重要作用。可见，DNA 甲基化可参与不同神经元中 BDNF 的转录调节，通过改变神经可塑性而影响个体神经精神活动。然而，关于 DNA 甲基化在药物诱导 BDNF 相关变化中的调节作用尚未见报道，对 BDNF 可变剪接体的转录调节也无从得知。鉴于 BDNF 在药物成瘾中的重要作用,故探究药物成瘾中 DNA 甲基化对 BDNF 的调节作用有助于更好地了解药物成瘾发生的分子机制。

12.3.1 可卡因奖赏效应中 BDNF 不同剪接体的表达情况

下面介绍的研究,首先检测了可卡因诱导的 CPP 中,小鼠前额叶皮质、伏隔核中 BDNF 及其可变剪接体 BDNF Ⅰ、BDNF Ⅳ 的表达差异。然后针对差异表达的 BDNF 可变剪接体,检测其基因启动子区 DNA 甲基化的改变情况。最终发现可卡因诱导的 CPP 小鼠伏隔核中 BDNF Ⅳ 表达特异性升高,而其基因启动子区 −148bp 位点特异性的 CpG 低甲基化被证实导致了 BDNF Ⅳ 的表达升高。

我们在研究中将小鼠分为可卡因组、食物组及生理盐水对照组,采用 CPP 装置对各组小鼠进行 CPP 训练。CPP 测试结束,获取小鼠前额叶皮质和伏隔核组织。提取 DNA 和 RNA,反转录 RNA,并进行实时定量 PCR。进行 BDNFⅠ、BDNF Ⅳ 启动子区甲基化检测。构建小鼠 c－Myb 表达载体,建立荧光素酶-BDNF Ⅳ 启动子载体位点的特异性甲基化突变,进行细胞转染,测定荧光素酶活性,进行结果检测,在线(http://quma.cdb.riken.jp/)分析基因启动子区特异 CG 位点甲基化水平。

研究成功建立了可卡因诱导的小鼠 CPP 模型。如图 12－12 所示,CPP 测试

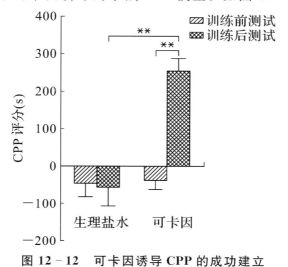

图 12－12　可卡因诱导 CPP 的成功建立

＊＊:$P<0.01$,(生理盐水 CPP 组 $n=13$;可卡因 CPP 组 $n=20$)。所有数据以平均值±标准误(mean±SEM.)表示。

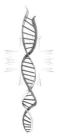

阶段小鼠在可卡因侧停留时间明显增长,双因素方差分析显示其 CPP 评分显著增加[$F(1,31)=19.64$,$P<0.001$]。

随后,检测了小鼠前额叶皮质、伏隔核中 BDNF 各剪接体的表达。实时定量 PCR 结果显示可卡因诱导 CPP 中,小鼠伏隔核内 BDNF 表达量显著升高,其中总 BDNF 升高 2 倍($t=6.75$,$P<0.05$),BDNF Ⅰ升高 4 倍($t=4.67$,$P<0.05$),BDNF Ⅳ升高3.8倍($t=6.68$,$P<0.05$)[图 12-13(A)],同时发现总 BDNF 与 BDNF Ⅰ在单纯可卡因处理组小鼠伏隔核内表达量同样显著升高,其中总 BDNF 升高1.5倍($t=9.43$,$P<0.02$),BDNF Ⅰ升高 2.8 倍($t=14.67$,$P<0.005$),而 BDNF Ⅳ 则未有明显差异[图 12-13(B)]。此外,在各组小鼠前额叶皮质中均未发现 BDNF 表达有显著变化[图 12-13(C)、(D)]。这些结果表明,可卡因诱导的 CPP 中,BDNF Ⅳ 的 mRNA 水平在小鼠伏隔核中特异性地升高。

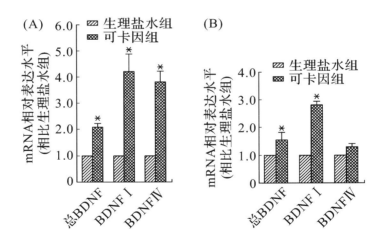

图 12-13　可卡因诱导的 CPP 中小鼠不同脑区 BDNF 表达的变化

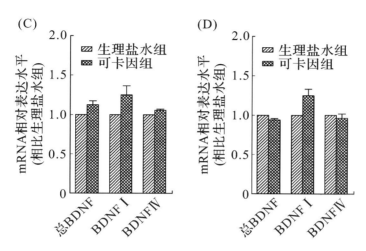

图 12 - 13(续) 可卡因诱导的 CPP 中小鼠不同脑区 BDNF 表达的变化

（A）总 BDNF、BDNF Ⅰ 及 BDNF Ⅳ 在可卡因 CPP 组小鼠伏隔核中的表达水平；（B）总 BDNF、BDNF Ⅰ 及 BDNF Ⅳ 在单纯可卡因处理组小鼠伏隔核中的表达水平；（C）总 BDNF、BDNF Ⅰ 及 BDNF Ⅳ 在可卡因 CPP 组小鼠前额叶皮质中的表达水平；（D）总 BDNF、BDNF Ⅰ 及 BDNF Ⅳ 在单纯可卡因处理组小鼠前额叶皮质中的表达水平。＊：$P<0.05$（生理盐水 CPP 组 $n=13$；可卡因 CPP 组 $n=20$；单纯可卡因处理组 $n=10$；单纯生理盐水处理组 $n=10$）。所有数据以平均值±标准误（mean±SEM.）表示。

12.3.2 食物奖赏效应中 BDNF 不同剪接体的表达情况

为了探究自然奖赏与药物奖赏中 BDNF 的不同作用，我们检测了食物诱导 CPP 小鼠前额叶皮质、伏隔核中 BDNF 各剪接体的表达，研究成功建立了食物诱导的小鼠 CPP 模型，小鼠在伴食物侧停留时间明显增长，其 CPP 评分显著增加（$t=2.72$，$P=0.01$）（图 12 - 14）。

进一步 mRNA 表达检测发现，食物诱导的 CPP 小鼠伏隔核内 BDNF 表达量显著升高，升高幅度分别为总 BDNF 1.3 倍（$t=49.46$，$P<0.001$），BDNF Ⅰ 1.8 倍（$t=4.54$，$P<0.05$），BDNF Ⅳ 升高 1.7 倍（$t=11.19$，$P<0.01$）[图 12 - 15（A）]。与可卡因效果相似，在食物诱导 CPP 组及单纯食物处理组小鼠前额叶皮质中均未发现 BDNF 的显著变化[图 12 - 15（B）]。

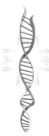

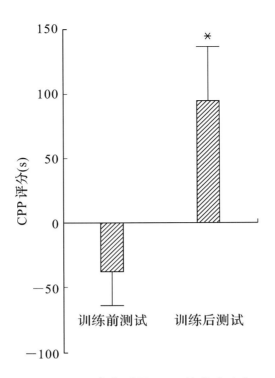

图 12 - 14　食物诱导 CPP 的成功建立

＊：$P<0.05$，（$n=19$），所有数据以平均值±标准误（mean±SEM.）表示。

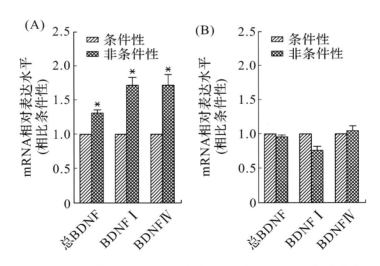

图 12 - 15　食物诱导 CPP 小鼠不同脑区 BDNF 表达变化

（A）总 BDNF、BDNF Ⅰ 及 BDNF Ⅳ 在食物诱导 CPP 组小鼠伏隔核中的表达。（B）总 BDNF、BDNF Ⅰ 及 BDNF Ⅳ 在食物诱导 CPP 组小鼠前额叶皮质中的表达。＊：$P<0.05$，代表食物诱导 CPP 组与单纯食物处理组之间的差异。食物诱导 CPP 组 $n=10$；单纯食物处理组 $n=10$。所有数据以平均值±标准误（mean±SEM.）表示。

12.3.3 可卡因诱导的 CPP 中 BDNF Ⅳ 启动子区特异性 CG 位点 DNA 甲基化水平

DNA 甲基化作为一种转录调节机制,可以影响转录因子与其靶基因位点的结合,亦可与甲基化结合蛋白相互作用,共同调节染色质状态而影响转录因子的调节作用。在可卡因、食物诱导 CPP 中,小鼠伏隔核内 BDNF 表达显著升高,为了探究 DNA 甲基化在其中的调节作用,我们利用亚硫酸盐(bisulfite)-测序法分析了 BDNF Ⅰ 启动子－691bp 至－377bp 区域及 BDNF Ⅳ 启动子－230bp 至＋248bp 区域的甲基化变化。如图 12－16(A)所示,小鼠伏隔核内 BDNF Ⅳ 启动子区域整体甲基化水平变化不大,唯独－148bp CG 位点甲基化水平有所差异。各处理小组－148bp CG 位点甲基化水平依次为生理盐水 CPP 组(54.7％)、单纯生理盐水处理组(55.6％)、可卡因 CPP 组(31.7％)、单纯可卡因处理组(54.7％)、食物 CPP 组(61.1％)、单纯食物处理组(47.6％),其中可卡因 CPP 组较其他组甲基化水平显著下降($P<0.05$)。由于可卡因诱导的 CPP 中,BDNF Ⅳ mRNA 水平在小鼠伏隔核中特异性地升高,由此推测 BDNF Ⅳ 启动子区－148bp CG 位点的低甲基化可能参与调节了其在可卡因诱导的 CPP 小鼠伏隔核中的特异性的表达水平升高。此外,小鼠伏隔核内 BDNF Ⅰ 启动子区各 CG 位点甲基化水平没有明显变化[图 12－16(B)]。

(A)

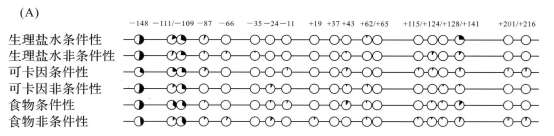

图 12－16　可卡因、食物诱导 CPP 中小鼠伏隔核内 BDNF Ⅰ、BDNF Ⅳ 启动子区甲基化水平

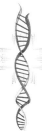

(B)

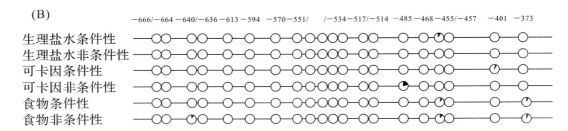

图 12-16(续)　可卡因、食物诱导 CPP 中小鼠伏隔核内 BDNF Ⅰ、BDNF Ⅳ启动子区甲基化水平

　　(A)BDNF Ⅳ启动子区甲基化水平,可卡因 CPP 组－148bp CG 位点甲基化水平显著降低,$P<0.05$。(B)BDNF Ⅰ启动子区甲基化水平,各 CG 位点甲基化水平没有明显变化。位点甲基化(%)＝甲基化的 C/(甲基化的 C＋非甲基化的 C)。

12.3.4　BDNF Ⅳ启动子区－148bp CG 位点的甲基化对其转录活性的作用

　　利用 TFSEARCH(http://www.cbrc.jp/research/db/TFSEARCH.html)分析 BDNF Ⅳ启动子区,发现其启动子区－148bp CG 位点包含于一潜在 c-Myb 结合位点(t/cAACt/gG)之内。推测 c-Myb 可通过其结合位点调节 BDNF Ⅳ的转录,而－148bp CG 位点的甲基化状态可影响 c-Myb 的结合效率,因而,－148bp CG 位点的甲基化状态可以间接调节 BDNF Ⅳ的转录而影响其表达水平。为了验证这一推论,特异性地将荧光素酶-BDNF Ⅳ启动子质粒－148bp CG 位点甲基点突变后,同 c-Myb 表达质粒共同瞬转至体外培养的 H293 细胞之中,以－148bp CG 位点非甲基化的荧光素酶-BDNF Ⅳ启动子质粒为对照组,观察－148bp CG 位点甲基化对 BDNF Ⅳ启动子区转录活性的影响。结果显示,c-Myb 可显著增加 BDNF Ⅳ启动子区的转录活性($P<0.01$),而－148bp CG 位点的甲基化可显著降低 c-Myb 对 BDNF Ⅳ启动子区转录活性的调节($P<0.01$),见图 12-17。

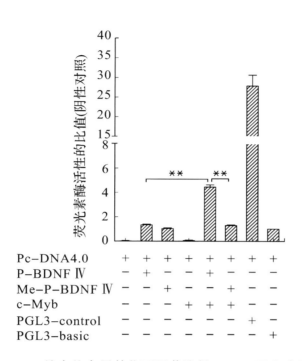

图 12 - 17 c - Myb 结合位点甲基化可显著降低 BDNF Ⅳ 启动子区转录活性

图示数据代表各组与阴性对照组荧光素酶活性的比值以平均值±标准误（mean±SEM.）表示；＊＊：$P<0.01$。

12.3.5 可卡因诱导的 CPP 中 c - Myb 的表达情况

在可卡因诱导 CPP 中,小鼠伏隔核内 BDNF Ⅳ 表达显著升高,而已知 c - Myb 可通过结合于 BDNF Ⅳ 启动子区而调节其转录,进而影响 BDNF Ⅳ 的表达水平。因此,BDNF Ⅳ 的高表达水平亦可能由 c - Myb 表达升高而引起。为了排除这一可能性,我们检测了可卡因诱导 CPP 小鼠伏隔核中 c - Myb 表达水平,结果显示 c - Myb 表达水平没有显著变化(图 12 - 18)。因而表明,BDNF Ⅳ 在可卡因诱导 CPP 小鼠伏隔核的高表达不是由于 c - Myb 表达水平改变而引起的。

研究中发现,可卡因诱导的 CPP 及单纯可卡因处理均可引起小鼠伏隔核内总 BDNF 及 BDNF Ⅰ 的表达升高,BDNF Ⅳ 仅在可卡因诱导的 CPP 小鼠伏隔核内特异性地表达升高。而在各实验组小鼠前额叶皮质中均未发现 BDNF 表达有显著变化。食物诱导的 CPP 中,总 BDNF、BDNF Ⅰ 及 BDNF Ⅳ 在小鼠伏隔核内的表达较之单纯食物处理组均有所升高,而在前额叶皮质中则无显著变化。其后对

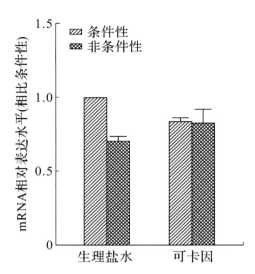

图 12－18　可卡因诱导 CPP 小鼠伏隔核中 c－Myb 表达水平
所有数据以平均值±标准误（mean±SEM.）表示。

BDNF Ⅳ 启动子区甲基化进行检测，发现其启动子区内－148bp CG 位点的甲基化水平在可卡因诱导 CPP 小鼠伏隔核中显著降低，而在食物诱导 CPP 小鼠伏隔核中则未有明显变化。进一步分析表明该－148bp CG 位点包含于一潜在 c－Myb 结合位点之内。利用体外荧光素酶报告基因检测系统发现，以点突变方式将－148bp CG 位点甲基化后可以显著降低 c－Myb 介导的 BDNF Ⅳ 启动子的转录活性。此外，c－Myb 在可卡因诱导的 CPP 小鼠伏隔核内的表达水平无显著升高，表明 BDNF Ⅳ 在可卡因诱导的 CPP 小鼠伏隔核内特异性高表达不是由于 c－Myb 的表达升高所致，而是由其 DNA 结合效率升高引起，c－Myb DNA 结合效率的升高则与 BDNF Ⅳ 启动子区－148bp CG 位点的低甲基化密切相关。研究中，不同 BDNF 可变剪接体在可卡因诱导的不同效应中作用不尽相同，如小鼠伏隔核内 BDNF Ⅳ 与可卡因诱导的奖赏效应密切相关，而伏隔核内 BDNF Ⅰ 则显示为对可卡因本身的药理作用更为敏感。以往有研究发现，急、慢性可卡因处理及可卡因戒断可引起伏隔核内总 BDNF mRNA 表达升高[25]，急性可卡因刺激同时可引起纹状体内 BDNF Ⅳ 表达升高[24]，显示 BDNF Ⅳ 在纹状体内与可卡因本身的药理作用相关，而本研究中小鼠伏隔核内 BDNF Ⅳ 与可卡因药理作用无明显相关，二者在给药方式及目标脑区方面的不同或许可以用来解释此类差异。总之，BDNF 不同剪接体在药物不同处理方式(急性/慢性)的不同脑区内(PFC/NAc/striatum)存在特异性调控机制。

12.3.6 转录因子对 BDNF 的调节

迄今为止,已有几类转录因子被证实参与 BDNF 的调节,这些转录因子结合于 BDNF 基因启动子区特定位点而发挥转录调节作用。如 cAMP 反应元件结合蛋白(cAMP response element binding protein,CREB)和上游刺激因子 1/2 可作用于 BDNF Ⅰ 和 BDNF Ⅲ 的启动子区,钙依赖的转录因子也可通过结合于 BDNF Ⅲ 的启动子区而调节其转录。在我们的研究中,发现一个新的 BDNF 转录因子——c-Myb,通过与小鼠 BDNF Ⅳ 启动子区的结合而调节其转录活性。已知 c-Myb 可作为一种转录因子,结合于基因调节区内 c-Myb 结合位点(t/cAACt/gG)发挥转录调节作用。在家鸡中发现,其溶菌酶基因可被 c-Myb 激活,而 c-Myb 结合位点内一个单碱基突变则可导致溶菌酶基因的失活。c-Myb 亦可与 CCAAT-box 增强子区结合蛋白家族协同作用活化 *mim-1* 基因。研究发现,c-Myb 结合位点内单 CG 位点的甲基化可降低其对 BDNF Ⅳ 的转录调节活性,而使 BDNF Ⅳ 的表达下降。

研究中的一个重要发现:可卡因诱导的 CPP 中,BDNF Ⅳ 启动子区-148bp CG 位点甲基化水平显著降低,而单纯可卡因处理则未能诱导此低甲基化发生。表明单纯可卡因本身的药理作用不足以引起 DNA 甲基化水平的改变,必须有环境因素的参与才能诱导此类表观遗传修饰的发生。有研究发现,红藻氨酸处理可同时引起 BDNF Ⅰ、BDNF Ⅳ 的 mRNA 表达水平升高,而 BDNF Ⅳ 的高表达水平持续时间较长[26],表明 BDNF Ⅳ 在 BDNF 变化引起的长期效应中扮演更重要的角色。药物成瘾可被认为是一种病态的学习、记忆过程,伴随有脑内奖赏系统相关脑区神经突触可塑性的长期改变。BDNF 在药物成瘾中发挥重要作用,甚至在可卡因戒断期间,大鼠伏隔核内 BDNF 蛋白水平也呈持续增加趋势,表明 BDNF 与药物成瘾中稳定的神经突触可塑性改变密切相关。DNA 甲基化的改变可稳定调节基因的表达,BDNF 的这种长期效应可能由 DNA 甲基化所调节,进而介导大脑相关功能的稳定变化。

食物诱导的 CPP 小鼠伏隔核内 BDNF Ⅳ 表达量显著升高,但与可卡因诱导的 CPP 有所不同,其启动子区内并未发生 DNA 甲基化水平的改变。虽然药物刺激与食物诱导均可引起伏隔核内多巴胺水平升高,但二者间的升高程度有明显差异,

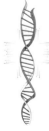

较之食物、糖水诱导的自然奖赏,可卡因诱导的奖赏效应中中脑腹侧被盖区多巴胺神经元兴奋性突触传递显著增强,甚至可持续到觅药行为结束[27]。作为一种重要的表观遗传学调节机制,组蛋白乙酰化修饰亦在药物奖赏与自然奖赏间发挥不同作用,大鼠可卡因自身给药前额叶皮质中组蛋白去乙酰化酶活性显著降低,而在糖水摄取行为中则无显著变化;组蛋白去乙酰化酶抑制剂可显著降低大鼠自身给药行为,同样对糖水摄取行为无明显影响[28]。由此可见,虽然食物、药物刺激可激活相同的脑奖赏通路,但二者的产生机制及效应有明显差异。与上述研究结论相一致的是,发现可卡因而非食物诱导的 CPP 可引起小鼠伏隔核内 BDNF Ⅳ启动子区DNA 去甲基化的发生。这些研究结果表明,表观遗传学修饰可作为一种特异性的调节机制,通过对相关基因的长时程激活而影响神经突触可塑性的发生,进而参与到机体对药物奖赏效应的长期适应性改变之中。而食物诱导的奖赏效应作为维持机体生存最基本的生理反应,在某种程度上不能算是一种刺激,或者说刺激太小而不足以引起机体的持续性反应。

　　总之,研究发现 BDNF 可变剪接体 Ⅳ(BDNF Ⅳ)启动子区 c - Myb 结合位点的去甲基化可引起 BDNF Ⅳ的表达升高,进而参与到可卡因的奖赏效应之中。可卡因诱导的奖赏效应中环境因素的存在必不可少,而 DNA 甲基化的改变为其潜在的调节机制。在药物成瘾治疗中,复吸是一个亟待攻克的难题,而复吸的发生很大程度上依赖于患者所处的外界环境。因此研究表明,对甲基化水平的调节可作为可卡因成瘾治疗中一种潜在发展的治疗手段,用来阻断可卡因自身药理作用及与相关外界环境因素的联系。

12.4　结语

　　本章介绍了整体 DNA 低甲基化在可卡因奖赏效应中的重要作用,DNMT3b功能的抑制在这一过程中扮演重要角色。同时发现整体 DNA 甲基化水平改变在自然奖赏与药物奖赏效应中存在显著差异,在前人的研究基础上进一步扩充了对自然奖赏及药物奖赏不同调节机制的认识。甲硫氨酸处理可通过增强 DNMT3b功能而逆转整体 DNA 低甲基化水平,进而抑制可卡因的奖赏效应,表明对 DNA甲基化水平的干预可作为一种潜在发展的治疗手段,用于可卡因依赖患者的相关治疗。关于 DNA 甲基化对药物成瘾中特定基因的调节,研究表明可卡因的不同效应可诱导不同脑区 BDNF 可变剪接体的特异性表达。同时，首次发现了 c－Myb 在 BDNF Ⅳ 的转录调节中发挥重要作用。在可卡因诱导的奖赏效应中环境因素的存在必不可少，而 BDNF Ⅳ 启动子区 DNA 低甲基化的发生为其潜在的调节机制。在药物成瘾治疗中，复吸是一个亟待攻克的难题，而复吸的发生很大程度上依赖于患者所处的外界环境。因此研究再次表明，对甲基化水平的调节可作为可卡因成瘾治疗中一种潜在发展的治疗手段，用于阻断可卡因自身药理作用及与相关外界环境因素的联系。

药物成瘾的表观遗传学机制已经受到越来越多的重视，很多用传统遗传学无法解释的问题都转而投向其表观遗传学机制的研究。DNA 甲基化研究也必将成为药物成瘾机制研究的一个重要方向。随着生物信息学的发展、新一代高通量测序仪的出现，可以预见对药物成瘾相关脑区全基因组 DNA 甲基化谱分析将会成为一个重要的研究手段。关于 DNA 甲基化对药物成瘾中特定基因的调节，未来的研究仍将从以下两个方面入手：一是明了药物从结合细胞膜受体到引起核内特定基因 DNA 甲基化改变这一过程是由怎样的信号转导通路所介导的；二是继续探究 DNA 甲基化调节特定基因表达的新途径、新方式、新机制。药物成瘾的 DNA 甲基化机制研究将有助于发展预防或治疗药物成瘾的新策略。

【参考文献】

［1］ Esteller M. Cancer epigenomics：DNA methylomes and histone-modification maps[J]. Nat Rev Genet，2007，8(4)：286－298.

［2］ Illingworth R，Kerr A，Desousa D，et al. A novel CpG island set identifies tissue-specific methylation at developmental gene loci[J]. PLoS Biol，2008，6(1)：e22.

［3］ Gowher H，Liebert K，Hermann A，et al. Mechanism of stimulation of catalytic activity of Dnmt3A and Dnmt3B DNA-(cytosine-C5)-methyltransferases by Dnmt3L[J]. J Biol Chem，2005，280(14)：13341－13348.

［4］ Maurice T，Duclot F，Meunier J，et al. Altered memory capacities and response to stress in p300/CBP-associated cactor (PCAF) histone acetylase knockout mice[J]. Neuropsychopharmacology，2008，33(7)：1584－1602.

［5］ Haigis M C，Guarente L P. Mammalian sirtuins—emerging roles in physiolo-

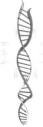

gy,aging,and calorie restriction[J]. Genes Dev,2006,20(21): 2913 − 2921.

[6] Yang X J,Seto E. The Rpd3/Hda1 family of lysine deacetylases: from bacteria and yeast to mice and men[J]. Nat Rev Mol Cell Biol,2008,9(3): 206 − 218.

[7] Jenuwein T. The epigenetic magic of histone lysine methylation[J]. FEBS J, 2006,273(14): 3121 − 3135.

[8] Lee D Y,Teyssier C,Strahl B D,et al. Role of protein methylation in regulation of transcription[J]. Endocr Rev,2005,26(2): 147 − 170.

[9] Bannister A J,Kouzarides T. Reversing histone methylation[J]. Nature, 2005,436(7054): 1103 − 1106.

[10] Li B, Carey M, Workman J L. The role of chromatin during transcription [J]. Cell,2007,128(4): 707 − 719.

[11] Shilatifard A. Chromatin modifications by methylation and ubiquitination: implications in the regulation of gene expression[J]. Annu Rev Biochem, 2006,75: 243 − 269.

[12] Renthal W,Carle T L,Maze I,et al. ΔFosB mediates epigenetic desensitization of the c-fos gene after chronic amphetamine exposure[J]. J Neurosci, 2008,28(29): 7344 − 7349.

[13] Anier K,Malinovskaja K,Aonurm-Helm A,et al. DNA methylation regulates cocaine-induced behavioral sensitization in mice[J]. Neuropsychopharmacology,2010,35(12): 2450 − 2461.

[14] Nielsen D A,Yuferov V,Hamon S,et al. Increased OPRM1 DNA methylation in lymphocytes of methadone-maintained former heroin addicts[J]. Neuropsychopharmacology,2009,34(4): 867 − 873.

[15] Tsankova N,Renthal W,Kumar A,et al. Epigenetic regulation in psychiatric disorders[J]. Nat Rev Neurosci,2007,8(5): 355 − 367.

[16] Szyf M. Epigenetics,DNA methylation,and chromatin modifying drugs[J]. Annu Rev Pharmacol Toxicol,2009,49: 243 − 263.

[17] Kangaspeska S,Stride B,Métivier R,et al. Transient cyclical methylation of promoter DNA[J]. Nature,2008,452(7183): 112 − 115.

[18] Feng J,Nestler E J. MeCP2 and drug addiction[J]. Nat Neurosci,2010,13

　　(9)：1039 - 1041.

[19] Lin K Y,Cherng C G,Yang F R,et al. Memantine abolishes the formation of cocaine-induced conditioned place preference possibly via its IL-6-modulating effect in medial prefrontal cortex[J]. Behav Brain Res,2011,220(1)：126 - 131.

[20] Barros M,Dempster E L,Illott N,et al. Decreased methylation of the NK3 receptor coding gene（TACR3）after cocaine-induced place preference in marmoset monkeys[J]. Addict Biol,2013,18(3)：452 - 454.

[21] Barik J,Parnaudeau S,Saint Amaux A L,et al. Glucocorticoid receptors in dopaminoceptive neurons,key for cocaine,are dispensable for molecular and behavioral morphine responses[J]. Biol Psychiatry,2010,68(3)：231 - 239.

[22] Piechota M,Korostynski M,Solecki W,et al. The dissection of transcriptional modules regulated by various drugs of abuse in the mouse striatum[J]. Genome Biol,2010,11(5)：R48.

[23] Aid T,Kazantseva A,Piirsoo M,et al. Mouse and rat BDNF gene structure and expression revisited[J]. J Neurosci Res,2007,85(3)：525 - 535.

[24] Liu Q R,Lu L,Zhu X G,et al. Rodent BDNF genes,novel promoters,novel splice variants,and regulation by cocaine[J]. Brain Res,2006,1067(1)：1 - 12.

[25] Filip M,Faron-Górecka A,Kuśmider M,et al. Alterations in BDNF and TrkB mRNAs following acute or sensitizing cocaine treatments and withdrawal[J]. Brain Res,2006,1071(1)：218 - 225.

[26] Nelson E D,Kavalali E T,Monteggia L M. Activity-dependent suppression of miniature neurotransmission through the regulation of DNA methylation [J]. J Neurosci,2008,28(2)：395 - 406.

[27] Chen B T,Bowers M S,Martin M,et al. Cocaine but not natural reward self-administration nor passive cocaine infusion produces persistent LTP in the VTA[J]. Neuron,2008,59(2)：288 - 297.

[28] Romieu P,Host L,Gobaille S,et al. Histone deacetylase inhibitors decrease cocaine but not sucrose self-administration in rats[J]. J Neurosci,2008,28 (38)：9342 - 9348.

（田卫平　陈　波）

第12章　表观遗传学在药物成瘾中的分子机制

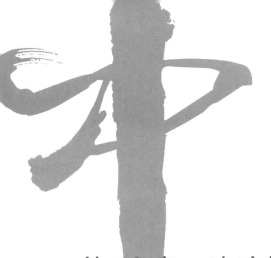

第13章 冲动与多巴胺系统在毒品成瘾中的作用机制

药物成瘾是一种慢性复发脑疾病,其核心问题是长期滥用药物,中枢神经系统产生了可塑性变化。中脑边缘系统多巴胺系统的激活是多种毒品成瘾性的共同神经生物学特点。好奇和冲动在发展为毒品依赖中扮演了重要角色。好奇性是起始原因,而冲动性则是标志性特征。研究提示,多巴胺系统与毒品成瘾个体的冲动性行为密切相关[1]。与其他复杂疾病一样,药物成瘾是环境因素和遗传因素共同作用的产物。对双生子、寄养子、家系等研究表明,遗传因素在药物成瘾中的比例占$30\% \sim 60\%$[2-4]。

13.1 多巴胺系统是毒品成瘾个体冲动性行为的遗传分子基础

毒品成瘾研究的核心问题是探讨诱发冲动性药物滥用及导致戒断后复吸行为的原因。冲动性行为(impulsive behavior)是指一种对奖赏难以自我控制,没有经过深思熟虑且不计不良后果的一种行为。研究表明,冲动性行为是药物成瘾的标志性特征。冲动性行为通常包含两个主要特征:①决断力不足,个体更倾向于选择立即获取较小的奖励而非延迟的更大的奖励;②自控力不足,导致在恰当时机出现前就匆忙做出反应。临床观察发现,毒品成瘾患者在自愿接受药物戒断治疗的同时,仍无法控制继续使用药物;在戒断后,也无法持久地抑制相关环境对复吸的诱导。毒品成瘾患者的控制力丧失与冲动性行为关系密切。已有许多重要证据表明,多巴胺系统是毒品成瘾个体冲动性行为的遗传分子基础。

13.1.1 冲动性行为是毒品成瘾的标志性特征

最近,虽有研究表明冲动和毒品成瘾存在着非常重要的关系,但尚不清楚其机制和它们之间的因果关系。通过对毒品成瘾的两个行为学标志即冲动性和好奇性研究发现,好奇性行为(curious behavior)是个体主动获取毒品的起始原因,而高冲动行为是发展为毒品成瘾的重要原因[5],为成瘾行为发展过程中的冲动性向强迫性转变提供了实验性证据。在延迟奖赏模型中,将大鼠分成高冲动组和低冲动组,进行可卡因自身给药训练,结果发现,高冲动组的大鼠形成自身给药的行为速度明显快于低冲动组的大鼠[6]。这在一定程度上说明冲动发生在药物成瘾之前,且冲动的程度可预测药物成瘾发生的可能性。

目前的研究为高冲动性行为可预知强迫性觅药的发病提供了实验性证据,说明预先存在的冲动性行为对毒品成瘾的发生非常重要[2,7-8]。动物实验的结果证实,在延迟奖励任务方面高冲动的大鼠或猴子会选择立即获取较小的奖励而非延迟的更大的奖励,相对于低冲动性大鼠或猴子表现出更高的自主获取毒品的倾向性[9]。通过冲动行为与自己吸食增量的可卡因相关联性研究[10-11]表明,冲动性行为在毒品成瘾中起到了关键的作用。

13.1.2　多巴胺系统是冲动性行为的遗传学基础

证实冲动性行为在毒品成瘾发展过程中的作用,将为进一步研究毒品成瘾的神经生物学机制提供新的动力。其中一个理论是对于毒品寻找的行为学控制是从腹侧纹状体向背侧纹状体传递[12],反映了毒品成瘾的发展从冲动性向强迫性的转变。这种理论已经被证实成瘾于分级的连续上升的神经回路,这些回路通过位于中脑的调节性多巴胺能神经元而连接在纹状体区域[13]。这种假设又被下列现象所支持:高冲动性大鼠所表现的早期可卡因摄取易感性的增加与腹侧纹状体多巴胺 D2 受体(dopamine D2 receptor,D2R)和/或多巴胺 D3 受体(dopamine D3 receptor,D3R)水平较低有关[11]。与此相反,在猴和吸毒者[14]中,长期可卡因暴露与背侧纹状体的多巴胺 D2/D3 受体水平较低有关。

越来越多的证据表明,冲动性行为是人对毒品产生成瘾的关键因素[15-16]。目前的理论提示长期吸毒会减弱前额叶皮质和相关的脑边缘回路介导的负性控制功能,导致抑制丢失或者产生冲动性行为。然而,目前有关毒品和其他神经刺激药物长期暴露导致动物冲动性行为长期增加的证据还非常少[17-18],对冲动性行为在毒品成瘾中的作用研究更为迫切。

影响个体吸毒易感性差异的一个重要神经基础是大脑多巴胺系统,尤其是支

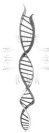

配伏隔核和前额叶皮质区正中缘和正中皮质的多巴胺通路[9]。对灵长类动物进行正电子发射体层摄影(positron emission tomography，PET)研究表明，多巴胺 D2 受体在决定个体静脉吸食可卡因的差异方面起着重要的作用。具体来说，恒河猴脑中纹状体多巴胺 D2 受体利用度降低与随后的静脉摄取可卡因成负相关，该结果与人类可卡因吸毒者研究中观察到的结果相似[14]。然而，对多巴胺系统其他成员的类似研究却尚未起步。因此，通过小动物 PET 无创伤的、动态的、定量的、客观的、精准的分子核影像研究平台[14]，全面地对多巴胺系统进行研究显得尤为重要。

已有研究证明，5 项选择连续反应时间任务(5-choice serial reaction time task，5 - CSRTT)中冲动性行为的个体差异可以作为预知个体静脉自主吸食可卡因发生概率的指标。具体来说，在 5 - CSRTT 任务中表现出冲动性个性的大鼠相对于不冲动的大鼠，发生静脉吸食增量可卡因的趋势增加[11]。也有明确证据指出，腹侧纹状体多巴胺 D2/D3 受体利用度与冲动性行为之间呈明显的负相关性。这种负相关性不能通过腹侧纹状体区域突触前多巴胺的释放、多巴胺转运体的数量和它们的功能异常来解释，并证实纹状体区多巴胺 D2 受体利用度降低可能是冲动性行为与毒品成瘾的神经生物学机制之一，而不仅是长期可卡因暴露的结果。因此，目前的结果证明，冲动特性是接触毒品易感性的一个表型，并且强调了多巴胺 D2 样(D2、D3、D4)受体可能参与其中，以前的遗传学研究结果也表明多巴胺受体在冲动性行为和吸毒易感性中起了重要作用[4]。

最近有研究发现，大鼠的冲动行为使大鼠自主获取毒品的概率增加，并且伴随着多巴胺功能的改变。应用 PET 技术，证实未接受毒品的冲动大鼠的伏隔核多巴胺 D2/D3 受体利用度明显下降，并且这种效应不成瘾于多巴胺的释放。这些结果表明冲动特性可以预知毒品的增强效应，并且有节制的毒品成瘾者的多巴胺 D2 受体功能失常或许部分是由发病前的因素所决定的。

然而，目前尚不清楚多巴胺 D2 受体可用性的个体差异与特定的行为学表型或者导致毒品成瘾易感性的行为学过程之间的关系。此外，几乎没有把多巴胺在脑区释放与多巴胺转运体及 PET 估测多巴胺 D2 受体利用度联系在一起的研究。这种研究是非常重要的，因为多巴胺 D2 受体的利用度会受受体密度、多巴胺转运体及竞争性多巴胺释放的共同影响[19]。因此，需要在动物中进行类似的 PET 研究来检测多巴胺、多巴胺转运体及受体利用度与毒品易感性行为学标志之间的指示性关系。

实际上，并不是所有接触毒品的人最后都会形成成瘾。在神经系统发生结构改变之前，人们都有选择的机会。只是冲动的人可能频繁用药，最后形成成瘾，所以冲动本身决定着使用者是否会产生成瘾。同样，在大量使用毒品时，前额叶功能下降，对冲动性行为的控制力下降，最终也会促进药物继续使用，因此冲动和成瘾在一定程度上互为因果关系。

13.1.3　多巴胺系统是毒品成瘾的神经生物学基础

近年来，研究发现多巴胺系统在海洛因成瘾的发病过程中起着重要作用[20]。中脑腹侧被盖区是多巴胺神经元集中的重要神经核团之一。它投射到边缘系统有关脑区的通路，称为中脑边缘多巴胺系统。中脑腹侧被盖区的投射区域主要有伏隔核、前额叶皮质、海马、杏仁核和嗅结节[21]。大量的研究发现中脑腹侧被盖区/伏隔核/前额叶皮质是成瘾性药物引起奖赏效应或正性强化作用的最后公共通路。成瘾性药物可直接或间接兴奋中脑腹侧被盖区，引起多巴胺快速大量释放，从而产生奖赏效应。伏隔核的多巴胺水平升高在介导药物所致的奖赏效应中起关键作用。伏隔核可以分成壳部和核部，多巴胺在壳部激活主要激发觅药或饮酒行为，在核部激活主要维持觅药行为[22]。中脑边缘多巴胺系统起调节器和过滤器的作用，控制外界传入的各种信号，通过锥体外系的活动，将传出神经冲动转变为意向性活动。目前已知该系统包含"愉快中枢"，是奖赏强化系统的主要部分，在动物和人类的行为强化及药物成瘾形成过程中起关键作用。海洛因可以通过非自然奖赏效应引起额叶和伏隔核的多巴胺释放。

大量的研究表明，多巴胺参与了毒品成瘾的形成和强化过程，吸食海洛因可以引起多巴胺的释放。毒品优先兴奋中脑腹侧被盖区-边缘叶多巴胺系统，释放多巴胺，兴奋心理活动。多巴胺 D2 受体与人类愉悦的情感有密切的关系，同时它也是奖赏受体，目前有充分的实验证据表明多巴胺受体、毒品成瘾、奖赏刺激的敏感性降低这三者之间有关联。已有研究表明多巴胺 D1、D2 受体减少或抑制可降低大鼠的运动功能而减少海洛因的摄取[23-24]；而多巴胺 D3 受体减少或抑制对海洛因成瘾的奖赏反应仍存在着争议[25]。多巴胺转运体是可卡因等一些精神兴奋药物的作用靶点已得到证实。通过对可卡因成瘾者的尸检材料研究，有学者发现，可卡因成瘾者脑内纹状体多巴胺转运体结合位点明显增加；动物实验进一步证实了多巴胺转运体结合点增加的结果。这些研究均提示多巴胺转运体是可卡因成瘾状态

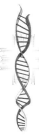

的一种指标。海洛因成瘾是否也如可卡因等精神兴奋药物一样提高多巴胺转运体的表达，仍需大量进一步实验的支持。其他学者的研究发现，海洛因成瘾的机制很可能是，长期吸食使机体脑内多巴胺的代谢重新达到一个新的平衡[26]。海洛因促进多巴胺能神经末梢向突触间隙释放多巴胺；为保持多巴胺能神经回路功能活动的正常进行，机体调节多巴胺能神经元多巴胺转运体的表达，增加突触前膜多巴胺的摄取点，加快突触间隙多巴胺的清除；当吸毒者失去海洛因刺激时，由于多巴胺能神经末梢释放多巴胺的减少，驱使机体寻找海洛因刺激，以使机体重新建立的多巴胺代谢保持平衡。更为关键的是，神经末梢多巴胺的释放、多巴胺转运体和多巴胺受体这三者之间的关系在毒品成瘾形成机制中的作用目前却尚无研究。长期摄取阿片类毒品的大鼠可导致伏隔核内神经元树突增粗，呈串珠状改变、投射方向改变，树突棘呈双头状、密度降低，以及离子型 N-甲基-D-天冬氨酸受体-1 表达增加。这表明海洛因等毒品可导致中脑边缘多巴胺系统发生可塑性改变。提示毒品成瘾不仅与中枢神经系统的多巴胺递质及其相关的受体密切有关，而且，受体后的信号转导通路参与了海洛因成瘾的形成过程。因此，研究多巴胺和多巴胺受体在海洛因成瘾中的作用及信号传导发生改变的机制成为解决海洛因成瘾的关键所在。

综上所述，多巴胺系统与冲动性行为在毒品成瘾的形成与发展过程中至关重要。其在毒品成瘾中的遗传和神经生物学机制远未阐明，单纯地用某一个候选基因远远不足以解释海洛因成瘾的机制。因此，需要改进现有的研究方法和思路，系统地研究与毒品成瘾有关的因素，以及与基因之间的相互作用和联合效应，这必将为毒品成瘾的神经生物学及遗传学机制提供重要的依据，为阐明毒品成瘾和戒断的分子机制、为药理学研究开发最佳的治疗药物奠定基础。

13.2　5 项选择连续时间任务在注意力测试及冲动评估中的应用

注意力缺陷多动障碍（attention deficit hyperactivity disorder，ADHD），又称儿童多动症，以注意力缺陷、多动不宁、冲动任性为主要表现，是一种常见的儿童行为障碍性疾病。成功的动物实验检测必须要能对注意力缺陷多动障碍的动物模型的特征性行为做出客观、准确的评价。注意力包括三种模式："持续的"，警惕注意特殊事件的发生；"分散的"，即同时动员优化自身全部的视听等各种感觉系统去侦测来自各方不同的信息;"选择的",排除不重要的信息干扰而特别注意来自某一感觉通道的信息。

5 项选择连续反应时间任务(5-choice serial reaction time task,5-CSRTT)最初被用于临床前研究,以更好地了解注意力缺陷多动障碍。设备是通过模仿Leonard 的 5 项选择连续反应时间任务原理,用于研究人类注意力过程,目前已用于临床。

13.2.1　5-CSRTT 的原理、方法及应用

1.原理

5-CSRTT 用于研究大鼠或小鼠注意力缺陷,动物需要判断在 5 个或 9 个不同孔洞上随机出现的、短暂的信号光源,且需要在正确的空间位置做出鼻戳反应以获得食物奖赏。动物必须持续观察水平排列的孔洞,直至信号出现才能做出反应。动物对信号判断的准确性是注意力评估的重要参数,而发生在刺激出现以前的"过早反应"则被视为是冲动性行为(图 13-1)。

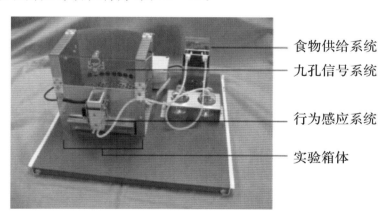

食物供给系统

九孔信号系统

行为感应系统

实验箱体

图 13-1　大鼠九孔 5-CSRTT 自动检测设备结构示意图

2.方法

在一个密闭的实验箱中设置有 5 个或者 9 个排列在一起的孔洞,孔洞内有电脑系统控制的信号光源,可随机单个开关,而且在每个孔洞的前面有一对红外线感应装置。当信号光源短暂地亮起,如果大鼠或者小鼠注意到信号光源而前来鼻探,

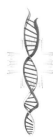

电脑系统即可按照其反应位置的正确与否在孔洞对面的食物盒内提供一小块食物作为奖励,或者以熄灭暗箱内的照明表示对其做出错误的惩罚。如此重复循环实验,从而获得动物主动关注在各个不同发光目标上注意力的量化记录,通过不同参数指标的计算分析,可以量化几种不同的行为模式,包括注意力和冲动性行为。

3.应用

5-CSRTT 被用于不同研究目的的评估,例如,治疗注意力缺陷多动障碍临床前药物评估,慢性药物接触引起的注意力改变,脑损伤或神经递质合成或释放异常;具有特殊行为的大鼠或小鼠,注意力改变期间神经递质释放或代谢活动功能改变。此外,5-CSRTT 可以用于解释神经心理学机制及注意力功能失调的病理机制研究,如注意力缺陷多动障碍、阿尔茨海默病和帕金森病。

5-CSRTT 的主要优势在于实验装置构造设计合理,可以严格控制动物的应急行为,进行准确和自动化的数据采集。该设备在许多实验室已被广泛应用,其可靠性普遍得到认可。视觉感应功能可以通过对信号做出的准确程度来反映,对 5 个或 9 个空间位置的反应准确率计算正确/错误反应的比例可以对注意力或冲动性程度不同的个体进行筛选。局限性可能体现在正式训练阶段,尤其是警觉递减与大量食物摄入引起的过饱之间较难分离。然而,收集潜伏期数据有助于排除食物引起的动机反应误差。另外,限制食物导致体重减少也会对实验结果带来误差。许多精神疾病(如注意力缺陷多动障碍、精神分裂症等)患者可以引起注意力进程失调。人类和动物对环境信息的优化是通过持续、分散和选择性注意力的综合处理过程。

5-CSRTT 要求动物将有限的注意力资源分配到不同的感觉通道和空间位置(空间分散注意力),以便达到行为的最佳水平。除了注意力缺陷外,注意力缺陷多动障碍等其他精神疾病的一个特征性症状为冲动性行为,冲动性行为可以定义为没有预想到或在所有必要信息未收集之前的动作倾向。5-CSRTT 是为了评估动物对视觉刺激做出正确反应的能力,因此需要阻止动物对一个孔洞的冲动性反应。根据动物视觉能力和认知程度可以调整训练周期、基线标准和任务参数,说明 5-CSRTT 也可用于不同品系大鼠的测试。

13.2.2　实验参数的定义与计算

1.实验参数的定义

常用实验参数的定义如下。

- 正确反应(correct response):大鼠在单次实验内,在信号期和后续期内到亮着的信号灯(正确)前触发红外感应。
- 不正确反应(incorrect response):大鼠在单次实验内,在信号期和后续期内到没有亮着的信号灯(错误)前触发红外感应。
- 遗漏(omission):大鼠在单次实验内,没有在信号期和后续期内到任何信号灯前触发红外感应。
- 不成熟反应(premature response):大鼠在单次实验内,在间歇期内(在信号灯亮之前)到任何信号灯前触发红外感应。
- 自然重复反应(natural repeated response):大鼠在单次实验内,在间歇期内(信号灯亮之前)返回饲料盒;

反应时间(response latency):从信号灯亮至大鼠到信号灯前触发红外感应的时间间隔(分正确反应和不正确反应)。

- 正确反应时间(correct response latency):从信号灯亮至大鼠到该信号灯前鼻探所用的时间间隔。
- 不正确反应时间(incorrect response latency):从信号灯亮至大鼠到错误信号灯前鼻探所用的时间间隔。
- 获取食物时间(food acquisition latency):正确反应后到取得饲料所用的时间。
- 食物强化动力测量(food reinforcing power measurement):正确反应后到打开活动门(取得饲料)的时间间隔。

2.实验参数的计算

相关实验参数的计算公式如下。

- 规范实验次数＝正确反应的次数＋不正确反应的次数。
- 实验总次数＝正确反应的次数＋不正确反应的次数＋遗漏的次数＋不成熟反应的次数。

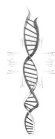

- 准确性 $=\dfrac{\text{正确反应的次数}}{\text{规范实验次数}}$

此比值反应大鼠的"注意力"高低,同时也作为是否升级到高级实验程序的标准之一。

- 冲动性 $=\dfrac{\text{不成熟反应次数}}{\text{实验总次数}}$

此比值反应大鼠的"冲动性"的高低。

- 遗漏率 $=\dfrac{\text{遗漏的次数}}{\text{正确反应的次数}+\text{不正确反应的次数}+\text{遗漏的次数}}$

此比值作为是否升级到高级实验程序的标准之一。

13.2.3 实验步骤

实验动物采用大鼠,装置采用 5 孔实验装置,其具体的实验步骤如下述(1)~(12)。其中,步骤(1)~(5)为实验者-大鼠适应期;步骤(6)~(7)为大鼠-实验装置适应期;步骤(8)~(10)为 5 - CSRTT 训练;步骤(11)~(12)为数据采集阶段。

(1)逐渐限制每天食物量,每只大鼠约 5g/100g 体重。

(2)每只大鼠从食物限制的第 1 天开始每天测量体重,直至它们体重下降到 85%~90%。然后定期测量动物体重以监测大鼠生长情况。

注意:确保体重不能低于正常生长曲线的 85%,生长曲线可以通过动物供应商的网站获得。如果不合适可以用以下方法替代,比较食物限制动物和食物不限制的动物以确定体重减少程度。

(3)至少 3d,每天抚摸大鼠 2~3min,使动物逐渐习惯实验者,并且从第 1 天开始食物限制。

(4)每天触摸大鼠后,奖励一些食物颗粒放入笼子,使动物口味习惯化。

(5)对大鼠尾部进行标识,使用无毒、无味、永久性的标记给每只大鼠指定一个独特的识别号码,从而避免标记不清或消失。除了采用这种方法标记大鼠之外,也可以用其他的方法进行标记(如耳标签、皮下微芯片等)。

注意:避免在关键性实验测试时标识大鼠。

(6)在食物托盘放置 10 个奖赏颗粒,在 5 个孔洞操作盒子均放置 2 个。

(7)将大鼠放入测试箱中,为每只大鼠指定一个单独的操作箱,设定时间为 15~20min,在此期间五个信号灯、测试箱的灯及食物托盘的灯保持发光。重复此步骤直至大鼠吃光所有提供的食物颗粒。

注意：每天调整标准食物颗粒数量，扣除此阶段奖赏颗粒的数量。约 300g 大鼠：标准颗粒为 $15g-$（奖赏颗粒为 $20\times45mg$）$\approx14g$ 标准颗粒/大鼠。

注意：每只大鼠进行训练、测试和喂食的时间在整个实验过程中保持不变。

（8）大鼠对测试装置和奖赏颗粒形成习惯后，开始 5-CSRTT 训练。在训练期间，孔洞和食物托盘中不能置放食物颗粒。对每个箱子建立软件配置。训练周期一般包括 100 个实验循环，每次测试持续 30min。每个实验，只有一个孔洞亮起且顺序由电脑软件随机安排。每个孔洞在 100 次实验中亮起 20 次。

注意：训练和测试大鼠为同一测试箱，避免环境其他因素（大鼠气味等）对实验造成影响。

（9）大鼠达到至少 30 个正确实验标准时，逐渐减少刺激持续的时间和增加实验内间期的时间，直到获得目的参数。

（10）大鼠达到目的参数通常需要 25 个实验左右，这期间准确性逐渐增强。为了达到稳定性，继续训练大鼠 6 到 10 个阶段，直到在一天内大鼠表现稳定（准确度 $\geqslant80\%$，疏漏 $\leqslant30\%$）。没有达到这些标准的大鼠可以排除或用来评估其他行为入组。

（11）至少 6 个阶段后大鼠表现稳定，采集训练期最后 4d 的数据。根据实验循环次数，将受试大鼠分成两组或更多的组，并与基线相匹配。

（12）依据实验目的和研究设计调整实验条件，用于评估大鼠的稳定程度：刺激持续时间缩短；实验间隔时间变长或缩短；信号灯的亮度调整；噪音分贝调整。这些操作在一个单一"挑战"期间内实施和/或反复数天。在后一种情况下，要保证"控制"阶段（通常是一个或两个）和标准参数，使能够达到稳定的状态。虽然可以参照有关文献中常用的方法来优化实验设计，但最终还是要由具体实验目标和要求来确定。

1）缩短刺激持续时间

（a）使刺激持续时间低于标准水平（如 0.25s 或 0.125s），且每只大鼠只测试一个阶段。

（b）按照一定顺序随机设计各种不同的刺激持续时间（如 0s、0.01s、0.1s、0.2s、0.5s），大鼠可跨越不同阶段或仅限于一个阶段。

注意：①因为大鼠容易适应这个操作，每次实验间隔 $\geqslant4d$；②在某些情况下，可通过延长刺激持续时间恢复大鼠行为稳定性,使 2 个实验组达到相似的实验参数要求。

2)实验间隔时间变长或缩短

(a)在某个阶段,设计一系列"短"的实验间隔时间(如,四个不同值 0.5s、1.5s、3.0s 和 4.5s)。必须使每个间隔时间在每个空间位置进行相等次数的实验。

(b)经过一个或两个基础测试,建立一系列"长"的实验间隔时间(如 4.5s、6.0s、7.5s、9.0s),继续第(12)步。

注意:当使用长的实验间隔时间时,最好增加最大持续时间(如 30～45min)以便有足够的时间来完成所有实验。

3)信号灯亮度调整

(a)如果需要两个实验组之间视觉感官功能存在差异,设置不同的信号灯强度(如,三个不同层次,所有强度都是标准强度的一部分)。这种操作通常是通过增加控制信号灯光电路的电阻实现。

(b)在一个阶段内只出现一种亮度(包括标准刺激强度)。所有其他的参数保持标准值。

注意:确保所有 5 个灯光刺激具有相等的灯光强度,这可以通过仪器进行测量。

注意:如果有必要,可增加实验次数。

4)噪音分贝调整

(a)评估大鼠对相关刺激的集中注意力程度,标准训练期间在实验间隔期内的不同点(如实验间隔期开始后 0.5s、2.5s、4.5s、5s)加入短暂的爆破音(0.5s,≥100dB)。

(b)每个空间位置随机以相同的次数出现不同噪音。

注意:①最好增加实验的总次数,此外,应包括一些对照实验;②确保每个操作箱子中噪音强度是相同的,噪音的强度可通过仪器测量获得;③避免重复此操作,因为大鼠会在反复接触后对噪音产生习惯。

【参考文献】

[1] Yuferov V,Levran O,Proudnikov D,et al. Search for genetic markers and functional variants involved in the development of opiate and cocaine addiction

and treatment[J]. Ann N Y Acad Sci,2010,1187:184 - 207.

[2] Kreek M J,Nielsen D A,Butelman E R,et al. Genetic influences on impulsivity, risk taking,stress responsivity and vulnerability to drug abuse and addiction [J]. Nat Neurosci,2005,8(11): 1450 - 1457.

[3] Li M D,Burmeister M. New insights into the genetics of addiction[J]. Nat Rev Genet,2009,10(4): 225 - 231.

[4] Uhl G R. Molecular genetic underpinnings of human substance abuse vulner-ability: likely contributions to understanding addiction as a mnemonic process [J]. Neuropharmacology,2004,47(Suppl 1): S140 - S147.

[5] Belin D,Mar A C,Dalley J W,et al. High impulsivity predicts the switch to compulsive cocaine-taking[J]. Science,2008,320(5881): 1352 - 1355.

[6] Perry J L,Larson E B,German J P,et al. Impulsivity (delay discounting) as a predictor of acquisition of Ⅳ cocaine self-administration in female rats[J]. Psychopharmacology (Berl), 2005,178(2 - 3): 193 - 201.

[7] Dom G,D'haene P,Hulstijn W,et al. Impulsivity in abstinent early-and late-onset alcoholics: differences in self-report measures and a discounting task [J]. Addiction,2006,101(1): 50 - 59.

[8] Dick D M,Smith G,Olausson P,et al. Understanding the construct of impul-sivity and its relationship to alcohol use disorders[J]. Addict Biol,2010,15 (2): 217 - 226.

[9] Morgan D,Grant K A,Gage H D,et al. Social dominance in monkeys: dopa-mine D2 receptors and cocaine self-administration[J]. Nat Neurosci,2002,5 (2): 169 - 174.

[10] Poulos C X,Le A D,Parker J L. Impulsivity predicts individual susceptibility to high levels of alcohol self-administration[J]. Behav Pharmacol,1995,6 (8): 810 - 814.

[11] Dalley J W,Fryer T D,Brichard L,et al. Nucleus accumbens D2/3 receptors predict trait impulsivity and cocaine reinforcement[J]. Science,2007,315 (5816): 1267 - 1270.

[12] Vanderschuren L J,Di Ciano P,Everitt B J. Involvement of the dorsal striatum in

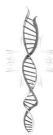

cue-controlled cocaine seeking[J]. J Neurosci,2005,25(38):8665 – 8670.

[13] Belin D,Everitt B J. Cocaine seeking habits depend upon dopamine-dependent serial connectivity linking the ventral with the dorsal striatum[J]. Neuron,2008,57(3): 432 – 441.

[14] Volkow N D,Fowler J S,Wang G J,et al. Decreased dopamine D2 receptor availability is associated with reduced frontal metabolism in cocaine abusers [J]. Synapse,1993,14(2): 169 – 177.

[15] Chakroun N,Doron J,Swendsen J. Substance use,affective problems and personality traits：test of two association models[J]. Encephale,2004,30 (6)：564 – 569.

[16] Dawe S,Loxton N J. The role of impulsivity in the development of substance use and eating disorders[J]. Neurosci Biobehav Rev,2004,28(3): 343 – 351.

[17] Dalley J W,Lääne K,Pena Y,et al. Attentional and motivational deficits in rats withdrawn from intravenous self-administration of cocaine or heroin[J]. Psychopharmacology (Berl),2005,182(4): 579 – 587.

[18] Dalley J W,Theobald D E,Berry D,et al. Cognitive sequelae of intravenous amphetamine self-administration in rats：evidence for selective effects on attentional performance[J]. Neuropsychopharmacology,2005,30(3): 525 – 537.

[19] Laruelle M,D'Souza C D,Baldwin R M,et al. Imaging D2 receptor occupancy by endogenous dopamine in humans[J]. Neuropsychopharmacology, 1997, 17 (3)：162 – 174.

[20] Le Foll B,Gallo A,Le Strat Y,et al. Genetics of dopamine receptors and drug addiction：a comprehensive review[J]. Behav Pharmacol,2009,20(1)： 1 – 17.

[21] Zhang T A,Maldve R E,Morrisett R A. Coincident signaling in mesolimbic structures underlying alcohol reinforcement[J]. Biochem Pharmacol,2006, 72(8)：919 – 927.

[22] Ito R,Robbins T W,Everitt B J. Differential control over cocaine-seeking behavior by nucleus accumbens core and shell[J]. Nat Neurosci,2004,7(4)： 389 – 397.

[23] Bossert J M, Wihbey K A, Pickens C L, et al. Role of dopamine D(1)-family receptors in dorsolateral striatum in context-induced reinstatement of heroin seeking in rats[J]. Psychopharmacology (Berl), 2009, 206(1): 51 - 60.

[24] Zhang D, Wang X, Xiang X, et al. The dopamine D(2) partial agonist and antagonist terguride decreases heroin self-administration on fixed-and progressive-ratio schedules[J]. Pharmacol Biochem Behav, 2010, 97(2): 222 - 226.

[25] Heidbreder C. Selective antagonism at dopamine D3 receptors as a target for drug addiction pharmacotherapy: a review of preclinical evidence[J]. CNS Neurol Disord Drug Targets, 2008, 7(5): 410 - 421.

[26] Okvist A, Fagergren P, Whittard J, et al. Dysregulated postsynaptic density and endocytic zone in the amygdala of human heroin and cocaine abusers[J]. Biol Psychiatry, 2011, 69(3): 245 - 252.

（朱永生）

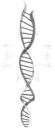

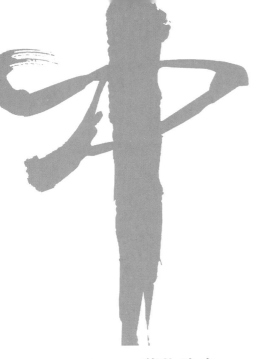

第 14 章　成瘾治疗

14.1　药物治疗

药物治疗（drug therapy）含中草药和药物替代疗法，是成瘾防治的重要组成部分。有些治疗药物是根据它们在相应受体上的作用机制来选择的（表 14-1），有些则是针对成瘾药物所产生的临床效应。

表 14-1　作用于相应靶受体的成瘾防治药物

成瘾药物	拮抗剂	全激动剂	部分激动剂	作用于其他受体的药物
阿片类	纳曲酮、纳洛酮	美沙酮、LAAM	丁丙诺啡	洛非西定、可乐定
兴奋剂	—	苯丙胺、哌醋甲酯、溴隐亭	BP-897、阿立哌唑	—
大麻	利莫那班	—	—	—
尼古丁	美加明	尼古丁（贴剂、咀嚼胶、鼻喷剂、吸入剂等）	伐尼克兰、	安非他酮

14.1.1　阿片类药物依赖的治疗

由于阿片类药物成瘾的易感性、复发性和矫正困难等特点，对其治疗需要一个长期过程。目前对阿片类药物依赖的治疗多采用多学科综合治疗措施，治疗原则包括停止滥用药物并针对戒断症状进行脱毒（detoxification）治疗，针对心理、躯体和社会功能损害实施康复（rehabilitation）治疗和矫正其依赖行为的防复吸（anti-relapse）治疗。最终实现吸毒人员的康复和回归社会。

14.1.1.1 阿片成瘾治疗的药物种类

用于阿片成瘾治疗的药物主要有阿片受体激动剂、拮抗剂和非阿片类药物。

1. 阿片受体激动剂

阿片受体激动剂（opioid receptor agonists）是一类能与脑内特异性阿片受体结合而产生类似于内源性阿片物质作用的药物。临床上使用的主要是作用于 μ 阿片受体的药物，常用的有三种：美沙酮（methadone）、左醋美沙朵（levomethadyl acetate，levo-α-acetylmethadol，LAAM）和丁丙诺啡（buprenorphine）。

美沙酮和左醋美沙朵属于完全阿片受体激动剂（full-opioid receptor agonist），二者结构相似。左醋美沙朵是一种美沙酮衍生物，可作为美沙酮替代品。二者与阿片类毒品的区别在于作用时间长、成瘾性低。美沙酮作用时间可维持 24h，每天 1 次即可，且口服有效；而左醋美沙朵的作用时间可持续 48～72h，可 2～3d 服用 1 次，1 周服用 3 次。

丁丙诺啡是一种 μ 受体部分激动剂和 κ 受体弱拮抗剂。治疗阿片戒断症状时，常用量类似 μ 受体完全激动剂，高剂量类似 μ 受体拮抗剂。丁丙诺啡产生的欣快感、镇静和正性强化作用均低于完全阿片受体激动剂。因此，丁丙诺啡比美沙酮的躯体依赖效果小，易断药[1]。

2. 阿片受体拮抗剂

阿片受体拮抗剂（opioid receptor antagonists）能阻断 μ 阿片受体的作用，抑制阿片类毒品产生的欣快作用。纳洛酮（naloxone）和纳曲酮（naltrexone）是常用的两种中枢拮抗剂。二者化学结构相似，但半衰期不同。纳洛酮属于短效阿片受体拮抗剂，一般采用注射给药，作用持续时间不超过 30min。纳曲酮为长效药物，口服吸收良好，对阿片受体的拮抗作用较纳洛酮高 2 倍，作用持续时间长，其活性代谢产物的半衰期可达 96h[2-3]。

3. 非阿片类治疗药物

阿片类治疗药物戒毒治疗效果虽好，但本身可以成瘾，而非阿片药物则不会引起阿片耐受或依赖，不产生欣快感。目前使用的非阿片药物主要是 α_2 肾上腺素受体激动剂可乐定(clonidine)和洛非西定(lofexidine)。阿片类药物能激动 μ 阿片受体,抑制蓝斑(locus coeruleus)去甲肾上腺素(noradrenaline,NE)能神经的作用。突然停用阿片药物,蓝斑放电增加,去甲肾上腺素能神经脱抑制而兴奋,出现焦虑、交感神经兴奋等戒断症状,可乐定和洛非西定通过激动去甲肾上腺素能神经元突触前膜上的 α_2 受体,抑制去甲肾上腺素释放,减轻戒断症状。这类药物作用快,可以较快地过渡到纳曲酮断瘾治疗,用于快速戒断,其仅对轻症患者有效,对重症患者疗效欠佳,需辅以其他治疗[4]。

国内有用毒蕈碱受体抑制剂东莨菪碱加纳曲酮进行快速脱毒治疗的案例[5],一定程度上抑制精神依赖性,延长纳曲酮维持治疗的时间。其他如中脑多巴胺受体奖赏环路是引起成瘾的重要神经生物学基础,研究发现预先给予多巴胺 D2 受体拮抗剂甲氧氯普胺(metoclopramide,Meto)可拮抗急性吗啡耐受和抑制撤药反应。NMDA 受体也参与阿片成瘾的形成。脑内伏隔核局部注射 NMDA 受体拮抗剂 MK-801 可抑制吗啡引起的多巴胺释放,从而抑制吗啡依赖[6]。胍丁胺(agmatine)是一种咪唑啉 I 型受体激动剂,不仅能预防和治疗阿片所致的躯体和精神依赖,还能防阿片复吸[7]。

4.戒毒中医药

中医药戒毒在我国已有百余年历史,并对阿片成瘾和戒毒治疗提出了多种不同的理论及方药。中医学认为:"吸毒者引邪入内,毒邪随气机升降出入,气为之逆乱,津为之停聚,血为之瘀滞,使诸恙烽起,怪病丛生。"形成了"气血津液受损说"、"烟虫说"、"三焦受瘾说"、"五脏六腑受瘾说"等阿片成瘾的病机理论学说。阿片成瘾和戒断过程复杂多变,气血损耗,津液受损,脏腑阴阳失调,气滞血瘀,损阴及阳,因此中医辨证繁多,治法多样,如有健脾和胃、润肺化痰、补中益气、滋阴养血、生津益髓、温补脾胃等多种施治之法。虽然治法多变,但是都以扶正祛邪作为阿片脱毒治疗的原则[8-9]。中医中药戒毒采用天然中药制剂,不含麻醉药品成分,因而无成瘾性,用以调整机体的阴阳平衡,固正补气、扶正祛邪、解毒止痛、安神滋补。

阿片成瘾和戒断涉及机体多个系统,西药戒毒药大多作用于某一受体,脱毒效果较好,但康复较难。而中药成分复杂,可作用于多靶点。如果辨证得当,用药合理,一个中药处方或制剂就能治疗多组症状,促使患者整体机能恢复,提高康复质量,可弥补西药的不足。目前国家批准的戒毒中药品种有福康片、济泰片、扶正康冲剂、安君宁微丸、香藤胶囊、玄夏脱瘾胶囊、参附脱毒胶囊、十复生胶囊、益安回生口服液等。这些中药不仅能减轻急性戒断症状和稽延性戒断症状,还有滋补身体、恢复组织功能、增加免疫力等功效。但对于重度阿片依赖者,单纯使用中药不能完全控制急性戒断症状,需要结合使用一些西药、针灸等疗法。因此,若能中西医结合戒毒,取长补短,则对提高戒毒疗效具有很大的帮助。

14.1.1.2 脱毒治疗

脱毒治疗(detoxification treatment)是指通过治疗能够部分或全部地减轻或控制由于突然停药导致的阿片戒断症状。要取得良好的治疗效果,阿片类药物依赖者的脱毒治疗过程最好在有严格管理的封闭环境中进行。现在使用的脱毒药物主要有下列几种:①阿片受体激动剂;②阿片受体部分激动剂;③主要作用于去甲肾上腺素受体的非阿片类药物,如可乐定;④其他对症治疗的药物,包括中药。根据治疗药物的作用特点,脱毒治疗可分为替代治疗与非替代治疗,实际应用时两者也可结合使用。

在制订脱毒治疗方案时,应综合考虑吸毒人员滥用毒品的纯度、滥用时间、近期滥用方式和使用剂量、戒毒治疗次数及本次出现的戒断症状的严重程度来选择脱毒药物。治疗方法参考卫生部 2009 年《阿片类药物依赖诊断治疗指导原则》。

1. 替代治疗

替代治疗(replacement therapy)是利用与阿片类药物有相似药理作用的其他药物替代原使用药物,在一定的时间内逐渐减少并停止使用替代药物,以减轻戒断症状的严重程度。

(1)美沙酮替代治疗

【药理作用】

美沙酮是合成的阿片类镇痛药,属于 μ 受体激动剂,可替代海洛因、鸦片等阿片类药物,抑制阿片戒毒症状。美沙酮平均半衰期约为 15h,故可每日服用一次。口服吸收良好,生物利用度可达 90%,吸收后 85% 与蛋白结合,服药后 3h 血药浓度达峰值,并能维持 2~6h。其代谢主要在肝脏,代谢产物主要由尿液和肠道排出。

【适应证】

美沙酮替代治疗适用于阿片类药物的脱毒治疗。因美沙酮本身也能产生依赖性,故美沙酮替代治疗应在严格管理的戒毒医疗机构中进行。当前国内多采用 2~3 周的脱毒治疗方案。

【治疗原则】

美沙酮替代治疗的原则是逐日递减、先快后慢、只减不加、停药坚决。在用药中和停药后对症处理各种症状。

【用法与剂量】

美沙酮初始剂量须参考成瘾人员滥用毒品的剂量、纯度、滥用途径、戒断症状的轻重程度和身体状况综合考虑。美沙酮替代治疗首次剂量一般为 20～40mg/d 口服，原则上不超过 60mg/d。首次给药后，戒断症状控制不理想者可酌情追加美沙酮 5～10mg 口服。如发现美沙酮剂量过大，应再次确认吸毒人员药物依赖的程度及近期药物滥用的剂量并于第 2 天减药，减幅为首日剂量的 30％～50％。

递减程序根据个体情况制订，多数可在 10～20d 内逐渐减少乃至停药。一旦戒断症状控制得比较稳定，可每天递减前一天药量的 20％，减至 5～10mg/d 时可改为每 1～3 天减 1mg。

【不良反应及处理】

在使用较大剂量时可出现相应的不良反应，常见如口干、恶心、呕吐、头昏、头痛、困倦、乏力等，个别吸毒人员出现直立性晕厥。如果不良反应严重，可减少美沙酮的用量并密切观察，必要时可使用药物对症治疗。随着治疗时间的延长，多数不良反应可耐受。

【过量中毒及处理】

美沙酮过量中毒常发生在治疗前 3d。主要表现为出冷汗、严重头昏、坐卧不安、针尖样瞳孔、无力、嗜睡、血压下降，呼吸、心率减慢甚至昏迷，严重时可出现呼吸困难、发绀等，与吗啡中毒类似。

一旦发现过量中毒应立即停用美沙酮，密切观察吸毒人员的意识、瞳孔和呼吸状况。若出现阿片类中毒三联征（呼吸抑制、昏迷和针尖样瞳孔）应立即抢救。抢救措施包括维持呼吸道通畅，吸氧，静脉输液维持水、电解质平衡及一般支持疗法；首次快速给予阿片受体拮抗剂纳洛酮 0.4mg 静脉注射，必要时 2～5min 内重复使用 2～3 次。

【注意事项】

呼吸功能不全者和产妇分娩前后禁用美沙酮替代治疗；妊娠妇女、老年人、肝肾功能不全者慎用。

（2）盐酸丁丙诺啡舌下含片替代治疗

【药理作用】

丁丙诺啡是一种 μ 受体部分激动剂和 κ 受体弱拮抗剂。常用量类似 μ 受体完全激动剂,用于治疗阿片戒断症状;高剂量类似 μ 受体拮抗剂。丁丙诺啡口服生物利用度低,舌下含服生物利用度高,血药浓度达峰时间为 0.5～1h;丁丙诺啡从 μ 受体上解离慢,清除半衰期可达 37h。丁丙诺啡与美沙酮相比,躯体依赖小,易于断药。

【适应证】

适应证同美沙酮。

【用法与剂量】

应根据吸毒人员戒断症状及药物引发不良反应的严重程度随时调整剂量。最初 1～3d 剂量应充分,轻度依赖为每次 1～1.5mg 舌下含服,8h 1 次;中度依赖为每次 2～2.5mg 舌下含服,8h 1 次;重度依赖为每次 3～6mg 舌下含服,8h 1 次。首次用药 2h 后根据戒断症状的控制情况决定是否追加剂量,追加剂量为上次使用剂量的 30%～50%。经最初 1～3d 充分用量后可酌情减量,每天减去前一天剂量的 20%～30%。治疗周期为 10～14d。

药物须舌下含服不少于 5min,含服期间不可吞咽以保证药物被口腔黏膜充分吸收。掌握给药时机是治疗的关键,一般应在末次滥用阿片类药物至少 4h 后、出现早期戒断症状时开始治疗,否则丁丙诺啡将作为 μ 受体部分拮抗剂起作用,恶化戒断症状。

【不良反应】

丁丙诺啡有 μ 受体激动剂或拮抗剂的效应,其激动剂不良反应表现有嗜睡、恶心、呕吐、眩晕、口干、便秘、瞳孔缩小、心率减慢和低血压等;其拮抗剂反应表现有出汗、头痛、腹痛等症状。呼吸抑制约在给药 3h 后发生,持续时间长,程度较吗啡所致呼吸抑制轻,不随用药剂量增加而加重。盐酸丁丙诺啡过量使用所致的中毒症状较少发生。

【注意事项】

呼吸系统疾病者、严重肝病者、孕妇及哺乳期妇女不宜使用丁丙诺啡舌下含片替代治疗。酒精和中枢神经系统抑制剂会加强盐酸丁丙诺啡的呼吸抑制作用。用药期间切忌再度滥用阿片类药物,否则可引发或加重戒断症状。用药期间慎用镇静催眠药,严禁饮酒。

（3）替代治疗的护理与观察

• 根据吸毒人员的病情定时巡视。

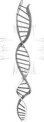

- 严密观察治疗药物的起效过程与不良反应，及时处理。
- 治疗期间应严格病房管理，防止吸毒人员再次滥用阿片类药物。
- 治疗期间应鼓励吸毒人员进食，不应过早安排体育锻炼以减少体力消耗。

2.非替代治疗

非替代治疗（non-replacement therapy）指应用中枢 α_2 受体激动剂来减轻阿片类药物依赖的戒断症状。此类药物以可乐定和洛非西定为代表，其控制戒断症状的作用比美沙酮和盐酸丁丙诺啡弱。此类药物不引起阿片耐受或依赖，也不引起美沙酮撤药后的反跳症状，阿片戒断后随即可用纳曲酮。洛非西定不良反应较可乐定轻。

【适应证】

非替代治疗用于轻中度阿片类药物依赖的吸毒人员，也可在替代治疗结束后使用，以利于控制稽延性戒断症状。

【用法与剂量】

应根据吸毒人员的年龄、体重、健康状况、药物滥用史、滥用剂量、戒断症状的程度调整可乐定和洛非西定的用法与剂量。治疗须在医师指导下进行。常见治疗方案可参考表 14-2、表 14-3。

表 14-2　可乐定脱毒治疗方案（以体重 60kg 为例）

治疗时间	剂量（片）		
	晨	午	晚
第 1 天	2	2	3
第 2 天	3	3	4
第 3 天	3	3	4
第 4 天	3	3	4
第 5 天	2	2	3
第 6 天	1	2	2
第 7 天	1	1	2
第 8 天	1	1	1
第 9 天	0	1	1
第 10 天	0	0	1

注：每片可乐定 0.1mg。

表 14-3　洛非西定脱毒治疗方案（以体重 60kg 为例）

治疗时间	剂量（片）		
	晨	午	晚
第 1 天	1～2	0	1～2
第 2 天	2～3	2～3	2～4
第 3 天	2～3	2～3	2～4
第 4 天	2～3	2～3	2～4
第 5 天	2～3	2～3	2～4
第 6 天	2～3	2～3	2～4
第 7 天	2～3	2～3	2～4
第 8 天	1～2	1～2	2～3
第 9 天	1	1	1～2
第 10 天	1	0～1	1
第 11 天	0～1	0	0～1
第 12 天	停药		

注：每片含洛非西定 0.2mg。

【不良反应】

常见不良反应有口干、倦怠、眩晕、便秘和体位性低血压。过量症状包括体位性低血压、眩晕或晕厥、心率下降。长期使用后突然停药可出现反跳性血压升高、头痛、恶心、唾液增多、手指颤动等症状，若脱毒治疗在 2 周之内无此反应，则药物使用时间不应超过 2 周。

3.可乐定-纳曲酮复合用药快速戒毒

此方法先用可乐定治疗，再用纳曲酮 50mg 每天 1 次引发阿片戒断症状，而戒断症状又被可乐定预防。治疗第 1 天开始就应连续监测戒毒人员的血压和戒断症状 8h 以上，待确定阿片急性戒断症状完全消退后，即可撤去可乐定，单用纳曲酮维持。

【注意事项】

• 低血压、脑血管病后遗症、冠状动脉供血不足、近期心肌梗死、慢性肾功能不全、窦房结功能低下和抑郁症者慎用。血压等于或低于 90/50mmHg 或心率低于 60 次/分，以及对此类药物过敏者禁用。

• 因本品有中枢抑制作用，服药期间不宜驾车或操纵机器以免发生意外。

• 本品可增强乙醇或其他中枢抑制剂的作用，若同时并用利尿剂或其他降压药时可相互加强作用。

【护理与观察】

可乐定-纳曲酮复合用药快速戒毒的治疗需在住院条件下由有经验的医师执行。应注意观察血压偏低及对药物敏感的吸毒人员，治疗期间每天测量血压。治疗前 4d 宜卧床，避免活动，缓慢改变体位。如出现体位性低血压，表现为头昏、眼花、心慌、脸色苍白等，应使吸毒人员平卧，置头低足高位。如连续发生体位性低血压或血压持续等于或低于 90/50mmHg（12.0/6.7kPa），应适当减药，可减当天剂量的 1/4，必要时停药。鼓励吸毒人员进食，保证营养摄入量。

4.中药脱毒治疗

目前经国家食品药品监督管理总局批准的戒毒中药近十种，适用于轻、中度阿片类药物依赖的吸毒人员，对重度依赖的吸毒人员单纯使用中药疗效尚不够理想，需要与其他药物联合使用。

5.其他药物治疗

当出现阿片戒断症状时，应对症处理。如焦虑、失眠者可用镇静-催眠药或抗焦虑药，头痛者可用对乙酰氨基酚，恶心、呕吐可用止吐药，胃部不适可用组胺 H_2 受体拮抗剂，胃肠痛性痉挛用解痉药，肌痛性痉挛用非类固醇性抗炎药。这样，阿片戒断症状可在 1～2 周内消退。

14.1.1.3　阿片依赖的维持治疗

阿片成瘾的脱毒治疗主要是针对戒断综合征进行的抗戒断症状治疗，吸毒人员的药物依赖行为并未得到矫正，治疗效果差，复吸率高。阿片依赖维持治疗是继一个时期的充分治疗用量之后，在给予每天适宜的中、小剂量巩固疗效，防止复吸。阿片戒毒的维持治疗主要是用阿片受体激动剂抑制戒断综合征，包括美沙酮、丁丙诺啡和左醋美沙朵。

美沙酮维持治疗的目标是使患者恢复正常人的工作、学习、生活方式，消除因使用毒品引起的并发症，减少犯罪和反社会行为。因此，美沙酮维持治疗作为一种姑息治疗手段，已在全世界的许多国家被采用。自 20 世纪 60 年代起，美沙酮就成为阿片维持治疗的金标准，是阿片依赖最常用的治疗药物。我国的香港从 20 世纪 70 年代开始应用，目前已有 20 余家美沙酮发放站分布于香港各处。根据国务院《中国遏制和防治艾滋病行动计划》的有关要求，我国内地自 2003 年第一个美沙酮维持治疗试点开办以来至今全国已发展到三四百家。

美沙酮维持治疗项目（methadone maintenance treatment program，MMTP）是阿片类依赖人员口服美沙酮来抑制他们对海洛因等阿片类毒品的渴求和由此带来的欣快感，同时通过提供心理治疗和就业咨询等社会支持服务，使得毒品依赖者有机会提高或恢复他们各自的社会功能，减轻危害。

MMTP 的优点是美沙酮维持治疗是以合法的美沙酮全部取代非法的海洛因等毒品，由国家或地方出资，免费或基本免费提供治疗设施、方案和药品。因此 MMTP 可以：①减少阿片不合理使用；②当用于阿片静脉注射使用者时，可防止静脉扎毒，减少穿刺率，降低针头共用率，减少艾滋病传播；③改善总体健康状况，防止肝炎、结核等传染性疾病的播散，保障吸毒人员自身的健康生活，减少全社会的健康威胁；④减少犯罪行为；⑤促进劳动生产，改善社会功能；⑥减少阿片依赖相关并发症；⑦降低死亡率。

吸毒人员在治疗中保持时间的长短是评价 MMTP 效果的主要指标。实践发现，维持治疗的时间越长，获得心理治疗的机会和维持正常生活的时间以及脱离非法毒品交易的时间就越长，治疗效果越好。有研究表明，只有 5%～20% 的吸毒者能够保持治疗达 10 年以上。有相当一部分的吸毒者由于各种原因不能长期坚持治疗。

【适应证】

阿片依赖的维持治疗适用于阿片依赖 1 年以上、完成 2～3 周脱毒治疗者，需维持治疗以稳定疗效。

【用法与剂量】

美沙酮维持治疗的前提是遵循安全有效原则，以个体化的指导方针使用充分的日治疗剂量。要求美沙酮的日使用量能够在 24h 内防止出现阿片戒断症状，消除心理渴求，防止再度使用阿片类毒品。美沙酮起始剂量应根据吸毒人员滥用毒品的剂量、吸毒史、滥用毒品的纯度、滥用方式、个体健康状况和体重等来确定。一般 20～30mg/d 的初始剂量是安全的。有效日使用量，在美国通常是以 50mg 为最低用量,平均 80mg/d±20mg/d。一般剂量较高则依从性好,阿片非法使用率低。

进行丁丙诺啡维持治疗,服用丁丙诺啡一旦抑制了阿片戒断症状,就可改成每周 3 次含服。如服丁丙诺啡 8mg/d,可改为周一 16mg,周三 16mg 和周五 24mg,多数吸毒者耐受良好。维持丁丙诺啡舌下含服 12～16mg/d 可减少阿片非法使用,且与美沙酮 50～60mg/d 等效,但不如美沙酮≥80mg/d 有效,所以丁丙诺啡适用于轻至中度阿片依赖者的维持治疗。

14.1.1.4 纳曲酮防复吸治疗

吸毒人员经过短期脱毒后,只能解决躯体依赖所产生的戒断症状,而精神依赖性依然存在,部分患者仍存在稽延性戒断症状,很难仅通过脱毒阶段将毒瘾戒除,国内目前脱毒治疗后半年内复吸率高达 95% 以上。为了防止或减少复吸,许多人进行了几十年的不懈努力。研究发现纳曲酮可以有效地拮抗天然和合成的阿片镇静药的不良反应,特别是能逆转中枢神经系统和呼吸抑制。脱毒后口服足够量的纳曲酮可消除阿片成瘾者的欣快感,减弱其精神依赖性,也可以消除患者的躯体依赖性。从而逐步消除"渴求"行为,使再吸食毒品的人员不再引起欣快感,不再寻求吸毒。若能坚持服用,可有效防止复吸。

纳曲酮为阿片受体拮抗剂,自身不产生依赖性,但可以促进阿片依赖者产生戒断症状。口服吸收良好。

【适应证】

纳曲酮适用于已解除阿片类药物依赖的康复期辅助治疗,以防止或减少复吸。用纳曲酮治疗前应做好以下准备:①阿片类药物依赖者在开始纳曲酮治疗前必须进行充分的脱毒治疗,脱毒治疗后应停止使用阿片类药物 7～10d 以上,如使用美沙酮则停药时间应延长至 2 周以上;②尿液阿片类物质检测结果阴性;③服药前纳洛酮催促试验阴性;④肝功能检查基本正常。

【用法与剂量】

以小剂量开始治疗,一般为每天 10～20mg 口服,缓慢加药,3～5d 达到维持剂量 50mg/d。服药时间一般为 3～6 个月。

【不良反应】

一些吸毒人员服用纳曲酮治疗后不久出现疲乏无力、恶心、呕吐、胃肠不适、食欲不振、口渴和头晕等症状,也可出现睡眠困难、焦虑、易激动、关节肌肉痛和头痛等。这些反应的症状与脱毒后稽延性戒断症状相似,应加以鉴别。在开始纳曲酮治疗前,要详细了解和观察吸毒人员原有的戒断症状,才能准确认定两者的区别。

纳曲酮具有肝脏毒性,可引起转氨酶一过性升高,使用前和使用中需检查肝功能,肝功能不全者慎用。如治疗期间出现肝功能异常,应停止使用。

【注意事项】

· 未经过脱毒治疗的吸毒人员服用纳曲酮会引起严重的戒断综合征,在治疗时应特别注意。

· 纳曲酮治疗期间要进行尿液阿片类药物例行检测,了解吸毒人员治疗依从性。告诫吸毒人员服用纳曲酮期间若滥用阿片类药物,小剂量不会产生欣快感,大剂量则会出现严重中毒症状,甚至昏迷、死亡。

· 纳曲酮治疗期间如需使用镇痛药,应避免使用阿片类镇痛药,以防止降低药效或产生戒断症状。

药物治疗虽然在阿片依赖戒断中起到关键作用,但要保持操守时间,减少或防止复吸,还应结合心理治疗、行为治疗、体育治疗、集体和家庭治疗等综合治疗措施,增强戒毒信心,获得社会及家庭成员的支持,改善人际关系,减轻毒品渴求,强化健康的行为方式,提高戒毒治疗的成功率。

14.1.2 苯丙胺类药物依赖的治疗

苯丙胺类药物是一组拟交感胺类的中枢兴奋剂。自 20 世纪 90 年代以来,苯丙胺类中枢兴奋剂(amphetamine-type stimulants,ATS)的滥用迅猛增长,甚至超过了海洛因、可卡因等传统精神活性物质,并在全球蔓延,成为 21 世纪的主流毒品。近年来,在我国非法使用 ATS 问题也日益严重,滥用人群分布广泛,诊断治疗难度大,临床上因 ATS 滥用导致各种生理、心理及精神障碍者屡见报道。2002 年卫生部与国家药品监督管理局联合发布了《苯丙胺类兴奋剂滥用及相关障碍的诊断治疗指导原则》(以下简称《指导原则》),对苯丙胺类药物依赖的规范化治疗起到了积极作用。随着戒毒医疗技术的不断发展,2009 年卫生部组织专家对原《指导原则》进行了修订,使苯丙胺类药物依赖的治疗更加合理。

14.1.2.1 ATS 的药理作用

ATS 具有很强烈的中枢兴奋作用和致欣快作用,研究显示这主要与其促进多巴胺释放和阻止重吸收、促进去甲肾上腺素释放有关。亚甲基二氧甲基苯丙胺还能引起细胞外的 5-羟色胺(5-hydroxytryptamine,5-HT)水平上升,耗竭突触 5-羟色胺的蓄积，抑制色氨酸羟化酶的活性，导致脑内 5 -羟色胺水平降低，破坏 5 -羟色胺能神经元[10-11]。

研究发现长期使用甲基苯丙胺可损害前额叶对边缘系统的抑制作用[12]，由于前额叶皮质与决策和判断有关，有研究人员认为这是 ATS 滥用者心理渴求的病理基础。

14.1.2.2　苯丙胺类药物依赖诊断标准

根据 ICD - 10 苯丙胺类药物依赖诊断标准，在以往 12 个月内发生或存在以下 3 项者即可诊断为苯丙胺类药物依赖。

- 具有非医疗目的滥用苯丙胺类药物的强烈意愿。
- 对苯丙胺类药物滥用行为的开始、结束及剂量难以控制。
- 滥用苯丙胺类药物的目的是减轻或消除戒断症状。
- 减少或停止滥用苯丙胺类药物后出现戒断症状。
- 滥用苯丙胺类药物的过程中耐受性逐步增加。
- 不顾社会约束，选择滥用方式的(时间、地点、场合等)自控力下降。
- 由于滥用苯丙胺类药物逐步丧失原有的兴趣爱好，并影响到家庭、社会关系。
- 知道滥用苯丙胺类药物的危害仍坚持滥用。
- 减少或停止滥用苯丙胺类药物后出现戒断症状，重新滥用时剂量较前增加。

除以上诊断标准外，诊断是苯丙胺类药物依赖时还应结合末次使用苯丙胺类药物 48h 内的尿液中毒品检测结果、病史、常规体格检查(包括一般情况、生命体征、意识和精神状况、注射痕迹)、药物滥用史及有无与药物滥用相关的躯体并发症(如病毒性肝炎、结核等，有无精神障碍、人格障碍等心理社会功能的障碍)，以及性病、艾滋病和病毒性肝炎等传染病的检测结果等。

14.1.2.3　苯丙胺类药物依赖治疗药物

目前在国际上尚没有发现对 ATS 依赖有明确疗效的治疗药物，但研究人员对 ATS 的药物治疗还是进行了许多有意义的探索，如通过药物来重建或加强前额叶对中脑边缘系统的控制作用，改善某种特殊的认知功能来减少复发，有些则参照美沙酮维持治疗阿片类药物依赖那样寻找 ATS 的维持治疗药物。研究发现对 ATS

有治疗前景的药物主要有下述几种。

1. 丁氨苯丙酮

丁氨苯丙酮(bupropion)又称安非他酮,属于氨基酮类抗抑郁药,能抑制神经元对 5 -羟色胺、去甲肾上腺素和多巴胺的再摄取,但作用微弱。有研究显示丁氨苯丙酮结合行为治疗对低、中度 ATS 依赖者(过去 1 月内使用天数不超过 18d)疗效较好,其治疗作用可能是丁氨苯丙酮减弱了苯丙胺类药物渴求所引起的正性强化效果。

2. 莫达非尼

莫达非尼(modafinil)是一种非苯丙胺类兴奋剂,其作用机制主要是通过刺激多巴胺能神经提高正常人群的中枢兴奋性,减少抑制性神经递质 GABA 的生成,主要用于治疗嗜睡症。莫达非尼在多个国家被用作苯丙胺类的替代品,尚未发现其有成瘾性。莫达非尼可以修复 ATS 戒断所损害的体内平衡,克服疲劳,集中注意力和提高性能力。在一定程度上,为那些使用苯丙胺类药物的人群提供了维持治疗药物。

3. 氯苯氨丁酸

氯苯氨丁酸(baclofen)又称为巴氯芬,作用于 GABA 类神经元,通过抑制单突触或多突触兴奋冲动而间接影响多巴胺功能,用它治疗甲基苯丙胺依赖,发现其疗效略优于安慰剂。

14.1.2.4 苯丙胺类药物依赖的药物治疗

目前尚没有针对苯丙胺类药物依赖所特有的治疗方案,多为对症处理,同时治疗慢性用药引起的苯丙胺类精神病及其他药物滥用和共患疾病问题,目的在于解决 ATS 戒断后出现的情绪问题和躯体合并症,并需要同时给予心理和行为治疗[13]。对于偶尔滥用苯丙胺类药物、尿检阳性,但无明显精神症状及功能损害的吸毒人员,无须采用特殊治疗措施,可视情况给予心理咨询或心理行为治疗。

1. 急性戒断治疗

ATS 依赖者停用 ATS 后的戒断症状主要表现为全身倦怠感、情绪低落、失眠等,躯体戒断症状不明显。一般先给予支持治疗,解决因进食不佳而引起的脱水和营养不良,纠正水、电解质紊乱;如能保证充足的睡眠和营养,大部分戒断症状可在

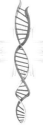

几天后逐渐消失,不需要特殊处理。部分吸毒人员在停药后出现较为严重的抑郁症状,甚至有自杀倾向,可持续数周或更长时间,需密切注意,防范自杀。对于出现明显戒断症状者可采用如下药物治疗。

对于抑郁、乏力、渴求等症状严重者可使用抗抑郁药物,可选用 5 -羟色胺再摄取抑制剂(如氟西汀 20～40mg/d 口服、帕罗西汀 20～40mg/d 口服、舍曲林 50～150mg/d 口服),去甲肾上腺素和 5 -羟色胺再摄取抑制剂(如文拉法辛 75～150mg/d 口服),去甲肾上腺素和特异性 5 -羟色胺再摄取抑制剂(如米氮平 15～30mg/d 口服)。若使用三环类抗抑郁药,如米帕明(丙米嗪),则从小剂量 25mg/d 口服用起,逐渐增加到 100～150mg/d 口服。

若吸毒人员出现幻觉、妄想等症状,建议使用非典型抗精神病药物,如利培酮 2～4mg/d 口服或奥氮平 5～20mg/d 口服,也可用氟哌啶醇 2～10mg/d 口服,待幻觉、妄想症状消失后逐渐停止使用。

有谵妄症状者应进行系统检查以排除其他原因,如中枢神经系统感染、颅内出血、滥用其他成瘾药物或酒精等。

2.急性中毒的治疗

一次大剂量使用 ATS 可导致急性中毒。其行为表现主要为兴奋、头痛、易激惹、冲动、刻板动作,严重者可出现谵妄、感知觉障碍。躯体表现主要为交感神经系统兴奋的症状,如面部潮红、瞳孔扩大、心率加快、血压升高、呼吸急促、高热、抽搐、昏迷、甚至死亡。ATS 急性中毒时需采取如下措施。

• 将吸毒人员置于安静的环境,减少刺激。

• 严密监测生命体征,维持呼吸、循环稳定,维持水、电解质平衡,必要时给氧。

• 鼓励多饮水,如口服滥用药物时间不超过 4h 可行洗胃、催吐。

• 酸化尿液以加快苯丙胺类药物的排泄,可给予氯化铵 0.5g 口服,每 3～4h 重复 1 次,使尿液 pH 值控制在 6.6 以下。如果吸毒人员有高热、出汗、代谢性酸中毒,则不宜酸化尿液。

• 出现高热者可采用物理降温方法降低体温。

• 若吸毒人员出现惊厥,可缓慢静脉注射苯二氮䓬类药物,如地西泮每次10～20mg,必要时 15min 重复 1 次。静脉注射地西泮能导致喉痉挛或呼吸抑制,应做好气管插管准备。

- 如出现严重高血压应警惕颅内出血,给予紧急处理,可使用酚妥拉明 2～5mg 静脉缓慢注射。

- 对兴奋激越、行为紊乱者,可使用多巴胺受体阻滞剂如氟哌啶醇 2.5～10mg 肌内注射,亦可用苯二氮䓬类如地西泮每次 10～20mg 静脉缓慢注射。若出现锥体外系反应可使用抗胆碱类药物,如氢溴酸东莨菪碱(海俄辛)0.3～0.5mg 肌内注射。必要时可采取保护性约束,防止发生意外。

- 出现谵妄时可用氟哌啶醇控制兴奋激越、幻觉、妄想等症状,剂量不宜太大,以免加重意识障碍。

- 中毒程度极重者可采用腹膜透析或血液透析。

3. 苯丙胺类滥用所致精神障碍的治疗

长期使用或突然增大剂量使用苯丙胺类药物很容易导致精神障碍,主要表现为意识清晰状态下出现幻觉(以幻听多见)、妄想等感知、思维障碍。由于患者对症状缺乏自知力,在精神症状的影响下可出现明显的攻击行为。因此应首先将吸毒人员置于安静的环境中,减少刺激,给予充分安慰,减轻因幻觉、妄想所导致的紧张不安和冲动攻击行为。可使用抗精神病药物,如利培酮 2～4mg/d 口服或奥氮平 5～20mg/d 口服,也可使用氟哌啶醇 2～10mg/d 口服。兴奋躁动明显者可用氟哌啶醇 5～10mg 肌内注射。注意苯丙胺类药物依赖可能导致多巴胺受体敏感性的改变,使用抗精神病药物易出现锥体外系反应。在幻觉、妄想症状消失后应逐渐停止使用抗精神病药物。若在急性中毒期出现精神病性症状,处理时还应参阅急性中毒治疗的相关内容。

4. 苯丙胺类药物滥用所致情感症状的治疗

长期使用或突然停止使用苯丙胺类药物可出现情感症状。如果情感症状持续时间不长或症状轻微可不必用药,否则应予相应的对症治疗。

出现抑郁症者可使用选择性 5-羟色胺再摄取抑制剂等新型抗抑郁药物或三环类抗抑郁药物。

产生焦虑情绪者建议使用苯二氮䓬类药物,如阿普唑仑 0.4mg 口服,每天 2～3 次,应注意防止此类药物的滥用。如焦虑症状持续存在,可给予丁螺环酮、坦度螺酮等非苯二氮䓬类药物。

目前对于苯丙胺类药物依赖尚无可推荐的替代药物,药物治疗同时配合心理

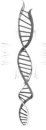

行为治疗可提高治疗效果,行为认知干预可以纠正吸毒者思维及行为模式,再结合集体和家庭治疗并给予生活技能培训,使其可应付来自生活各方面的压力,有助于防止复吸,促进康复。

14.1.3 免疫戒毒治疗

免疫学、分子生物学和生物化学的飞速发展促进了各国研究人员在对毒品依赖的防治工作中进行分子、基因乃至细胞等多层次的探索,尤其是在免疫学领域,采用免疫疗法进行戒毒不失为一种有益的尝试。

毒品分子量小,可透过血脑屏障,在中枢神经系统中产生成瘾作用。免疫戒毒疗法主要是通过诱导产生生物化学阻断剂,在外周血中阻断、中和毒品,或加速其降解,因而在一定程度上减少或阻止毒品小分子进入中枢神经系统,从而达到戒除毒瘾的目的。根据其机制免疫戒断治疗大致分为主动、被动及抗体酶免疫三类。主动免疫是指利用合成的抗原诱导机体产生某特异性抗体;被动免疫主要是直接输入外源性特异性抗体,这两种途径产生的抗体都可以与毒品小分子特异性结合,产生抗原-抗体复合物,该复合物因为分子量大而不能通过血脑屏障,从而阻断或减少毒品进入中枢神经系统;抗体酶免疫技术则是通过抗体酶和毒品分子结合,发挥酶催化作用,加速毒品分子的分解速度,加速它在体内的代谢。在美国,目前已经有两种可卡因疫苗进入了 Ⅱ 期临床试验,另外还有两种尼古丁疫苗已经进入 Ⅰ 期临床试验。

20 世纪 80 年代,S. M. Owens 等[14]开创了用单克隆抗体治疗药物过量的方法后,激起了研究人员研制戒毒疫苗的兴趣。现在实验动物中研究的戒毒疫苗有海洛因、吗啡、可卡因、尼古丁、苯环利定、甲基苯丙胺等疫苗。这些物质都是小分子化合物,往往缺乏免疫原性,需要与大分子的载体蛋白共价结合制成完全抗原,才能刺激机体的免疫系统产生免疫反应。研究较多的有可卡因和尼古丁疫苗。

1. 可卡因疫苗

(1)主动免疫　在可卡因疫苗的研究中,研究人员发现用可卡因与钥孔蛾血蓝蛋白(keyhole limpet hemocyanin,KLH)的结合物 GNC－KLH 主动免疫大鼠,可诱发大鼠体内产生特异性的抗可卡因抗体(1∶24000),抑制可卡因产生的精神运动性刺激,明显减少可卡因在大鼠脑中的水平,并减少大鼠对可卡因的自身用药行为(self-administration behavior)。但 GNC－KLH 产生的循环抗体滴度较低

（＜1：25000），难于对抗大剂量和反复摄入可卡因。Immulogic 制药公司用人工合成的去甲可卡因（norcocaine）衍生物与牛血清白蛋白的缀合物 IPC－1010 疫苗给小鼠免疫，抗体滴度可超过 1：100000。用它主动免疫后的滴度超过人体反复摄入可卡因的动脉血浆峰浓度（7.4μmol/L），使静注可卡因在体内的分布发生明显改变。当可卡因被代谢并从体内清除后，该抗体仍有结合可卡因的能力，利于在治疗中使用。由琥珀酰去甲可卡因与重组霍乱毒素 B（recombinant cholera toxin B，rCTB）结合，加入氢氧化铝为佐剂的新型疫苗 TA－CD 免疫大鼠，能行为特异性地对抗可卡因成瘾，阻止其觅药行为，但不影响大鼠的觅食行为或摄食量。在对可卡因成瘾者临床试验中发现，第 2 次免疫接种后 14d 即可从血液中检测到可卡因抗体，3 个月抗体水平达高峰，以后随着时间推移，抗体水平逐渐降低，1 年后降至最低。抗体水平与接种的剂量和次数成正比。而免疫引起的不良反应轻微且持续时间短，多是局部红肿和压痛，硬结、红斑、发热或水肿反应很少，大剂量时可出现短暂的肌肉抽动，目前正在进行 II 期临床试验。

（2）被动免疫　利用可卡因疫苗免疫动物制备的可卡因抗体，或者利用杂交瘤技术制备的单克隆抗体（monoclonal antibody，mAb）进行被动免疫，结果发现这些抗体能直接有效地结合血液中的可卡因，抑制大鼠自身给药行为，并发现使用的抗体量与可卡因的用量呈正相关。但是抗体的作用维持时间很短，K. M. Kantak 等[15]报道 mAb GNC92H2 在大鼠体内对抗可卡因的作用只维持了 11d。因此 mAb 主要被用来对抗毒品使用过量引起的中毒反应。但是利用抗体被动免疫的费用较疫苗主动免疫高得多。最近利用鼠源可卡因 mAb 成功制备出了人源性的 Fab 和单链 Fv 抗体，为研制能在临床上使用的高亲和力抗体奠定了基础。

（3）抗体酶免疫　另一种可卡因抗体——催化抗体（catalytic antibody），是生物学和化学有机结合的产物，也已被研制出来，这种抗体不同于一般意义上的抗体，它是一种人工酶，不仅可以中和血液中的可卡因，还可以促进可卡因的降解，但其对药物依赖的作用还需进一步研究。

2.其他戒毒疫苗的研究

研制开发的其他戒毒疫苗如尼古丁疫苗、甲基苯丙胺疫苗等免疫动物后均可在外周循环中与滥用的毒品结合，阻止其进入脑中，从而阻断其在中枢神经系统的作用。

可卡因和尼古丁疫苗临床试验的结果显示，疫苗接种可有效地缓解戒断症状，减少药物的使用，降低可卡因和尼古丁的依赖性和复吸率。当然免疫治疗并不是万能的,也像其他药物一样需要患者配合才能取得良好的效果。只有当吸毒者本人具有强烈的脱瘾要求时,疫苗免疫治疗才能收到最大疗效,否则吸毒者可能会通过吸食更大量的毒品来对抗疫苗的作用或转而吸食其他毒品,因为每一种戒毒疫苗产生的抗体都不能识别结构与目的药物不相似的毒品。不过在动物实验中发现,当毒品累计用量超过抗体结合能力时,接种的疫苗仍能有效地对抗毒品的作用。如一次使用超过尼古丁抗体结合能力67倍的尼古丁后,尼古丁疫苗仍能有效地减少尼古丁向大脑中分布。

3. 免疫戒毒治疗的优点及存在的问题

免疫治疗的作用虽然与阿片受体拮抗剂纳曲酮相似,却没有纳曲酮的副作用。相反,它有很多优点。第一,疫苗接种打破了传统戒毒药须作用于中枢神经系统才能发挥效应的特性,疫苗的设计不以药物受体或其他神经递质为基础,所产生的抗体分子量较大,不易通过血脑屏障(blood-brain barrier,BBB),不会直接影响正常脑和神经系统的功能。第二,免疫接种的作用温和,所产生的抗体只是部分阻断毒品的作用,不会立即产生像受体拮抗剂那样剧烈的不适感;另外,疫苗接种不像其他戒毒药那样需天天服用,这些均使吸毒者更乐意接受,顺应性较高;而且,抗体在外周循环中与毒品特异性地结合,减少了毒品对中枢神经系统和外周组织器官的毒害作用。第三,在动物和临床试验中,还没有发现抗毒品疫苗接种有严重的副作用。在用疫苗治疗过程中,也可辅助其他药物治疗,更有助于消除药瘾。

虽然相对其他戒毒疗法,免疫戒毒疗法具备明显优点,如不具成瘾性、给药次数少、维持时间长,不良反应及毒副作用少、戒毒费用相对较低等,但目前也存在抗体水平维持时间较短、中和能力有限、无法应用于免疫力低下人群等缺陷,有待进一步探索。

【参考文献】

[1] Gorelick D A. Overview of pharmacologic treatment approaches for alcohol and other drug addiction[J]. Psychiatr Clin North Am,1993,16(1):141-156.

[2] Veilleux J C,Colvin P J,Anderson J,et al. A review of opioid dependence treatment:pharmacological and psychosocial interventions to treat opioid addiction[J]. Clin Psychol Rev,2010,30(2):155-166.

[3] Watson B,Lingford-Hughes A. Pharmacological treatment of addiction[J].

Psychiatry,2007,6(7)：309－312.

［4］ Gold M S. Opiate addiction and the locus coeruleus. The clinical utility of clonidine,naltrexone,methadone,and buprenorphine[J]. Psychiatr Clin North Am,1993,16(1)：61－73.

［5］ 周文华,江铃芬,丁佩瑾,等. 东莨菪碱伍用纳曲酮快速脱毒后纳曲酮维持的随访[J]. 中国药物滥用防治杂志,2001,(1)：22－24.

［6］ Anagnostakis Y,KastellakisA,Spyraki C. Dizocilpine（MK-801）and tetrodo-toxin influence accumbal dopamine release evokes by intrapallidal morphine [J]. Eur Neuropsychopharmacol,1998,8(1)：47－53.

［7］ 李锦,吴宁,李斐,等. 胍丁胺抗阿片依赖研究进展[J].国际药学研究杂志, 2010,37(6)：401－407.

［8］ 姜佐宁. 药物成瘾——临床特征与现代防治[M].2 版. 北京：人民卫生出版社,2003：27－93.

［9］ 宋树立,高学敏. 中医辨证戒毒理论[J]. 中国药物依赖性杂志,2000,9(3)： 170－171.

［10］ Hanson G R,Sandoval V,Riddle E,et al. Psychostimulants and vesicle trafficking：a novel mechanism and therapeutic implications[J]. Ann N Y Acad Sci,2004,1025：146－150.

［11］ 王雪,黄明生,李静,等. 甲基苯丙胺的机体毒性研究[J]. 中国药物滥用防治杂志,2003,9(3)：43－45.

［12］ Ling W,Rawson R,Shoptaw S,et al. Management of methamphetamine abuse and dependence[J]. Curr Psychiatry Rep,2006,8(5)：345－354.

［13］ 汪海峰,赵敏,孙海明,等. 苯丙胺类兴奋剂滥用的治疗研究进展[J]. 中国药物依赖性杂志,2008,17(4)：259－262.

［14］ Owens S M,Mayersohn M. Phencyclidine-specific Fab fragments alter phen-cyclidine disposition in dogs[J]. Drug Metab Dispos,1986,14(1)：52－58.

［15］ Kantak K M,Collins S L,Lipman E G,et al. Evaluation of anti-cocaine an-tibodies and a cocaine vaccine in a rat self-administration model[J]. Psycho-pharmacology（Berl）,2000,148(3)：251－262.

（马丽霞）

14.2　精神外科治疗

在精神外科学(psychosurgery)中,通过毁损脑部的一个特定区域以治疗一些(难治的)精神病,如心境障碍、精神分裂症、强迫症、焦虑障碍及药物成瘾。这种治疗方法的基本原理是大脑某个特定解剖区域功能性障碍可导致精神病性症状的产生。

1. 扣带回切开术

扣带回切开术(cingulumotomy)最初用于各种精神疾病的治疗,如重性情感障碍、慢性焦虑障碍、慢性疼痛、强迫症(obsessive compulsive disorder,OCD)等,疗效各不相同[1]。后来这一手术被用于药物成瘾治疗,通过切开扣带回以终止强迫性用药[1]。

1962 年,E. L. Foltz 和 L. E. White[2]通过电凝法立体损毁单侧和双侧前扣带回(anterior cingulum,AC)治疗慢性难治性疼痛。他们在七年间,采用这一方法共治疗了 16 例心理性疼痛及器质性、肿瘤性疾病引起疼痛的患者,其中 14 例也对麻醉剂成瘾,最终 12 例患者的疼痛得到较好的缓解。这些成瘾患者在手术后无一例再需要应用麻醉剂,只有 5 例在术后前 48h 表现出轻微的戒断症状,其他 9 例则未观察到戒断症状。同时单侧与双侧损毁未见疗效差异。作者未对这些患者手术后远期效果进行报道。

1973 年,V. Balasubramaniam 等[3]分析了 28 例接受双侧立体扣带回切开术治疗的成瘾患者。这是首次将成瘾作为扣带回切开术适应证的研究。这些患者平均年龄 41 岁,大部分哌替啶或吗啡成瘾。所有患者均有强迫性用药的愿望。21 例患者经历了先前的精神科治疗然而无效。术后患者若服用药物、接受注射或饮用酒精至少一次则视为手术失败。28 例患者中无一例反映不适,其中 22 例手术成功并且即时起效。随访期从 4 个月到 2 年不等。手术后除 2 例外其余患者均出现极度自信和欣快,但该研究未报道远期并发症。

1974 年,T. Sharma[4]报道了 3 例采用双侧前扣带回切开手术治疗顽固性疼痛的患者术后对阿片的渴求被彻底持久地消除。这 3 例患者均存在"强迫性神经症"(obsessive-compulsive neuroses),且对阿片成瘾 3~15 年。手术通过开颅实施。手术后,1 例患者表现得情感平淡,持续 3 周。阿片渴求消失,未见戒断症状。这一报道未描述患者特征及成瘾严重程度。

1978 年，T. S. Kanaka 和 V. Balasubramaniam[5]分析了 73 例接受前扣带回损毁成瘾患者的术后结果。手术在 1970 年至 1976 年间进行，患者年龄范围从 25 岁至 52 岁。在所有患者中，75％经历了术前心理辅导。术后短期内即无一例患者渴求药物，大多数患者未出现戒断症状。即使出现服药或者饮酒一次，即视为手术失败。随访 1～6 年，80％的吗啡成瘾者、90％的哌替啶成瘾者，以及 68％的酒精成瘾者获得成功，复吸仅出现于手术后 6 个月内。这一研究表明术后未出现心理或神经的缺陷。T. S. Kanaka 和 V. Balasubramaniam 认为这一术式对于治疗药物成瘾很有希望。

2003 年，S. V. Medvedev 等[6]研究了 348 例海洛因依赖程度较高的患者双侧扣带回低温治疗后远期疗效。这些患者的依赖行为均具有强迫性。药物成瘾的时间从 2 年到 15 年不等。所有患者均反复经医疗机构非有创性方法治疗而无效。术前术后对这些患者进行精神状态检查。4 例患者术后并发颅内和硬膜下血肿及术后感染。据报告，所有患者术后对药物的渴求均消失。2 年后，在随访的 187 例患者中，45％的患者完全戒除毒瘾，17％在用药 1～2 次后缓解至少 2 年，13％部分改善，12％无改变，13％的病例无随访资料。S. V. Medvedev 等认为外科手术的效果不会很快表现出来，该研究的有效率达到 62％，这个比率包括 17％术后服药一次的患者。S. V. Medvedev 等得出结论，药物成瘾的心理依赖可以表现为强迫症，但对成瘾的有效治疗不应当只是针对强迫症的治疗，还应该包括对药物成瘾本身的治疗。

前述研究均未涉及远期行为改变。前扣带回皮质（anterior cingulate cortex）参与基于奖赏的决策，调节对药物线索的动机性、注意性反应。T. Lenhard 等[7]描述了一例 67 岁女性的病例，这位老年女性因难治性酒精依赖而接受单侧前扣带回切开术，术后表现出冲动控制、注意分配和执行功能缺陷，而其饮酒行为从长期性变为阶段性。R. A. Cohen 等[8]也描述了因顽固性疼痛而行扣带回切开术后导致注意和执行功能缺陷。这些缺陷 12 个月后部分缓解。

从上述研究可见扣带回切开术的效果较好，但是作者们对他们手术成功或失败的定义，以及临床疗效方面的结论未能达成一致。S. V. Medvedev 等[6]认为充分的疗效只能在一段时间后显露，这与 T. S. Kanaka 和 V. Balasubramaniam 等[5]认为立即见效的观点相反。在这些文献中，尽管 T. Lenhard 等[7]和 R. A. Cohen

等[8]就扣带回切开术后对于注意力和执行力的损伤进行了报告,但多数研究未描述扣带回切开术后的副作用。

2.下丘脑切开术

1973年D. Müller等[9]报道了单侧腹内侧下丘脑切开术(hypothalamotomy)治疗酒精成瘾的病例。患者为30岁男性,以往治疗失败。早期的疗效似乎有效,但是在随后11个月的随访中,患者酒瘾复发。作者认为这一术式如双侧实行,则可能会成功。5年后,G. Dieckmann和H. Schneider[10]发表了15例酒精和药物成瘾进行下丘脑切开术的结果。D. Müller等[9]的案例报道,以及F. W. Kerr和J. Pozuelo等[11]的动物实验导致了应用立体定位下丘脑切开术作为成瘾患者治疗手段的研究。大多数成瘾患者存在多种药物成瘾和酒瘾,所有患者此前均被施以戒断联合其他治疗方法。随访期从2年到3年不等。立体定位下丘脑切开术似乎有助于患者恢复自控能力。所有患者性冲动减少。在那些经历了双侧下丘脑切开术的患者中,有4~6例出现不良反应:乏力、遗忘综合征、视觉障碍及植物神经危象。因为这些严重的不良反应,G. Dieckmann和H. Schneider认为外科手术治疗成瘾在更多细节得到研究以前应当受到限制。

虽然下丘脑切开术在使得成瘾患者恢复自控力方面显示了一定的效果,但是其严重的不良反应,特别是在双侧手术中,足以成为阻碍这项技术治疗药物成瘾的理由[9-10]。

3.无名质切除术

1969年,G. Knight[12]公布了采用无名质切除术(excision of unknown substance)治疗药物成瘾的结果。他成功治疗了一例巴比妥和酒精成瘾患者的慢性焦虑。G. Knight也将这种术式用于5例海洛因成瘾者。术后观察显示患者的戒断症状得到缓解,这使得患者更容易戒除药物。但是G. Knight没有解释为何要靶向无名质治疗成瘾,也没有给出患者的特征信息和关于结果的细节。总体来说,这是唯一一篇关于无名质切除治疗成瘾的文献。因此,其所表明的临床结果尚需进一步验证[12]。

4.伏隔核消融术

2003年,第四军医大学G. Gao等报道了用伏隔核消融术(NAc ablation)治疗成瘾(ablation of the nucleus accumbens)[13],该研究是基于几项动物实验和研究发现的药物成瘾心理依赖与中脑皮质边缘多巴胺环路的关系。这一术式可以阻断中脑皮层多巴胺环路,减少戒毒治疗后患者对药物的渴求,从而降低复吸率。G.Gao等创造了用电极双侧损毁伏隔核中心核的术式对 28 例染毒至少 3 年的患者实施了立体定向手术,平均随访期为 15 个月。在这些患者中,7 例得到了完全缓解;10 例在 6 个月内复发,但戒断症状缓解;2 例结局不良,即在 6 个月内复吸且没有戒断症状的缓解;7 例没有包括在分析内,另有 2 人失访;2 例人格发生轻度改变,4 例患者出现暂时记忆丧失,即并发症的发病率为 19.2%。尽管如此,所有患者都于 1 个月内康复。G.Gao 等认为双侧伏隔核消融术是一种治疗成瘾的安全手术方式。

据此,伏隔核似乎更有希望成为治疗成瘾的目标脑区。然而,除了 G.Gao 等的文章表明 1/4 以上患者的成瘾症状得到完全缓解外[13],尚没有其他关于伏隔核消融术治疗药物成瘾的文献发表,并且这篇文献缺乏随机对照组。

5. 深部脑刺激

我们今天所知的深部脑刺激(deep brain stimulation,DBS)在 1987 年是作为治疗震颤(tremor)的方法[14]。目前它被广泛用于治疗运动障碍如帕金森病。在过去的 20 年里,它同样被作为一种研究性治疗难治性精神障碍如 Tourette 综合征[15-16]和强迫症[17-18]的方法。

迄今有两例同时患有成瘾和其他疾病而采用深部脑刺激治疗的案例报道。2005 年,T. Witjas 等[19]报道了 2 例患有帕金森病且有严重的多巴胺失调综合征(dopamine dysregulation syndrome,DDS)的病例,两位患者接受了双侧丘脑底核深部脑刺激以治疗运动失调(dyskinesias)。多巴胺失调综合征是指由大脑奖赏系统紊乱引起的严重的多巴胺成瘾,会引起帕金森病患者对用药失去控制。在 T. Witjas 等[19]的报道里,第一个病例是一名 38 岁的男性,患帕金森病 8 年,过度饮酒,并患有严重的多巴胺失调综合征。术后,停止多巴胺能药物治疗,2 年后他依然完全不需要服用药物。这位患者只在术后 6 个月有一次强迫性饮酒发作。第二个病例[19]是一名 53 岁的男性,有 5 年的帕金森病病史且有严重的多巴胺失调综合征。此前试图减少患者多巴胺摄入的治疗未能成功。术后,多巴胺治疗减少了 75%。18 个月后,这位患者只需要服用低剂量的多巴胺能药物。两个病例都在治疗运动不能、多巴胺失调综合征和相关行为中取得了良好的效果。术后运动功能的改善使得停止或者减少多巴胺治疗成为可能,从而使患者的行为障碍也得到改善。尽管如此,T. Witjas 等认为由于深部脑刺激对大脑奖赏寻求环路的直接影响,成瘾过程可能已被终止。

2007年,J. Kuhn等[20]报告了一例54岁患有严重广场恐惧症伴惊恐发作、继发抑郁症和酒精依赖的病例。此患者接受了双侧伏隔核深部脑刺激治疗。术后患者的焦虑和抑郁仅轻度减轻,但在药物滥用方面有明显的改善。术后1年,患者只是偶尔饮酒。J. Kuhn等认为未来继续深入研究这一偶然发现可以确证伏隔核在成瘾中扮演的角色。

神经外科手术治疗成瘾的缺陷在于手术造成了不可逆转的损伤,但深部脑刺激仅对目标结构产生微创,且损伤在术后几周内消失。电极在局部产生的电流影响是完全可逆的,只需关掉装置即可。这种可逆性为进行随机、双盲实验创造了绝好的机会,因为患者并不能区分开启或关闭刺激的不同。

迄今为止,使用深部脑刺激治疗成瘾患者的文献发表不多[21]。今后更多的研究应当集中于寻求最佳治疗靶点、起效机制及手术程序的安全性。随着研究的深入进行,深部脑刺激或可成为未来治疗药物成瘾的选择。

【参考文献】

［1］ Brotis A G,Kapsalaki E Z,Paterakis K,et al. Historic evolution of open cingulectomy and stereotactic cingulotomy in the management of medically intractable psychiatric disorders,pain and drug addiction［J］. Stereotact Funct Neurosurg,2009,87(5):271 – 291.

［2］ Foltz E L,White L E Jr. Pain "relief" by frontal cingulumotomy［J］. J Neurosurg,1962,19:89 – 100.

［3］ Balasubramaniam V,Kanaka T S,Ramanujam P B. Stereotaxic cingulumotomy for drug addiction［J］. Neurol India,1973,21(2):63 – 66.

［4］ Sharma T. Abolition of opiate hunger in humans following bilateral anterior cingulotomy［J］. Tex Med,1974,70(10):49 – 52.

［5］ Kanaka T S,Balasubramaniam V. Stereotactic cingulumotomy for drug addiction［J］. Appl Neurophysiol,1978,41(1 – 4):86 – 92.

［6］ Medvedev S V,Anichkov A D,Poliakov IuI. Physiological mechanisms of the effectiveness of bilateral stereotactic cingulotomy in treatment of strong psychological dependence in drug addiction［J］. Fiziol Cheloveka,2003,29

(4): 117 - 123.

[7] Lenhard T, Brassen S, Tost H, et al. Long-term behavioural changes after unilateral stereotactic cingulotomy in a case of therapy-resistant alcohol dependence[J]. World J Biol Psychiatry, 2005, 6(4): 264 - 266.

[8] Cohen R A, Kaplan R F, Moser D J, et al. Impairments of attention after cingulotomy[J]. Neurology, 1999, 53(4): 819 - 824.

[9] Müller D, Roeder F, Orthner H. Further results of stereotaxis in the human hypothalamus in sexual deviations. First use of this operation in addiction to drugs[J]. Neurochirurgia (Stuttg), 1973, 16(4): 113 - 126.

[10] Dieckmann G, Schneider H. Influence of stereotactic hypothalamotomy on alcohol and drug addiction[J]. Appl Neurophysiol, 1978, 41(1 - 4): 93 - 98.

[11] Kerr F W, Pozuelo J. Suppression of physical dependence and induction of hypersensitivity to morphine by stereotaxic hypothalamic lesions in addicted rats. A new theory of addiction[J]. Mayo Clin Proc, 1971, 46(10): 653 - 665.

[12] Knight G. Chronic depression and drug addiction treated by stereotactic surgery[J]. Nurs Times, 1969, 65(19): 583 - 586.

[13] Gao G, Wang X, He S, et al. Clinical study for alleviating opiate drug psychological dependence by a method of ablating the nucleus accumbens with stereotactic surgery[J]. Stereotact Funct Neurosurg, 2003, 81(1 - 4): 96 - 104.

[14] Benabid A L, Pollak P, Seigneuret E, et al. Chronic VIM thalamic stimulation in Parkinson's disease, essential tremor and extra-pyramidal dyskinesias[J]. Acta Neurochir Suppl (Wien), 1993, 58: 39 - 44.

[15] Servello D, Porta M, Sassi M, et al. Deep brain stimulation in 18 patients with severe Gilles de la Tourette syndrome refractory to treatment: the surgery and stimulation[J]. J Neurol Neurosurg Psychiatry, 2008, 79(2): 136 - 142.

[16] Visser-Vandewalle V, Ackermans L, van der Linden C, et al. Deep brain stimulation in Gilles de la Tourette's syndrome[J]. Neurosurgery, 2006, 58 (3): E590.

[17] Greenberg B D, Malone D A, Friehs G M, et al. Three-year outcomes in deep brain stimulation for highly resistant obsessive-compulsive disorder[J].

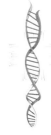

Neuropsychopharmacology,2006,31(11)：2384 – 2393.

[18] Lipsman N,Neimat J S,Lozano A M. Deep brain stimulation for treatment-refractory obsessive-compulsive disorder：the search for a valid target[J]. Neurosurgery,2007,61(1)：1 – 11.

[19] Witjas T,Baunez C,Henry J M,et al. Addiction in Parkinson's disease：impact of subthalamic nucleus deep brain stimulation[J]. Mov Disord,2005,20 (8)：1052 – 1055.

[20] Kuhn J,Lenartz D,Huff W,et al. Remission of alcohol dependency following deep brain stimulation of the nucleus accumbens：valuable therapeutic implications? [J]. J Neurol Neurosurg Psychiatry,2007,78(10)：1152 – 1153.

[21] Luigjes J,van den Brink W,Feenstra M,et al. Deep brain stimulation in addiction：a review of potential brain targets[J]. Mol Psychiatry,2012,17 (6)：572 – 583.

（党永辉）

14.3 基因治疗

基因治疗因其全新的治疗策略和高选择性引起了科学家的关注。下面简单介绍药物成瘾中基因治疗的进展。

1. miRNAs 和 siRNAs

非编码 RNA 几乎参与调节所有的细胞生理过程,miRNAs 属于其中之一,主要调控基因转录后水平的表达。最近研究表明,在药物作用下,miRNA 对大脑奖赏系统的成瘾重塑发挥着极其重要的作用。miR – 212 在可卡因成瘾的脆性中起着重要的作用,如出现强迫性可卡因摄取行为的大鼠,背侧纹状体中 miR – 212 的表达增加,可能阻止可卡因成瘾的形成。通过病毒介导,使大鼠纹状体中 miR – 212 过表达,可降低其对可卡因摄取;相反地,通过反义寡核苷酸破坏纹状体中 miR – 212 信号通路,大鼠摄入可卡因的量明显增加。miRNA 通过两种机制调节可卡因的摄入,一是 miR – 212 通过参与 Raf1 激酶的活化,放大纹状体中 cAMP 反应元件结合蛋白(CREB)的信号;二是 miR – 212 通过抑制纹状体甲基化 CpG 结合蛋白 2(MeCP2)的表达,从而降低脑源性神经营养因子(BDNF)的蛋白水平,最终调节可卡因的摄入量。miR - 212 通过调节纹状体中 CREB 和 MeCP2/BDNF 活动,极大地减弱了可卡因的兴奋作用,因此,miRNA 可作为成瘾的一个潜在的基因治疗靶点[1]。

小干扰 RNAs(small interfering RNA,siRNAs)给成瘾的治疗带来了新的希望,但因为其不稳定性和带负电荷,无法有效地穿过细胞膜,所以需要借助载体(脂质体、PEI 聚合物及纳米颗粒等)将 siRNAs 输送到人类神经细胞,用于有选择地下调与药物成瘾行为相关的多巴胺能信号转导通路。DARPP - 32 对于大脑中的多巴胺信号通路的激活起到了重要作用,成瘾行为可以控制调节 DARPP - 32 基因的表达。研究表明,DARPP - 32 siRNA 已成功地转入了多巴胺能神经元细胞,引起靶基因 DARPP - 32 表达的大幅度下调[2]。

2. 可卡因水解酶的基因治疗

目前的研究表明,即使受血流限制,人血浆丁酰胆碱酯酶工程可以有效地阻止或中断中枢神经系统的可卡因的成瘾作用。同时,转基因技术已经日渐成熟,通过内源性基因转导单次治疗之后,可使酶浓度维持在高水平达一年之久。这为药物依赖的治疗带来了曙光[3]。

目前,通过转基因长期提供生理水平的可卡因水解酶,在药物记忆和强烈渴求期给予该酶可以防止复吸,达到有效的治疗效果。该转基因方法与抗可卡因疫苗治疗相结合,使这两种药物构成一个自我再生系统。动物实验研究表明,酶和抗体结合疗法能更为有效地减少可卡因诱发的自发行为和肝毒性,目前正在研究酶和抗体结合的治疗方法是否也可以有效地进一步阻止觅药行为。转基因技术仍需要进一步提高,除了简单地阻止药物进入大脑,我们可以设想通过其他方法来治疗药物成瘾。例如,大鼠伏隔核中的 5 -羟色胺受体特定亚型的高表达可以选择性地增强($5 - HT_{1B}$)或减少($5 - HT_6$)可卡因的奖赏作用。此外,通过病毒介导腹侧被盖区 ERK2 的表达,能够调节可卡因的行为反应。

虽然道路可能是曲折的,即使目前没有药物能够直接消除成瘾药物的渴求并永久地阻止复发,但是我们可以大胆预测,转基因药物结合或破坏血浆中成瘾性药物的研究,将会在不久的将来进入临床试验阶段。在转基因治疗方法日渐发展的今天,我们认为基因治疗方法将会让成瘾者离开毒品,重新进行正常的生活[4]。

【参考文献】

[1] Bali P,Kenny P J. MicroRNAs and drug addiction[J]. Front Genet,2013,4：43.

[2] Law W C,Mahajan S D,Kopwitthaya A,et al. Gene silencing of human neuronal cells for drug addiction therapy using anisotropic nanocrystals[J]. Theranostics,2012,2(7)：695-704.

[3] Brimijoin S,Gao Y. Cocaine hydrolase gene therapy for cocaine abuse[J]. Future Med Chem,2012,4(2)：151-162.

[4] Brimijoin S,Shen X,Orson F,et al. Prospects,promise and problems on the road to effective vaccines and related therapies for substance abuse[J]. Expert Rev Vaccines,2013,12(3)：323-332.

（张　喆）

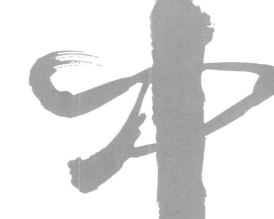

第 15 章　成瘾治疗的挑战和研究焦点

　　将毒品成瘾看作一种大脑疾病是一种非常新的观点。人们曾经将毒品成瘾视作一种人格缺陷和软弱，这种歧视在当今社会仍然存在，并且是吸毒者及相关人群面临的最大挑战。"吸毒者一旦成瘾，戒断比帕金森病患者停下抖动都难"。药物成瘾是一种慢性、复发性脑疾病，尽管它会导致严重的消极结果，但仍会引起患者持续性的药物强制寻求及获取行为。成瘾性药物能产生令人愉快的感觉（早期愉悦感）或减轻痛苦，持续使用会使中枢神经系统产生适应性改变，引起耐药、依赖、敏化，进而成瘾且易复吸。这里讨论的成瘾性药物包括阿片类物质、大麻、酒精、可卡因、苯丙胺和尼古丁。

　　WHO 和美国精神病学协会使用了专业术语"药物成瘾"而不是"物质依赖"。"药物成瘾"强调了这一术语的行为内涵而减少了可能的成瘾性所带来的困扰。在本章中，我们交替使用这两个术语。美国精神病学协会对物质依赖的定义要求患者符合七条标准中的至少 3 条。耐药性和依赖性反映了药物作用后个体生理学的改变。然而，耐药性和依赖性对于物质依赖的诊断既非必要也非充分条件。药物滥用或错用都可能使一种不太严重的疾病发展成为药物成瘾。成瘾理论主要是从研究学习行为和记忆机制所得的神经生物学证据和数据的基础上发展起来的。它们在某些方面相互重叠而不排斥，但它们中没有一种理论可以解释成瘾机制的所有方面。

　　我们的目的并不是对这些理论进行一个详细的评价，尤其是考虑到这个问题的复杂性：一般说来，成瘾性药物可以是一个正强化物（产生愉悦感），也可以是一个负强化物（缓和戒断症状或烦躁感），当环境刺激与药物使用联合且在停药的状况下还可以诱发一种条件反射（戒断或者成瘾）。

　　有研究人员认为，机体尝试通过一种循环机制（其中的兴奋点为适应药物作用而不断改变）以对抗特定药物的作用，但是这个循环是恶性的。他们认为药物成瘾起因于奖赏机制和随后的稳态应变,即通过改变以达到稳定的能力。为了强调药物成瘾(想要)和它所具备的愉悦或快感作用(喜欢)的分离,与奖赏机制相关的大脑系统对于药物的直接作用和不能归因于药物的相关刺激变得超高度敏感。这种超敏化作用引起病态的渴望(成瘾),与戒断症状的存在无关,并引起强制性的药物寻求与获取行为,即药物所带来的愉悦感日益减少,成瘾者却已对药物本身形成了一种病态的渴望(成瘾)。此外,成瘾者下决心脱瘾时的种种困难和对自身行为后果判断能力的丧失促进了强制性药物寻求与获取行为。研究人员已经把这些认知上的困难与前额叶皮质活化区域不足联系到一起,并提出了一个记忆机制与药物成瘾性机制的交叉理论。

人们对待毒品的态度也在不断改变。以前,毒品被认为是非常危险的。比如可卡因、大麻和冰毒,可以引起小孩失眠、体重减轻等不良后果;反复使用可卡因能够引起强迫性觅药行为,而且,大范围的可卡因滥用能给一个国家带来严重的公众健康问题[1]。现在,成瘾性药物被用来治疗毒品成瘾,使用毒品作为自我治疗的手段,显然该方法存在巨大争议,更深入的成瘾相关研究亟待进行。

15.1 用成瘾性药物治疗毒品成瘾

当用成瘾性药物去治疗毒品成瘾时,仍存在很多问题。这种疗法是否在使用一种毒品替换另一种毒品?吸毒者变得对合法的药物成瘾了吗?答案是否定的。在正确的药物替代治疗下,患者会恢复正常的功能,停止对毒品的渴望。之前的许多治疗方案还远远不够完善,然而有一些至今仍在使用。随着成瘾相关神经生物学的持续发展,新的治疗方法正在被开发出来。然而毒品成瘾的治疗仍然是医学上的一大挑战[2]。

过去,社会将毒品成瘾视为一种道德缺陷。通常的"治疗方法"有囚禁、送至精神病院及教会祈祷,而这些方法通常都是无效的。

如今,毒品成瘾被认为是一种以基本和持续的大脑改变为特征的脑疾病。现代疗法基于科学研究,实施个体化治疗,通常联合采用药物和行为联合治疗,这种方法非常有效,数据表明,40%~70%的患者在治疗后可以远离毒品。

15.1.1　戒毒的药物替代疗法

突然停止服用一些毒品会引发痛苦的戒断症状。以前，由此产生的痛苦被认为是康复所必需的一部分，这是对有道德缺陷的吸毒者的一种惩罚。

如今，我们理解了戒毒是摆脱毒品成瘾至关重要的一步，所以没有理由让患者遭受痛苦。事实上，痛苦的戒断症状降低了他们康复的概率，为了避免戒断的不适症状，现在医生经常给患者服用与成瘾的毒品带来一样感觉的替代药物，并随着时间逐渐减少服用剂量。这样能够长时间稳定患者的大脑，让他们能够承受戒断毒品的过程。这种治疗方法的例子有停服鸦片后用美沙酮和乙酰美沙酮替代[3]；尼古丁替补疗法（贴片、口香糖）及尼古丁停用后用安非他酮（抗抑郁剂"Zyban"和"Wellbutrin"中的药物，也能够帮助人们禁烟，这个药物能够抑制多巴胺的吸收，在戒断之前服用，"控制"大脑并减轻戒断不适）替代；巴比妥类药物停用后用苯二胺和抗癫痫药物替代。以下是几种常用的替代药物。

1. 纳曲酮醇和鸦片剂

纳曲酮醇和鸦片剂可以阻碍鸦片受体，阻止多巴胺的释放。由于成瘾者不再受到来自药物的快感，渴求便减弱。

2. 戒酒硫

饮戒酒硫之后 5～10min，患者将会经受 30min 到几小时的严重恶心、呕吐和头痛。幸运的是，大部分人不需要去尝试这种药物的威慑效果。

3. 美沙酮和乙酰美沙酮

美沙酮和乙酰美沙酮针对海洛因的同一受体起作用，但伴随着更多的不稳定性及持续性影响[4]。

4. 阿坎酸醇

阿坎酸醇能够降低早期恢复阶段的兴奋性特征和酒精所带来的快感。它最有可能通过降低大脑中神经递质 γ-氨基丁酸和谷氨酸的活性来起作用。

5. 叔丁啡

叔丁啡可以降低对毒品的渴求，并阻断吗啡的影响。不同于美沙酮，它的戒断作用比较温和。

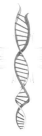

15.1.2　美沙酮药物替代疗法

替代药物疗法最经典的例子就是美沙酮。一些政治家反对使用美沙酮,然而研究人员表示,它拯救了不少生命。美沙酮是一种麻醉剂,每天服用 1 次,美沙酮就能够 24h 抑制海洛因的脱瘾不适症状。美沙酮服用者会经历一个兴奋期,并伴有脱瘾不适症状,但两者都要比海洛因带来的影响温和得多[4]。服用美沙酮能维持成瘾患者原本受到严重威胁的健康状况。但是,患者需要接受多年的治疗[5]。

15.1.3　迷幻成瘾疗法

旧的药物疗法是一种突击式的方法。医生希望尝试任何可能有效的方法让他们的患者戒掉毒品。比如在 19 世纪的五六十年代,像麦角酰二乙胺(LSD)之类的毒品被用作实验品来治疗酗酒成瘾及其他成瘾。

使用迷幻剂来治疗毒品成瘾的这个观点已经被摒弃,原因是这些药物本身就是非法的。然而,随着日益普及的伊博格碱疗法,使用迷幻剂治疗成瘾也在重新复出。尽管伊博格碱疗法在美国是违法的,全世界还是有二三十个伊博格碱的诊所,主要是治疗海洛因成瘾。患者在经历数天紧张的治疗后,伊博格碱能够重新建立成瘾者的大脑回路。因为各方面的原因,比如一些患者出现了恶性致命性心律不齐的症状,伊博格碱的应用仍然存在很大争议。

15.2　未来的成瘾疗法

成瘾易感基因的发现大大促进了开发有效的新型成瘾疗法的进程。每一个新发现的成瘾易感基因都能成为潜在的"药物靶点"。我们对成瘾机制了解得越多,就能够越有效地治疗它。研究如何逆转或者加强大脑的信号或通路,将有助于修复毒品成瘾患者的大脑功能。

研究人员正在努力寻求对可卡因和苯丙胺成瘾的有效疗法。已有一些药物用于临床试验,但还没有发现有显著疗效。

15.2.1　行为认知疗法

咨询服务、支援团队及其他形式的疗法对于防止复发尤为重要。为了远离毒品，成瘾者必须学习新的认知和行为方式[6-7]。

认知行为疗法包括以下方面：
- 公开谈论个人经历；
- 处理没有毒品的难题；
- 鉴别并纠正有问题的行为；
- 鉴别并改正有害的思考方式；
- 鉴别并确认高危情形；
- 产生改变的动机；
- 改善人际关系；
- 发掘拒绝毒品的技巧；
- 高效管理时间。

15.2.2　治疗毒品成瘾罪犯的挑战

如何对待触犯刑事司法体系的成瘾患者，又是一个新的难题。法律措施又应如何管理毒品成瘾的治疗？改进的方法如毒品法庭，就是问题的答案。

毒品法庭处理那些罪行较轻（例如，只是拥有毒品或受毒品影响不深）的罪犯，不采用监禁服刑的方式，但罪犯必须认罪并同意参与治疗，定期进行药物测试，至少在一年内向法官报告。如果他们未能完成其中的一条，他们将会被监禁。但如果他们完成了要求，他们的控告将会减少并且促使他们完成这个过程。

15.2.3　精神病患者的处方药滥用

处方类药物，如吗啡、可待因和克他命，由于它们有止痛和麻醉效果，被列为处方药物。研究人员试图通过研究去确定像大麻和摇头丸之类具有争议的药物是否有潜在的疗效。研究显示，大麻中的化合物可被用在某些临床治疗中。一些人甚至呼吁"医用大麻"的合法化，另一些人反对它，他们认为，这会带来更多的毒品滥用，他们更愿意寻求其他替代疗法。

15.2.3.1　成瘾和精神疾病的生理学

易患某种大脑疾病的人可能也易患其他类型的大脑疾病。成瘾和精神疾病都是大脑疾病，它们涉及大脑中相同的通路、分子和化学物质。

多巴胺水平的升高是精神分裂症及许多兴奋剂（如可卡因）服用后的一大特

点。可卡因成瘾和精神分裂症是由于多巴胺水平升高导致奖赏通路功能失调而引起。5-羟色胺转运体则与情感性疾病和酗酒有关。

基因是否能够影响机体对毒品的耐受？吸食毒品后是否会引起某些精神疾病？最近的一项研究表明，某些有甲基转移酶变异基因的个体，一旦他们开始吸食大麻，将更有可能患精神分裂症。这意味着，基因组学和遗传学或许将会在确定个体对毒品的依赖性，以及解释引起部分精神疾病原因等方面有重要意义。

大脑中的多巴胺有三条主要传递通路。第一条从黑质到尾状核，主要与感觉性刺激和运动有关。第二条从中脑腹侧被盖区投射到锥体束前脑区，主要与认知、奖赏及情感活动有关。最后一条通路即所谓的结节漏斗系统，主要与下丘脑-垂体内分泌系统的中枢性调节活动有关。

5-HT能神经元的主要核团是延髓中缝核和尾中缝核。从延髓中缝核轴突上升到大脑皮质边缘区域，特别是基底节。脑干的血清素核产生向下延伸的轴突，其中一些在髓质终止，而另一些则延伸到到脊髓。

15.2.3.2　毒品滥用与精神疾病

精神疾病通常表现为大脑有很多想法，或者不能够区分现实与幻境，或是对人际关系、兴趣爱好、学校或者工作中获得的愉悦感到麻木，比如精神分裂症、情绪异常和抑郁症。精神病患者是否更有可能沾染毒品？假如摄入某类毒品可以暂时缓解症状，那么会不会增加摄入毒品的可能性呢？

研究发现，精神疾病与毒品成瘾常常一起发生。毒品滥用可以引起精神疾病。一些人认为某些毒品确实能给有易感基因的个体带来精神疾病。其他人则认为毒品不一定会带来精神疾病，但能够加重其症状。精神疾病与毒品成瘾两者哪一个在前？弄清双重诊断的潜在原因可能会有助于内科医生治疗他们的患者。有精神疾病易感基因的人一旦开始吸毒，精神病的症状出现的时间会比他们原本患病的时间要早，长期使用毒品会使精神疾病急剧恶化。可卡因之类的兴奋剂可以带来焦虑、恐慌症、狂躁，以及睡眠障碍，成瘾者常常会出现幻听和某些其他类型的幻觉类精神疾病。

这个双重诊断条件给内科医生带来了挑战。患者患有两种大脑疾病，并且两者互相影响，两者都需要治疗。为了有效处理双重诊断的问题，必须一起治疗精神疾病和毒品成瘾。毒品滥用治疗中心必须能够识别、治疗同时患有精神疾病和毒品成瘾的患者。

15.2.3.3　精神病患者自我治疗的毒品滥用行为

一些人或许将毒品滥用作为一种自我治疗的方式。滥用毒品能暂时缓解紧张、焦虑、社交恐惧及抑郁症等精神疾病的综合症状。

有调查显示，70％的精神分裂症患者吸烟。吸烟或许能使他们感到平静或者愉快。使他们更清楚地思考问题，更容易与人交谈，或者能够减轻药物的副作用。

抑郁症则是由于大脑奖赏通路的抑制而引起。抑郁症患者可能会通过吸毒来刺激他们的脑奖赏通路以达到正常水平。

长期吸毒能够导致精神疾病日益恶化和毒品成瘾，形成恶性循环，使症状更恶化。

是否有办法说服饱受精神病折磨的年轻人远离毒品呢？

15.2.3.4　利他林的滥用

治疗注意力缺陷多动障碍（儿童多动症，ADHD）最常用的药物是利他林。这种疗法已经帮助成千上万的人减轻了他们的症状。

由于利他林是一个与可卡因化学结构类似的兴奋剂，二者在神经元上的结合位点完全一致。随着时间的推移，利他林会让大脑产生一些不良变化，它也存在潜在的滥用问题。如果患有注意力缺陷多动障碍的人采用可卡因进行自我治疗，会是怎样的结果？

目前，利他林在美国的使用者大约有六百万，是美国最为滥用的处方药之一，75％的使用者都是年轻人，男性的使用概率是女性的四倍以上。

1. 利他林的疗效

患有注意力缺陷多动障碍的人很难集中精力，他们大脑的多巴胺水平较低，因为多巴胺可以控制人的行为，所以他们常常处于活跃与冲动的状态。保持他们大脑中适宜的多巴胺水平是治疗的关键。利他林可以提高多巴胺的水平。多巴胺转运蛋白将多巴胺从突触小体运送到神经元。而利他林和可卡因阻碍了多巴胺转运蛋白，引起突触小体中多巴胺含量的增加。使患有注意力缺陷多动障碍的孩子集中精力，排除干扰，让他们靠理性而不是简单地靠情绪去做决定。

2. 利他林的成瘾性

利他林作为医用处方药物是不会引起成瘾的。为什么利他林和可卡因有这种区别？因为利他林作为片剂吞服，到达大脑需要更长的时间，而可卡因被大剂量的

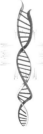

肌内注射或采用烫吸法摄入，大脑中的多巴胺迅速增加，使得可卡因非常危险并容易成瘾。不幸的是，利他林很快成为了青少年的选择。美国戒毒中心统计的数据显示，有 30%～50% 的青少年滥用利他林。因为它相对廉价并且易于获得。作为一个处方药物，它被认为是安全的。但是，如果利他林被滥用，或者使用注射或者烫吸法摄入，它将会和可卡因一样容易成瘾。因为药物服用方式将会影响药物成瘾的可能性。

3. 利他林是否为诱导性毒品

患有注意力缺陷多动障碍的孩子成年以后就能够摆脱利他林。更有意思的是，这些人似乎更容易对可卡因成瘾。为什么会这样？因为利他林和可卡因是相似的药物（毒品），它们都是一种能够提高警觉性的强力兴奋剂，它们有相似的化学结构和功能，都能通过阻止多巴胺转运蛋白从突触中重吸收多巴胺，从而提高大脑中多巴胺的水平。所以成年的注意力缺陷多动障碍患者有可能会不知不觉地使用可卡因代替利他林。与利他林一样，可卡因可以让注意力缺陷多动障碍患者集中注意力。由于利他林与可卡因的相似性，一些人认为利他林是一种诱导性毒品。诱导性毒品是指能够导致其他毒品成瘾的毒品。患有注意力缺陷多动障碍的孩子（未接受治疗）滥用毒品的可能性要比正常儿童高出四倍。研究显示，10%～30%的可卡因成瘾者患有多动症。利他林的服用者与患有注意力缺陷多动障碍但未经治疗的患者相比，沾染其他毒品的可能性更小。

4. 注意力缺陷多动障碍误诊的结果

注意力缺陷多动障碍的误诊作为一个常见的问题，使得利他林更具争议性。一些人认为利他林的使用不合规定，并且随着时间的推移会对大脑造成不良的影响。最近的动物学研究表明，被误诊为注意力缺陷多动障碍，并且服用利他林的幼崽在成年后更容易患抑郁症。这可以从利他林对大脑奖赏通路的影响谈起。我们知道，利他林能够提高大脑中多巴胺的水平。但是幼儿时期，大脑中多巴胺水平过高能增加影响大脑的发育。大脑会对自然奖赏通路的调控反应迟缓，包括食物、情感及社会交际的刺激，逐渐引起抑郁症。

15.3 可卡因成瘾研究的科学问题

反复的药物滥用将引起强迫性觅药行为。我们所进行的研究的最终目标是阐释由可卡因反复作用引起的行为和神经元重塑的分子机制。

持久的行为改变(如行为敏化现象)可以通过让啮齿类动物反复服用可卡因而诱发。神经生物学的基本机制,如行为改变机制,被认为与中脑边缘多巴胺通路相关。反复的可卡因滥用产生的长期行为影响极有可能与基因表达的根本性改变相关。然而,对于长期使用可卡因而产生的精确的分子改变仍不清楚。西安交通大学卫生部法医学重点实验室和其他同行的相关工作显示,多巴胺的 D1 和 D3 受体与可卡因长期影响的调节效应有关。因此,我们利用 D1 和 D3 受体突变型小鼠,同时联合使用 cDNA 微阵列技术,拟通过以下三个方面进行研究。

实验一　比较可卡因反复给药诱导多巴胺的 D1 和 D3 受体突变型小鼠及野生型小鼠的运动响应。在之前的研究中,我们已经证明,D1 受体突变小鼠显示出相较于正常小鼠对可卡因反复给药(20mg/kg,大于 7d)运动行为相应减少。而 D3 受体在调控由可卡因反复给药导致的运动响应方面的作用至今仍未被阐释。因此,一定剂量可卡因反复给药处理 14d 后,观察 D1 和 D3 受体突变小鼠是否对该刺激显示出已改变的机能亢进响应非常重要[8]。

实验二　鉴别由 D1 和 D3 受体调控的可卡因反复给药诱导基因表达的改变。我们从经可卡因反复给药(20mg/kg,大于 7d)处理的 D1 受体突变型小鼠和野生型小鼠的伏隔核中提取 mRNA,进行了 cDNA 微阵列预测分析。初步分析已经鉴别出了一些推定的靶基因。我们计划扩大这项研究,并且进行更加系统的分析,以鉴别 D1 和 D3 受体突变型小鼠和野生型小鼠在两个不同的时间点进行可卡因给药之后的所有分子改变。

实验三　通过微阵列技术对 D1 和 D3 受体突变型小鼠及野生型小鼠的推定靶基因进行鉴别,绘制出推定靶基因的级差表达图谱,作为研究相关可卡因诱导行为改变的首要步骤。这项研究将为未来对于慢性可卡因诱导分子水平改变的生理学检验奠定基础[9]。

15.4　可卡因反复给药的成瘾小鼠实验

15.4.1　基本原理与策略

实验一旨在研究多巴胺的 D1 和 D3 受体在由可卡因反复给药诱导的运动响应中所扮演的角色。这个实验的完成让我们不仅从机能上将可卡因诱导的行为改

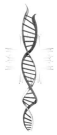

变与这些受体联系在一起，而且能在更深层次的分子生物学水平上证明，那些可卡因靶受体调控神经元重塑的背后基因表达的改变。此外，这项研究将帮助我们确定可卡因最适剂量和可卡因最佳处理时间，这由实验二中所设计实验的最终结果得出，该实验在两个不同时间点鉴别由 D1 和 D3 受体调控的可卡因重复给药诱导基因表达的改变。最后，就如在实验三中所计划的那样，这些经过处理的小鼠将作为实验工具用于基于 cDNA 微阵列技术绘制推定靶点基因表达图谱的工作[9]。

我们曾经通过剂量梯度试验证明 D1 受体对于快速可卡因诱导运动性反应具有实质性的作用。此外，D1 受体突变型小鼠与野生型小鼠相比，对于 20mg/kg、以 7d 为周期的可卡因反复给药的敏感性要低很多。然而，我们在过去研究中发现的 D1 受体对于可卡因诱导的运动性反应的两个中心问题仍然未能解决。第一个问题是，虽然已经清楚可卡因反复给药的 D1 受体突变型小鼠的全面运动性反应绝不会高于它们对于生理生理盐水的反应，并且突变型小鼠在第 4 天到第 7 天表现出对可卡因作用的增强反应。但是，对于突变型小鼠是否从不表现出与那些野生型小鼠相似的运动性反应，或者换句话说，与野生型小鼠相比，它们将表现出一种对于可卡因反复给药的延迟的运动性反应。这种延迟的运动性反应可能预示着对于可卡因反复作用独立与 D1 受体功能的神经适应性。第二个问题是，我们不清楚一个功能性的 D1 受体对于其他剂量可卡因的运动性反应是否是需要的。我们前期的工作也证明了 D3 受体突变型小鼠在适应快速低剂量可卡因注射时表现出更强的机能亢进。此外，D3 受体在反复可卡因作用所引起的运动性反应中的角色看起来与它在可卡因快速作用中有所不同。为了理解和分析与可卡因慢性作用相关的分子机制，我们需要明确 D1 和 D3 受体在由可卡因反复给药所诱导的行为改变中所扮演的角色，以及对 D1 和 D3 受体突变型小鼠和野生型小鼠可卡因给药的时间延长至 14d，可卡因反复梯度给药比较它们的活动能力[10]。

15.4.2　实验设计与方法

1.小鼠

D1 和 D3 受体突变型小鼠被安置在无菌动物设备中备用。利用 Southern 印迹技术鉴别两种突变型小鼠和野生型小鼠的基因型。D1 和 D3 受体突变型小鼠和野生型小鼠的基因背景为 C57BL6×129Sv。两组突变型小鼠与 C57BL6 型小鼠繁殖了三代。我们将继续回交我们的突变型小鼠与 C57BL6 基因背景的小鼠多于三代,从而获得纯 C57BL6 基因背景的 D1 和 D3 受体突变型小鼠。8～14 周的成年小鼠被独立地安置在动物研究设备的行为测试房间以进行 12h 亮/暗周期、附带水和食物供应的实验。房间的温度和湿度都将被控制。所有的实验将在亮/暗周期的亮阶段完成。

2.处理方法

我们在初步结论部分相同的处理方式的基础上,增加我们的处理方式并比较 D1 或 D3 受体突变型小鼠和那些 0mg/kg(生理盐水)、5mg/kg、10mg/kg、20mg/kg 和 30mg/kg 可卡因连续 14d 处理的野生型小鼠的运动性反应。我们将使用 D1 或 D3 受体突变型小鼠各 5 组和野生型小鼠 10 组(每组 12 只)。所有小鼠在实验开始前 3d 接受每天 1 次的处理。可卡因盐酸化物(5mg/kg、10mg/kg、20mg/kg 和 30mg/kg,Sigma Chemical Co.)溶解在生理盐水中或者单纯的生理盐水将被每天 2 次分别在 8:00a. m. 和 12:00a. m. 按照每千克体重 10μl 的体积进行腹腔注射,连续 14d。

3.活动能力测试

活动能力将在由电脑(Digiscan,Model RM16,Accuscan Electronics,Inc.)控制的 8 个光电笼(41cm ×41cm×30cm)中进行测量。每个光电笼有 16 个发光二极管对称分布在两边(2.5cm 间隔),定位于地面以上 1cm 处用来检测水平运动。多重依赖测量将被记录,而水平活动将被视作先前调查结果的准确反映。4 个 CCD 摄像机将被定位于 8 个活动笼之上以进行视频记录和刻板性动作评分。每只小鼠在实验前都将在活动笼中适应 1h。注射后,每只小鼠都将被放回实验笼 1h。

4.刻板性动作评分

在每次可卡因或者生理盐水注射后,每只小鼠将由一个观测者评估 60min,这个观测者并不了解每组的处理方式,观测方式为每 3 分钟 5 秒钟。抚育行为被定义为两前爪同时脱离地面在墙壁上或在空中。修饰行为被定义为梳理前腿、后腿或者头部的毛发。

5.行为学数据分析

这 14d 实验中所有组实验处理前后的行为数据都将被绘制出来。所有的水平活动数据都将被方差的重复测量分析来分析处理。每组的分析结果将被逐一完成

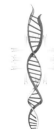

以确定时间依赖性作用是否存在,并在不同的基因型间确定对于药物的重要差异反应是否存在。数据将被进行对数转换以稳定方差并使其分布规格化。抚育行为的数据将被转化 $\sqrt{x+0.5}$ 以控制相关的均值和方差。在合适的情况下,一个实验组比较将被用于独立样品的 t 检验。

15.4.3 数据解释,潜在的问题和可能的解决方案

15.4.3.1 可行性

我们在利用 D1 和 D3 受体突变型小鼠来评价这些受体在可卡因诱导的运动性反应中的作用方面进行了大量的实验。而且,随着 Dr. C. Vorhees(计划顾问)的持续检验,我们认为在预定实验中不会遇到更严重的问题。

15.4.3.2 预期发现

1. D1 受体在可卡因反复给药所诱导的运动性反应中的作用

如同我们前期工作所证明的那样,在适应 20mg/kg 剂量可卡因 7d 反复给药后,D1 受体突变型小鼠同野生型小鼠比较,显示出较低的运动反应。根据该发现,我们预测 D1 受体突变型小鼠在计划处理期间和可卡因剂量范围内,适应可卡因反复给药方面与野生型小鼠相比,表现出较低的运动器官机能亢进。这个结果将表明 D1 受体在调节可卡因长期运动性影响中起到决定性作用。

2. D3 受体在反复可卡因作用诱导的运动性反应中的作用

我们前面的研究结果表明,D3 受体突变型小鼠与野生型小鼠相比在反复可卡因注射(5mg/kg)后,表现出减弱的运动性反应。因此,突变型小鼠在计划时间内以 5mg/kg 以上剂量可卡因反复给药时将表现出减弱的运动性反应。这项研究也将阐明相似的差异是否存在于其他的可卡因给药剂量下。前期已经证明 D3 受体在由多巴胺的 D1 和 D2 受体同时刺激引发的剧烈活动中起到调节作用。而且,已经发现 D1 和 D2 受体存在于大多数多巴胺响应神经元中,同时这两个受体与可卡因活动的调控作用相关。因此,D3 受体突变可能影响由 D1、D2 受体相互作用对长期可卡因处理的运动反应。在 D3 受体突变型小鼠中 D1 和 D2 正常受体配基的使用可以阐明这一点在可卡因反复作用的适应中是怎样完成的[11]。

15.4.3.3　存在问题和可能的解决方案

1.与 D1 和 D3 受体突变型小鼠相关的代偿性作用

使用多巴胺受体突变型小鼠中要注意的一点就是可能会发生未经验证的代偿性作用以适应 D1 或 D3 受体的缺失。这可能使数据的解释变得更加困难。当然，如同在前期结论中所描述的那样，微阵列实验显示出在生理盐水处理的野生型小鼠对比 D1 受体突变型小鼠中一些差异性的基因表达。就像下面所讨论的，我们将控制关键因素来决定这些差异是否与可卡因的作用相关。而且，最终的结论将依据适应可卡因反复作用后基因表达改变的生理学检验。可卡因引发非常复杂的生理学响应，这些响应很可能涉及许多基因表达上的改变，而多巴胺受体突变型小鼠的使用无疑完成了这样一个复杂的生理学反应的重要一步。

2.反复可卡因注射范例及 D1 和 D3 受体在药物需求行为中的作用

强迫性药物寻求行为的获得要求药物的反复作用。因此，上述可卡因反复注射方式的范例在评价个别多巴胺受体的作用中可解释对药物寻求的行为机制。然而 D1 受体突变型小鼠在 7d 的实验中清晰地表现出对可卡因运动性反应方面的缺陷，与那些 8～14d 的野生型小鼠的运动活性相似。这种对可卡因延迟性运动反应表明 D1 受体对于正常的可卡因运动-刺激作用是必需的。可卡因长时间的反复作用可以引发独立于 D1 受体之外的额外作用。我们将利用其他神经递质受体配基，包括 DA 的 D2 受体，多种 5 -羟色胺受体和谷氨酸受体，来分析 D1 受体突变型小鼠对于可卡因反复作用的延迟性反应发生的分子学基础。如果是这种情况，依照暂时性模式的行为学结论，我们将需要在实验二所设计的 7d 的周期中选择可卡因作用的时间点。这将确保我们能鉴别由可卡因反复作用诱导的 D1 受体调节的生理学相关的分子改变。

3.用其他的行为学范例研究这些多巴胺受体在药物滥用中的作用

我们已经发现 D1 受体突变型小鼠与野生型小鼠相比表现出较少的可卡因自主摄取行为。这个结果证明，D1 受体与可卡因的奖赏作用是相关的。我们先前发现了 D3 受体突变型小鼠对苯丙胺表现出一种增强的敏感性，这一点在与野生型小鼠比较的 CCP 范例中体现出来。这个结果表明，D3 受体可能与药物的奖赏机制有关[12]。既然在这些行为学模式范例中，小鼠也表现出变化的行为和可能的基因表达以适应神经兴奋剂的作用，那么这些范例就可以用于实验二中所描述的 cDNA

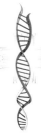

微阵列实验。

15.5 可卡因反复给药诱导的基因表达的改变

15.5.1 基本原理与策略

可卡因的反复作用可以导致持久的神经适应性,这很可能与大脑中多基因表达的改变相关。实验二中全部的目的在于,鉴别通过 D1 和 D3 受体调控的由可卡因反复作用全面的基因表达模式。我们将利用野生型小鼠来鉴别全面的分子改变。如我们指导性的微阵列结果(对于可卡因处理和生理盐水处理的野生型小鼠)表明,那些全面的改变可能是非常复杂的,我们利用 D1 和 D3 受体突变型小鼠来比较和分析这些受体对可卡因反复作用所诱导的全面改变的作用。用实验一中所描述的反复可卡因注射范例来分别作为 4 个 D1 和 D3 受体突变型小鼠的基因表达对照。前三组(包括可卡因处理和生理盐水处理的野生型小鼠,可卡因处理的野生型小鼠和 D1、D3 受体突变型小鼠,生理盐水处理的野生型小鼠和 D1 或者 D3 受体突变型小鼠)对照的基本原理相似。而第四组对照,我们也将比较可卡因和生理盐水处理的 D1 或者 D3 受体突变型小鼠的基因表达模式。因为伏隔核在调节可卡因和其他药物滥用的奖赏机制中扮演关键性的角色,所以我们将研究焦点放在伏隔核上。

如同在初步结论部分所进行的描述,微阵列实验表明我们可以识别伏隔核中由可卡因反复作用调节的候补基因,它们的调节需要一个功能型 D1 受体。可是,这种指导性实验只能在可卡因作用的某一时间点来检验基因表达的差异性,因此,它不能充分说明与这种技术的使用相关的两个问题。第一个问题是,如何提高信噪比并改善可重复性;第二个问题是,如何检验推定基因与可卡因作用的生理学相关性。

cDNA 微阵列技术是一种检验不同基因表达的非常精密的方法。我们当然不能期望所有的推定基因都与可卡因作用具有生理学相关性。而且,在微阵列杂交结论的可重复性较差。为了提高信噪比和可重复性,我们将进行三种特殊的测量。第一,我们计划分离来自两个不同的可卡因处理时间点的 mRNA。生理学相关基因很可能在不止一个时间点被诱导,然而噪声基因的诱导可能会很随意。我们先前指出野生型小鼠在可卡因注射的第 3 天到第 7 天表现出大量的运动性反应,而

D1 受体突变型小鼠均没有表现出明显的反应。依照实验一中所得到的行为学结论，我们可以利用这两个时间点来进行野生型小鼠对比 D1 受体突变型小鼠，野生型小鼠对比 D3 受体突变型小鼠在基因表达上的差异。第二，我们将收集每个组的伏隔核来分离 mRNA 用于微阵列实验。第三，对于每个处理时间点，我们计划利用从两个独立样本的伏隔核中分离出的 mRNA 来完成微阵列杂交以提高可重复性。通过杂交和多个处理时间点测验，我们将在区别候选基因与噪声基因中获得可信度。这些测量将帮助我们确信通过 D1 和 D3 受体调控的由可卡因反复给药诱导的分子改变。

15.5.2　实验设计与方法

15.5.2.1　分离 mRNA

1. 实验小鼠

分别应用 D1 或者 D3 受体突变型小鼠和野生型小鼠（每组 20 只）。所有组的小鼠都用生理盐水或可卡因处理，与实验一中方式相似。依据实验一中获得的行为学结果，我们将首先给 D1 受体突变型小鼠和野生型小鼠注射 20mg/kg 可卡因，并给 D3 受体突变型小鼠和野生型小鼠注射 5mg/kg 可卡因。如果必要的话，我们将扩展实验中可卡因的剂量。我们将提取来自每组小鼠的 5 个大脑的伏隔核，在经过 3d 处理后的第 4 天和经过 7d 处理后的第 8 天，我们将处死野生型小鼠和突变型小鼠各 10 只以分离 mRNA。

2. 小鼠伏隔核的整体解剖分析

可卡因处理和生理盐水处理的小鼠被颈椎脱臼处死取出完整的脑，立即浸入冰点的 PBS 30～60s，腹侧向上放置在 1mm 小鼠脑部冰冻切片机中（Zivic Miller Inc.）。冰冻的刀片被用于分离 1mm 间距的包含伏隔核的脑部。制备的 1mm 切片将被转移到冰点 PBS 浸液中，用冰冻微解剖刀将伏隔核区从每个切片中分离出来。伏隔核区被立即浸入液氮中并放置于 −80℃ 冷冻机中。

3. mRNA 的分离

新鲜的冰冻组织将在 TRIZOL（GIBCO）中成为均匀分布的颗粒。所有的 RNA 将用异丙醇沉淀方式分离出来。分离 mRNA 用紫外分光光度计测量 269nm

和 280nm 的吸光度来量化总 RNA 的含量和纯度。根据经验,五份伏隔核中大概能分离到 $100\mu g$ 的总 RNA,mRNA 通常的获得量为 $3\mu g$。260nm/280nm 吸光率通常在 2.0 左右。为了确保没有 mRNA 的降解,我们用 β-肌动蛋白探针对在我们团队前期研究结论部分描述的所有的 mRNA 样品进行一次 Northern analysis。

4. cDNA 微阵列杂交

对于在我们团队前期研究结论部分中所讨论的原因,我们将继续使用来自 Genome Systems Inc. 的 cDNA 微阵列芯片进行杂交。从每个实验组中得到的 $1.0\mu g$ mRNA 被送到 Genome Systems Inc. 进行杂交。我们计划进行 4 对杂交:可卡因野生型对生理盐水野生型;可卡因野生型对可卡因突变型;生理盐水野生型对生理盐水突变型;可卡因突变型对生理盐水突变型。我们将使用小鼠 GEM 1 系统(GEM-5200)。每对 mRNA 样品将被反转录为 cDNA 并用 Cy5 - dCTP 或者 Cy3 - dCTP 进行标记。两种被标记的样品将被同时应用于单微阵列,它们竞争性地与 cDNA 分子阵列反应。每个阵列点的荧光强度将与样品中基因表达水平成正比。两种荧光强度的比率准确地反映了两种样品中基因表达水平的比率。每对比较将在两个不同处理时间点进行。而且,在每个时间点,每对比较都将用从两份独立的伏隔核中提取的 mRNA 分别进行微阵列杂交。微阵列杂交和数据扫描将由 Genome Systems Inc. 的工作人员完成。

15.5.2.2 数据分析

使用与我们的实验室终端相连的一个计算机程序进行数据分析。所有的数据分析在 UC 完成。

1. mRNA 表达分析

来自杂交的数据用 GEMTools 进行分析。这个软件考虑到了简单表达比较的分析和特别实验的质量。我们将绘制每对 mRNA 的相关表达图。检测 mRNA 在两种不同状况下的表达差异。

2. 基因簇的表达数据分析

为了鉴别经过反复可卡因作用导致改变的基因组的功能,我们将采用数学簇来分析时间意义上的表达改变。值得注意的是,在测定等位调节基因的能力时,簇分析不能联合功能性层次而忽略基因同一性的知识,它们占据了功能性层次的各个位置。GEMTools 不能允许簇分析，我们将利用 GeneSpring 软件程序（Silicon Genetics Inc），它允许关系改变模式和任何基因组的单选择性的同等调整行为的检验和显示。

15.5.3 数据解释，潜在的问题和可能的解决方案

15.5.3.1 可行性

实验二中全部的目的在于识别那些差异性表达的分子靶点，这些差异性是 D1 或者 D3 受体突变型小鼠和野生型小鼠为了适应反复可卡因给药所产生的。我们已经利用 3 对来自 D1 受体突变型小鼠和野生型小鼠伏隔核的 mRNA 完成了一个引导性的实验，并且找到了一些推定的候选靶点。因此，我们在分离 mRNA 和分析杂交结果方面掌握着第一手的资料。Dr. B. Aronow 将继续为我们提供微阵列杂交结果分析方面的建议。因此，我们不认为在解决预期实验和分析中会遇到严重的问题。

15.5.3.2 预期发现

可卡因反复作用可以引起稳定性的变化，这些变化可能涉及伏隔核中多种基因的表达的改变。来自 4 组对照的杂交结果指导我们发现由可卡因反复作用引起的 D1 或者 D3 受体调节的推定靶基因，包括编码 G 蛋白耦联受体激酶、细胞内激酶和细胞营养因子的基因。额外的推定靶点基因包括那些编码其他 D1 和 D3 受体调节蛋白、G 蛋白、蛋白激酶 A（PKA）通道蛋白、其他的细胞内信号转运子、选择性 IEG 产物、神经营养因子受体、神经丝和多种神经递质系统相关蛋白，其中一些基因中的一些已被证明受到可卡因长期作用的调节。新的基因（如以 ESTs 为代表的）也可以被识别。它也可能被鉴别出功能性模块或调整通路的不同调节基因，如果同一个模块或通路的多个组分存在于微阵列芯片上，所有的这些基因产物都可以引发神经可塑性的改变，可能调节由可卡因反复作用诱发的行为性改变。

15.5.3.3 存在问题与可能的解决方案

1. 一般问题

这些问题包括一个染色体核苷酸的弱标记，较低的信号-背景范围和在实验中相当多的可变性，低动态范围和高背景。高背景也可以作为杂交或者洗涤过程中

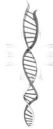

问题的结果，或者在基因微阵列元件的扫描或定位中问题的结果。即使使用从同一个样品中分离出的 mRNA，可重复性也可能成为问题。在我们先前的实验中，这些问题都不时地发生。我们将与 Genome Systems Inc. 紧密合作，该公司的技术人员将帮助我们在指导性实验前解决技术问题。

2. 提高信噪比和可重复性

除上面提到的三种特殊测量方法外，我们将考虑采用额外的测量以进一步提高信噪比并增加可重现性。来自不同剂量可卡因处理的，并在不同时间点采集的小鼠伏隔核的 mRNA 可以被用于微阵列杂交。在可卡因处理野生型与突变型小鼠对照组和可卡因处理与生理盐水处理野生型小鼠对照组中，如果对于若干可卡因剂量在不同时间点有不同的表达，则该推定靶基因将更加可能与反复可卡因作用有生理学上的联系。多个时间点的使用也有助于我们发现与长期可卡因作用诱导行为的启动和维持相关的基因。不同剂量可卡因在同一时间点的使用可能有助于我们识别那些仅在某一时间点差异表达的基因。

3. 可被分析的克隆的限制数量

我们计划使用的微阵列芯片包含 8800 个小鼠基因。这个限制数量很可能不能包括所有的差异调节基因。这可能限制了我们鉴别差异调节通路的能力。随着微阵列技术的快速发展，更大容量的芯片已经被制造了出来。若得到资金的支持，我们也可以有能力使用包含更多小鼠基因靶点的芯片。

4. 微阵列分析不能检测到转录后修饰

因为可卡因反复作用的行为反应的持久性，那些长期的基因表达上的改变可能在分子适应中扮演了一个重要的角色。可是，转录后修饰，如蛋白质的磷酸化，可能会作为对可卡因反复作用分子响应的一个必要部分。最新发展的蛋白质组学方法将解决这一问题。事实上，在未来 cDNA 微阵列和蛋白质组学的联合使用将显著促进我们对药物成瘾机制的理解。

5. 推定靶点基因的生理学检验

我们的最终目标在于识别那些与可卡因作用具有生理学相关的基因。我们无法知道答案除非我们在体内对它们进行功能上的干扰，并观测适应可卡因长期作用的行为改变。在生理学检验之后，下面紧接的一步是绘制这些基因在 D1 和 D3

受体突变型与野生型小鼠体内可卡因反复作用前后的表达图谱。这将在实验三中重点阐述。

15.6　微阵列技术绘制推定靶点基因差异表达谱

15.6.1　基本原理与策略

实验三中全部的目的在于利用微阵列技术绘制所鉴别的推定靶点基因在 D1 或者 D3 受体突变型小鼠中的表达图谱。这个重要的步骤将为这些基因在有可卡因反复作用诱导的行为改变方面潜在的相关性提供重要的证据。由表达图谱得到的结论也将指导未来对相关基因进行生理学检验的策略。为了系统地测量这些推定靶点基因的生理学（如行为学）相关性，靶点基因与可卡因作用的联系是至关重要的。这些研究可能需要更长的时间去完成。

为了绘制和比较推定靶点基因的表达水平，我们计划首先利用来自同时包括可卡因处理和生理盐水处理的 D1 或者 D3 受体突变型小鼠和野生型小鼠的伏隔核、皮质、海马体的 mRNA 来完成实时定量 PCR 分析。实时定量 PCR 分析是一种精密的技术，适用于分析来自非常少的样品的稀有 mRNA，例如，这次研究中所用到的组织。如果推定靶点基因数量超过 15 的话，这一步将显得非常的重要。两组不同可卡因处理时间点样品的使用与实验二中保持一致。如果推定靶点基因的表达首先可以被实时定量 PCR 技术所证实，我们将仅需进一步的组织学分析。为了更直接地显示在以上两个时间点由可卡因诱导的基因表达的差异，我们计划利用那些经过可卡因或者生理盐水处理的 D1 或者 D3 受体突变型和野生型小鼠来进行原位杂交实验。因为推定靶基因的蛋白质产物在胞内的位置可能与它们的 mRNA 位置有所不同，根据抗体的可用性，我们也计划利用来自以上处理的突变型和野生型小鼠的大脑进行免疫染色。D1 和 D3 受体的表达也将平行地完成以决定这些受体是否表现出与推定靶点基因重复的表达途径。这些表达的研究将为这些候选基因生理学相关性研究奠定基础。

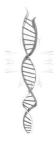

15.6.2　实验设计与方法

15.6.2.1　小鼠

D1 和 D3 受体突变型小鼠各 2 组,野生型小鼠 4 组(每组 10 只)。所有组的小鼠依照实验二所述经过可卡因或生理盐水处理。D1 或者 D3 受体突变型小鼠和野生型小鼠各 5 只,将在经过 3d 处理后的第 4 天和经过 7d 处理后的第 8 天分别被用于总 RNA 分离的实时定量 PCR 技术。另外的可卡因处理和生理盐水处理的小鼠(每组 10 只)将被用于原位杂交或者免疫染色。为了进行组织学分析,每组小鼠的一半将在以上两个时间点分别处死。

15.6.2.2　利用实时定量 PCR 技术绘制推定靶点基因的差异表达图谱

处死小鼠后,提取伏隔核、海马体和皮质并在液氮中立即冰冻。实验二提取其中的总 RNA,用 DNase I 37℃处理 30min,并在 260nm/280nm 吸光度下用分光光度法分析其纯度和浓度,在 RNA 凝胶中显影并保存在 −80℃下直到使用。

实时定量 PCR 将依据 Perkin-Elmer Cetus 提供的原始数据来完成。实时定量 PCR 将用 0.1μg RNA,2.5U/ml 反转录酶,1.0U/ml RNA 酶活性抑制剂,2.5mmol/L 低聚 dT 引物,dATP、dCTP、dTTP 和 dGTP 各 1mmol/L,6mmol/L MgCl$_2$,1×PCR buffer Ⅱ(Perkin-Elmer Cetus)。实时定量 PCR 将在 42℃下加热 15min,然后将酶在 99℃下 15min 钝化失活,将样品在 5℃下冷却 5min。用实时定量 PCR 混合物完成 PCR 反应,PCR 反应所需的主要混合物包括,2mmol/L MgCl$_2$,1×PCR buffer Ⅱ,上游引物和下游引物各 0.15mmol/L,2.0U Taq C(Perkin-Elmer Cetus)。GC 含量高于 50% 的多倍 25mer 引物被设计出来,PCR 产物大小 400~600bp。PCR 反应将在下面的条件下完成:首先在 95℃变性 30s,然后在 58℃ 1min,72℃ 30s,共 40 个循环。饱和曲线(在第 15、20、25、30、35 和 40 个循环处)将被获得以确定每个 mRNA 使用的最佳循环次数(低于饱和度)。我们将用编码 D1 和 D3 受体和 β-肌动蛋白的序列作为控制[9]。

15.6.2.3　利用原位杂交技术绘制推定靶点基因表达图谱

虽然原位杂交技术比实时定量 PCR 的敏感性低,但它能够揭示伏隔核或其他脑区中特殊类型细胞表达模式。新鲜冰冻的 12μm 冠状部分将在低温恒温器中制备(Frigocut,M2800E),并在明胶涂层的载玻片上制备标本(Probe on,Fisher)。这些剖面将在 4% 的多聚甲醛中固定 5min，并用氯仿按所述方法脱脂。SUTP 标记的抗敏核糖探针（NEN，specific activity of 1×10^8 cpm/μg）将如所述使用。杂交将由含有抗敏核糖探针（10^6 cpm/100μl）的不同脑区来完成，这些剖面在 50℃，湿润环境 16h 保存在 60% 甲酰胺、4×SSC、10% 葡聚糖硫酸盐和 10mmol/L 二硫苏糖醇中。敏感探针将被用于阴性对照。室温用 2×SSC 冲洗并在 60℃ 用 0.1×SSC 浸泡 1h 后，将载玻片脱水并浸泡在 NTB2 摄影感光乳液（Kodak）中，在 4℃ 下，依据 RNA 含量保存 4 周以上。处理完成后，脑组织将用甲酚紫染色。编码 D1 受体和 D3 受体的基因也被用于研究。

15.6.2.4 用免疫染色技术绘制推定靶点基因表达图谱

给小鼠灌注含 4% 多聚甲醛的 0.1mol/L 磷酸盐缓冲溶液（PBS）。切取 40μm 冠状脑组织。实验组将在含 10% 正常血清的 PBS 中保存 1h，并用多种抗血清 4℃ 过夜处理。用 PBS 冲洗后，将组织用生物素二次抗体处理 45min，接着用 ABC 试剂（ABC kit，Vector Laboratories）处理 1h。在室温下用含有 0.05% 二氨基联苯胺和 0.01% 过氧化氢的 0.17mol/L Tris-HCl 处理 3～5min，将观测到免疫反应。脑组织放置在明胶涂层载玻片上，用醇类脱水，用二甲苯清理。对照组用同样的方法处理，对照组最初的抗血清用普通血清代替。我们将利用共焦显微镜来完成双标记的免疫荧光实验，来完成 D1 或者 D3 受体的推定靶点基因表达的显示。

15.6.2.5 数据分析

原位杂交量化在各个细胞和背景的细胞大小区域对所有小鼠伏隔核中匹配部分的银粒数进行计数。任何在用抗敏探针探查时比用敏感探针探查时包含更多颗粒的细胞都将被作为阳性细胞来计数。在可卡因处理和生理盐水处理的野生型小鼠和 D1 或 D3 受体突变型小鼠的各脑区中，阳性细胞的数量和我们关注的特殊基因的表达水平将被比较。对于免疫染色，染色的模式将被比较。在来自所有组的小鼠的所有脑区，光密度将被测量并比较。对于实时定量 PCR 和原位杂交，数据将用 ANOVA 来评价。

15.6.3 数据解释，潜在的问题和可能的解决方案

15.6.3.1 可行性

实验三的全部的目的在于通过实验三中所描述的微阵列实验绘制识别推定靶

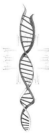

点基因表达的图谱。我们利用的实时定量 PCR、原位杂交和免疫染色等实验技术都来自第一手资料。在微阵列芯片上的所有 DNA 序列点都可以从 Genome Systems 商业途径得到，我们能够得到探针用于原位杂交实验。根据已鉴别的靶点基因产物的性质，寻求恰当的抗体，并使用实时定量 PCR 和原位杂交来进一步验证。Dr. M. Lehman（计划顾问）将继续为我们提供脑解剖学上的检验。

15.6.3.2　存在问题及可能的解决方案

我们无法确定能够用于基因定位表达的候选基因。我们尤其感兴趣的是，除了在我们团队前期研究结论部分所提供的 3 种候选基因以外，D1 或 D3 受体调节蛋白的表达、G 蛋白的表达、PKA 通路蛋白的表达、其他细胞内信号转化器、选择的 IEG 产物、神经营养因子和受体、神经丝、涉及多样化神经传导系统的蛋白，以及其他的中枢神经系统神经浆变化的相关蛋白的表达。如果基因数量较小，我们可能有时间去进行下述的生理学检测。此外，在不远的将来，为了确证更多的候选基因，我们可能会对更多的基因序列使用微阵列芯片。我们所关注的另外一点是，即使一些推定的目标基因通过 D1 和 D3 受体调控，仍需要更进一步的实验确定，它们是否在生理学上与可卡因功能调控相关，尚需要进行更深入的研究。

1.使用基因敲除小鼠或转基因小鼠进行生理学试验[13]

通过这个实验，我们完成一些推定的目标基因的表达定位图谱，一些目标基因突变的小鼠可能是可用的，如用于在初步结果部分进行神经营养因子研究的突变型小鼠。我们将会使用这些突变型小鼠，检测这些基因在调节对于重复可卡因使用导致的运动活性响应，如实验一所示。我们也将会通过使用如实验三所述方法，观察研究可卡因诱导的分子改变。如果针对选择的目标基因的突变型小鼠不可用，或它们是纯合致死的，我们将使用直接的基因敲除或区域特异性基因敲除来培育供生理学试验使用的突变型小鼠。关于这些方法，我们有更多的经验。我们将会集中针对于一个或两个基因——其表达被可卡因强有力地调节，或是被 D1 或 D3 受体突变所影响。转基因小鼠过度表达推定目标基因，也可以被用于对于这些基因的功能做出一定的评价。

2.附加的讨论

与基因定位或转基因小鼠制备相关的大量工作，在这种方式下，只可能检验有限数目的候选基因的功能。一个可供选择的方法是，利用腺病毒或腺体结合病毒调节基因转移方式。我们可以提供异常表达的野生型小鼠或伏隔核中推定靶点基因显性相反类型的 D1 或者 D3 受体突变型小鼠和野生型小鼠，并研究那些适应可卡因反复给药的目标基因被扰动的功能性结果。换句话说，反义脱氧寡核苷酸方法可以抑制脑中特殊区域特殊基因的表达。这个方法的适当使用有助于理解关于适应反复可卡因作用的推定靶点基因生理学相关性。最后，推定靶点的药理学抑制剂可能存在，而且它们可能被用于生理学研究。

3.常规注释

对于靶点基因与可卡因作用的生理学相关性的系统检验是这一系列研究中的长期目标。这些研究要求一个较长的时间。因此，它们超出了这次项目的研究范围。既然我们不知道哪一个靶点基因将在生理学检验中被选择出来，那么在这个时候讨论可能的结果还为时过早。然而，一般而言，如果一个基因的确是通过 D1 或者 D3 受体诱导，那么它的突变可能会适当地影响由可卡因反复给药所诱导的行为和神经可塑性的改变。

15.7 展望

本实验尝试确定多巴胺的 D1 和 D3 受体在调控可卡因长期行为学影响方面的作用，并调查由可卡因反复给药引起的 D1、D3 受体突变型小鼠和野生型小鼠的伏隔核中诱导基因表达的改变。在项目后期，我们希望能发现鉴别伏隔核中多巴胺的 D1 和 D3 受体诱导的，可能与可卡因作用相关的多种候选基因。如果时间允许，我们将启动推定基因的分子生物学研究。将来，一个建立在微阵列技术基础上，更加系统全面的基因表达图谱将指导我们阐释药物反复作用下的该药物寻求行为发生和维持的分子基础。既然伏隔核是许多药物滥用作用的关键靶区，那么由可卡因反复作用诱导的总的分子改变可能能够揭示其他药物滥用作用的分子基础。对那些表现出对可卡因反应改变的基因敲除小鼠，联合使用 cDNA 微阵列技术和推定靶点基因生理学检验，在证明关于强制性觅药分子基础方面的新观点和建立药物滥用处理新标准上具有极大的潜力。

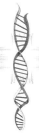

【参考文献】

[1] Dackis C，O'Brien C. Neurobiology of addiction：treatment and public policy ramifications[J]. Nat Neurosci，2005，8(11)：1431－1436.

[2] Holmes D. Prescription drug addiction：the treatment challenge[J]. Lancet，2012，379(9810)：17－18.

[3] Hayes S C，Wilson K G，Gifford E V，et al. A preliminary trial of twelve-step facilitation and acceptance and commitment therapy with polysubstance-abusing methadone-maintained opiate addicts[J]. Behav Ther，2004，35(4)：667－688.

[4] Martell B A，Orson F M，Poling J，et al. Cocaine vaccine for the treatment of cocaine dependence in methadone-maintained patients：a randomized，double-blind，placebo-controlled efficacy trial[J]. Arch Gen Psychiatry，2009，66(10)：1116－1123.

[5] Rounsaville B J，Glazer W，Wilber C H，et al. Short-term interpersonal psychotherapy in methadone-maintained opiate addicts[J]. Arch Gen Psychiatry，1983，40(6)：629－636.

[6] Hughes J N. Cognitive behavior therapy[M]. New York：Guilford Press，2011.

[7] Marlatt G A，Donovan D M. Relapse prevention：maintenance strategies in the treatment of addictive behaviors[M]. New York：Guilford Press，2005.

[8] Caster J M，Walker Q D，Kuhn C M. Enhanced behavioral response to repeated-dose cocaine in adolescent rats[J]. Psychopharmacology(Berl)，2005，183(2)：218－225.

[9] Zhang D，Zhang L，Tang Y，et al. Repeated cocaine administration induces gene expression changes through the dopamine D1 receptors[J]. Neuropsychopharmacology，2005，30(8)：1443－1454.

[10] Henry D J，White F J. Repeated cocaine administration causes persistent enhancement of D1 dopamine receptor sensitivity within the rat nucleus accumbens[J]. J Pharmacol Exp Ther，1991，258(3)：882－890.

[11] Le Foll B，Francès H，Diaz J，et al. Role of the dopamine D3 receptor in reactivity to cocaine-associated cues in mice［J］. Eur J Neurosci，2002，15(12)：2016 - 2026.

[12] Vorel S R，Ashby C R Jr，Paul M，et al. Dopamine D3 receptor antagonism inhibits cocaine-seeking and cocaine-enhanced brain reward in rats［J］. J Neurosci，2002，22(21)：9595 - 9603.

[13] Maze I，Covington H E 3rd，Dietz D M，et al. Essential role of the histone methyltransferase G9a in cocaine-induced plasticity[J]. Science，2010，327 (5962)：213 - 216.

（李生斌）

第15章 成瘾治疗的挑战和研究焦点

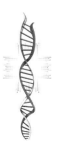

中文索引

A

中文索引

D

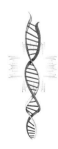

中文索引

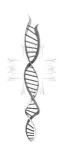

J

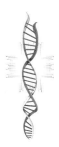

中文索引

> **Y**

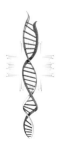

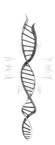

英文索引

英文索引

英文索引

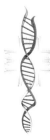

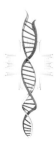

英文索引

I

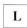
英文索引

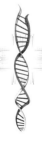

M

N

英文索引

O

英文索引

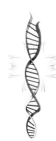

英文索引